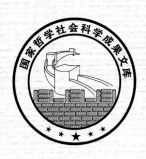

国家哲学社会科学成果文库

NATIONAL ACHIEVEMENTS LIBRARY
OF PHILOSOPHY AND SOCIAL SCIENCES

中国健康老龄发展趋势和影响因素研究

曾 毅　陆杰华　雷晓燕　施小明　著

科学出版社

内 容 简 介

本书借鉴、吸收和发展相关研究前沿方法，主要基于分析中国老年健康调查1998~2014年七次跟踪调查的丰富数据，深入探讨中国健康老龄发展趋势和影响因素。全书分四部分。第一部分报告中国老年人生活自理能力、躯体功能、认知功能、心理健康和死亡率的变化趋势及特点。第二部分从家庭养老、社会养老及社会经济自然环境三个层面深入讨论健康老龄的影响因素及其作用机制。第三部分报告主要慢性病、炎症、抗氧化、微量元素等生物医学指标对老龄健康的影响。第四部分以大样本数据实证分析为依据，从政策设计和实施的层面以及"大人口大健康"战略角度讨论中国应对人口老化严峻挑战的政策思考和建议。

本书适合中国健康老龄研究领域的学者、大学和专科学校师生、政府官员和社会公众阅读参考。

图书在版编目（CIP）数据

中国健康老龄发展趋势和影响因素研究 / 曾毅等著.—北京：科学出版社，2018.3

（国家哲学社会科学成果文库）

ISBN 978-7-03-056822-9

Ⅰ.①中… Ⅱ.①曾… Ⅲ.①老年人—健康状况—研究—中国 Ⅳ.①R161.7

中国版本图书馆 CIP 数据核字（2018）第 048415 号

责任编辑：魏如萍 / 责任校对：彭珍珍　樊雅琼
责任印制：张克忠 / 封面设计：肖　辉　黄华斌

科 学 出 版 社 出版

北京东黄城根北街16号
邮政编码：100717
http://www.sciencep.com

北京通州皇家印刷厂　印刷
科学出版社发行　各地新华书店经销

*

2018年3月第　一　版　开本：720×1000　1/16
2018年3月第一次印刷　印张：33 1/4　插页：4
字数：540 000

定价：**238.00元**

（如有印装质量问题，我社负责调换）

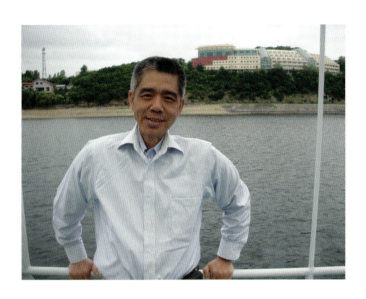

作者简介

曾　毅　1986 年 5 月在布鲁塞尔自由大学取得博士学位，1987 年 8 月在普林斯顿大学博士后出站后回国受聘于北京大学；现任北京大学国家发展研究院教授、博士生导师，北京大学瑞意高等研究所首席科学家，杜克大学医学院老龄与人类发展研究中心教授，德国马普研究所杰出研究学者，荷兰皇家艺术与科学院外籍院士。曾荣获国家教育委员会科技进步奖一等奖、国家科技进步奖二等奖、第一届中国高校人文社会科学研究优秀成果奖一等奖、第二届中国高校人文社会科学研究优秀成果奖一等奖、中华人口奖（科学技术奖）等 17 项全国或省部级学术奖和北京大学人文社会科学突出贡献奖；曾荣获美国人口学会授予的 Dorothy Thomas 学术奖，北美《政策科学》学术刊物与克鲁维尔学术出版社授予的 Harold D. Lasswell 学术奖，以及《美国公共卫生学刊》（*American Journal of Public Health*）最优论文奖。

本专著是一项由曾毅（北京大学国家发展研究院教授）、陆杰华（北京大学社会学系教授）、雷晓燕（北京大学国家发展研究院教授）和施小明（中国疾病预防控制中心环境与健康相关产品安全所教授）等合著的集体科研成果。

《国家哲学社会科学成果文库》

出版说明

为充分发挥哲学社会科学研究优秀成果和优秀人才的示范带动作用，促进我国哲学社会科学繁荣发展，全国哲学社会科学规划领导小组决定自 2010 年始，设立《国家哲学社会科学成果文库》，每年评审一次。入选成果经过了同行专家严格评审，代表当前相关领域学术研究的前沿水平，体现我国哲学社会科学界的学术创造力，按照"统一标识、统一封面、统一版式、统一标准"的总体要求组织出版。

全国哲学社会科学规划办公室

2011 年 3 月

前　言

进入 21 世纪以来，中国人口老龄化速度不断加快。按中、低死亡率方案预测，中国 65 岁及以上老人将从 2010 年的 1.19 亿（占总人口的 8.9%）增加到 2050 年的 2.8 亿~3.7 亿（占总人口的 22.8%~27.6%）（United Nations DESA/Population Division，2015）。其中最需照料的 80 岁及以上高龄老人增长更为迅速，将从 2010 年的 1 930 万人增加到 2050 年的 1.1 亿~1.5 亿人，年均增长速度等于 65~79 岁较年轻老人的 2 倍左右。总体来说，中国老年人口年均增长速度等于西方人口大国的 2 倍以上。

平均寿命持续延长和人口老龄化是社会经济快速发展带来的不可改变的必然趋势。中国婴幼儿和中青年死亡率已经很低，继续下降潜力很小。但是，80~89 岁和 90~99 岁高龄老人平均每年死亡率分别为 15% 和 33% 左右，继续下降潜力很大，中国和其他中高收入国家当前及今后平均期望寿命提高主要在于高龄老人死亡率下降，进而导致高龄老人存活人数持续快速增长。然而，中国老年健康影响因素跟踪调查（简称中国老年健康调查）的数据分析、2017 年 3 月在《柳叶刀》发表的论文（Zeng et al.，2017）以及本书第 4 章的研究结果表明，寿命延长同时使健康较差的高龄老人存活率提高，不少按以前医疗和生活条件可能已死亡的高龄老人被"救"而活下来了，导致中国高龄老人平均躯体功能和认知功能残障率显著增高，这将给社会和家庭长期照料带来严峻挑战，可能对老、中、青三代的生活质量产生严重的负面影响。同时，我们的经济和社会保障体系相对发达国家大大滞后，对老龄社会的到来尚未做好充分准备，属于"未富先老"，承受的压力更大。

因此，进一步深入开展关于健康老龄数据收集和交叉学科研究，从积极提高老年人口健康水平与抗病能力的角度，探索如何实现快速增长的老年人群健康存活期上升而病残期比例下降，即分析哪些因素和途径能使老人们活得更健康，为国家积极应对人口老龄化严峻挑战提供科学依据，不仅顾及"远虑"，还有利于大大降低社会家庭的老人医疗与照料负担"近忧"，实现老、中、青生活质量的不断改善。这对"未富先老"的中国来说，意义尤其深远，不仅是关系到百姓民生、国家长治久安和经济社会发展的重大科学和实际问题，也是实现健康中国战略目标的前提条件。

在国家自然科学基金、美国国立老龄研究院和联合国人口基金会等的联合支持下，北京大学和中国疾病预防控制中心等兄弟单位同仁们组成联合攻关团队，深入开展中国老年健康调查研究，于 1998~2014 年在我国 22 个省（自治区、直辖市）随机抽取大约一半县市进行了七次跟踪调查，合计入户访问近 10 万人次存活老人，访问了 2.67 万 65 岁及以上已死亡被访老人的直接家庭成员，搜集了老人死亡前健康状况、照料成本与生活质量等详细数据，并收集了 2.47 万被访老人的 DNA 样本。中国老年健康调查已成为国内国际学界公认、世界上类似项目中 80 岁及以上高龄老人样本最大并有相应适当中低龄老人样本、数据信息十分丰富、研究成果突出和继续开发潜力巨大的项目。

中国老年健康调查 1998~2014 年七次跟踪调查数据已向学界全面开放。据不完全统计，截至 2017 年 11 月，有 3 550 位学者（不包括其学生和课题组成员）正式注册免费使用，已出版专著 9 本，在国际 SCI 和 SSCI 学术刊物上发表英文论文 232 篇，在国内核心学术期刊上发表论文 342 篇，已有 39 位博士生和 61 位硕士生利用该项目数据撰写论文并与通过学位论文答辩。

作为中国老年健康调查研究的一部分，我们联合攻关团队在 2012~2017 年成功开展了国家自然科学基金委员会管理科学部等资助的中国老年健康调查和交叉学科研究（项目批准号：71233001，71490732）。按项目计划设计，北京大学国家发展研究院健康老龄与发展研究中心和中国疾病预防控制中心密切合作，于 2011~2014 年成功组织实施了中国老年健康调查第六、七次调查（详见本书第 1 章）。在 2012~2017 年，项目团队成员发表标注国家自然科学基金资助的中文论文 80 篇、SCI 或 SSCI 英文论文 69 篇，出版中文专著 2 部、英文专著 1 部。其中关于社区环境因素与老龄健康相关关系的论文 2012 年荣获美国公共卫生学会会刊最优论文奖（研究成果详见本书第 17 章）；我们团队《中国老年健康调查以及相关政策研究》的论文和《健康长寿典型地区调研进展报告》于 2013 年荣获中国 "第 20 届世界老年学与老年医学大会·中韩论坛" 优秀论文奖。我们关于人口健康老龄化和普遍二孩政策的咨询报告（本书第 27 章）以及《整合卫生计生服务与老龄工作，促进亿万家庭福祉》政策咨询报告（本书第 28 章）得到习近平主席和李克强总理的批示，两次被国家发展和改革委员会（简称国家发改委）主管的《改革内参·高层报告》选用为主报告。

我们团队于 2012~2017 年成功组织四次国际会议，共有 288 位来自中国（包括香港和台湾）、美国、英国、德国、日本、荷兰、丹麦、加拿大、意大利、俄罗斯、澳大利亚、韩国、新加坡、印度等近 20 个国家和地区学者与会。我们成功主办了四次国内研讨和培训会议，共有 305 位来自 23 个省（自治区、直辖市）的正式注册代表与会。国内外代表一致反映这些国际国内研讨会十分成功。

经过团队全体成员六年来的共同努力，我们按照原设计方案，提炼整合各方面研究成果，形成了这部书名为《中国健康老龄发展趋势和影响因素研究》的研究成果集体专著，包括四部分（合计 28 章）以及附录。这四部分内容是：第一部分，中国健康老龄发展趋势分析；第二部分，健康老龄的影响因素研究；第三部分，老龄人群的生物医学指标分析；第四部分，健康老龄相关政策分析。附录 1 为中国老年健康调查第六、七次调查数据质量评估报告。附录 2 列出了我们团队 2012~2017 年组织的四次国内学术研讨会和培训概述。附录 3 列出了我们团队 2012~2017 年组织的四次国际学术研讨会概述。本书除了第 3、4、5、21 章聚焦于 80 岁及以上高龄老人外，其余所有章节包括了关于高龄老人和 60~79 岁中低龄老人的数据分析和讨论。

我们特别强调社会科学和生物医学的交叉学科研究。例如，本书第三部分分析的 "生物医学指标"（biomarkers）概念是从 20 世纪 90 年代开始从生物医学领域被逐步引入社会科学领域的，用来帮助理解社会环境对健康的作用机制。简单来说，一系列实证研究中已经充分证明了许多社会环境因素

（如社会经济地位、社会关系等）对健康有重要影响。因此，必须进一步重点分析这些影响是通过何种机制传导给人的机体从而最后显著影响健康的（Finch，2010）。在这一新的研究导向下，通常使用的健康状况指标（如生活自理能力、认知功能、躯体活动能力、是否患慢性病）无法提供机制和过程信息。于是，研究者们希望找到一些中介变量，以帮助揭示社会环境等外部影响对健康作用的中间路径与调节机制。生物医学指标成为社会医学研究领域中比较理想的中介变量（Seeman et al.，1997）。它的优势主要体现在两个方面：其一，医学界对各项健康相关生物医学指标的功能已经了解得比较透彻，其测量与应用技术也比较成熟；其二，相对来说，生物医学指标测量的成本较低，可以获得较大的样本，能很好地与社会科学研究领域中的大型抽样调查相结合（Yang et al.，2013）。然而，与国际前沿水平相比，目前中国社会科学与健康科学关于生物医学指标的交叉学科研究非常薄弱。本书第三部分的分析希望能起到抛砖引玉和投石问路的作用。

　　需要特别说明的是，本书部分章节中用到的"老年健康"（elderly health）[或"老龄健康"（health at old ages）]概念是指 65 岁及以上老年人（或进入 65 岁及以上年龄段）的健康状况。而本书书名和第一、二、四部分的标题中用到的"健康老龄"（healthy aging）概念是指人口经济社会健康地老龄化，即通过经济社会和生物医学跨学科研究宏观（国家、省）、中观（县市、社区）和微观（个人家庭和分子遗传）多层面影响老年健康的因素，不但包括老年人的生理、心理健康和社会参与状况及其影响因素，也包括与健康老龄化相关的生育、死亡、生活质量、迁移，劳动力资源供需平衡、人口与资源环境的协调，建设老有所养、老有所为、老有所医、老有所学、老有所乐的友好型老龄社会等方面的研究和社会实践。简而言之，健康老龄概念是人口经济社会健康地老龄化的状况、影响因素、过程、政策研究和实践的高度概括。

　　当然，我们的研究还存在不足之处，需要进一步深化拓展研究，以充分发掘其巨大潜力。我们将在本书的"结束语"部分概述我们团队研究的不足之处，以及如何继续深入进行并扩展中国老年健康调查这一利国惠民项目，为祖国健康老龄化做出更多实实在在贡献的前景展望。

　　最后，我们衷心感谢国家自然科学基金委员会管理科学部的大力支持，衷心感谢中国疾病预防控制中心和各省、地市、县疾病预防控制中心、各级老龄工作部门、部分高校所有参与及支持中国老年健康调查的同志们的辛勤劳动，衷心感谢所有参与调查的被访老人及其家属的积极配合；衷心感谢我们团队全体成员以及参与课题研究的研究生们，衷心感谢本书各章作者的贡献以及白晨、郭牧琦、杨涵墨和俞秀梅同学的协助。我们将继续发扬不畏艰难、勤奋严谨和求实创新的科学精神，继续为中国人口经济社会健康老龄化提供高质量的跨学科学术和政策应用研究成果。

作　者

2017 年 12 月 10 日

目　　录

第一部分　中国健康老龄发展趋势分析

第二部分　健康老龄的影响因素研究

第三部分　老龄人群的生物医学指标分析

第四部分　健康老龄相关政策分析

Contents

Part 1　Trends of Healthy Aging in China

Part 2 Determinants of Healthy Aging

Part 3　Analyses of Biomarkers of the Elderly

Part 4　Healthy Aging Related Policy Analyses

第一部分

中国健康老龄发展趋势分析

第一部分报告北京大学健康老龄与发展研究中心和中国疾病预防控制中心于 2011~2012 年和 2014 年成功合作开展的全球高龄老人样本量最大的中国老年健康调查第六、七次调查，以及基于该调查数据深入分析中国老年（特别是高龄老人）生活自理能力、躯体功能、认知功能以及死亡率的变化趋势及特点。

第 1 章

为健康老龄研究提供数据支持：中国老年健康调查第六、七次调查概述[①]

1.1　引　言

中国在 20 世纪末进入老龄社会，而当时还没有全国范围的老年人口健康与家庭、社会、经济、环境等综合性基础数据，尤其缺乏对 80 岁及以上高龄老人情况的了解。为此，"中国高龄老人健康长寿影响因素调查"项目于 1998 年启动，在 22 个省（自治区、直辖市）进行了首次调查，此后于 2002 年将调查范围扩展到 65 岁及以上老人，2002 年和 2005 年的调查还增加了老人的成人子女样本，并将调查名称相应更新为中国老年健康调查[②]。该调查研究项目于 1998 年、2000 年、2002 年、2005 年、2008 年、2011 年[③]、2014 年在我国 23 个省（自治区、直辖市）（辽宁、吉林、黑龙江、河北、

① 本章作者：郑真真（中国社会科学院人口与劳动经济研究所研究员，北京大学国家发展研究院健康老龄与发展研究中心研究员）。本章受到国家自然科学基金项目资助（项目批准号：71233001，71490732）。
② 关于该调查的目的、研究设计和主要调查结果，详见曾毅（2013a，2013b）。
③ 中国老年健康调查第五、六次调查，除了几个健康长寿典型调研地区的入户访问分别在 2009 年上半年和 2012 年上半年完成外，我国 22 个省（自治区、直辖市）800 多个县、县级市和市辖区调查点的入户访问都分别在 2008 年和 2011 年完成。

北京、天津、山西、陕西、上海、江苏、浙江、安徽、福建、江西、山东、河南、湖北、湖南、广东、广西、四川、重庆、海南）[①]进行了七次调查，这些省（自治区、直辖市）的人口约占全国总人口的 85%。该调查样本对中国有代表性，且进行长期跟踪，样本量大，调查质量较好，并向中外学术界免费提供数据，在老龄研究领域得到广泛应用。本章将介绍作为国家自然科学基金委员会管理科学部项目研究内容和成果以及本书主要数据来源之一的中国老年健康调查第六、七次调查主要特点、内容及数据质量评估的主要结论。

1.2 中国老年健康调查设计及 2011 年和 2014 年第六、七次调查特点

　　中国老年健康调查 1998 年和 2000 年第一、二次调查只包括 80 岁及以上高龄老人；从 2002 年起，将第三至七次调查的年龄范围扩大到 65 岁及以上所有年龄。为了能够调查到足够多的高龄老人，中国老年健康调查的抽样设计采用的是不等比例目标随机抽样方法。这是因为，如果按照传统的等比例抽样方法选取样本，将使样本高度集中在相对较低的年龄段及女性老人，从而使 80 岁及以上的高龄老人尤其是男性高龄老人因样本量太小而失去代表性及研究意义。中国老年健康调查的抽样方法为：①在 22 个省（自治区、直辖市）中随机选取了约 50%的县、县级市和市辖区作为调查地区。②在这些调查地区，尽可能争取入户访问所有自愿参加调查的百岁老人。对于每一位被访的百岁老人，就近访问 90~99 岁、80~89 岁、70~79 岁老人各 1 名以及 65~69 岁老人 0.5 名。具体来说：如果百岁老人本省编号尾数是 0~4，则就近访问一位 90~94 岁、一位 80~84 岁和一位 70~74 岁老人；如果百岁老人本省编号尾数是 5~9，则就近访问一位 95~99 岁、一位 85~89 岁老人、一位 75~79 岁老人和一位 65~69 岁老人。③如果百岁老人是上半年出生，则访问男性 90~99 岁老人、男性 80~89 岁老人和男性 65~79 岁老人。如果百岁老人是下半年

---

① 自 2009 年开始，中国老年健康调查纳入海南省。

出生，则访问女性 90~99 岁老人、女性 80~89 岁老人和女性 65~79 岁老人。

这一随机抽样方法的目标为：①使调查地区的 90~99 岁、80~89 岁和70~79 岁男女合计调查人数与百岁老人男女合计调查人数相等，而 65~69 岁男女合计调查人数等于百岁老人男女合计调查人数的一半。②使调查点 65~99 岁所有五岁年龄组的男性调查人数与女性调查人数相等。我们的目标随机抽样设计的目的和优势在于保证高龄老人尤其是男性高龄老人样本量足够大，避免等比例抽样导致的高龄老人（特别是男性高龄老人）样本太小而无法分析最需照料的高龄老人健康影响因素及其性别差异的问题。同时，应用我们根据实际调查样本年龄性别分布和人口普查相应年龄性别分布计算的按年龄性别分的样本权重（已在网上发布），可以比较准确地估计分年龄性别的人口总体加权平均值。这一目标随机抽样方法的有效性已经得到国内外学者们应用中国老年健康调查 1998~2014 年七次跟踪调查数据分析发表数百篇论文的验证和认可。

2002 年和 2005 年，中国老年健康调查在八个省（自治区、直辖市）（广西、广东、福建、江苏、浙江、山东、北京、上海）增加了 4 478 位老人的35~65 岁成年子女子样本。成年子女抽样原则为：如果被访老人有两个或更多符合条件的子女，则根据老人出生月份选择访问对象。例如，如果被访老人有两个子女符合条件，若老人在上半年出生就访问年长的子女，若老人在下半年出生就访问年轻的子女，以此类推。这种抽样原则操作简便，并可取得随机抽样的效果。

2009 年及以后的调查包括了广东三水区、广西永福县、海南澄迈县、河南夏邑县、湖北钟祥市、湖南麻阳苗族自治县、山东莱州市等七个长寿地区进行健康长寿地区典型调查，自 2012 年起又增加了江苏如东县，一共 8 个健康长寿地区典型调查。在 2005 年调查对象范围的基础上，2008 年调查增加了与被访老人无任何血缘关系的 40~59 岁对照组的样本（对照组样本根据老人的出生月份和编号尾数选取，可以是老人的媳、婿等家庭中与老人无血缘关系的成员）。2009 年在长寿地区增加调查了百岁老人 60 岁及以上的子女。

为了保证跟踪调查的连续性与不同时点的可比性，课题组在 2000 年、2002 年、2005 年、2008 年的跟踪调查中，对死亡和失访的老人按同性别、同年龄的原则就近递补样本。2011 年和 2014 年除长寿地区健康老龄化典型调查外的全国其他调查点跟踪调查中，没有新增替补受访者，仅访问上次调查被访、仍然存活的老人以及上次调查被访后已去世老人的亲属。2012 年与 2014 年在广东三水区、广西永福县、海南澄迈县、河南夏邑县、湖北钟祥市、湖南麻阳苗族自治县、山东莱州市、江苏如东县八个地区进行长寿地区健康老龄化典型调查，并对死亡和失访样本进行了替补。

由于中国老年健康调查在样本设计时对高龄老人（尤其是男性老人）进行了超比例抽样，所以当研究者利用该数据计算变量的均值或分布以反映调查省份老年人口总体状况时，或进行不同组间比较时，需要使用权数[①]。当研究者只是对样本状况进行描述且不进行群体间比较时，可以不用权数。在多元回归中，只要研究者将年龄、性别和城乡变量加以控制，可以不用权数。实证研究发现，当样本权数是因变量的函数时，非加权的结果存在一定偏差。所以，必须要用权数。当权数仅是自变量的函数时，对回归中是否使用权数存在不同看法。根据研究经验，当权数不是因变量的函数时，加权结果和非加权结果在多数情况下是相似的。

1.3　主要调查内容

对于调查问卷的设计思路，首先根据生活方式、社会环境、遗传、医疗条件等决定健康的四大主要因素，经过多次反复讨论，设计了有关老年人的个人特征、家庭关系、生活自理能力、躯体功能、认知功能、生活方式、饮食、心理特征、社会和家庭支持照料等问题，共一百多个问题，两百多个子项。调查还通过访问每两次调查期间死亡老人的直接家庭成员，收集了死亡老人临终前一段时间的健康状况与生活质量，如卧床不起天数与生活不能自理的时间长短等，以及临终前主要经济来源、家庭人均收入、医疗费开支与支付者等信息。

各次调查问卷一直延续了核心框架和内容，每次调查时有少许必要的变

---

① 权数设计详见 Zeng 等（2001）的附录 A（Appendix A），以及"中国高龄老人健康长寿研究"课题组（2000）。

动或扩充[①]。2011 年和 2014 年跟踪调查所使用的调查问卷以及数据收集内容基本上与前几次调查相同，同时新增了 13 个 PhenX 指标（32 个数据项）。这些 PhenX 指标是根据国际知名的 PhenX 调查工具包[②]中与老龄健康相关的项目建立的，同时也充分反映了中国文化背景和社会现实。PhenX 调查工具包提供了有关复杂特征（如健康老龄化）、复杂疾病、表型特征以及环境暴露程度的标准测量方式。使用这些标准化的 PhenX 测量方法有助于将来自各项研究的数据结合起来，作跨国和跨地区的比较分析。

2011 年和 2014 年 中国老年健康调查的问卷调查内容主要包括以下几个方面。

（1）受访老年人的基本状况：性别、民族、年龄、出生地、目前居住安排以及同住成员基本情况、住房情况；如果住养老院，则包括入院原因和费用。

（2）对现状的评价及性格特征（老年人亲自回答）：生活状况自评、健康状况自评、性格特征。

（3）认知能力（老年人亲自回答）：一般能力、反应能力、注意力及计算能力、回忆能力，以及语言、理解与自我协调能力。

（4）生活方式和饮食习惯：主食、蔬菜、水果、肉类等饮食情况，以及吸烟习惯及童年和成年时生活社会环境中接触吸烟情况、饮酒、锻炼身体、体力劳动、家务及其他休闲活动、社会活动。

（5）日常生活自理能力（activity of daily living，ADL）：六项日常活动能力及受限情况，如有需要时的主要照料者及费用，以及八项工具性日常生活自理能力（instrumental activity of daily living，IADL）及受限情况。

（6）个人背景及家庭结构：个人受教育程度、退休前主要从事工作、离退休或养老保险情况、主要生活来源、家庭经济状况、生病时照料者情况、社会保障、就医情况及医疗费用、婚姻现状及经历、配偶基本状况、父母和兄弟姐妹的基本情况、生育及子女的基本情况、与家人交流情况、子女

---

① 历次调查问卷请参见：http://web5.pku.edu.cn/ageing/html/datadownload.html。北京大学国家发展研究院健康老龄与发展研究中心为有兴趣使用中国老年健康调查的学者、研究人员和研究生免费提供数据，详情请登录北京大学国家发展研究院健康老龄与发展研究中心网站 http://web5.pku.edu.cn/ageing/。

② 参见：https://www.phenxtoolkit.org/。

对本人支持情况、目前社区服务情况。

（7）生理健康：睡眠情况、视力、听力、口腔健康、用手能力和左右手习惯、血压、心率、活动和站立能力、身高、体重、患病及卧床情况、慢性疾病患病情况。

（8）访问员观察记录：被访老人接受访问和接受体检的情况、被访老人的健康状况判断、出生登记的准确性判断、是否有人代答和代答者身份，以及其他需要记录或说明的问题。

在问卷调查同时，课题组还对老人进行了最基本的健康体能测试，并在几次调查中采集了生物样本。在 1998 年的基线调查中，采集了 4 116 名 80 岁及以上高龄老人的指尖血样样本；在 2008 年调查时，从大约 14 000 名年龄在 40~110 岁的自愿受访者中收集了唾液 DNA 样本；在 2009 年和 2012 年的 8 个健康长寿典型调查地区的调研中，采集了约 4 800 位被访者的血液和尿样样本；2014 年的长寿地区调查收集了 2 561 份血液样本和 2 448 份尿样样本。

中国老年健康调查基线调查和随后的跟踪调查还收集了调查样本点县、县级市、区的社区信息，包括自然环境、人口、社会经济指标、环境质量（污染和灾害）等共 30 多项。

1.4　数据质量评估

与国际上其他主要的老龄调查相比，中国老年健康调查的数据质量在经过全面评估之后被证明是比较令人满意的。我们所使用的评估指标主要包括年龄申报的准确性、主要健康指标的可信度和效度、代答或不应答率、样本信息缺失程度、内部逻辑错误发生率和死亡率的可信度。经过评估之后，我们相信 1998~2014 年七次调查所搜集的数据总体上具有较好的质量（Gu，2008；Bongaarts，2009；Goodkind，2009），参阅本书附录 1。例如，Goodkind（2009）对数据的评价是："除去类似调查所不可避免的一些瑕疵，这些评估结果表明数据质量相当好。"对于中国老年健康调查的数据中存在的问题，在中国老年健康调查网站发布的数据技术报告中有详细说明。

希望这些报告有助于中国老年健康调查数据使用者在分析时处理数据局限性问题。

中国老年健康调查在 2004 年对该项目 1998 年、2000 年和 2002 年三次调查数据进行了系统的评估，重点为高龄老人年龄申报的正确性和有效性、主要健康变量的可信度和效度，以及代答、不应答和失访状况的分析。后续的各次质量评估延续了该评估策略与方法。2004 年的分析发现，在年龄申报准确性方面，与国际相似调查比较，105 岁及以下的汉族高龄老人年龄申报质量与发达国家大致相当；年龄申报误差随年龄增高而增大，106 岁及以上老年人的年龄申报质量相对较差一些；中国老年健康调查中占样本约 7% 的少数民族（壮族、回族、瑶族、满族、朝鲜族、蒙古族）老年人的年龄申报质量较好。主要健康变量，如日常生活自理能力、认知能力和工具性日常生活自理能力等变量的调查质量较好，与国际上许多调查结果非常接近，且变量的趋同效度和鉴别效度较高（顾大男和曾毅，2004）。对 2011 年和 2014 年中国老年健康调查的主要指标分析结果发现，这两次调查总体质量较高，达到了国际同类调查的质量水准（详见本书附录 1）。

本节将重点介绍 2011 年和 2014 年跟踪调查中高龄老人年龄申报的准确性，主要健康变量的可信度和效度，内部逻辑性错误，代答、不应答和信息缺失，样本失访，以及 2011 年和 2014 年死亡老人数据质量等质量方面的主要分析结果。更详细的分析内容请参见本书附录 1 中的调查数据质量评估报告。

（1）年龄申报的准确性。

在 2011 年跟踪调查中，汉族占总样本的 94.13%，壮、回族、瑶族、满族、朝鲜族与蒙古族老人分别占总样本的 3.26%、0.76%、0.36%、0.45%、0.02% 与 0.06%，总计为 99.04%。在 2014 年的跟踪调查中，汉族、壮族、回族、瑶族、满族、朝鲜族与蒙古族老人分别占总样本的 92.54%、2.94%、0.62%、0.33%、0.32%、0.02% 与 0.03%，总计为 96.80%。分析结果表明，汉族和这六个少数民族的年龄申报质量属于"很好"。汉族 100~104 岁和 105~109 岁百岁老人的性别比与瑞典百岁老人相当吻合，而壮族、回族、瑶族、满族、朝鲜族、蒙古族等六个少数民族中百岁老人性别比与瑞典百岁老人的吻合度相对略差一些，这可能与少数民族百岁老人样本规模偏小有关。

（2）主要健康变量的可信度和效度。

主要健康变量的测量量表包括日常生活自理能力量表、认知能力量表和工具性日常生活自理能力量表等常用于分析老年人健康的测量量表。由于这些量表都是国际通用的，已经可以较为成熟地进行测量，其结果还可以与国际上类似调查结果的数据质量进行比较。课题组对这些变量的可信度和效度进行了分析。

分析显示，2011 年和 2014 年调查样本的生活自理能力量表和认知能力量表的内部一致性均与国外许多类似调查的结果非常接近，说明两次调查的主要健康变量具有较好的信度。

效度的核心是建构效度，即趋同效度和鉴别效度，一般由相关系数来测度。分析调查数据后显示，同一个维度或类似维度上变量之间的相关性均高于不同维度上变量间的相关性，表明 2011 年和 2014 年中国老年健康调查中这些变量的趋同效度和鉴别效度是较高的。检验数据效度的另一个方法是通过因子分析查看被访者对同类变量回答的记录是否基本一致。如果效度较高，因子分析的结果将使同类问题的答案被分类到同一因子，而且它们的系数估计值比较接近。对日常生活自理能力和认知能力所做的因子分析结果表明，两次调查的这些变量效度较好。

（3）内部逻辑性错误。

内部逻辑性错误可能因调查员的粗心大意、疏忽和数据录入时的差错而引起。2011 年和 2014 年调查中内部逻辑性错误率超过 1%的问项主要是报告生活自理能力与实际能力之间不一致，还有在某些问题上标记了代答、调查员却回答没有代答的情况，但错误率都不高。

（4）代答、不应答和信息缺失。

已有研究显示代答已经被用做减少老年健康状况调查中不应答或缺失的一种备选方法，特别是在高龄老人调查中，由于高龄老人健康、认知能力和听觉视觉能力下降，这种方法更为普遍甚至必须使用。代答对事实性问题可以起到较好的效果，特别是当所回答的信息比较具体和可观察时，偏差更小。当然，对于被访者个人感受、满意度、抑郁和认知等类的问题，不能代答，这也是中国老年健康调查历次调查和其他调查遵循的一个原则。

分析结果显示，中国老年健康调查中所有问题全部由代答者代答的比例为零，代答者 90%左右是被访老人配偶或其子女和孙子女，说明代答的偏差不会很大。在分析时值得注意的是，代答比例随年龄增加而上升的趋势明显。

有些问项的"不知道"或缺失比例较高，如 2014 年调查中老年人的父母去世年龄、父母去世时老人的年龄，缺失比例接近 20%，应用这些变量时须谨慎。

不应答比例的高低直接影响调查估计。与 1998~2008 年的前五次调查相比，2011 年跟踪调查中不应答比例与 2008 年调查相近，为 6.92%，2014 年则下降至 2.92%。不应答比例均在可接受的范围内。两次调查的女性平均不应答比例均略高于男性，且不应答比例随年龄的增加而上升。虽然中国老年健康调查中的不应答比例较低，但每一个应答的被访老人在某些问题上存在的问项不应答将导致数据不完整。问项不应答也可进一步细分为"不知道"和缺失。当涉及态度、感受和期望等类问题时，高龄老人回答"不知道"的比例相对较高。

中国老年健康调查的问项不完整的比例小于 10%，低于国外同类调查。高龄老人的未应答比例高于低龄老人，不应答比例较高的问项有高龄老人认知功能、高龄老人回答吸烟频率及被动吸烟情况、高龄老人过去两年患重病类别及住院天数等，因此，当用这些变量进行分析时要特别谨慎。如果这种缺失完全随机，偏差不会很大。但若这些缺失并不是完全随机的，那么，在分析中忽视它们就会产生一定偏差。这种情况下，应对其进行检验，判断与缺失相关的因素。应用多变量 logistic 回归分析后发现，调查问项不应答与民族、婚姻状况、城乡居住地、认知功能、健康自评等因素有关，那些年龄较高、女性、城镇、少数民族、无配偶、健康状况较差的高龄老人不完整问项的比例较高。

（5）样本失访。

样本失访是跟踪调查的严重问题之一。与调查不应答类似，若样本失访是完全随机的，那么对结果不会有较大影响。但若样本失访不是完全随机的，则会影响结果。2008 年调查的被访老人中有 1 690 人在 2011 年调查中失访，占 2008 年被访人群的 11.53%，2014 年的失访比例有所下降，为 8.38%。

与国际老年人调查相比，这些失访比例属于较低范围。2011 年和 2014 年调查的拒访率分别为 2.40% 和 1.54%，也都属于很低范围。

多变量 logistic 回归分析表明，女性、躯体健康和认知功能较差、社会交往和接触少的高龄老人失访的可能性大。同时，非文盲高龄老人失访的可能性大于文盲老人，城镇高龄老人比农村高龄老人更易失访，部分原因可能是因为城市搬迁率较农村高。此外，汉族高龄老人比少数民族高龄老人的失访可能性高。根据国内外已有相关调查研究分析，我们相信，中国老年健康调查包括这两次调查的失访比例和失访模式不会使研究产生较大偏差。

（6）2011 年和 2014 年死亡老人数据质量。

根据用中国老年健康调查得到的 2008~2011 年和 2011~2014 年分年龄及性别死亡率与来自 2010 年人口普查的死亡率比较结果，中国老年健康调查的分年龄和性别死亡率的可信度较好。对死亡老人临终前的主要健康变量应用内部一致性分析和因子分析的结果发现，主要健康变量的可信度和效度都较好。数据总体质量较高，达到或超过了国际同类调查的质量水准。

死亡老人数据中存在的问题主要是信息缺失和不应答。例如，2014 年死亡老人临终前健康状况调查中缺失值比例为 8.8%。两次缺失比例相对较高的问项包括临终前某些患病、有无死亡梦境、村中有无医生、临终前照料费用等，在分析涉及这些变量时需要留意。

第　2　章

社会经济地位对健康影响随年龄增长的变化趋势："收敛"还是"发散"？①

2.1　引　　言

社会经济地位与健康之间的关系是多门学科一直关注的研究议题。在这一领域中，社会经济地位对个人健康的积极作用已经被国内外诸多研究证实（Williams，1990；Link and Phelan，1995；Zhu and Xie，2007；Zeng et al.，2007；王甫勤，2012）。但社会经济地位对健康的影响作用是否在不同年龄群体中有所不同，目前这方面的相关研究主要存在着两种观点。一是"收敛效应"（convergence effect，又称 divergence-convergence hypothesis），这种观点认为，不同社会经济地位群体的健康分化会先随年龄增长不断扩大，但在高龄老年期这种分化则会变小甚至消失（House et al.，1990），最终"收敛"于无健康差异。二是"发散效应"（divergence effect，也称 accumulative hypothesis），这种观点认为，社会经济地位对人们健康的影响随年龄的增长而不断扩大（Ross and Wu，1996），最终"发散"出更大的健康差异。以往

① 本章作者：李建新（北京大学社会学系教授）；夏翠翠（中国社会科学院人口与劳动经济研究所博士后）。本章受到国家自然科学基金项目资助（项目批准号：71233001，71490732）。

的实证研究采用了不同地区和时期的数据都在不同程度上证实了"收敛效应"或"发散效应"的存在。不过，作为社会科学领域的研究，不同时空下的社会经济地位对健康影响效应的再验证是必要的，因为不同时期不同地区具有不同人口及不同的社会环境，因此会存在不同的健康影响程度和影响模式。本章采用中国家庭追踪调查（China Family Panel Studies，CFPS）的数据，立足于当代中国社会，考察研究社会经济地位对个人健康的影响以及这种影响是否会随年龄的增长而变化，若有变化又将是怎样的变化趋势等问题。

2.2 文献综述与研究设计

目前，社会经济地位与健康的关系研究主要存在着两种不同的因果观：一种是社会经济地位决定健康，不同社会经济地位拥有不同的健康水平，较高社会经济地位者有较好的健康（Dahl，1996）；另一种是健康选择，认为健康差别带来了社会经济地位差别，如健康状况较差的人，更不容易获得较高的社会经济地位和高收入（West，1991）。可以说两种观点均具有一定的解释合理性且得到了一些验证，本章将主要立足于地位决定健康的观点，探讨地位对健康的影响以及这种影响的年龄模式等。

社会经济地位是人们在社会结构中所处的位置，它影响着人们的行为方式、心理状态、知识和资源获取能力等。英国学者马默特（2008）对社会经济地位决定人的健康方面有过系统的论述，一般结论是人的地位越高，健康水平就越高。同时，马默特还将社会经济地位如何影响健康概括为几个途径，即行为方式、福利水平、心理压力、孤独与社会关系、父母的地位遗传等。地位决定行为方式的观点认为，教育水平较低者更不容易认识到不利行为的危害，更好的教育水平可以增强人们解决问题的能力和调控健康的能力、促进心智成熟、增强充实感（Winkleby et al.，1990；Ross and Mirowsky，2010）；收入水平较低的人更容易养成吸烟、酗酒等对健康不利的行为习惯（Mheen et al.，1999）。社会经济地位较差的人经历了更多的危机和不可控的生命事件，如生活条件较差者更容易受到犯罪、暴力、歧视、生病、孩子死亡等急剧生活转变的影响，更容易受到生活的压力和重担、收入来源的不确定性等慢性压力的影响。福利水平观点认为，社会经济地位较高者更容易获取良好的居住生活环境、较好的营养状况和医疗卫生服务（Dahl，1996）。心理压力观点认为，较低收入群体的人有更高的可能性面临生活转变急性和慢性压力（Belle，1983；House and Robbins，1983），这些转变和压力带来的心理状态恶化是造成个人健康较差的因素。孤独与社会关系也会影响到人的健康，马默特认为当人们的物质生活条件达到一定程度后，参与生活的机会和自主性将成为决定健康的因素，而较高社会阶层的人有更多的健康知识和保健认识。

社会经济地位对健康影响随年龄的变化趋势的研究也有两种主要观点，即"收敛效应"和"发散效应"。"收敛效应"认为，在青壮年时期不同社会经济地位群体的健康差异较小，在中年时期和低龄老年人群体中不同地位的人健康分化较大，在高龄老年期健康分化则会变小甚至消失（House et al.，1990）。这种观点认为在青壮年和高龄老年人群体中，生物和生理性因素在人的健康水平中发挥了主要的作用，在这两个群体中，人们的身体机能分别处于旺盛和迅速衰退的时期，这时候社会经济地位及其带来的健康行为和健康资源对个人身体的型塑能力较差（Baum et al.，1999）。相关实证研究也证明，自评健康、慢性病、身体功能等健康指标在年轻时差异较小，成人后差异较大，年老后差异又会缩小或消失（Robert and House，1996）。除生理性因素占主导地位之外，存活的选择性问题也对"收敛效应"起到一定作用，身体较差的人活到高龄的概率较小，因而不同社会经济地位的高龄组老年人都属于经历了存活选择的身体状况较好的老人。健康差异随年龄的"发散效应"理论源自对累积优势和累积劣势的探讨。在经济学中存在着劣势累积的"马太效应"，有研究认为收入不平等在老年人组最严重，老年组的基尼系数高于其他年龄组（Easterlin et al.，2003）。累积优势理论认为生命历程中的经历累积会对以后的生命形态产生影响，在这方面，有不少研究指出，人们在不同的年龄阶段经历的生活环境和事件，都将对人的老化过程起到作用（胡薇，2009），而早年的社会经济地位会对个人健康产生持久的影响（沈可，2008）。也有研究从健康随年龄增长衰退的速度上印证"发散效应"，发现相比低社会经济地位者，高社会经济地位者的健康水平随年龄增高而累积的优势更大，因此在老年阶段会产生健康差异的"发散效应"（Prus，2007；Lowry and Xie，2009）。

虽然对社会经济地位、年龄与健康关系的研究已经形成了一些成果，但在不同的国家地区和不同时间跨度上对健康差异随年龄的变动趋势进行研究还是十分必要的，而且不同地区的社会环境，如政治背景、家庭结构和文化结构，可能会导致模式曲线形状产生差异（House et al.，1990；Lowry and Xie，2009）。本章在以往研究基础上，建立常规的社会经济地位影响健康的研究框架，并在以下两个方面尝试做出改进。首先，从世界卫生组织对健康的定义出发，采用多维度健康指标检验社会经济地位与健康之间的关系。健康是一种身体、精神和社会适应上的完好状态（World Health Organization，1947），按照这一定义，将选用患病情况、心理健康和健康自评三项指标对健康进行测量，以反映个人身体、心理及综合健康状态。其次，使用 CFPS 项目 2012 年全国抽样调查数据，该数据资料丰富且有很好的代表性。可以说，基于这样一个良好的数据，引入多维度健康测量，能够更全面地了解社会经济地位与健康之间的关系，能够更加深刻地揭示社会经济地位对健康的影响作用。我们将尝试回答以下两个主要问题：其一，社会经济地位是否对健康存在影响；其二，这种健康影响作用是否会随年龄的增长而变化，以及这种变化趋势是"收敛效应"还是"发散效应"抑或其他。

2.3　数据和研究方法

2.3.1　数据来源

本章使用的数据为 CFPS 2012 年全国抽样调查数据。CFPS 的调查对象为除香港、澳门、台湾、新疆、西藏、青海、内蒙古、宁夏和海南以外的 25 个省（自治区、直辖市），覆盖了全国 95%的人口，因此可以将 CFPS 数据视为一个具有全国代表性的样本（谢宇等，2013）。CFPS 抽样采用了内隐分层和与人口规模成比例的系统概率抽样方式，以行政区划和社会经济地位为主要分层变量。2012 年对 2010 年受访家户进行了追踪调查，共追踪调查 13 459 家户，44 693 名受访个人，其中成年人有 36 063 人。纳入本次分析和研究的样本量为 19 841 人，数据变量包括个人教育、收入、户口、健康状况以及家庭人均收入等。

2.3.2 变量描述

因变量为个人的健康状况。按照上述研究设计，健康测量有三项指标。一是患病的情况，采用了"两周内是否患病"这一指标，样本显示有 29.28% 的成人患过病。二是心理健康测量，我们根据 CFPS 问卷的心理健康量表，经过统计转换，将心理健康换算成 0~100 的分值作为衡量心理健康的主要指标，分值越高代表心理健康状况越好。三是被访人对自身健康状况的主观评价，选项为"非常健康"、"很健康"、"比较健康"、"一般"和"不健康"五个选项，在分析中我们主要关注自评为"不健康"者的比例，在样本中有 17.56% 的成人自评为"不健康"；对应"不健康"，我们将原问卷中的"非常健康"、"很健康"、"比较健康"和"一般"重新编码为"健康"，占 82.44%。

对主要自变量社会经济地位的测量，本章选取了个人受教育程度和家庭人均收入两个指标。社会经济地位的常用测量指标为收入、职业和教育，此外有部分研究将住房、资产等纳入社会经济地位的测量中（House et al.，1990）。一方面教育和家庭人均收入可以充分地反映个人的社会经济地位；另一方面也有研究认为在社会经济地位的各个指标中，教育对健康的敏感性更高（Winkleby et al.，1990）。同时在中国"家"的观念较强的社会中，家庭人均收入比个人收入更能真实反映个人的经济能力。因此，采用教育和家庭人均收入这两个指标来反映社会经济地位是合理的。我们将原始问卷中的教育类型重新划分为三类，即文盲/小学、初中/高中、大专及以上，各自所占的比例为 41.03%、49.38%、9.59%。家庭人均收入这一变量按照 25%、75% 的分界点，将收入划分成低收入、中等收入和高收入。年龄也是主要关注的分类变量，分为 16~29 岁、30~39 岁、40~49 岁、50~59 岁、60~69 岁、70 岁及以上六组，各自在总样本中所占的比例分别为 15.43%、17.21%、19.87%、18.28%、16.74%、12.47%。

主要的控制变量是户口以及其他个人基本信息。我国城乡医疗卫生资源分布不均（胡琳琳和胡鞍钢，2003），城乡间健康状况差异也较大，因此需要对城乡居住地进行控制，使用"户口"这一指标来粗略反映城乡差异，样本中是城镇户口的人有 26.78%。对婚姻状况的测量，将其重新编码为"有配偶"和"无配偶"两类,有配偶者的比例为 79.76%。此外,女性的比例为 50.36%。变量描述见表 2-1。

表 2-1　变量描述(单位:%)

变量	比例	变量	比例
因变量		年龄	
患病	29.28	16~29 岁	15.43
心理健康	79.73	30~39 岁	17.21
自评健康	82.44	40~49 岁	19.87
主要自变量		50~59 岁	18.28
教育		60~69 岁	16.74
文盲/小学	41.03	70 岁及以上	12.47
初中/高中	49.38	性别	
大专及以上	9.59	女	50.36
家庭人均收入		婚姻	
低收入	24.98	有配偶	79.76
中等收入	50.00	户口	
高收入	25.02	城镇	26.78

注:N=19 841

资料来源:作者根据 CFPS 2012 年数据估算得来

2.3.3　统计方法

本章采用 OLS(ordinary least square,即普通最小二乘)回归和 logistic 回归模型。对于三个因变量,首先,定义一个基础模型,自变量包括教育、家庭人均收入、年龄三项核心自变量以及性别、婚姻、户口三项控制变量,在此基础模型中不加入任何交互项,主要验证社会经济地位(教育与收入)是否对健康产生影响。其次,我们假定社会经济地位对健康状况的影响会随着年龄的增长而发生变化,并产生"收敛效应"或"发散效应"或其他效应,为验证这些假设,在基础模型中加入教育与年龄的交互项、收入与年龄的交互项,以此建立表 2-2 中基础模型以外的三个模型,模型二和模型三与无交互项模型进行比较,模型四与模型二或模型三相比较,并进行了似然比卡方统计量检验。其中,心理健康得分为一个连续型变量,心理健康的模型选择,采用 R^2 增量检验。

表 2-2　模型选择

模型	模型内容	患病	心理健康	自评健康
模型一	无交互项			
模型二	教育×年龄	不显著	不显著	显著***
模型三	收入×年龄	显著***	显著**	不显著
模型四	收入×年龄+教育×年龄	不显著	不显著	不显著

$p<0.01$，*$p<0.001$

2.4　研究结果

2.4.1　社会经济地位对健康的影响

为了检验社会经济地位对不同健康指标的影响，我们在控制基本人口信息的基础上，考察不同教育水平、收入水平的群体的健康差异情况。表 2-3 给出了基础模型的结果，模型结果显示，教育和收入对患病的影响不大。相对于文盲/小学教育水平者，初中/高中群体患病的可能性更低，患病的发生比（odds）是参照组的 0.87 倍［exp（−0.134）］；而其他教育和收入系数则不显著。当然，社会经济地位对患病的总体影响不大的原因可能也与"患病与否"这一指标的选取和测量有关，或许可以使用更有效的身体健康测量指标来验证。从心理健康上来看，教育程度越高、收入等级越高，心理健康得分也就越高。初中/高中群体的心理健康得分比参照组高 3.3 分左右，大专及以上群体比参照组高 4.1 分左右；中等收入者比低收入者平均高出 1.2 分左右，而高收入者比低收入者高 2.5 分左右，且差异均显著。这显示出教育水平或收入水平越高，心理健康得分越高，即越健康。从自评健康上来看，教育和收入均对自评健康有正向的显著影响。初中/高中的人自评为健康的发生比是参照组的 1.64 倍，大专及以上群体自评为健康的发生比是参照组的 3.16 倍；中等收入者自评为健康的发生比是参照组的 1.21 倍，高收入者自评为健康的发生比是参照组的 1.40 倍。年龄也是我们关注的主要变量。从三个不同侧面的健康指标上来看，随着年龄增长，健康状况呈现出变差的趋势。综上，教育和收入两个社会经济地位指标对不同的健康指标的影响是有差异的。心理健康和自评健康受到教育和收入的影响较大，而患病与否受到社会经济地位的影响则较小，甚至不受影响。对于患病的这一结果，也可能是在不同年龄段，教育和收入对患病的影响方向不一致，从而导致了整体上影响不显著或影响较小，下面将对此进行论述。

表 2-3　年龄、社会经济地位对健康的影响

变量	患病	心理健康	自评健康
年龄（16~29 岁=0）			
30~39 岁	0.460***	−1.802***	−1.172***
40~49 岁	0.719***	−2.118***	−1.821***
50~59 岁	1.074***	−3.256***	−2.371***
60~69 岁	1.174***	−2.263***	−2.428***
70 岁及以上	1.194***	−2.727***	−2.499***
性别（男=0）			
女	0.365***	−3.150***	−0.405***
婚姻（无配偶=0）			
有配偶	−0.065	3.190***	0.124*
户口（农村=0）			
城市	0.003	1.883***	0.077
教育（文盲/小学=0）			
初中/高中	−0.134***	3.320***	0.496***
大专及以上	−0.009	4.125***	1.150***
收入（低收入=0）			
中等收入	0.007	1.201***	0.187***
高收入	0.009	2.459***	0.333***

*$p<0.05$，***$p<0.001$

注：N=19 841

2.4.2　"收敛效应"与"发散效应"的验证

为验证社会经济地位对健康影响是否会随着年龄增长而变化，本章主要采用向基础模型加入交互项之后模型的结果。从表 2-2 看，对于患病的 logistic 回归，有收入与年龄交互项的解释力要显著优于无交互项的模型；对心理健康的线性回归，有收入与年龄交互的模型显著优于无交互模型；对自评健康的回归，教育和年龄交互的模型显著优于无交互模型。对各个因变量，在选择适合模型的基础上，我们将测算出不同的社会经济地位群体各自身体、心

理和自评更为健康的概率，并由此画出了社会经济地位、健康、年龄三者的折线图[①]，以直观的形式反映不同地位群体的健康状况随年龄变化的趋势。

图 2-1 和图 2-2 反映的是不同社会经济地位群体在患病方面的差异随年龄变动的趋势。虽然在表 2-3 中显示，教育和收入对患病与否的影响很小，但收入与年龄的交互项模型是显著的，说明在患病方面，不同收入群体是存在差异的，而这种差异在不同年龄阶段又有不同。从图 2-1 和图 2-2 来看，不同教育群体间的患病差异在各个年龄段均不显著，这与表 2-3 中整体上教育对患病无影响的结论相一致；不同收入群体仅在 16~29 岁年龄组显著[②]，在其他年龄组差异不显著。总体上教育和收入这两个社会经济地位变量对患病与否的影响不大；收入对患病的影响存在着一定的随年龄增长而变化的趋势，即在有的年龄组显著，有的年龄组影响不明显。此外，从图 2-1 和图 2-2 的曲线形状可以看到，总体上人们的患病情况，以 50~59 岁组为界，在此之前随年龄增长患病的概率呈现出急速上升的趋势，曲线斜率较大；在 50~59 岁以后，曲线较为平缓，患病的概率上升速度放慢。

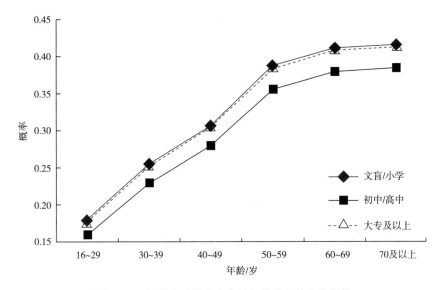

图 2-1　不同教育群体患病率随年龄增长的变化趋势

---

① 本章各图数据均由作者根据 CFPS 2012 年数据估算得来。

② 在 16~29 岁组，不同收入水平的人在患病可能性上的差异，在 0.01 的显著性水平下显著。

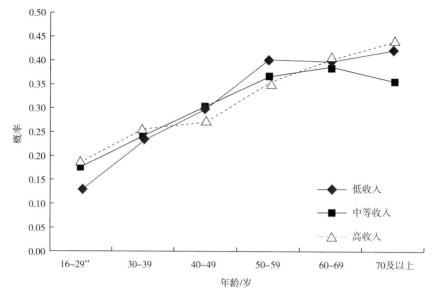

图 2-2　不同收入群体患病率随年龄增长的变化趋势

**$p<0.01$

　　进一步考察心理健康维度，图 2-3 和图 2-4 反映的是不同社会经济地位群体对心理健康的影响随年龄增长而变化的情况。教育对心理健康的影响在各个年龄组均显著[1]，在各个年龄段均显示出大专及以上者心理健康得分较高，而文盲/小学教育水平者的心理健康得分较低的特征。不同教育群体的心理健康差异在每个年龄段大致相同，并没有健康差异随年龄增长而变化的趋势，呈现出"平行效应"趋势。图 2-4 显示了不同收入水平的人心理健康随年龄变化情况，从中可见，不同收入群体的心理健康差异在 16~29 岁时不显著，在其他各个年龄组均显著，高收入者心理健康得分最高，其次是中等收入者，低收入者的心理健康得分最低。同时，在不同年龄组，收入对心理健康的影响存在显著差异[2]。从图 2-4 看来，不同收入群体心理健康差异的折线呈现出"发散效应"，即在较高的年龄组，不同收入群体的健康差异更大，

---

　　[1]　在 16~29 岁、30~39 岁、40~49 岁、50~59 岁、60~69 岁组，不同教育水平的人在心理健康得分上的差异显著，$p<0.001$；在 70 岁及以上年龄组，不同教育水平的人的心理健康得分差异显著，$p<0.01$。

　　[2]　在 40~49 岁、50~59 岁组，不同收入水平者的心理健康得分差异显著性水平为 $p<0.001$；在 30~39 岁、60~69 岁组，不同收入水平者的心理健康得分差异显著性水平为 $p<0.01$；在 70 岁及以上年龄组，不同收入水平者的心理健康得分差异显著性水平为 $p<0.05$。

并且差异是显著的。在 16~29 岁组,不同收入群体的心理健康得分无显著差异;在 30~39 岁组差异开始显现,高收入者与低收入者的心理健康得分差异为 1.3 分;在 40~49 岁组这一差异进一步拉大为 2.8 分;在 50~59 岁组和 60~69 岁组为 3.3 分;在 70 岁及以上年龄组,不同收入群体的心理健康得分差异最大,为 4.3 分。这一"发散效应"体现出社会经济地位积累在人们心理健康中的作用,即长期处于较差的生活条件中,人们的心理健康差异会逐渐拉大,直到老年期仍然会有扩大趋势。

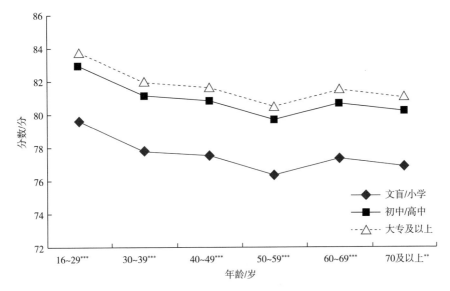

图 2-3　不同教育群体心理健康随年龄增长的变化趋势

$**p<0.01$, $***p<0.001$

此外,在心理健康方面,不同教育和收入群体的心理健康随年龄的曲线均呈现"U"形。在 16~29 岁、30~39 岁、40~49 岁、50~59 岁组有明显的心理健康得分下降的趋势,到 60 岁以后又有一定幅度的回升。这一"U"形曲线显示了人们的心理健康水平在退休以后变好的特征。随着年龄的增长,年龄成熟效应和历史年龄效应对人们的心理健康起到了一定的正向作用,即老年人阅历较为丰富,有更强的心理调节和适应能力,同时在退休之后也避免了工作压力等带来的不良心理状态。因此从图 2-3 和图 2-4 的心理健康得分曲线来看,呈现出随年龄增长的"U"形状态。

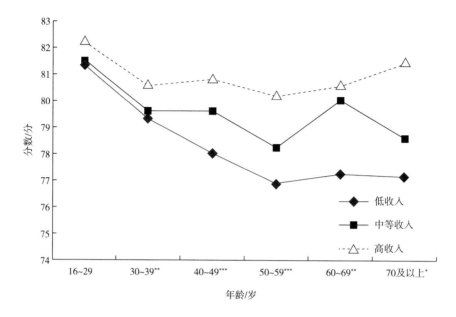

图 2-4　不同收入群体心理健康随年龄增长的变化趋势

*p<0.05，**p<0.01，***p<0.001

图 2-5 和图 2-6 显示的是在控制其他变量的条件下，不同社会经济地位群体的自评健康差异随年龄增长而变化的趋势。教育程度对自评健康的影响在除 70 岁及以上组以外的其他各个年龄组均显著[1]，呈现出教育程度较高的群体自评健康更好的趋势。在不同的年龄组，不同教育程度群体间的自评健康的差异是有显著区别的。在 16~29 岁组，大专及以上群体自评为健康的概率仅比文盲/小学高 0.06 左右；在 30~39 岁组两者的差异有扩大趋势，为 0.1；在 40~49 岁组进一步扩大为 0.13，在 50~59 岁组两者的差异最大，在 0.2 左右；到 60~69 岁组这一差异开始缩小为 0.16；在 70 岁及以上年龄组差异则不再显著。这一变动趋势显示出差异由小变大，再缩小或消失的状态，即"收敛效应"。以往研究认为不同社会经济地位群体的自评健康差异有随年龄增长而扩大的趋势，不同社会经济地位群体的自评健康差异在高龄老年人组中仍然显著存在（Zeng et al.，2007；Lowry and Xie，2009）。本章研究

---

[1]　在 16~29 岁、30~39 岁、40~49 岁、50~59 岁组，不同教育水平的人在自评健康上的差异，在 0.001 的显著性水平下显著；在 60~69 岁组，不同教育水平的人的自评健康差异，在 0.01 的显著性水平下显著。

数据中 80 岁及以上高龄老人比例极低，与早前研究（Zeng et al.，2007）主要使用高龄老人数据截然不同，数据的收集年份有差异，因此结论也有所不同。自评健康的"收敛效应"可以从两个方面解释：首先，这一趋势反映了随着年龄增长，生物性因素对人健康的影响占据主要作用；其次，存活效应也缩小了不同社会经济地位群体的健康差异，即能存活到 70 岁及以上的老年人具有一定的健康选择性。从收入对自评健康的影响来看，在除 16~29 岁组之外的各个年龄组，收入对自评健康的影响均是显著的[①]。然而收入与年龄的交互项并不显著，说明在各个年龄段，不同收入群体的自评健康差异没有实质的区别，并不存在收入对自评健康的影响力度随年龄增长而变化的趋势。此外，从图 2-5 和图 2-6 的曲线形状来看，以 50~59 岁组为界，在此之前自评健康随年龄增长而变差的速度非常快，在此之后则逐渐平缓，变差的速度放慢，这一趋势与患病随年龄的变动曲线相似。

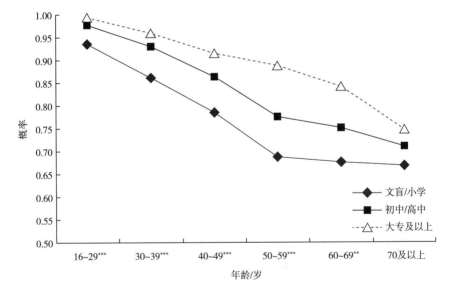

图 2-5　不同教育群体自评健康随年龄增长的变化趋势

$**p<0.01$，$***p<0.001$

---

　①　在 30~39 岁、40~49 岁、50~59 岁、60~69 岁、70 岁及以上组，不同收入水平者的自评健康差异，分别在 $p<0.05$、$p<0.01$、$p<0.001$、$p<0.01$、$p<0.05$ 的显著性水平下显著。

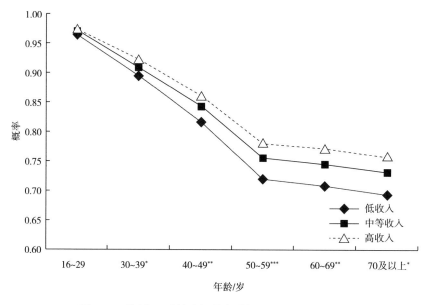

图 2-6 不同收入群体自评健康随年龄增长的变化趋势

*p<0.05，**p<0.01，***p<0.001

2.5 结　　语

本章使用 CFPS 项目 2012 年数据，采用多维度健康指标体系探讨分析了我国成人社会经济地位对健康的影响以及这种影响是否随年龄增长而变化的趋势。与中外有关研究结果相比，本章的研究存在着一些异同，也有一些有价值的发现。我们的研究表明，社会经济地位对健康的影响在不同的健康指标上有不同的表现，如社会经济地位对心理健康和自评健康的影响较大且显著，但对患病与否的影响不大。这一结果印证了以往的研究结果（齐良书和王诚炜，2010），显示出不同健康指标对社会分层的敏感性有差异，同时也揭示了研究中采用多维健康指标的重要意义。从不同健康指标随年龄的变化趋势来看，我们的研究发现，50~59 岁组是一个非常关键的年龄段，是一个健康转折的年龄段。以这一年龄组为界，患病概率随年龄提高和自评健康下降的速度都明显减慢，同时，这一年龄段也是心理健康随年龄变化的"U"形曲线最低点。此外，社会经济地位对健康的影响随年龄增长的变化趋势研究，除了得到了与过往研究中相同的"收敛效应"和"发散效应"发现外（House et al.，1990；Lowry and Xie，2009），本章同时还发现了另一种社会经济地位影响健康的年龄变化模式，即不同年龄段上社会经济地位对健康的影响差异并不随年龄增长而变化，呈现出一种"平行效应"。当然，社会经济地位在不同健康维度上的不同影响效应的发现，除了现实关系的揭示外，还可能与健康指标和社会经济地位指标的选取有关。不过，因为我们同时采用了身体、心理和自评等多维度健康指标，应该说本项研究发现更可能接近我国现实情况。

我们的研究发现说明，社会经济地位对人们健康不同维度不仅有不同的影响而且影响作用具有持久性，贯穿于各个年龄阶段，并在某些健康指标上具有累积性。目前我国正处在社会加速发展和转型之中，社会分化还将继续存在；加之我国已进入老龄社会，老年人群规模将不断增加，由于老年人是社会经济地位与健康分化和变动较大的特殊群体，由此可见未来我国社会经济地位与健康不平等问题还将长期存在。因此，调整社会公共健康政策，注重社会公平，缩小社会经济地位（如收入和教育差距），积极扩展社会经济地位对健康的正向作用，探讨老年人群地位对健康影响的积累或消减因素，对于提高人口整体健康水平和建设健康老龄社会都具有重要的现实意义。

毋庸置疑，本章的研究中还存在着不足之处。由于 CFPS 数据中 80 岁及以上高龄老年人样本量极小，为避免回归结果不稳定，我们并未对 70 岁及以上老年人做进一步的细分。同时，由于使用的是横截面数据，无法有效区分年龄效应和队列效应，在目前追踪数据不可获得的条件下，本章的研究可作为次优选择。显然，"发散效应"、"收敛效应"和"平行效应"的作用机制等还有待于进一步深入探讨。

第 3 章

中国高龄老年人日常生活自理能力的年龄、性别、城乡和区域差异及其变化趋势[①]

3.1 引 言

　　根据我国学者与联合国经济和社会事务部人口司的预测，我国 80 岁及以上高龄老年人将从 2000 年的 1 150 万人增加到 2020 年的 2 700 万人及 2050 年的 1 亿人以上。21 世纪前 50 年我国高龄老年人年平均增长率为 4.4%，是 65 岁及以上老年人口年平均增长率的 2 倍和总人口年平均增长率的 6.1 倍。高龄老年人的快速增长对我国的医疗卫生消费支出、养老保障和老年社会服务提出了严峻的挑战。一方面，随着我国卫生保健水平和卫生资源投入的不断增加，大量慢性病患者降低了死亡风险，转而面临失能或残障的危机。因此，人口死亡率的下降非但没有减轻反而加重了人们的疾病负担，即高龄老年人器官平均功能下降，常患一种或多种疾病。另一方面，高龄老年人的经济来源不足，自身供养能力低下，随着高龄老年人数量的增加，其所需要的经济支持也相应增多，这对当前的社会保障制度无疑是一种挑战。另外，老

　　① 本章作者：张文娟（中国人民大学人口与社会学院副教授）；魏蒙（北京大学医学人文研究院助理研究员）。本章受到国家自然科学基金项目资助（项目批准号：71233001，71490732）。

年群体内部有明显的异质性，在健康方面的突出表现是 80 岁以下老年人多数生活能够自理，而 80 岁及以上老年人带病生存甚至卧床的概率最高，最需要照料，故而对社会养老服务提出了更高的要求。因此，了解高龄老年人口的健康状况及其变化，对合理利用与提升养老服务资源、优化医疗卫生资源配置、提高养老保障水平具有重要的现实意义。

日常生活自理能力是指独立应对日常生活活动的能力，是对身体客观状况的衡量，是测量健康水平的常用指标。对日常生活自理能力的测量，通常采用 Katz 量表（Katz et al.，1963），共测量六个项目，即吃饭、穿衣、洗澡、室内活动、上厕所和控制大小便。本章依据上述六项生活自理能力指标进行分析，其中一项或更多项不能自理即界定为失能状态。

本章的研究采用的数据来自北京大学国家发展研究院健康老龄与发展研究中心 2002 年和 2011 年[①]中国老年健康调查项目，该调查覆盖了北京、天津、河北、海南、陕西等 23 个省市。2002 年调查包括 11 175 名 80 岁及以上的高龄老年人，2011 年追踪调查包括 6 530 名 80 岁及以上的高龄老年人。调查内容涉及家庭结构、婚姻、日常生活自理能力、生活习惯、社会活动、疾病与健康的状况等，为研究高龄老年人的健康状况及变化提供了丰富而有价值的依据。

3.2　调查对象的基本状况

表 3-1 和表 3-2 给出了中国老年健康调查 2002 年和 2011 年调查对象的基本状况。总体来看，这两次调查的高龄老人以女性、丧偶者居多，高龄老人与后代同住的现象更为普遍，子女等年轻家庭成员在高龄老人照料方面发挥了重要作用。乡村、东中部地区高龄老人居多。另外，高龄老人虽然受教育程度低，但经济状况较好。

---

① 中国老年健康调查 2009 年新增海南省（澄迈县），范围覆盖 23 个省。

表 3-1 2002 年调查对象基本状况（单位：%）

特征	年龄/岁					性别		居住地		受教育程度		
	80~84	85~89	90~94	95~99	100 及以上	男	女	城镇	乡村	0	1~6 年级	7年级+
占比	18.89	19.04	20.81	12.72	28.54	39.27	60.73	46.86	53.14	67.20	24.42	8.38

特征	婚姻状况		地区			居住方式			经济状况	
	无配偶	有配偶	东部	中部	西部	家人	独居	养老院	够用	不够用
占比	82.54	17.46	46.83	38.51	14.66	80.35	13.99	5.66	80.17	19.79

注：由于舍入修约，占比之和可能不为 100%

资料来源：中国老年健康调查 2002 年数据

表 3-2 2011 年调查对象基本情况（单位：%）

特征	年龄/岁					性别		居住地		受教育程度		
	80~84	85~89	90~94	95~99	100 及以上	男	女	城镇	乡村	0	1~6 年级	7年级+
占比	20.29	20.14	22.34	14.92	22.31	40.12	59.88	47.09	52.91	68.33	24.69	6.98

特征	婚姻状况		地区			居住方式			经济状况	
	无配偶	有配偶	东部	中部	西部	家人	独居	养老院	够用	不够用
占比	77.32	22.68	47.08	39.89	13.03	79.52	17.72	2.77	79.90	20.10

注：由于舍入修约，占比之和可能不为 100%

资料来源：中国老年健康调查 2011 年数据

3.3 中国高龄老人的日常生活自理能力状况分析

本节对 2002 年和 2011 年高龄老年人日常生活自理能力各项的失能状况进行了分日常生活活动类别、分年龄、分性别、分城乡、分地区的描述性统计分析，并进行 2002 年和 2011 年之间的对比。

3.3.1 高龄老人日常生活自理能力按日常生活活动类别分的变化趋势

2002 年，高龄老人不能洗澡的比例为 36.5%，不能穿衣的比例为 17.7%，不能上厕所的比例为 19.1%，不能室内活动的比例为 15.4%，不能控制大小便的比例为 9.8%，不能吃饭的比例为 11.2%，而至少一项失能的比例为 41.1%。2011 年，高龄老人不能洗澡的比例为 32.8%，不能穿衣的比例为

18.1%，不能上厕所的比例为 18.7%，不能室内活动的比例为 16.2%，不能控制大小便的比例为 9.1%，不能吃饭的比例为 12.2%，而至少一项失能的比例为 36.3%（表 3-3）。

表 3-3　2002 年和 2011 年高龄老年人失能状况（单位：%）

特征值	总		洗澡		穿衣		上厕所		室内活动		控制大小便		吃饭	
	2002年	2011年	2002年	2011年	2002年	2011年	2002年	2011年	2002年	2011年	2002年	2011年	2002年	2011年
高龄老年人整体	41.1	36.3	36.5	32.8	17.7	18.1	19.1	18.7	15.4	16.2	9.8	9.1	11.2	12.2
80~84岁	19.4	16.1	15.8	14.0	5.9	7.0	6.4	6.9	5.0	5.7	4.8	4.6	3.4	4.2
85~89岁	28.0	24.4	24.4	21.1	10.3	9.7	11.0	9.6	8.7	7.9	6.2	5.8	6.4	6.4
90~94岁	39.4	35.1	35.2	31.9	15.4	16.3	17.2	17.4	13.7	15.5	9.1	8.8	9.2	11.3
95岁及以上	57.8	54.37	52.3	50.0	27.6	29.8	29.7	30.9	24.1	26.9	14.0	13.6	17.9	20.1
男	31.4	29.5	27.4	26.3	12.7	13.8	12.8	13.4	10.0	11.7	6.9	8.1	7.2	8.8
女	47.3	40.9	42.4	37.2	20.9	21.0	23.2	22.3	18.8	19.3	11.6	9.8	13.8	14.4
城镇	44.5	39.9	40.3	36.8	18.8	20.8	20.4	20.8	16.5	18.0	11.2	10.7	11.1	13.4
乡村	38.0	33.1	33.2	29.2	16.7	15.7	18.0	16.8	14.4	14.7	8.5	7.7	11.3	11.1
东部	44.8	39.0	40.2	36.0	20.0	19.5	20.8	20.6	16.9	17.2	11.0	10.1	12.3	12.8
中部	37.4	33.7	32.9	29.9	15.5	17.2	18.2	18.3	14.3	16.2	8.3	8.4	10.8	12.4
西部	38.6	34.5	34.3	30.2	16.0	15.8	16.4	13.4	13.1	12.9	9.5	7.9	8.9	9.1

资料来源：根据中国老年健康调查 2002 年和 2011 年数据

图 3-1 为 2002 年和 2011 年高龄老年人各项日常生活自理能力的失能状况，从中可以看出，2002 年和 2011 年，依照各项活动难度的增加，不能自理的老年人的比例按照控制大小便、吃饭、室内活动、穿衣、上厕所、洗澡依次递增。较 2002 年，2011 年不能洗澡的老年人比例有较大的下降，不能上厕所、控制大小便的老年人的比例略微下降，不能穿衣、室内活动、吃饭的老年人的比例有轻微上升。其中，不能洗澡的老年人所占比例最高，变动幅度最大。从上述数据分析可以推断出，宜居环境和便民设施的改善对高龄老人洗澡活动能力有明显的促进作用，对改善穿衣、室内活动、吃饭这种需要较高身体素质的活动的作用并不明显。

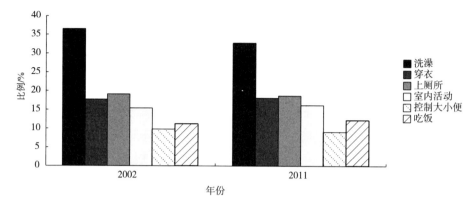

图 3-1　2002 年和 2011 年高龄老年人各项日常生活自理能力的失能状况

资料来源：根据中国老年健康调查 2002 年和 2011 年数据

　　老年人群日常生活自理能力的受损可以表现为一项或多项基本生活自理能力的受损，受损项数越多，代表老年人自理能力受损的程度越重。如图 3-2 所示，2002 年各项基本的日常生活能力中，有一项存在困难的高龄老人占总体老年人的比重为 16.81%，有两项生活自理能力存在困难的高龄老人比例为 6.19%，三项及以上生活自理能力有困难的高龄老人比例为 18.01%，59.00% 的老年人六项生活自理能力方面不存在困难[①]。2011 年各项基本的日常生活能力中，有一项存在困难的老年人占总体老年人的比重为 13.34%，有两项生活自理能力存在困难的老年人比例为 4.54%，三项及以上生活自理能力有困难的老年人比例为 17.92%。2011 年一、二、三项及以上日常生活活动失能比例均比 2002 年有所降低，而 2011 年高龄老人六项生活自理能力方面不存在困难比例（64.20%）比 2002 年增加 5.20 个百分点。

　　从一项或多项生活自理能力受损的高龄老年人群比例分布情况看，2002 年一项生活自理能力受损的老年人占生活自理能力受损的老年人群整体的 41%，两项生活自理能力受损的老年人群比例为 15%，三项占到 11%，四项为 11%，五项为 12%，六项基本活动能力受损的比例也很高，为 10%。2011 年一项生活自理能力受损的老年人占生活自理能力受损的老年人群整体的 37%，两项生活自理能力受损的老年人群比例为 13%，三项占到 7%，四项为

----

① 由于舍入修约，数据占比之和不为 100%。

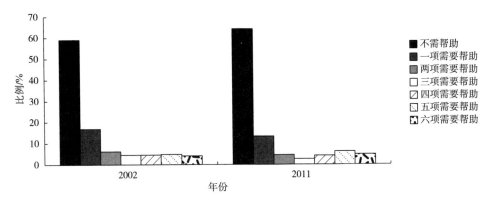

图 3-2 高龄老年人日常生活自理能力受损状况

资料来源：根据中国老年健康调查 2002 年和 2011 年数据

12%，五项为 17%，六项基本活动能力受损的比例为 14%。老年人生活自理能力受损主要还是以一项为主，多项同时受损的情况也比较多见。与 2002 年相比，2011 年一项、两项、三项自理能力受损的老年人比例降低，五项、六项自理能力受损的老年人比例升高（图 3-3）。由此可见，2011 年中轻度自理能力受损的高龄老年人比例降低，但重度受损的高龄老年人比例升高。这部分重度失能的高龄老年人的照料问题是最应该引起重视的。

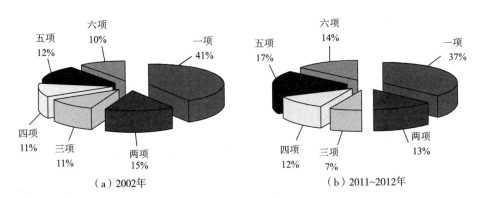

图 3-3 高龄老年人日常生活自理能力受损的项数分布

资料来源：根据中国老年健康调查 2002 年和 2011 年数据

3.3.2 不同年龄组高龄老人日常生活自理能力的差异及其变化趋势

从不同年龄组情况看，年龄越高失能的比例越大。洗澡、穿衣等各项活动状况皆是如此。2002 年 80~84 岁老年人失能的比例为 19.4%，85~89 岁老年人失能的比例为 28.0%，90~94 岁老年人失能的比例为 39.4%，95 岁及以上老年人失能的比例为 57.8%。2011 年 80~84 岁老年人失能的比例为 16.1%，85~89 岁老年人失能的比例为 24.4%，90~94 岁老年人失能的比例为 35.1%，95 岁及以上老年人失能的比例为 54.4%。如图 3-4 所示，2011 年各年龄段高龄老年人的失能率均有所下降。这一方面可能是由于近年来老年人医疗保健意识增强，健康状况转好。这种情况符合老年残障期压缩模式。另一方面可能得益于居住环境的改善、便民设施的普遍应用，老年人在原有身体状况的情况下变得可以自理。哪种作用占据主导还有待检验。

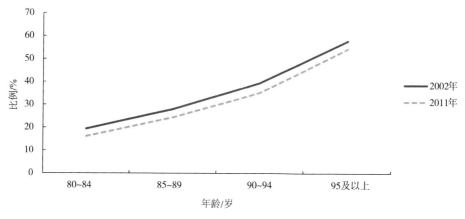

图 3-4　高龄老年人失能状况的按年龄变化趋势
资料来源：根据中国老年健康调查 2002 年和 2011 年数据

3.3.3　分性别老年人日常生活自理能力的比较

图 3-5 反映了 2002 年与 2011 年分性别高龄老年人失能状况的按年龄变化趋势。2002 年男性老年人失能的比例为 31.4%，女性老年人失能的比例为 47.3%。2011 年男性老年人失能的比例为 29.5%，女性老年人失能的比例为 40.9%。2002 年与 2011 年各年龄段女性高龄老年人失能率均高于男性老年人，显示出女性老年人虽然预期寿命高于男性老年人，但身体状况比男性老年人差。2011 年高龄男性老年人失能率有轻微下降，高龄女性老年人失能率下降幅度较大，女性老人身体状况较之前转好。总的来说，高龄两性老年人

的失能率符合病残压缩模式，与总体老年人失能率变化趋势相一致，而总体老年人失能率下降主要得益于女性老年人失能率的下降。

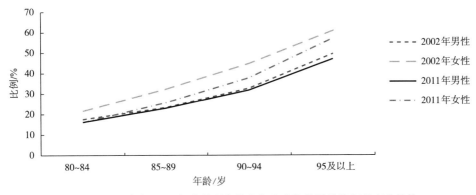

图 3-5 2002 年与 2011 年分性别高龄老年人失能状况的按年龄变化趋势
资料来源：根据中国老年健康调查 2002 年和 2011 年数据

3.3.4 高龄老人日常生活自理能力的城乡差异及其变化趋势

2002 年城镇老年人失能的比例为 44.5%，乡村老年人失能的比例为 38.0%。2011 年城镇老年人失能的比例为 39.9%，乡村老年人失能的比例为 33.1%，城乡均比 2002 年有所降低。图 3-6 反映了 2002 年与 2011 年分城乡高龄老年人失能状况的按年龄变化趋势。从图 3-6 可以看出，各年龄段城镇高龄老年人失能率均高于乡村老年人。原因可能是：一方面，乡村老年人由于更多地从事农业活动，自理能力较城镇老年人好。另一方面，城镇老年人由于较好的医疗技术水平，通常能带残生存下来。乡村老年人、中西部地区老年人由于发现疾病不及时、治疗不到位，带残存活率较低。也就是说，这与存活下来的高龄乡村老年人自身健康条件较好的选择性特征是分不开的。

与 2002 年相比，无论城乡，2011 年高龄老年人失能率均降低，符合病残压缩模式。一方面可能是因为随着医疗保障的覆盖面扩大、养老金收入的增加，老年人保健意识增强，降低了转化为失能或残疾人士的概率，身体状况较之前变好。另一方面得益于居住环境与便民设施的改善。

与城镇高龄老年人相比，乡村高龄老年人失能率下降缓慢，说明乡村的医疗卫生条件和便民设施的改进与城市相比还存在一定的差距。

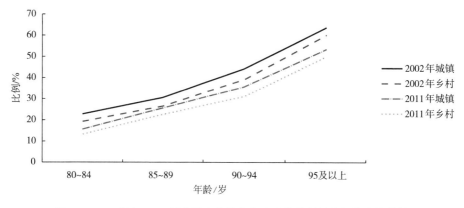

图 3-6　2002 年与 2011 年分城乡高龄老年人失能状况的按年龄变化趋势

资料来源：根据中国老年健康调查 2002 年和 2011 年数据

3.3.5　高龄老人日常生活自理能力的东中西区域差异及其变化趋势

从地区差别来看，东部高龄老人失能比例最高，其次为中西部老年人，各项活动状况均与之相符。2002 年东部地区高龄老人失能的比例为 44.8%，中部地区高龄老人失能比例为 37.4%，只包括重庆、四川、陕西的西部地区高龄老人失能比例为 38.6%。2011 年东部、中部、西部地区高龄老人失能比例分别为 39.0%、33.7%和 34.5%，东部、中部、西部均比 2002 年有所降低。

图 3-7 反映了 2002 年与 2011 年分地区高龄老人失能状况的按年龄变化趋势。总体上看，除 80~84 岁外，各年龄段东部地区高龄老人的失能率均高于中西部地区。除 2011 年西部地区 80~84 岁高龄老人失能率上升外，2011 年各地区高龄老人的失能率较 2002 年均有所下降，符合病残压缩模式。这种情况得益于老人卫生保健意识的提高以及居住环境的改善和便民设施的普遍应用。

东部地区的高龄老人失能率较高的原因可能有以下几点：一是不良生活习惯导致各种"富贵病"（如糖尿病、高血脂症）的患病率上升、城市环境的污染、早年过大的工作压力；二是东部地区医疗卫生资源配置、医疗保障水平日趋完备，即使患重病也能带残生存下来。而中西部地区失能率较低的原因是其自然环境、生活习惯较好，而且由于健康状况的选择性特征，能存

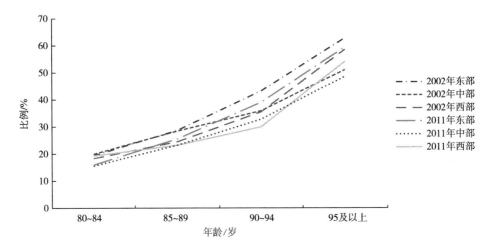

图 3-7　2002 年与 2011 年分地区高龄老人失能状况的按年龄变化趋势

资料来源：根据中国老年健康调查 2002 年和 2011 年数据

活下来的中西部高龄老人本身健康状况就好于其他老年人。

3.4　结　　语

　　我们的研究表明，2002～2011 年，由于社会经济的发展、医疗技术的进步，高龄老年人在寿命延长的同时，日常生活自理能力残障率明显降低。我们的数据分析结果可以归纳为以下几点。

　　（1）城镇高龄老年人失能率高于乡村高龄老人，东部地区高龄老人的失能率高于中西部地区。很大程度上是因为城镇、东部地区医疗卫生资源配置、医疗保障水平较为完备，使得老年人得以带残生存下来。目前我国在城乡之间、东中西部地区之间经济和社会发展水平以及医疗卫生资源的占用与投入等方面存在着巨大差异。卫生资源配置上重城市轻农村、重东部轻中西部的格局，导致地区间卫生资源差距过大，尽管近些年情况有所改善，但农村和中西部地区群众的基本医疗卫生服务需要仍难以满足，广大人民健康状况不容乐观。因此我们需要调整卫生政策，改变卫生资源分布不均衡、不合理的格局，增加对卫生领域的资源合理配置研究，加强乡村、中西部地区卫生资源的投入力度，提高农村、中西部地区卫生资源投入的使用效率，改善卫生人力资源的缺口。同时必须大力加强基层卫生机构建设，充分发挥社区服务平台的作用，建立严格有效的医疗卫生监管体制，健全卫生保健体制而非单纯的治病体制。

（2）女性高龄老人失能率显著高于男性高龄老人。女性高龄老人由于丧偶率较高、健康状况较差，对家庭和社会有更多的照料需求，但同时由于其经济状况较差，承担社会照料费用的支付能力更为有限。因此，对于这一部分弱势人群需要发挥政府的救助作用，为她们入住养老机构或购买社区服务提供适当补贴，以满足其照料需求。

（3）日常生活自理失能率的下降很大程度上得益于居住环境的改进，老年人的生活环境设施的便捷改善可以相对提升老年人的生活自理能力。其中，居住环境的改善对降低洗澡、上厕所失能率的作用最为显著。生活不能自理的老年人中，不能洗澡的老年人所占比例最高，而近 10 年的下降最快。建议加强科技研发投入，开发便于老年人生活自理的设施。着重解决老年人不能洗澡、上厕所的问题。例如，将洗漱间布置得更为简易，安装可调节高度的洗漱盆、坐便器，开发帮助老年人洗澡的工具等。在解决老年人不能洗澡、上厕所的问题后，相信老年人生活不能自理的比率将继续降低，从而有助于节约照料成本。

（4）与 2002 年相比，2011 年中轻度生活自理能力受损的高龄老年人比例降低，但重度生活自理能力受损的高龄老人比例升高，这就意味着需要高强度高水平长期照护（如多重照料、较长日平均照料时间、高质量护工）的高龄老人增多，同时家属的照料负担也必然加重。因此需完善社区居家养老服务与机构照料服务，实现家庭养老、社区养老和机构养老三个服务体系互相配合、联动发展，提高照护人员的素质，在为老年人提供充足完善的照料的前提下，减轻家属的照料负担。此外，应适时开发长期照护保险，解决老年人自身、家庭及社会的长期照护费用负担。

总之，本章的分析研究表明，近 10 年来，我国男女、城乡、东中西部各年龄组高龄老人生活自理能力残障率都有所下降，从一个方面印证了病残压缩理论。这是社会经济发展、生活水平提高导致老人健康状况的某些方面改善，加上居住环境和便民设施的改善带来的结果。然而，医疗技术水平的提升，使更多的高龄老人可以带病存活下来，对高龄老人的其他健康状况指标的平均水平（如躯体功能和认知功能）可能起到负面作用，需要引起社会和政府的高度重视。因此，对于近 10 年来我国高龄老人生活自理能力残障率普遍下降不宜过分乐观。

第 4 章

中国高龄老人生活自理能力、躯体功能、认知功能及死亡率变动趋势分析[①]

4.1　引　言

　　人口老龄化是包括中国在内的全球许多国家面临的重大挑战之一，尤其令人关切的是更加需要日常照料和医疗服务的 80 岁及以上的高龄老人的快速增长（Zeng and George，2010）。围绕老年人口健康变化趋势，国际学术界有三种不同的理论观点流派。一种理论认为，随着社会经济发展、医疗技术水平提高和生活方式改善，老年人口在寿命延长的同时，能够推迟残障以及慢性病的发生时间，从而缩短残障生存期间，即病残压缩理论，相关文献称之为"胜利的胜利"（success of success）（Fries，1980；Christensen et al.，2009；Vaupel，2010）。然而，另一种理论认为，老年人寿命延长的同时体弱

　　① 本章作者：曾毅（北京大学国家发展研究院教授，北京大学瑞意高等研究所首席科学家和杜克大学医学院老龄与人类发展研究中心和老年医学部教授）；冯秋石（新加坡国立大学社会学系助理教授）；Therese Hesketh（英国伦敦大学学院全球健康研究所教授，浙江大学公共卫生学院全球健康研究所教授）；Kaare Christensen（南丹麦大学公共健康研究所教授）；James W. Vaupel（德国马普人口研究所教授）。本章受到国家自然科学基金资助（项目批准号：71233001，71490732），美国国立老龄研究院（R01AG023627-10；2P01AG031719）和联合国人口基金的联合资助。作者感谢郭牧琦的助研协助。

者存活期也会延长，从而导致老年人群残障比例增加，即"病残扩张理论"（expansion of morbidity），这被称为"胜利的失败"（failure of success）（Gruenberg，1977；Waidmann et al.，1995）。也有不少学者认为，在现实生活中，上述两种老龄健康发展趋势或许会共存并相互作用而达到某种平衡。因此，可以用"动态平衡"（dynamic equilibrium）理论来解释老年人口健康和预期寿命增长之间的关系（Manton，1982；Robine and Michel，2004）。目前国际上对上述不同理论的实证研究和争议较多，但尚无定论，尤其国外关于高龄老人的研究样本通常较小，难以得出稳健结论。

较多研究发现，高收入国家的老年人口总体健康水平呈上升趋势（Freedman et al.，2002）。但是，也有研究发现一些发达国家的某些主要健康指标出现下降趋势。例如，一项基于瑞典老年人口健康状况的研究发现，相比于 1992 年的 77 岁老人，2002 年的 77 岁老人实测的躯体功能、肺活量、认知功能变得更差（Parker et al.，2005）。尽管阿尔茨海默病（也被称为老年痴呆症）发病率在一些欧洲国家和美国均有下降（Matthews et al.，2016；Satizabal et al.，2016），九项较大规模的日本老年健康研究发现，阿尔茨海默病的患病率在日本正在增长（Dodge et al.，2012）。一项基于两大具有全国代表性的调查和几项地方性研究结果的综合分析发现，瑞典高龄老人健康状况存在两种相反趋势：日常生活自理能力的残障率下降，同时慢性病发病率和躯体功能障碍率提高（Parker et al.，2005；Parker and Thorslund，2007）。

一些研究发现，在过去 20 余年里，中国老年人的日常生活自理能力残障率在下降（顾大男和曾毅，2006；Martin et al.，2014；Liang et al.，2015）。也有研究认为，中国老人的生活自理能力残障比例可能在增长（杜鹏和武超，2006）。黄成礼（2006）的研究则假设年龄别残障率不变的可能性最大。一项基于 1980~2012 年发表的 70 篇关于中国（包括香港和台湾地区）阿尔茨海默病的研究文献的综合分析（meta-analysis）发现，中国 70 岁及以上的老年人群中，阿尔茨海默病患病率总体呈上升趋势（Wu C Y et al.，2014；Wu Y T et al.，2014）。还有研究发现，在中国，相比于 1990 年的 65~69 岁和 95~99 岁老人，2010 年的 65~69 岁和 95~99 岁老年人群中的阿尔茨海默病患病率分别上升了 44.4% 和 43.7%（Chan et al.，2013）。

现有文献分别为病残压缩理论或病残扩张理论提供了经验数据分析支

持，但是在同一项研究中基于高龄老人大样本调查数据来检验这两种相反趋势的混合协同效应的研究极为罕见。在我们的这一研究之前，仅有一项丹麦的高龄老人研究检验了这两种理论的混合协同效应，他们对比分析了两个出生间隔 10 年的高龄老人队列在到达相同年龄组时的健康状况：出生于 1905 年在 1998 年为 93 岁的高龄老人队列和出生于 1915 年在 2010 年为 95 岁的高龄老人队列（Christensen et al.，2013）。这项研究对病残压缩理论和病残扩张理论的同时存在及其混合协同效应提供了一些经验数据支持。但是这种混合协同效应是否也存在于像中国这样的发展中国家的高龄老人群体之中仍然有待研究。本章旨在分析和解答这一既有重要科学价值又有深远现实意义的科学问题。我们的研究基于中国老年健康调查数据，研究样本包括 1998 年和 2008 年受访时年龄在 80~105 岁的 19 528 名高龄老人（包括 7 288 名 80~89 岁老人，7 234 名 90~99 岁老人和 5 006 名 100~105 岁老人）。根据我们了解的文献，本章的研究是在发展中国家中分析这一重要科学问题的首例，并使用了全球样本规模最大的高龄老人数据。

4.2 数据来源与研究方法

4.2.1 数据来源

本章研究的数据来源中国老年健康调查是一项全国性调查，在我国 22 个省（自治区、直辖市）中，随机选取了一半的县、县级市和市辖区，大约覆盖了全国 85%的人口。中国老年健康调查采用的是目标随机抽样方法，即在样本县/市内试图对所有的存活百岁老人在其自愿前提下进行入户访问，并根据百岁老人编号按抽样设计原则随机给定的年龄与性别，在自愿前提下入户访问"邻近居住"的 80~89 岁及 90~99 岁高龄老人各一名，以达到 80~89 岁及 90~99 岁调查人数与百岁老人数相匹配以及 80~89 岁和 90~99 岁男女性别分布比较均衡的目标，从而避免常规的等比例抽样造成的男性高龄老人样本量太小的弊端。中国老年健康调查在 1998 年和 2000 年的调查只包括高龄老人，2002 年及以后的调查也包括了按上述目标随机抽样方法选取的、每一位百岁老人大约 1.5 位"邻近居住"的 65~79 岁年龄性别分布比较均衡的较年轻老人。"邻近居住"是指如果可能，首选居住在与百岁老人同一村庄/街道的其他各年龄组老人，否则选取居住在相同样本县/市的老人。这种调查设计很好地满足了我们的研究需求，即分析生活在基本相同的社会自然环境中，不同年龄性别老人的健康老龄影响因素（Zeng，2012）。

中国老年健康调查的设计初衷之一是促进国际比较分析。中国老年健康调查的问卷基于丹麦健康长寿调查问卷，经过中国健康老龄研究专家们的认真反复讨论和修改完善产生中文调查问卷，并选取了小样本进行中文问卷的试调查，最后确定了既符合国际标准又完全适应中国社会文化环境的本土化中国老年健康调查的问卷方案。中国老年健康调查的调查数据与后面将要与之进行对比分析的丹麦高龄老人调查数据（Christensen et al.，2013）具有良好的可比性。另外，国内外相关研究证实汉族高龄老人自报年龄比较准确可靠，这与中华文化注重记住生日并依据生日确定定亲、婚嫁等人生大事的传统密切相关（Coale and Li，1991；Wang et al.，1998）。基于对主要健康指标的可信度和效度、代答或不应答比率、样本信息缺失程度、内部逻辑错误的比率和死亡率的可信度的全面评估，以及众多学者的使用分析，中国老年健康调查的数据质量被证明是令人比较满意的（Gu，2008；Goodkind，2009；Bongaarts，2009）。

本章使用的中国老年健康调查 1998 年和 2008 年两期调查数据具有良好的可比性，因为它们应用了几乎完全相同的调查问卷和评估工具。中国老年健康调查采用入户访谈方式收集相关数据，调查员由当地疾病预防控制中心和老龄委员会的工作人员以及大学生构成，并经过了认真培训。关于中国老年健康调查数据更多详细信息，包括抽样设计方案、年龄性别分布、数据变量细节、对存活受访者以及死亡受访者家属的追踪访问情况、分年龄与性别和城乡居住地的样本权数、数据质量评估指标等，请参阅曾毅（2013a，2013b）及 Gu（2008）。

4.2.2　研究对象

本章分别对比分析了 1998 年和 2008 年 80~89 岁、90~99 岁和 100~105 岁三个年龄组（每个年龄组包括两个出生年份相隔 10 年的队列，合计 6 个队列）高龄老人的死亡率和健康状况变化趋势。

（1）80~89 岁：包括 3 235 名 1909~1918 年出生、1998 年调查时 80~89

岁，平均年龄 83.07 岁的高龄老人，与 4 053 名 1919~1928 年出生、2008 年调查时 80~89 岁，平均年龄 82.98 岁的高龄老人进行比较分析，合计分析了 7 288 名 80~89 岁高龄老人。

（2）90~99 岁：包括 2 896 名 1899~1908 年出生、1998 年调查时 90~99 岁，平均年龄 92.11 岁的高龄老人，与 4 338 名 1909~1918 年出生、2008 年调查时 90~99 岁，平均年龄 92.24 岁的高龄老人进行比较分析，合计分析了 7 234 名 90~99 岁高龄老人。

（3）百岁老人：包括 2 197 名 1893~1898 年出生、1998 年调查时 100~105 岁，平均年龄 101.15 岁的百岁老人，与 2 809 名 1903~1908 年出生、2008 年调查时 100~105 岁，平均年龄 101.72 岁的百岁老人进行比较分析，合计分析了 5 006 名百岁老人。

这些 80~105 岁高龄老人中，来自 1998 年调查的有 8 328 人，来自 2008 年调查的有 11 200 人，样本量总计为 19 528 人。

4.2.3   测量指标

除了年龄别死亡率以外，本章使用了以下三种既符合国际标准又完全体现中国本土化的老年健康测量指标：①日常生活自理能力量表，包括六项活动，即吃饭、穿衣、洗澡、室内活动、上厕所和控制大小便；②躯体功能测量，包括三个需要被访老人实际做的客观测验，即能否从椅子上站起来、能否从地上捡起一本书，以及能否自转一圈；③认知功能测量，即简易精神状态检查（mini-mental state examination，MMSE）量表，涵盖了定位能力、注意力、计算能力、回忆能力和语言能力五方面的认知能力。对认知功能的测试不允许他人代答。

4.2.4   数据分析方法

本章对比分析了在分性别以及男女合一样本中，高龄老人的年龄别死亡率、日常生活自理能力残障比例、基于三项客观测试的躯体功能和基于 MMSE 测试的认知功能在 1998~2008 年的差异，从而分析中国高龄老人的健康变化趋势。针对分类变量数据，本章应用标准的卡方检验（单侧）或 z 检验（双侧）进行统计分析，针对连续变量数据，本章应用 t 检验（双侧）进行统计分析。

本章还运用多变量回归分析方法，控制了影响老年死亡率和健康状况的主要人口和社会经济协变量，如年龄、性别、城乡居住地、婚姻状态、教育等，来分析出生间隔 10 年的两组高龄老人在 1998 年和 2008 年处于相同年龄组（80~89 岁、90~99 岁或 100~105 岁）时的年龄别死亡率、躯体功能和认知功能方面的差异。死亡率分析中应用了基于韦伯分布（Weibull distribution）的生存分析参数模型，且满足韦伯假设（Weibull assumption），其他的分析基于 logistic 回归模型或者线性回归模型。我们应用的统计分析软件是 STATA 13.1。

4.3 主要研究结果

本章附件列出了不同出生队列高龄老人的年龄、性别、城乡、婚姻状态和文化教育等基本人口统计特征。表 4-1~表 4-3 给出了分性别和男女合一的高龄老人出生年份相隔 10 年的队列在相同年龄时的死亡率、日常生活自理能力、躯体功能、认知功能方面的差异的详细信息[①]。图 4-1~图 4-3 和表 4-4 则给出了概要结果。本章的主要发现可以概括为以下几点。

（1）如图 4-1 和表 4-1~表 4-3 所示，2008 年 80~89 岁、90~99 岁或 100~105 岁的男女高龄老人死亡率比早出生 10 年、1998 年调查时处于这三个年龄组的男女高龄老人的分年龄、分性别的死亡率均有下降，年均下降率为 0.2%~1.3%（表 4-4）。在控制年龄、性别、城乡居住地、教育和婚姻状态等协变量之后，高龄老人分年龄、分性别的死亡率在前后 10 年出生的队列下降变化趋势的统计显著性水平为：男女合一 80~89 岁老人和百岁老人 $p<0.01$，女性百岁老人 $p<0.05$；男女合一 90~99 岁老人、男性 80~89 岁老人以及男性百岁老人 $p<0.1$；而女性 80~89 岁老人、男性 90~99 岁老人、女性 90~99 岁老人 $p>0.1$（表 4-4）。

---

① 表 4-1~表 4-3 中估计值是基于按年龄、性别、城乡分的样本权重计算得出的加权平均值；*检验两个队列的均值是否相等，‡检验两个队列的比例是否相等；¶表示在控制年龄、受教育水平、城乡居住地、婚姻状态等协变量的情况下，运用多变量回归模型来检验不同出生队列高龄老人的年均死亡率、日常生活自理能力、躯体功能和认知功能的差异；在男女合一样本分析中，性别变量也被控制。应用基于韦伯分布的生存分析参数模型来检验年均死亡率的队列差异；运用 logistic 回归模型或线性回归模型来检验日常生活自理能力、躯体功能和认知功能的队列差异。资料来源于中国老年健康调查 1998 年和 2008 年数据。

表 4-1　1998 年和 2008 年调查时 80~89 岁高龄老人年均死亡率、日常生活自理能力、躯体功能和认知功能的比较分析

项目	男女合一 1909~1918 (1998, n=3 235)	男女合一 1919~1928 (2008, n=4 053)	男女合一 队列差异p值 未调整	男女合一 队列差异p值 已调整	男性 1909~1918 (1998, n=1 641)	男性 1919~1928 (2008, n=2 030)	男性 未调整	男性 已调整	女性 1909~1918 (1998, n=1 594)	女性 1919~1928 (2008, n=2 023)	女性 未调整	女性 已调整	性别差异 1909~1918年 (1998, n=3 235)	性别差异 1919~1928年 (2008, n=4 053)
老人被访年份	1998	2008			1998	2008			1998	2008			1998	2008
平均年龄（标准差）	83.07 岁 (2.59)	82.98 岁 (2.57)	0.151 6*	0.249 3	82.87 岁 (2.51)	82.81 岁 (2.50)	0.495 5*	0.327 9	83.20 岁 (2.64)	83.11 岁 (2.61)	0.305 5*	0.579 6	<0.000 1	0.082 8
年均死亡率	10.3%	9.6%	0.320 4‡	0.059 9	12.5%	10.9%	0.132 5‡	0.067 1	9.0%	8.7%	0.752 3‡	0.264 0	<0.000 1	0.093 3
日常生活自理能力残疾														
平均值（范围：0~6）	0.36 (1.06)	0.28 (1.01)	0.000 6*	0.002 3	0.32 (1.01)	0.24 (0.93)	0.021 9*	0.029 0	0.39 (1.08)	0.30 (1.06)	0.016 3*	0.025 7	0.012 2	
缺失值，n（占比）	18 (0.6%)	1 (0.0%)			10 (0.6%)	1 (0.0%)			8 (0.5%)	0 (0.0%)				
分组结果，n（占比）			0.001 5‡	0.005 4			0.207 7‡	0.070 8			0.005 5‡	0.029 3	0.042 5	
0~1	2 974 (92.4%)	3 823 (94.4%)			1 525 (93.5%)	1 927 (95.0%)			1 456 (91.8%)	1 899 (93.9%)				
2	80 (2.5%)	51 (1.3%)			33 (2.0%)	28 (1.4%)			44 (2.8%)	23 (1.2%)				
≥3	164 (5.1%)	178 (4.4%)			73 (4.5%)	73 (3.6%)			86 (5.5%)	100 (5.0%)				
躯体功能														
从椅子上站起来 平均值（范围：0~1）	0.92 (0.21)	0.86 (0.28)	<0.000 1*	<0.000 1	0.93 (0.20)	0.87 (0.26)	<0.000 1*	<0.000 1	0.92 (0.22)	0.84 (0.29)	<0.000 1*	<0.000 1	0.153 8	0.361 6
缺失值，n（占比）	15 (0.5%)	1 (0.0%)			9 (0.6%)	0 (0.0%)			6 (0.4%)	1 (0.1%)				
从地上捡起一本书 平均值（范围：0~1）	0.90 (0.25)	0.85 (0.29)	<0.000 1*	<0.000 1	0.91 (0.23)	0.87 (0.27)	<0.000 1*	<0.000 1	0.89 (0.26)	0.84 (0.29)	<0.000 1*	<0.000 1	0.048 3	0.056 6

续表

项目	男女合一 出生年份 1909~1918 (n=3235)	男女合一 出生年份 1919~1928 (n=4053)	男女合一 队列差异的p值 未调整	男女合一 队列差异的p值 已调整¶	男性 出生年份 1909~1918 (n=1641)	男性 出生年份 1919~1928 (n=2030)	男性 队列差异的p值 未调整	男性 队列差异的p值 已调整¶	女性 出生年份 1909~1918 (n=1594)	女性 出生年份 1919~1928 (n=2023)	女性 队列差异的p值 未调整	女性 队列差异的p值 已调整¶	性别差异的统计检验 p值（已调整） 1909~1918 (n=3235)	性别差异的统计检验 p值（已调整） 1919~1928 (n=4053)
缺失值, n（占比）	18 (0.6%)	0 (0.0%)			14 (0.8%)	0 (0.0%)			6 (0.4%)	0 (0.0%)				
自转一圈														
平均值（范围: 0~1）	0.91 (0.28)	0.81 (0.39)	<0.0001*	<0.0001	0.92 (0.27)	0.84 (0.37)	<0.0001*	<0.0001	0.91 (0.29)	0.79 (0.41)	<0.0001*	<0.0001	0.9276	0.0172
缺失值, n（占比）	11 (0.3%)	1 (0.0%)			10 (0.6%)	0 (0.0%)			2 (0.1%)	1 (0.0%)				
认知功能（MMSE）														
平均值（范围: 0~30）	24.82 (5.37)	22.87 (7.27)	<0.0001*	<0.0001	25.86 (5.09)	24.18 (6.32)	<0.0001*	<0.0001	24.17 (5.44)	21.93 (7.56)	<0.0001*	<0.0001	<0.0001	<0.0001
缺失值, n（占比）	26 (0.8%)	9 (0.2%)			13 (0.8%)	4 (0.2%)			12 (0.8%)	5 (0.3%)				
分组结果, n（占比）														
0~17	285 (8.9%)	658 (16.3%)	<0.0001‡	<0.0001	97 (6.0%)	206 (10.2%)	<0.0001‡	<0.0001	169 (10.7%)	416 (20.7%)	<0.0001‡	<0.0001	<0.0001	<0.0001
18~22	437 (13.6%)	744 (18.4%)			148 (9.1%)	308 (15.2%)			260 (16.4%)	418 (20.7%)				
23~27	1328 (41.4%)	1439 (35.6%)			642 (39.5%)	791 (39.0%)			674 (42.6%)	668 (33.2%)				
28~30	1157 (36.1%)	1200 (29.7%)			737 (45.4%)	722 (35.6%)			479 (30.3%)	513 (25.5%)				

注: 由于舍入修约，表中数据会有些许差异

表 4-2　1998 年和 2008 年调查时 90~99 岁高龄老人年均死亡率、日常生活自理能力、躯体功能和认知功能的比较分析

项目	男女合一 出生年份 1899—1908 (n=2 896) 1998	男女合一 出生年份 1909—1918 (n=4 338) 2008	男女合一 队列差异的p值 未调整	男女合一 队列差异的p值 已调整	男性 出生年份 1899—1908 (n=1 243) 1998	男性 出生年份 1909—1918 (n=1 810) 2008	男性 队列差异的p值 未调整	男性 队列差异的p值 已调整	女性 出生年份 1899—1908 (n=1 653) 1998	女性 出生年份 1909—1918 (n=2 528) 2008	女性 队列差异的p值 未调整	女性 队列差异的p值 已调整	性别差异的统计检验（已调整） 1899—1908年 (n=2 896) 1998	性别差异的统计检验（已调整） 1909—1918年 (n=4 338) 2008
老人被访年份	1998	2008			1998	2008			1998	2008			1998	2008
平均年龄（标准差）	92.11 岁 (2.13)	92.24 岁 (2.19)	0.010 9*	0.195 2	92.00 岁 (2.11)	91.99 岁 (1.99)	0.910 4*	0.828 7	92.15 岁 (2.14)	92.33 岁 (2.25)	0.007 8*	0.006 5	0.002 4	0.009 2
年均死亡率	24.1%	23.4%	0.492 6‡	0.064 7	27.1%	25.6%	0.354 5‡	0.117 8	23.0%	22.6%	0.762 9‡	0.185 9	0.000 6	<0.000 1
日常生活自理能力残障														
平均值（范围：0~6）	0.94 (1.62)	0.74 (1.55)	<0.000 1*	<0.000 1	0.74 (1.49)	0.59 (1.42)	0.005 4*	0.008 2	1.02 (1.66)	0.80 (1.59)	<0.000 1*	<0.000 1	0.014 8	0.007 2
缺失值，n（占比）	10 (0.3%)	0 (0.0%)			5 (0.4%)	0 (0.0%)			5 (0.3%)	0 (0.0%)				
分组结果，n（占比）			0.002 3‡	0.000 1			0.023 8‡	0.007 8			0.023 6‡	0.002 4		
0~1	2 290 (79.4%)	3 618 (83.4%)			1 031 (83.3%)	1 578 (87.2%)			1 283 (77.9%)	2 073 (82.0%)				
2	152 (5.3%)	181 (4.2%)			59 (4.8%)	57 (3.2%)			90 (5.5%)	115 (4.6%)				
≥3	443 (15.4%)	538 (12.4%)			148 (11.9%)	175 (9.7%)			275 (16.7%)	340 (13.5%)				
躯体功能														
从椅子上站起来：														
平均值（范围：0~1）	0.80 (0.31)	0.72 (0.34)	<0.000 1*	<0.000 1	0.84 (0.28)	0.77 (0.32)	<0.000 1*	<0.000 1	0.78 (0.32)	0.71 (0.34)	<0.000 1*	<0.000 1	<0.000 1	0.000 1
缺失值，n（占比）	24 (0.8%)	10 (0.2%)			10 (0.8%)	7 (0.4%)			14 (0.8%)	4 (0.2%)				
从地上捡起一本书：														
平均值（范围：0~1）	0.77 (0.33)	0.67 (0.37)	<0.000 1*	<0.000 1	0.83 (0.30)	0.74 (0.35)	<0.000 1*	<0.000 1	0.75 (0.34)	0.65 (0.38)	<0.000 1*	<0.000 1	<0.000 1	<0.000 1
缺失值，n（占比）	28 (1.0%)	3 (0.1%)			13 (1.1%)	2 (0.1%)			16 (1.0%)	1 (0.1%)				

续表

项目	男女合一				男性				女性				性别差异的统计检验 p值（已调整）	
	出生年份		队列差异的p值		出生年份		队列差异的p值		出生年份		队列差异的p值		1899~1908年（n=2 896）	1909~1918年（n=4 338）
	1899~1908（n=2 896）	1909~1918（n=4 338）	未调整	已调整	1899~1908（n=1 243）	1909~1918（n=1 810）	未调整	已调整	1899~1908（n=1 653）	1909~1918（n=2 528）	未调整	已调整		
自护一圈 0-1														
平均值（范围）：	0.78（0.41）	0.59（0.49）	<0.000 1*	<0.000 1	0.83（0.38）	0.65（0.48）	<0.000 1*	<0.000 1	0.76（0.43）	0.57（0.50）	<0.000 1*	<0.000 1	0.001 9	0.000 1
缺失值，n（占比）	21（0.7%）	2（0.1%）			7（0.6%）	1（0.0%）			13（0.8%）	2（0.1%）				
认知功能（MMSE）														
平均值（范围：0-30）	20.62（7.93）	17.41（9.62）	<0.000 1*	<0.000 1	22.95（7.18）	19.81（9.26）	<0.000 1*	<0.000 1	19.73（8.02）	16.50（9.59）	<0.000 1*	<0.000 1	<0.000 1	<0.000 1
缺失值，n（占比）	39（1.3%）	20（0.5%）			16（1.3%）	4（0.2%）			23（1.4%）	14（0.6%）				
分组结果，n（占比）			<0.000 1‡	<0.000 1			<0.000 1‡	<0.000 1			<0.000 1‡	<0.000 1	<0.000 1	<0.000 1
0-17	789（27.6%）	1 778（41.2%）			206（16.7%）	538（29.8%）			516（31.7%）	1 145（45.5%）				
18-22	577（20.2%）	936（21.7%）			173（14.1%）	366（20.3%）			367（22.6%）	559（22.2%）				
23-27	952（33.4%）	1 004（23.2%）			519（42.2%）	530（29.4%）			487（30.0%）	526（20.9%）				
28-30	537（18.8%）	603（14.0%）			332（27.0%）	371（20.6%）			255（15.7%）	288（11.4%）				

注：由于舍入修约，表中数据会有些许差异

表 4-3 1998 年和 2008 年调查时 100~105 岁百岁老人年均死亡率、日常生活自理能力、躯体功能和认知功能的比较分析

项目	男女合一 1893–1898（n=2197）1998	男女合一 1903–1908（n=2809）2008	队列差异的p值 未调整	队列差异的p值 已调整*	男性 1893–1898（n=439）1998	男性 1903–1908（n=600）2008	队列差异的p值 未调整	队列差异的p值 已调整*	女性 1893–1898（n=1758）1998	女性 1903–1908（n=2209）2008	队列差异的p值 未调整	队列差异的p值 已调整*	性别差异的统计检验 p值（已调整）1893–1898年*（n=2197）1998	性别差异的统计检验 p值（已调整）1903–1908年*（n=2809）2008
老人被访年份	1998	2008			1998	2008			1998	2008			1998	2008
平均年龄（标准差）	101.15 岁 (1.34)	101.72 岁 (1.55)	<0.000 1*	<0.000 1	101.03 岁 (1.34)	101.52 岁 (1.43)	<0.000 1*	<0.000 1	101.18 岁 (1.34)	101.77 岁 (1.58)	<0.000 1*	<0.000 1	0.000 1	0.025 3
年均死亡率	40.7%	38.0%	0.052 1‡	0.003 2	45.7%	41.2%	0.147 9‡	0.055 7	39.1%	37.4%	0.273 5‡	0.016 3		0.053 1
日常生活自理能力残障														
平均值（范围：0~6）	2.01 (2.09)	1.58 (2.00)	<0.000 1*	<0.000 1	1.57 (1.91)	1.45 (1.97)	0.304 3*	0.060 4	2.15 (2.12)	1.61 (2.00)	<0.000 1*	<0.000 1	<0.000 1	
缺失值，n（占比）	10 (0.5%)	0 (0.0%)			1 (0.3%)	0 (0.0%)			9 (0.5%)	0 (0.0%)				
分组结果，n（占比）														
0~1	1 186 (54.2%)	1 820 (64.8%)	<0.000 1‡	<0.000 1	274 (62.6%)	424 (70.7%)	0.020 4‡	0.002 4	899 (51.4%)	1 399 (63.3%)	<0.000 1‡	<0.000 1	<0.000 1	0.000 7
2	219 (10.0%)	229 (8.2%)			43 (9.7%)	38 (6.4%)			176 (10.1%)	190 (8.6%)				
≥3	784 (35.8%)	759 (27.0%)			121 (27.6%)	137 (22.9%)			674 (38.5%)	620 (28.1%)				
躯体功能														
从椅子上站起来														
平均值（范围：0~1）	0.62 (0.37)	0.57 (0.37)	<0.000 1*	0.001 2	0.70 (0.36)	0.63 (0.37)	0.001 7*	0.006 4	0.59 (0.37)	0.56 (0.37)	0.002 1‡	0.018 4	<0.000 1	0.005 0
缺失值，n（占比）	36 (1.7%)	12 (0.4%)			8 (1.9%)	0 (0.0%)			27 (1.6%)	12 (0.5%)				
从地上捡起一本书														
平均值（范围：0~1）	0.56 (0.39)	0.49 (0.40)	<0.000 1*	<0.000 1	0.66 (0.38)	0.57 (0.41)	0.000 2*	0.006 1	0.52 (0.39)	0.47 (0.39)	<0.000 1*	0.000 4	<0.000 1	<0.000 1
缺失值，n（占比）	51 (2.3%)	7 (0.3%)			12 (2.7%)	0 (0.0%)			39 (2.2%)	7 (0.3%)				

续表

项目	男女合一 出生年份 1893~1898（n=2197）	1903~1908（n=2809）	队列差异的p值 未调整	已调整	男性 出生年份 1893~1898（n=439）	1903~1908（n=600）	队列差异的p值 未调整	已调整	女性 出生年份 1893~1898（n=1758）	1903~1908（n=2209）	队列差异的p值 未调整	已调整	性别差异的统计检验 p值（已调整） 1893~1898年（n=2197）	1903~1908年（n=2809）
自转一圈														
平均值（范围：0-1）	0.52（0.50）	0.37（0.48）	<0.000 1*	<0.000 1	0.67（0.47）	0.45（0.50）	<0.000 1*	<0.000 1	0.47（0.50）	0.35（0.48）	<0.000 1*	<0.000 1	<0.000 1	<0.000 1
缺失值，n（占比）	12（0.6%）	2（0.1%）			4（1.0%）	0（0.0%）			8（0.4%）	1（0.1%）				
认知功能（MMSE）														
平均值（范围：0-30）	14.63（9.44）	11.63（10.12）	<0.000 1*	<0.000 1	17.92（9.19）	14.95（10.45）	<0.000 1*	<0.000 1	13.54（9.27）	10.82（9.87）	<0.000 1*	<0.000 1	<0.000 1	<0.000 1
缺失值，n（占比）	44（2.0%）	55（2.0%）			9（2.0%）	18（3.1%）			35（2.0%）	37（1.7%）				
分组结果，n（占比）			<0.000 1‡	<0.000 1			0.002 2‡	0.000 4			<0.000 1‡		<0.000 1	<0.000 1
0~17	1 192（55.3%）	1 837（66.5%）			172（40.0%）	300（51.2%）			1 040（60.3%）	1 528（70.2%）				
18~22	420（19.5%）	378（13.7%）			89（20.6%）	87（14.9%）			330（19.1%）	291（13.4%）				
23~27	386（17.9%）	380（13.8%）			107（24.8%）	137（23.5%）			270（15.6%）	248（11.4%）				
28~30	158（7.3%）	168（6.1%）			63（14.6%）	60（10.3%）			85（4.9%）	109（5.0%）				

注：由于舍入修约，表中数据会有些许差异

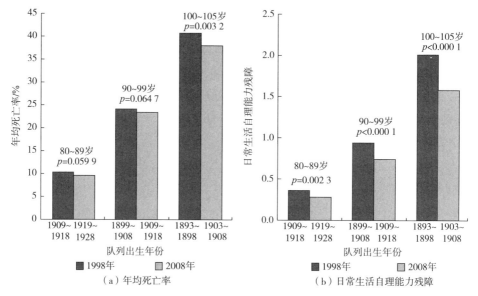

图 4-1　高龄老人（男女合一）的年均死亡率和日常生活自理能力残障：
1998 年和 2008 年相同年龄组之间的比较

资料来源：中国老年健康调查 1998 年和 2008 年数据

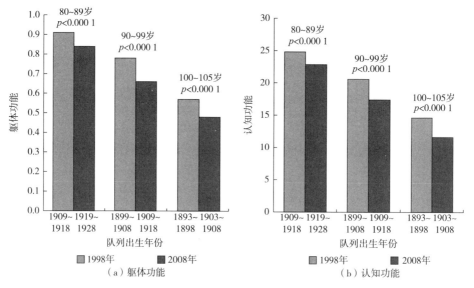

图 4-2　高龄老人（男女合一）的躯体功能和认知功能：
1998 年和 2008 年相同年龄组之间的比较

资料来源：中国老年健康调查 1998 年和 2008 年数据

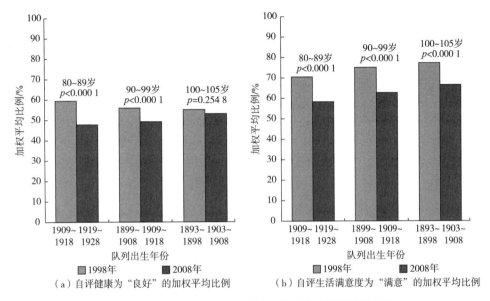

（a）自评健康为"良好"的加权平均比例　　　　（b）自评生活满意度为"满意"的加权平均比例

图4-3　高龄老人（男女合一）的自评健康和自评生活满意度：
1998年和2008年相同年龄组之间的比较

资料来源：中国老年健康调查1998年和2008年数据

表4-4　1998年和2008年调查时80~89岁、90~99岁以及100~105岁，出生间隔10年的
高龄老人队列的年龄别死亡率、日常生活自理能力残障指数、
躯体功能指数和认知功能指数的年均变化率（单位：%）

项目	1998年和2008年调查时80~89岁，出生间隔10年的高龄老人队列的年均变化率			1998年和2008年调查时90~99岁，出生间隔10年的高龄老人队列的年均变化率			1998年和2008年调查时100~105岁，出生间隔10年的百岁老人队列的年均变化率		
	男女合一	男性	女性	男女合一	男性	女性	男女合一	男性	女性
年龄别死亡率年均变化率	-0.7^{**}	-1.3^{+}	-0.3	-0.3^{+}	-0.6	-0.2	-0.7^{**}	-1.0^{+}	-0.4^{*}
日常生活自理能力残障指数年均变化率	-2.4^{**}	-2.8^{*}	-2.5^{*}	-2.3^{***}	-2.2^{**}	-2.3^{***}	-2.3^{***}	-0.8^{+}	-2.8^{***}
躯体功能指数年均变化率									
从椅子上站起来	-0.7^{***}	-0.6^{***}	-0.9^{***}	-1.0^{***}	-0.8^{***}	-0.9^{***}	-0.8^{**}	-1.0^{**}	-0.5^{*}
从地上捡起一本书	-0.6^{***}	-0.4^{***}	-0.6^{***}	-1.3^{***}	-1.1^{***}	-1.4^{***}	-1.3^{***}	-1.4^{**}	-1.0^{***}
自转一圈	-1.1^{***}	-0.9^{***}	-1.4^{***}	-2.7^{***}	-2.4^{***}	-2.8^{***}	-3.3^{***}	-3.8^{***}	-2.8^{***}
认知功能（MMSE）指数年均变化率	-0.8^{***}	-0.7^{***}	-0.9^{***}	-1.6^{***}	-1.4^{***}	-1.7^{***}	-2.2^{***}	-1.7^{***}	-2.2^{***}

$+p<0.1$，$*p<0.05$，$**p<0.01$，$***p<0.001$

（2）如图 4-1 和表 4-1~表 4-3 所示，2008 年 80~89 岁、90~99 岁和 100~105 岁的男女高龄老人日常生活自理能力比早出生 10 年、1998 年调查时处于这三个年龄组的男女高龄老人日常生活自理能力均有显著改善，即残障指数显著下降，年均下降率在 0.8%~2.8%（表 4-4）。在控制年龄、性别、城乡居住地、教育和婚姻状态等协变量之后，高龄老人分年龄、分性别的日常生活自理能力残障指数在前后 10 年出生的队列下降变化趋势的统计显著性水平为：男女合一 90~99 岁老人和百岁老人以及女性 90~99 岁和百岁老人 $p<0.001$；男女合一 80~89 岁老人、男性 90~99 岁老人 $p<0.01$；女性和男性 80~89 岁老人 $p<0.05$；男性百岁老人 $p<0.1$（表 4-4）。

（3）通过对三项躯体功能客观测试（从椅子上站起来、从地上捡起一本书和自转一圈）的数据分析，我们发现：2008 年调查时 80~89 岁、90~99 岁或 100~105 岁的男女高龄老人躯体功能指数比早出生 10 年、1998 年调查时处于这三个年龄组的高龄老人不但没有改善，反而全部显著变差（表 4-1~表 4-3），年均变化率在 −0.4%~−3.8%（图 4-2 和表 4-4）。在控制年龄、性别、城乡居住地、教育和婚姻状态等协变量之后，前后 10 年出生队列的合计 27 个指标对比分析发现，高龄老人分年龄、分性别的三项躯体功能客观测试指标全部趋于变差，在统计上有 24 个对比高度显著（$p<0.001$），2 个对比很显著（$p<0.01$），1 个对比较为显著（$p<0.05$）（表 4-4）。

（4）根据对 MMSE 测试的数据分析，我们发现：2008 年调查时 80~89 岁、90~99 岁或 100~105 岁的男女高龄老人认知功能指数比早出生 10 年、1998 年调查时处于这三个年龄组的高龄老人全部显著变差（表 4-1~表 4-3），年均变化率在 −0.7%~−2.2%（图 4-2 和表 4-4）。如表 4-4 所示，在控制年龄、性别、城乡居住地、教育和婚姻状态等协变量之后，高龄老人分年龄、分性别的认知功能指数在前后 10 年出生队列的 9 个对比中，队列差异在统计上全部高度显著（$p<0.001$）（表 4-4）。

（5）如表 4-1~表 4-3 最后两列的统计检验所示，80~89 岁、90~99 岁和 100~105 岁男女高龄老人的性别差异对比结果一致显示男性高龄老人死亡率显著高于女性，但男性高龄老人的日常生活自理能力、躯体功能和认知功能却明显比相同年龄的女性高龄老人强。在 48 个性别差异比较的结果中，有 41 个（87.5%）在统计上显著（$p<0.05$；其中大部分高度显著，$p<0.001$），有

4个（9.4%）略为显著（$p<0.1$），另有3个（9.4%）在统计上不显著。

（6）如图4-3的估算结果所示，2008年调查时80~89岁、90~99岁、100~105岁高龄老人的自评健康为"良好"的比例和自评生活满意度为"满意"的比例比1998年调查时处于这三个年龄组的高龄老人普遍下降，而且除了百岁老人组在1998~2008年自评健康良好比例差异在统计上不显著外（$p=0.2548$），其他所有年龄组在1998~2008年自评健康为"良好"和自评生活满意度为"满意"的比例差异都高度显著（$p<0.0001$）。造成2008年高龄老人自评健康水平和自评生活满意度比1998年相同年龄组显著下降的原因可能在于2008年高龄老人的躯体功能和认知功能残障率比1998年更高，而且随着生活水平的上升，老年人对健康生活的期待更高，因而导致自报的健康状况和生活满意度相对更差。

（7）图4-4关于2008年老年人（男女合一）四项健康指标和生活满意度不同年龄组在同一时间的比较表明，老年人日常生活自理能力正常的比例、具有良好躯体功能的比例，以及拥有正常认知功能的比例从65~69岁到100~105岁持续大幅度下降。然而，自评健康为"良好"老人比例和自评生活满意度为"满意"的老人比例在65~69岁到100~105岁保持稳定，甚至略有上升。

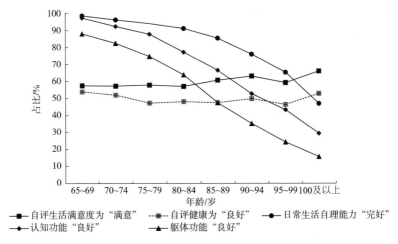

图4-4　2008年老年健康指标和自评生活满意度在不同年龄组之间的比较

日常生活自理能力"完好"是指日常生活自理能力量表中的六项活动（吃饭、穿衣、洗澡、室内活动、上厕所和控制大小便）都没有问题；认知功能"良好"是指MMSE得分≥23；躯体功能"良好"是指三项躯体功能测试（从椅子上站起来、从地上捡起一本书和自转一圈）都没有问题

资料来源：中国老年健康调查1998年和2008年数据

4.4 结　　语

本章对中国老年健康调查 2008 年和 1998 年两次调查的 80~89 岁、90~99 岁或 100~105 岁高龄老人（即出生间隔 10 年的高龄老人队列）的日常生活自理能力、躯体功能、认知功能自评健康和生活满意度以及死亡率的变动趋势进行对比分析。本章的研究与 Christensen 等（2013）关于出生间隔 10 年、在 2010 年和 1998 年分别为 95 岁和 93 岁的高龄老人队列的健康状况及死亡率差异的研究结论基本一致。同时，我们的研究也发现了一些中国与丹麦高龄老人之间存在的重要差异。

本章的研究和丹麦的研究都发现，近期高龄老人的年龄别死亡率和日常生活自理能力残障指数显著低于早出生 10 年处于相同年龄时的高龄老人，即中国与丹麦高龄老人近十几年来的存活概率和生活自理能力状况均有显著改善。然而，中国晚出生 10 年的 80~89 岁、90~99 岁和 100~105 岁高龄老人的躯体功能得分（从椅子上站起来、从地上捡起一本书、自转一圈）显著低于早出生 10 年处于相同年龄时的高龄老人。这一发现与丹麦 2010 年和 1998 年分别为 95 岁和 93 岁的高龄老人"从椅子上站起来"及"行走三米"的躯体功能测试结果对比非常一致（Christensen et al.，2013）。

综上所述，本章的研究和丹麦研究均发现近期高龄老人死亡率和日常生活自理能力残障比例比 10 年前显著下降，而高龄老人躯体功能残障比例却比 10 年前显著增长。如何解释这些似乎相互矛盾的发现呢？我们认为可以从以下两个方面来解释此现象。

其一，近十几年来，老百姓生活水平大大提高、医疗进步和健康生活方式的改善，使得主要慢性病（如脑卒中、心血管代谢疾病）的死亡风险和致残率下降（Liang et al.，2015），从而使高龄老人年龄别死亡率下降和健康状况的某些方面有改善，导致日常生活能力残障比例下降，即体现了病残压缩理论效应（Vaupel，2010）。但是，医疗条件与生活水平改善同时使健康较差的高龄老人存活率提高，不少按以前医疗和生活条件可能已死亡的高龄老人被"救"，导致高龄老人的平均躯体功能残障率增高，也反映了病残扩张理论的效应。也就是说,本章的实证数据分析证明了病残压缩理论效应和病残扩张理论效应在中国高龄老人群体中同时存在而产生协同作用。同时,我们认为,国际相关文献中与病残扩张理论广泛并行使用的"胜利的失败"的理论概念太过悲观,我们建议将它修正为更加客观准确的理论概念"胜利的成本"(costs of success),并将与病态压缩理论广泛并行使用的"胜利的胜利"修正为与"胜利的成本"相对应的"胜利的效益"(benefit of success)理论概念。其核心思想是:人类寿命提高(胜利)带来效益的同时,也有一定的成本,而这种成本不是以往不少国际文献所称的"胜利的失败",因此没有必要为此而恐慌,但需要积极奋发应对,研究制定和实施一系列行之有效的政策措施,全社会共同努力,争取实现人口和经济社会健康老龄化。

其二,由高龄老人自报(需要时也可由家属代报)的日常生活自理能力残障情况既取决于老年人自身健康状态,又取决于日常生活(室内活动、上厕所、洗澡)的辅助设施条件是否具备。近十几年来中国高龄老人日常生活自理能力的提高,除了老年人自身能力确有改善外,与改革开放以来生活水准的迅速提高、日常生活辅助设施可得性大大增强有关。2008年中国城镇和乡村的家庭年平均可支配收入分别是1998年的3.0倍和2.2倍(国家统计局,2009)。这种经济水平的大大提升,使得老人日常生活的辅助设施条件不断改善,由此可以部分解释为何日常生活自理能力残障比例在近期高龄老人队列中比10年前相同年龄组显著下降。客观的躯体功能测试却不依赖于辅助设施的使用,因此不会受到影响。而且,与躯体功能和认知功能的客观测试相比,自评的日常生活自理能力存在更高的测量偏误(Theou et al.,2015)。因此,自评的日常生活自理能力残障指数虽然可以很好地反映老年人在日常生活中是否需要帮助照料,但或许不能作为老人生理健康状态的精确测量,引入客观的躯体功能测试可以为评估老人生理健康状况变化提供更加准确的估计,非常有利于健康干预的科学决策(Feng Q et al.,2010)。

我们的数据分析表明,在控制各种相关协变量的前提下,中国2008年80~89岁、90~99岁和100~105岁的男女高龄老人的认知功能比1998年处于相同年龄组的高龄老人的认知功能显著下降(图4-2与表4-1~表4-3)。这一发现与其他对中国（包括香港和台湾地区）阿尔茨海默病和认知功能障碍的研究结果一致（Chan et al.，2013；Wu C Y et al.，2014；Wu Y T et al.，2014）。然而，在丹麦的研究中，2010 年 95 岁高龄老人的认知功能比 1998 年 93 岁高龄老人有显著改善（Christensen et al.，2013）。我们认为，中国与丹麦高龄老人认知功能平均水平变动趋势方向相反的现象可以从受教育水平的队列差异来解释。在控制年龄、性别、城乡居住地和婚姻状态后，与 1998 年中国 80~89 岁、90~99 岁和 100~105 岁的高龄老人相比较，中国 2008 年三个年龄组高龄老人队列（即比 1998 年高龄老人晚出生 10 年的队列）的受教育水平加权平均值显著降低（$p=0.026~p<0.001$），回忆自报童年时期经常挨饿的加权平均比例则高出 30.5%。这是因为在 20 世纪上半叶前期，中国国内战争频繁、社会动荡，而这一时期又恰逢那些较晚 10 年出生的高龄老人队列的童年时期，因此，他们的受教育水平更低、幼年生活水平更差、成年后社会经济地位相应受到负面影响，由此导致这个队列的认知功能指数得分更低（Zeng et al.，2007）。这一原因与前面讨论过的"胜利的成本"效应（即较多身体虚弱的高龄老人从死亡风险中被救治而导致高龄老人整体的残障率提高）叠加在一起，导致了中国 2008 年各年龄组的男女高龄老人的认知功能显著差于 1998 年的高龄老人，其差异在统计上高度显著（$p<0.001$）。然而，丹麦的情况截然不同：1915 年出生的高龄老人的平均受教育年数显著高于 1905 年出生的高龄老人（$p=0.006$）。因为受教育水平越高，在老年时期认知功能指数也就越高（Huang and Zhou，2013），这种更高的教育水平为较晚出生的丹麦高龄老人的健康带来的正向效应，或许超过了"胜利的成本"对高龄老人整体认知功能的负面影响，从而导致丹麦 2010 年 95 岁高龄老人的认知功能比 1998 年 93 岁高龄老人显著改善。

另外，我们还发现，中国较晚时期出生和较早时期出生的高龄老人在处于相同年龄时的日常生活自理能力、躯体功能和认知功能的队列差异明显大于丹麦高龄老人的相应队列差异。例如，中国 1998~2008 年 90~99 岁年龄组日常生活自理能力残障指数的年均变化率为−2.3%，而丹麦 1998~2010 年相应的高龄老人的日常生活自理能力残障指数年均变化率仅为−1.1%。中国和丹麦的这一差异可以被理解为以下事实的结果：中国在近年来正经历高速的社会经济发展和流行病学转型，而丹麦在几十年前已经基本完成了这一历程。

　　基于中国老年健康调查 2008 年调查数据的图 4-4 分析结果表明，中国老年人日常生活自理能力正常的比例、具有良好躯体功能的比例，以及认知功能良好的比例从 65~69 岁到 100~105 岁快速大幅度下降，然而自评健康为"良好"和生活满意度为"满意"的老人比例在 65~69 岁到 100~105 岁保持稳定，甚至略有上升。这一结果与中国老年健康调查其他六次调查数据的分析结果非常相似，也与多项丹麦老年人群研究结论一致：日常生活自理能力以及认知功能随着年龄增长而下降，但并不对长寿老人的生活满意度和幸福感产生影响（Engberg et al.，2013；Vestergaard et al.，2015）。这一经中国七次全国范围大样本调查反复验证以及其他国家相关研究验证的结果充分说明，对于生活前景保持积极乐观的态度是健康长寿的秘诀之一。

　　中国和世界上许多其他国家都在面临人口的迅速老龄化，而且高龄老人数量增长快于任何其他年龄组。本章及其他多项近期研究的发现为人均寿命延长、人口老化加速背景下的老年群体健康的发展趋势发出了警示：尽管老年人口正在享受着寿命延长以及一些健康指标（如日常生活自理能力）的改善，即收获"胜利的效益"，然而其他一些主要健康指标（如躯体功能和认知功能）的整体水平可能变差，即需要付出"胜利的成本"（Parker et al.，2005；Parker and Thorslund，2007；Dodge et al.，2012；Chan et al.，2013；Christensen et al.，2013；Wu C Y et al.，2014；Wu Y T et al.，2014；Verbrugge et al.，2016；Zeng et al.，2017）。这为老龄健康保障体系、社会服务与家庭支持带来严峻挑战。这一严峻挑战不是中国独有，也适用于全球范围许多其他国家，尤其是对广大发展中国家来说，应对这一严峻挑战更加需要对策和行动。因此，我们认为，为了在充分收获寿命延长带来的"胜利的效益"的同时，尽可能降低"胜利的成本"，必须尽快积极发展更多政府资助的公共和民办老龄服务项目，努力满足快速增长的不同年龄段老人的多样化需求。具体举措应包括为残障老人提供长期照料、应急服务和行动辅助支持，为仍然健康活跃的老人提供工作机会，以及其他面向老年人的社会服务和个体化健康干预项目，如提供社交和娱乐活动、旅游、继续教育、心理咨询以及老年婚介服务等。

　　本章存在一些不足之处，需要进一步研究。例如，我们提出的"胜利的效益"和"胜利的成本"理论所解释的高龄老人存活概率和日常生活自理能力持续改善以及躯体功能和认知功能水平下降的因果关系和作用机制需要更加深入的分析。基于医生诊断的慢性病患病率也是测量老年人健康的重要指标，而本章因数据和篇幅限制，并未分析慢性病患病率的变化趋势。另外，虽然中国老年健康调查自 2002 年开始包括了 65~79 岁较低龄老人样本，然而只有 2002 年、2005 年和 2008 年的调查包括了既随访存活者又新增受访者来替补已故和失访 65~105 岁老人调查对象，而 2011 年和 2014 年第六、七次调查中，在除八个健康长寿典型调研地区之外的全国其他调研地区进行了不新增替补受访者而仅随访的跟踪调查；也就是说，2011 年和 2014 年调查样本与 2002 年调查样本不完全可比。因此我们目前不具备进行 65~79 岁较低龄老人间隔 10 年健康状况差异比较分析的充分可比数据条件。我们希望中国老年健康调查第八次调查能创造这一条件，从而开展基于大样本的高龄和较低龄老人队列数据分析，并将所分析的健康指标予以适当扩展，从生命历程的视角更加深入地研究健康老龄化过程，力争为旨在增强"胜利的效益"和降低"胜利的成本"的健康干预行动方案提供坚实的实证科学研究支持，为中国乃至全球应对人口老龄化严峻挑战，实现可持续发展做出有益贡献。

本 章 附 件

本章分析使用的中国老年健康调查 1998 年和 2008 年调查高龄老人样本基本特征

受访时年龄/岁	80~89	80~89	90~99	90~99	100~105	100~105
受访年份	1998	2008	1998	2008	1998	2008
出生年份	1909~1918	1919~1928	1899~1908	1909~1918	1893~1898	1903~1908
样本量	n=3 235	n=4 053	n=2 896	n=4 338	n=2 197	n=2 809
平均年龄	83.07 岁	82.98 岁	92.11 岁	92.24 岁	101.15 岁	101.72 岁
（标准差）	（2.59）	（2.57）	（2.13）	（2.19）	（1.34）	（1.55）
女性人数/人	1 995	2 362	2 102	3 144	1 652	2 254
男性人数/人	1 240	1 691	794	1 194	545	555

续表

城乡：农村						
男女合计人数/人	2 135	2 186	1 770	2 314	1 342	1 466
（占总人数百分比/%）	（66.0）	（53.9）	（61.1）	（53.3）	（61.1）	（52.2）
女性人数/人	1 058	1 108	1 007	1 377	1 019	1 237
（占女性百分比/%）	（66.4）	（54.8）	（60.9）	（54.5）	（57.9）	（56.0）
男性人数/人	1 072	1 072	767	911	310	220
（占男性百分比/%）	（65.3）	（52.8）	（61.7）	（50.3）	（70.6）	（36.7）
有配偶人数						
男女合计人数/人	902	1 424	280	497	74	90
（占总人数百分比/%）	（27.9）	（35.1）	（9.7）	（11.5）	（3.4）	（3.2）
女性人数/人	225	451	47	139	5	25
（占女性百分比/%）	（14.1）	（22.3）	（2.8）	（5.5）	（0.3）	（1.2）
男性人数/人	822	1 077	345	490	55	70
（占男性百分比/%）	（50.3）	（53.1）	（27.7）	（27.1）	（12.6）	（11.6）
男女合一样本的教育水平（占总人数百分比）						
文盲人数/人	2 006	2 525	2 129	3 233	1 763	2 389
（占比/%）	（62.2）	（62.3）	（73.8）	（74.8）	（81.1）	（85.4）
小学人数/人	900	1 160	593	856	335	319
（占比/%）	（27.9）	（28.6）	（20.6）	（19.8）	（15.4）	（11.4）
小学以上人数/人	320	362	164	231	76	90
（占比/%）	（9.9）	（8.9）	（5.7）	（5.4）	（3.5）	（3.2）
不同受教育程度女性占女性总人数百分比						
文盲人数/人	1 286	1 269	1 439	2 180	1 594	2 045
（占比/%）	（81.0）	（80.7）	（87.4）	（86.6）	（91.8）	（92.8）
小学人数/人	227	315	174	283	118	127
（占比/%）	（14.3）	（15.6）	（10.6）	（11.2）	（6.8）	（5.8）
小学以上人数/人	75	76	34	55	25	32
（占比/%）	（4.8）	（3.8）	（2.0）	（2.2）	（1.4）	（1.4）
不同受教育程度男性占男性总人数百分比						
文盲人数/人	525	748	469	792	214	328
（占比/%）	（32.0）	（36.9）	（37.8）	（43.9）	（49.1）	（55.2）
小学人数/人	815	951	582	764	180	204
（占比/%）	（49.8）	（47.0）	（46.9）	（42.4）	（41.2）	（34.4）
小学以上人数/人	198	327	189	246	43	62
（占比/%）	（18.2）	（16.1）	（15.3）	（13.7）	（9.7）	（10.5）

注：表中数据为加权调整结果，会有些许差异

第 5 章

我国高龄老人家庭照料支持变动趋势研究①

5.1 引 言

人口老龄化和老年人口高龄化是未来我国人口发展的总趋势（曾毅，2001a）。进入高龄后，老年人肌体功能逐渐下降，疾病发生风险增大，对照料的需求增加，而且表现出比较大的个体差异。个体的衰老是不可抗拒的自然规律，即便是健康的老年人，随着年龄的不断升高，生理机能和认知能力都会出现不同程度的下降，因此高龄老人疾病和意外（摔倒）发生的概率都会升高。高龄老人健康的变化是一个渐变的过程，与机构提供的正规照料相比，来自家庭的非正规照料支持具有更好的灵活性和适应性，而且可以更好地维持高龄老人原有生活状态。入住机构或者日间照料中心虽然可以使老人得到更全面的照顾，但是生活状态的改变往往会给高龄老人的心理带来一定的影响。在我国，传统上家庭对老年人的养老支持是全面的，随着社会经济的发展，生育水平下降，家庭规模向小型化发展，家庭的一些养老功能逐渐弱化，养老逐渐出现了社会化的趋势。那么在这种大环境下，十几年来，家庭对高龄老人的非正规照料支持是否发生了改变，发生了哪些改变？这是本

① 本章作者：曾宪新（首都经贸大学人口与经济研究所副教授）。本章受到国家自然科学基金项目资助（项目批准号：71233001，71490732）。

章所要回答的问题。本章侧重于从实际发生的照料支持、老年人感知的家庭照料支持以及家庭照料支持现实可能来源三个层面来分析我国高龄老人非正规照料的状况及其在 1998 年以来的变化情况。

5.2 国内外相关研究进展

关于非正规支持有多种表述，如非官方社会支援（霍曼和基亚克，1992）、非正规照料（Noeon and Pearson，2000）等。所有这些概念都突出了非正规支持与正规支持的本质区别，即是否有政府的直接性干预行为。世界银行编写组（1996）的报告认为，没有政府干预且极少有市场干预的收入保障非正规制度是大多数发展中国家的一种主要保障形式。

国内外许多研究表明，对于老年人来说，家庭是社会救助的主要来源。在老年人失去社会参与的主要条件以后，非官方的社会援助可以满足老年人感情上的需求。对于人口老龄化过程中的某些消极后果，来自家庭、朋友、邻居甚至诸如杂货店伙计和邮递员这样的熟人的照料，都可能成为有效的缓解手段（霍曼和基亚克，1992）。在发达国家中，老年人喜欢独立生活，但这并未影响代际支持。已有研究表明，50%的老年人有一个住得很近的子女，80%的老年人能够经常与子女见面或电话联络。在老年人需要帮助的时候，绝大多数老年人有子女能够及时赶到或愿意付出时间和精力进行照料。情感上的距离似乎比地理上的距离更重要，大多数成年子女觉得和他们父母的关系密切，尽管住得很远（霍曼和基亚克，1992）。在我国，传统上养老支持是家庭的责任，而有政府和市场干预的正规照料支持相对有限。

已有研究表明，我国老年人的照料支持和情感慰藉支持主要来自家庭。而且非正规社会支持和正式社会支持均对农村老年人的身心健康具有积极影响，且正规社会支持的加入对非正规社会支持没有显著的"挤出效应"。子女的居住安排对子女的赡养行为有显著的影响，但是统计上居住安排并不影响子女对父母赡养需求的认知。家庭非正规照料支持的灵活性和适应性使得家庭的非正规照料支持表现出一定的选择性，即在老年人健康状况很好的情况下，家庭的非正规照料支持往往会少一些，对健康状况较差的老年人，家庭会提供更多的非正规照料支持。基于中国健康与养老追踪调查（China Health and Retirement Longitudina Study，CHARLS）数据的研究表明，在控制了家庭非正规照料选择性的情况下，代际养老支持对高龄老人的健康仍然有显著的正向影响。对高龄老人的代际支持能有效地改善农村老年人的生活状态，从而提升老年人身心健康水平。现有的研究也更多侧重分析非正规照料城乡差异，以及非正规照料对老年人的影响等方面。本章旨在探讨伴随着经济的快速发展、生活节奏的加快、家庭规模小型化等社会环境的变化，家庭为高龄老人提供的非正规照料支持是否发生了变化以及发生了哪些变化。

5.3 主要数据基础和研究方法

5.3.1 数据来源

本章基于中国老年健康调查 1998 年、2005 年、2008 年和 2014 年截面数据中的高龄样本以及 1998 年和 2008 年进入调查样本的跟踪数据来分析我国高龄老人家庭照料支持的变动情况。由于是跟踪数据，问卷内容变动相对比较小，但仍然存在变量的增加。1998 年基线调查中，问卷中包括了老年人的居住信息、与老年人同住人的性别、年龄及其与老年人的关系、子女信息、老年人生病时由谁提供照料等信息，2002 年调查增加了关于老年人倾诉对象、有困难向谁求助等变量，2005 年则进一步增加了支持者的态度以及老年人对养老支持数量的评价等。本项研究将以这些变量作为分析的基础，并根据分析的需要对这些变量进行进一步的处理。本章分析中涉及的主要照料支持变量及其进入调查的时间见表 5-1。

表 5-1　本章分析中涉及的主要照料支持变量及其进入调查的时间

变量	开始年份	含义	问卷中的问题及备注	本章中的处理
a53a1	1998	与老人关系	和老人同住人的信息；老年人的照料资源情况	将同住人信息整理为家庭居住的代际结构
a53a2	1998	年龄		
a53a3	1998	性别		
f5	1998	生病时谁来照料		

续表

变量	开始年份	含义	问卷中的问题及备注	本章中的处理
f10	1998	子女数量	老年人生育子女信息（老年人的照料资源和情感支持情况）	整理为老年人健在子女的数量、居住距离、看望老人的情况
f101a1	1998	分开居住子女的性别		
f101a2	1998	是否健在		
f101a3	1998	年龄		
f101a4	1998	经常看望		
f101a5	1998	居住距离		
f111	2002	聊天对象	您平时与谁聊天最多（实际发生的情感支持）	
f112	2002	倾诉对象	如果您有心事或想法，最先向谁说（主观上的心理照料者）	
f113	2002	求助对象	如果您遇到问题和困难，最先想找谁解决（主观上的照料者）	
e610	2005	生活自理能力的照料者	在六项日常活动中需要他人帮助时，谁是主要帮助者（日常生活照料者）	
e62	2005	照料者的态度	您认为您的主要照料者在照料过程有以下表现吗（对照料的主观感受）	
e65	2005	照料能否满足需要	您认为您目前在 E1、E2、E3、E4、E5、E6[1] 六项日常活动中得到的这些帮助能够满足您的需要吗	

1）E1~E6 分别是问老人在吃饭、穿衣、洗澡、室内活动、上厕所、控制大小便六方面是否需要帮助

注：表中日常聊天对象、倾诉对象、求助对象、生活自理能力不足时的照料者 4 个变量在 2002 年调查中就有，但是数据收集方式不同，很难与以后各期进行对比，因此本章在分析中使用 2005 年的数据与 2014 年的数据进行对比

对于 1998 年调查问卷的变量，我们对 1998 年、2008 年和 2014 年进入调查队列当年的数据进行对比。对于 2002 年以后进入调查问卷的变量，我们对 2005 年调查队列当年的数据与 2014 年度的数据进行对比。对变量信息缺失以及变量间存在不一致的样本进行删除处理，删除样本量小于对应样本的 3%。整理后，各期调查样本的基本人口学特征构成见表 5-2。1998 年样本在 2002~2008 年的存活状况以及 2008 年样本在 2011 年、2014 年的存活状况

见表 5-3。

表 5-2　各期调查样本的基本人口学特征构成

变量	分组	1998 年调查队列		2005 年调查队列		2008 年调查队列		2014 年调查队列	
		样本数	占比/%	样本数	占比/%	样本数	占比/%	样本数	占比/%
性别	男	3 509	39.69	4 163	39.30	4 726	38.61	1 908	41.68
	女	5 333	60.31	6 429	60.70	7 513	61.39	2 670	58.32
年龄组/岁	80~89	3 475	39.30	3 901	36.83	4 277	34.95	2 169	47.38
	90~99	2 987	33.78	3 942	37.22	4 621	37.76	1 607	35.10
	100~109	2 380	26.92	2 749	25.95	3 341	27.30	802	17.52
城乡	市	3 327	37.63	2 604	24.58	2 404	19.64	611	13.35
	镇			2 155	20.35	2 413	19.72	1 391	30.38
	县	5 515	62.37	5 833	55.07	7 422	60.64	2 576	56.27

注：表中为四个年份进入调查的队列在当年的构成情况；由于舍入修约，占比之和可能不为 100%

表 5-3　队列分析样本的跟踪情况

1998 年队列		2008 年队列	
年份	存活样本	年份	存活样本
1998	8 842	2008	12 239
2000	4 672	2011	4 985
2002	2 534	2014	2 428
2005	989		

注：尽管 1998 年调查队列一直跟踪到 2014 年，但为了便于同 2008 年队列进行对比，故只分析到 2005 年

5.3.2　家庭对高龄老人照料支持的分类及主要分析变量

本章从三个层面来分析家庭对高龄老年人的照料情况：其一，现实生活中实际发生的照料。在中国老年健康调查的调查数据中包含了老年人生病时由谁来照料、日常生活自理能力不足时谁来照料、平时和谁聊天、不住在一起的子女来看望、是否保持联系情况等能反映出老年人在现实生活中真实发生的家庭照料支持。其二，老年人主观上认为可以获得的支持来源。调查问卷中老年人有想法和谁说、遇到问题/困难找谁解决反映了老年人主观上认为可以得到的照料支持。其三，客观存在的可能成为高龄老人来自家庭的非正规支持的资源情况。不同于正规照料支持，非正规照料支持的一个突出的特点是具有较高的灵活性，非正规照料可以根据老年人的实际需要随时发生。

老年人主观上不依赖不意味着在他需要时照料不发生。例如，高龄老人在生活尚能自理，同时没有生病的情况下没有得到家庭成员的照料支持，不意味着当他需要的时候照料支持不出现。同样，老年人可能由于家庭关系紧张，主观上认为在有困难时不找家人来解决，不意味着当他遇到困难时家庭不去帮助他解决。家庭潜在的照料资源通过存活子女数量、居住家庭的代际结构、子女的居住距离来体现。本章对三个不同调查时点进入调查的老年人的同住人的信息、子女存活状况及居住地信息进行整理形成了老年人的家庭非正规照料资源情况（表 5-1）。在照料的具体内容上，本章将家庭非正规照料分为生活自理能力照料支持、患病照料支持、情感慰藉支持。

5.3.3　分析方法

本章采用人口学中的时期分析和队列分析的方法来分析家庭对高龄老人照料支持的变动情况。时期分析和队列分析是人口学的基本分析方法。时期分析是针对某一时点或时期的人口、社会、经济现象进行分析和研究，通过时期的对比可以描述现象的变化。本章通过 1998 年、2008 年和 2014 年三个时间点的时期对比来分析 1998 年以来家庭为高龄老人提供的照料支持的变动情况[①]。

队列分析是人口学研究另一个重要的分析方法。人口学中的队列分析通常是指出生队列（人口学中称之为"同期群"）。这里为了便于比较分析，我们以进入调查的时期为界定队列的标准，因此各期进入调查的高龄老人在出生队列上会有一定的重叠。

5.4　不同时期家庭对高龄老人的照料支持变动情况

现实生活中真实发生的家庭对高龄老人提供的照料支持主要包括日常生

---

① 本章的时期对比分析使用的是各个进入调查的队列在当年的数据，跟踪项目调查过程中的截面数据包含了不同时期进入调查的样本，而死亡和未跟踪到会使得队列在以后的跟踪数据带有一定的选择性，这种选择性可能会对分析结果产生一定的影响，因此我们的时期分析以该时期进入调查的高龄老人样本在当年的情况来反映当时的状况。

活能力不足时提供的帮助、经常与老人聊天提供情感上的支持、在老人患病时提供照料支持。

5.4.1 高龄老人得到的家庭照料支持的变化

高龄老人大多数已经退出社会经济活动，其人际交往的范围相对狭小，情感支持的主要依托是家庭。本章以日常聊天作为衡量高龄老人情感支持的变量。

表 5-4 为根据数据中提供的三个日常主要聊天对象整理出来的高龄老人最主要的聊天对象的结构以及特定家庭成员是否是这三个主要聊天对象之一的分布情况。通过对比可以看出 2005 年以来，配偶在高龄老人的日常聊天交流和情感支持上起着越来越重要的作用。体现在两个方面：其一，2005~2014年，配偶是第一位聊天对象的比例大幅度上升，1998 年高龄老人中配偶是第一位聊天对象的比例为 13.16%，2014 年这一比例上升到 21.13%。其二，配偶是三个主要聊天对象之一的比例与其是第一位聊天者的比例非常接近，这说明配偶日常交流中的作用更为重要，多数可以与配偶交流的老年人以配偶作为首选的聊天对象，这一点与子女对老年人的情感支持形成鲜明的对比。

表 5-4　高龄老人日常交流的对象分布情况及变动（单位：%）

聊天对象	2005 年		2014 年	
	第一位聊天对象	聊天对象之一[1]	第一位聊天对象	聊天对象之一
配偶	13.16	13.87	21.13	21.39
儿子	38.64	53.00	37.82	57.83
女儿	11.99	27.94	10.18	35.43
儿媳	7.14	33.05	5.73	27.66
女婿	0.34	4.92	0.27	3.19
孙子女	5.61	25.69	3.05	16.37
其他亲戚	2.16	6.50	1.40	5.37
朋友和邻居	11.69	34.12	12.94	33.36
社工	1.46	3.21	0.68	2.07
保姆	1.56	3.10	0.61	1.20
没有人	6.23		4.63	
不知道	0.02		1.56	

1）"聊天对象之一"是指某人是老年人三个聊天对象中的一个的比例。例如，2005 年 13.87% 的老年人的配偶是三个聊天对象中的一个

子女对高龄老人的情感支持非常稳定，但其作用上略有变化。应该看到尽管配偶的地位变得更加重要，但是他在高龄老人首位聊天对象中的占比并不是最高的。儿子是老年人第一位聊天对象的比例仍然是所有聊天对象中最高的，而且超过一半的高龄老人经常与儿子聊天。对比 2005 年和 2014 年的数据不难发现，儿子和女儿作为老年人的主要情感支持者对老年人的支持作用略有转变。相对而言，2014 年第一位聊天对象是儿子或者女儿的比例略有下降，但儿子或女儿作为三个聊天对象之一的比例明显上升。虽然子女对老年人的情感支持的程度有所下降，子女仍然是老年人主要的情感支持者。相比之下，孙子女以及其他亲属对老年人的日常情感交流支持均有不同程度的下降。这说明家庭对老年人得到的代际情感交流支持有更多地来自子代的趋势。

在实际生活中，步入高龄的老年人经常会面临的一个问题就是生活自理能力下降，基本的生理活动需要在他人的帮助下完成。调查数据的对比揭示了高龄老人生活自理能力不足时照料者的变动情况（表 5-5）。可以看到 2005~2014 年，由配偶和儿子在老人生活自理能力不足时提供所需帮助的比例明显提高，与此同时，女儿照料的比例略有下降，儿媳提供照料的比例大幅度下降。孙子女在日常生活自理能力上为高龄老人提供主要帮助的比例明显上升。

表 5-5　高龄老人日常生活自理能力受限时的支持者结构（单位：%）

支持者	2005 年	2014 年
配偶	5.39	11.38
儿子	27.10	32.18
儿媳	24.84	15.93
女儿	16.63	14.70
女婿	0.68	0.59
孙子女	2.06	4.76
其他亲戚	8.45	4.38
朋友和邻居	1.57	0.80
社工	0.55	0.05
保姆	3.44	3.42
没有人	8.04	2.73
不知道	1.18	8.98

注：由于舍入修约，占比之和可能不为 100%

身体虚弱、疾病发生频繁是高龄老人普遍存在的问题。患病时的照料是高龄老人的另一个主要的照料需求。表 5-6 给出了 1998 年以来我国高龄老人患病时的主要照料者构成的变化情况。可以看到 1998 年以来高龄老人照料者的变化呈现三个主要的特点：其一，子女、孙子女及配偶提供患病照料的比例略有下降；其二，儿子、儿媳和孙子女及配偶在高龄老人患病时提供照料的比例均有不同程度的下降，而配偶、女儿承担患病照料的比例明显升高；其三，儿女共同承担患病照料的比例也有比较明显的提高。

表 5-6　高龄老人患病时照料者构成的变动（单位：%）

照料人	1998 年	2008 年	2014 年
配偶	9.60	10.47	15.62
子女、孙子女及配偶[1]	80.26	81.64	78.81
儿子		42.33	39.11
儿媳		17.66	15.10
女儿		11.81	13.42
女婿		0.30	0.41
儿子和女儿		3.35	6.86
孙子女及配偶		6.19	3.91
其他亲戚	2.24	1.57	1.04
朋友或邻居	0.57	0.83	0.26
社会服务	5.04	1.87	1.49
照料中心	1.24	1.96	1.60
没有人	1.04	1.64	1.12
不知道		0.02	0.04

1）将 2008 年以后各期的分类合并以便于同 1998 年对比

注：由于舍入修约，占比之和可能不为 100%

5.4.2　老年人主观感受到的家庭照料支持的变化

如果随着老年人口健康状况的改善，更多高龄老人具有完好的生活自理能力，较少有疾病发生，在这种情况下家庭非正规照料支持未必实际发生，家庭对老年人的非正规支持更多体现在老年人主观上对家庭非正式照料支持的一种感知。老年人在有心事的时候会向他认为可以依靠的人倾诉，遇到困难时会向他认为最可能提供帮助的人求助。这种照料支持并不一定真实发生，而是老年人基于平时对家庭成员照料支持的主观感受而产生的一种对家庭非正规照料支持的预期。表 5-7 列出了老年人有心事时的倾诉对象以及遇到困难时的求助对象。对比发现 2005 年和 2014 年老年人主观上的家庭非正规照料变动表现出三个特点：其一，相对 2005 年，2014 年高龄老人在主观上更加依赖配偶提供的非正规照料支持，数据显示有心事向配偶倾诉、有困难向配偶求助的比例大幅度提升。其二，儿子仍然是老年人主观上最主要的非正规照料支持者，数据显示儿子是第一位支持者和三个支持者之一的比例是所有照料者中最高的，只是首位支持者的比例略有下降，是三个支持者之一的比例有所上升。其三，女儿作为心理上的后备支持者的特点日渐突出，其作为老年人倾诉对象和求助对象的比例均有比较明显的提升，但首位支持者的比例相比于配偶和儿子更小，说明女儿并不是高龄老人主观上的主要照料支持者。相对而言，高龄老人在心理上对孙子女以及其他亲友的照料支持的感受度比较低，而且在 2005~2014 年变化幅度相对较小。

表 5-7　老年人对家庭非正规照料的感受情况（单位：%）

倾诉/求助对象	2005 年		2014 年		2005 年		2014 年	
	第一位倾诉对象	倾诉对象之一	第一位倾诉对象	倾诉对象之一	第一位求助对象	求助对象之一	第一位求助对象	求助对象之一
配偶	13.09	13.89	20.92	21.41	9.88	11.39	15.69	18.32
儿子	48.42	63.86	44.85	63.68	57.38	70.19	54.93	73.44
女儿	14.62	37.67	13.92	43.27	13.77	39.82	13.17	46.88
儿媳	5.59	34.47	5.12	26.72	4.57	35.97	5.72	30.55
女婿	0.32	5.18	0.29	2.82	0.38	5.76	0.38	3.57
孙子女	5.15	23.48	2.52	13.14	5.34	24.51	2.82	15.05
其他亲戚	1.57	5.66	1.41	5.24	1.68	5.61	0.98	4.82
朋友和邻居	3.84	15	3.76	14.87	1.56	9.02	0.79	8.77
社工	1.47	3.02	0.66	1.53	2.41	3.91	1.17	2.03
保姆	0.88	2.16	0.36	0.9	1.04	2.38	0.53	1.17
没有人	4.99	0	4.31		1.97		2.03	
不知道	0.05		1.88		0.03		1.81	

注：由于舍入修约，占比之和可能不为 100%

5.4.3 高龄老人家庭照料资源的变动特点

上述分析表明，家庭提供给高龄老人的照料更多来自子女，而存活子女的数量以及居住安排直接影响高龄老人的家庭照料的可获得性，存活子女数量多、子女居住距离更近的高龄老人获得家庭照料的可能性相对更大。表 5-8 是基于三期调查数据中子女信息整理出来的各时期高龄老人存活子女数量分布情况的对比。1998 年样本中高龄老人平均有 2.36 个存活的子女，而 2008 年的高龄老人平均有 3.53 个子女，2014 年高龄老人的平均存活子女数量为 3.50 个。2008 年和 2014 年样本老人大多数经历了 1949 年以后的生育高峰，而 1998 年的样本老人只有部分经历了生育高峰。因此我们看到 2008 年和 2014 年高龄老人的平均存活子女数量比 1998 年更多。

表 5-8 各时期高龄老人存活子女数量分布情况的对比

存活子女数	1998 年/%	2008 年/%	2014 年/%
0	21.92	6.86	7.85
1	17.59	10.75	7.22
2	17.71	14.20	13.57
3	15.49	17.61	20.81
4	11.86	18.78	20.77
5	7.79	15.60	15.82
6	4.56	9.22	8.86
7	1.97	4.53	3.68
8	0.71	1.80	0.94
9	0.28	0.53	0.38
10	0.09	0.07	0.07
11	0.02	0.05	0.03
平均存活子女数量	2.36 个	3.53 个	3.50 个

注：由于舍入修约，占比之和可能不为 100%

居住安排决定了老年人在其需要时是否有可能得到及时的照料支持。和家庭同住可以极大地方便老年人得到来自其他家庭成员在情感及生活方面的支持，如帮助鼓舞、日常生活上的帮助、情感交流等方面。通过居住家庭的代际结构的变动可以分析家庭高龄老人非正规照料资源的变动。1998 年以来，高龄老人居住安排上体现出分而不离的变动特点。

表 5-9 为根据居住信息整理得到的老年人居住家庭代际结构的时期对比。从 1998 年、2008 年、2014 年进入调查的老年人的居住家庭代际结构上看，老年人单独居住的比例呈现明显上升的趋势，1998 年被访高龄老人中有 24.25% 的"空巢"老人家庭（包括独居或仅与配偶一起居住）（9.9% 的被访高龄老人独立居住），到 2014 年"空巢"老人家庭占比上升至 40.40%（9.5% 的被访高龄老人独立居住）。值得注意的是在高龄老年人独居比例上升的同时，高龄老人与子女两代同住的比例明显上升。这说明老年人独立居住比例的提高很大程度上是多代同住家庭的减少而产生的。在这种情况下，健康的高龄老人倾向于独立居住，而健康状况较差的老年人仍会和子女同住，孙子女离开父母独立居住。因此我们看到了老年人独自居住和与子女同住的比例同时上升。从这一角度看，子女及配偶对高龄老人的非正规照料代际支持自 1998 年以来并没有减弱。

表 5-9　老年人居住家庭代际结构的时期对比（单位：%）

居住家庭代际结构	1998 年	2008 年	2014 年
"空巢"老人	24.25	30.95	40.40
老人与子女及配偶	22.14	31.07	30.07
老人三代 1	27.78	18.47	14.65
老人与子、孙四代	17.96	12.8	9.82
老人三代 2	0.86	1.81	1.75
老人三代 3	4.78	2.73	0.96
老人和孙子女	1.98	1.83	1.79
老人和重孙子女	0.18	0.11	0.04
老人与父母（公婆、岳父母）	0.07	0.22	0.51

注：表中老人三代 1 是指老年人同子女（配偶）和孙子女（配偶）共同居住，老年三代 2 是指老年人与子女和重孙子女共同居住，老年三代 3 是指老年人与孙子女和重孙子女共同居住；由于舍入修约，占比之和可能不为 100%

有健在子女且独立居住的老年人和其子女最近距离的分布变动情况进一步证实了我们对居住家庭代际结构变动的解释。表 5-10 为基于调查中子女信息整理出来的有子女且独立居住老年人与居住最近子女的距离分布变动情况。可以看到有存活子女且独立居住的老年人与居住最近的子女距离呈现拉近的趋势：1998 年 51.79%的有存活子女且独立居住的老年人与居住最近的子女在同一个村子，而 2014 年 66.89%的有存活子女且独立居住的老年人有子女住在同一个村。结合上面对高龄老人居住家庭结构的分析说明 1998 年以来家庭在居住安排上表现出分而不离的特点，子女及配偶对高龄老年人的照料支持并未减弱。

表 5-10　单独居住老人与居住最近子女的距离分布（单位：%）

距离	1998年	2008年	2014年
同村	51.79	63.64	66.89
同乡镇/区	17.81	14.50	16.94
同县/市	21.66	18.48	13.78
邻近县/市	2.82	1.68	1.75
其他地方	5.90	1.68	0.62

注：由于舍入修约，占比之和可能不为 100%

5.5　不同队列高龄老人家庭照料支持的变动情况

本章对 1998 年调查队列和 2008 年调查队列的高龄老人家庭非正规支持在后面两期跟踪数据所体现的变动情况进行对比，发现不同队列高龄老人家庭非正规照料特征随时间的变动存在明显的差异。考虑到变量及跟踪情况的可对比性，这部分主要就家庭对高龄老人的患病照料支持和家庭照料资源两方面变动情况进行分析。

5.5.1　家庭对高龄老人的患病照料支持变动情况

表 5-11 为 1998 年调查队列老年人患病时主要照料者在各跟踪期的变动情况，可以看到家庭对高龄老人的患病照料支持随着高龄老人年龄的增加出现小幅度的下降，而保姆和社会服务为高龄老人提供患病照料的比例有所升高，其中保姆的比例升高尤为明显，这一现象可以理解为高龄老人的照料需求随着年龄增长而增加，家庭倾向于寻求保姆的帮助来为老年人提供非正规照料支持。

表 5-11　1998 年调查队列老年人患病时主要照料者在各跟踪期的变动情况（单位：%）

照料者	1998 年	2000 年	2005 年
配偶	9.60	7.28	7.38
子女、孙子女及其配偶	80.26	79.6	77.96
其他家庭成员	2.24	3.06	1.62
朋友	0.57	0.36	0.61
社会服务	5.04	5.16	6.07
保姆	1.24	2.23	4.85
没有人	1.04	1.78	1.52

注：2002 年的调查数据在这个变量上存在较大数量的缺失问题，这里没有将该年份的数据列入分析；由于舍入修约，占比之和可能不为 100%

　　2008 年调查中对老年人患病时的照料者给出了更细的分类，表 5-12 为 2008 年进入调查的高龄老人队列在以后跟踪调查中患病时的照料者结构的变动情况。主要照料者结构的变动呈现出两个特点：其一，由儿子和女儿共同照料的比例明显升高了，高龄老人的照料需求强度增加是这一变动的根本原因。其二，女儿提供照料的比例明显增加。与此同时，从比例上看尽管儿子和儿媳照料的比例略有下降，但儿子和儿媳照料占比合计在 2014 年仍然可以达到 58.30%，可见儿子、儿媳仍然是高龄老人患病的主要照料者。而且儿子是老年人患病照料者的比例虽有小幅下降，但儿女共同照料比例的提高，说明儿子对高龄老人的患病照料支持并未减弱。2008 年高龄老人患病照料者结构的变动显示，社会服务和照料中心承担患病老人照料的情况少且变动幅度也不大。

表 5-12　2008 年调查队列老人患病照料者结构的变动（单位：%）

照料人	2008 年	2011 年	2014 年
配偶	10.47	10.61	9.82
子女、孙子女及配偶[1]	81.64	81.26	84.43
儿子	42.33	42.04	41.10
儿媳	17.66	16.5	17.20
女儿	11.81	11.62	13.83
女婿	0.30	0.41	0.35
儿子和女儿	3.35	5.64	6.74
孙子女及配偶	6.19	5.05	5.21

照料人	2008 年	2011 年	2014 年
其他亲戚	1.57	1.52	1.09
朋友或邻居	0.83	0.72	0.20
社会服务	1.87	1.85	1.64
照料中心	1.96	2.73	1.78
没有人	1.64	1.05	0.84
不知道	0.02	0.06	0.05

1）将 2008 年以后各期的分类合并以便于同 1998 年对比

注：由于舍入修约，占比之和可能不为 100%

我们将 2008 年调查队列对照料者的分类合并后与 1998 年调查队列进行对比可以发现二者的差异在于：2008 年调查队列高龄老人患病时的照料更多地来自家庭，而且随着年龄增长，家庭对高龄老人患病时提供的照料有增加的趋势，进一步观察不同家庭成员提供患病照料的比例变动可以看出，随着年龄的增加，女儿成为高龄老人照料的一个补充力量。在 1998 年进入调查的队列的跟踪数据显示，家庭对高龄老人提供患病照料的比例呈现明显的下降趋势，照料不足的补充力量来自保姆。本章认为这种差异在很大程度上是2008 年调查队列的老年人拥有更多存活子女数量所造成的，上文分析表明2008 年高龄老人的平均存活子女数为 3.53 个，而 1998 年基线调查的老年样本的平均存活子女数量为 2.36 个（数据详见表 5-8）。

5.5.2　不同队列高龄老人家庭照料资源的变动情况

1. 高龄老人存活子女数量及变动的情况

随着年龄的增长，老年人和子女的存活状况变动会使高龄老年人存活子女的数量发生变化：一方面，子女数量多的老年人拥有更多的照料资源，存活可能性更大，因此跟踪到的存活老年人的子女数量相对于上一期的老年人可能会更多；另一方面，随着年龄的增长，高龄老人的子女逐渐步入老年，子女的死亡风险增加，这样高龄老人的存活子女数量也有可能减少。表 5-13给出了 1998 年调查队列和 2008 年调查队列老年人存活子女数量在后来 6~7年的变动情况。通过表 5-13 中数据的对比可以看出，对于 1998 年调查队列老年人而言第一种变动影响更大一些，表现在 2005 年跟踪到的老年人的平均存活子女数量明显高于进入调查时老年人的平均存活子女数量。而在 2008 年调查队列老人的平均存活子女数量则在后来两次调查中表现出先升后降的特点而且变动幅度也比较小。这说明两种变动对 2008 年调查队列高龄老人的存活子女数量的影响比较接近，在 2008~2011 年第一种变动作用略强，在 2011~2014 年第二种变动更强。因此对于 1998 年调查队列，更强的死亡选择使得随着年龄的增加老年人的潜在家庭照料资源增加。2008 年调查队列的老年人死亡选择相对减弱，从而使高龄老人随着年龄的增长潜在家庭照料资源呈现略有下降的趋势。

表 5-13　1998 年、2008 年调查队列存活子女数量分布的变动情况对比

存活子女数量	1998 年队列/%		2008 年队列/%		
	1998 年	2005 年	2008 年	2011 年	2013 年
0	21.92	10.11	6.86	6.94	10.54
1	17.59	13.65	10.75	10.03	9.31
2	17.71	12.84	14.20	12.74	12.64
3	15.49	16.99	17.61	15.99	17.09
4	11.86	15.47	18.78	19.62	18.66
5	7.79	15.47	15.60	16.91	15.73
6	4.56	8.39	9.22	9.89	9.39
7	1.97	4.65	4.53	5.14	4.45
8	0.71	1.62	1.80	2.09	1.48
9	0.28	0.40	0.53	0.54	0.62
10	0.09	0.10	0.07	0.08	0.04
11	0.02	0.10	0.05	0.04	0.04
平均存活子女数量	2.36 个	3.31 个	3.53 个	3.65 个	3.45 个

注：由于 1998 年队列在 2000 年和 2002 年跟踪调查中没有老年人的子女信息，这里对 1998 年队列变动只有两个时间点；由于舍入修约，占比之和可能不为 100%

2. 高龄老人居住家庭的代际结构变动情况

居住安排在很多时候体现了家庭代际互助的理性选择。家庭的这种选择会随着老年人的年龄和健康状况变动而进行适应性调整。表 5-14 给出了两个调查队列高龄老人居住代际结构的变动。可以看到，随着高龄老人年龄的增加，独居老年人家庭和与子女及配偶同住的老年家庭比例都有明显的提高，多代高龄家庭的比例有不同程度的下降。这种变动与不同时期高龄老人居住家庭代际结构变动（表 5-9）是一致的。

表 5-14　2008 年调查队列存活子女数量分布的变动情况（单位：%）

居住家庭代际结构	1998 年队列		2008 年队列		
	1998 年	2005 年	2008 年	2011 年	2014 年
"空巢"老人	24.25	28.31	30.95	33.26	36.33
老人与子女及配偶	22.14	26.29	31.07	29.25	47.03
老人三代 1	27.78	21.94	18.47	18.27	
老人与子、孙四代	17.96	15.98	12.8	13.72	
老人三代 2	0.86		1.81	1.54	14.79
老人三代 3	4.78	2.12	2.73	2.19	
老人和孙子女	1.98	3.64	1.83	1.56	
老人和重孙子女	0.18	1.72	0.11	0.06	1.57
老人与父母（公婆、岳父母）	0.07		0.22	0.14	0.29

注：表中老人三代 1 是指老年人同子女（配偶）和孙子女（配偶）共同居住，老年三代 2 是指老年人与子女和重孙子女共同居住，老年三代 3 是指老年人与孙子女和重孙子女共同居住；由于舍入修约，占比之和可能不为 100%

进一步对比不同队列高龄老人居住家庭结构的变动可以发现：1998 年的队列高龄老人随着年龄的增长多代同堂家庭比例减少的同时，高龄老人与孙子女同住的比例明显增加。相对高龄老人的配偶和重孙子女，孙子女对高龄老人无疑具有更好的支持能力。这一比例上升既有可能是更好的家庭照料支持所导致的死亡选择的结果，也有可能是家庭为了给高龄老人提供更好的照料支持而在居住安排上进行适应性调整的结果。无论是哪一种原因都说明孙子女在高龄老人的家庭照料支持上承担了一定的责任。而在 2008 年队列高龄老人居住家庭代际结构的变动却表现出另一种特征：随着年龄的增加，在高龄老人与子女及配偶同住的比例大幅度提高的同时，高龄老人与孙子女同住的比例明显下降，2014 年的存活高龄老人中没有人同孙子女同住，说明 2008 年进入调查队列的高龄老年人得到来自孙子女的非正规照料支持相对更少。

5.6　结　　语

通过对 1998 年、2005 年、2008 年和 2014 年进入调查队列的高龄老人当年的调查数据以及 1998 年和 2008 年进入调查队列的跟踪数据的对比分析，本章研究发现家庭对我国高龄老人的照料支持比较稳定，不同时期的老年人得到的家庭照料支持及其变动存在比较明显的差异。时期和队列分析的结果大致可以归纳为以下几点：

（1）家庭对高龄老年人的情感交流、生活自理能力、患病照料方面的支持相对稳定，变动更多表现为支持者结构的变动。

（2）家庭对高龄老人的照料支持中，配偶无论是在情感支持还是在照料支持方面的贡献都有所提升。

（3）儿子无论在实际的照料支持行为上还是在老年人主观感受上都承担了重要的责任，但其贡献自 1998 年以来略有下降。

（4）女儿逐渐成为高龄老人家庭照料支持的重要力量，而且在患病照料方面表现更为突出。

（5）家庭给予老年人的照料支持也越来越集中于子代，孙子女对高龄老人的情感支持和患病支持呈现减弱的趋势。

第 6 章

我国21世纪上半叶老年生活自理能力状况
和家庭照料需求成本变动趋势分析[①]

6.1　引　言

由于人均期望寿命的提高及生育率的持续下降，人口老龄化已经成为我国经济社会发展所面临的一个严峻问题和长期挑战。据联合国比较保守的中死亡率预测，我国 65 岁及以上老人数将从 2010 年的 1.19 亿（占总人口的 8.87%）增加到 2050 年的 3.5 亿~4.0 亿（占总人口的 24.1%~26.4%）；最需照料的 80 岁及以上高龄老人将从 2010 年的 2 000 万迅猛增加到2050年的 1 亿以上（United Nations DESA / Population Division，2011）。我国在 2010 年时的老年抚养比为 0.11，即每一个劳动年龄人口只需供养 0.11 个老年人；到 2030 年时老年抚养比将上升为 0.24，比 2010 年增长 118%；而 2050 年的老年抚养比将上升为 0.42，等于 2010 年的 3.8 倍（United Nations DESA / Population Division，2011）。

快速的人口老龄化将给家庭和社会造成沉重的负担，包括劳动力供给相

① 本章作者：曾毅（北京大学国家发展研究院教授，北京大学瑞意高等研究所首席科学家和杜克大学医学院老龄与人类发展研究中心和老年医学部教授）；陈华帅（杜克大学医学院老龄与人类发展研究中心研究员，湘潭大学商学院副教授）；王正联（杜克大学人口健康和老龄研究中心研究员）。本章研究受到国家自然科学基金资助（项目批准号：71233001，71490732）。

对减少，而国内生产总值（GDP）中用于养老和医疗保障的转移支付比例越来越高，对中长期的经济增长将产生显著的负面影响；同时我国社会养老功能还很不完善，家庭养老负担越来越重，将促使预防性储蓄的动机日趋强烈，而消费意愿则可能日显不足。当前我国的老人平均有 5~6 个子女。然而，在 20 世纪五六十年代生育高峰期出生、2015 年后步入老年的巨大人群中，平均不到 2 个子女，家庭的空巢化将加速发展，而空巢老人不仅面临贫困，还面临无人照料的状况。快速老龄化使得生活自理能力残障而需要照料的老人越来越多，而我国未来老年家庭照料基础将大大削弱，子女平均每人对老年父母的家庭照料负担和机会成本将大大提高。对这些问题如果没有深入研究和科学对策，必将负面影响我国老、中、青生活质量和经济社会发展。显然，本章关于我国 21 世纪上半叶老年生活自理能力状况和家庭照料需求成本变动趋势分析的研究，具有重要的科学和现实意义。

老人照料成本一般分为家庭照料现金开支与非现金支出的家庭成员照料时间（机会成本），以及单列分析的医疗费用开支。国际上关于老人照料需求成本的定量研究较多（CMMS，2004），而我国关于老人照料需求成本的研究大多仍然停留在定性讨论上，仅有为数不多的研究进行了定量分析（李建民，1998；姚远，2001；汤哲等，2004；蒋承，2008）。

众所周知，老年照料需求成本与老人的健康状况密切相关。然而，以医院疾病诊断量测的健康状态数据的可获性差，而且不同疾病只反映健康状况的一个侧面。老人吃饭、穿衣、洗澡、室内活动、上厕所及控制大小便等生活自理能力数据较易获得，且被国内外许多研究证明是健康、照料需求成本及死亡风险的统计显著性很强的预测因子。因此，国内外很多研究一般用数据可获性较好的老人生活自理能力来量测照料需求（梁鸿，1999）。国际上近十几年来对老人生活自理能力状况的预测倍加重视，各种预测方法可归纳为两大类：①简单比例分布法，即将基期老年人群按年龄、性别分的生活自理能力状况分布乘以相应的人口预测年龄、性别分布（Mayhew，2000）；②多状态转换预测法，即用跟踪调查数据估算出老人生活自理能力状况转换概率矩阵，再与人口预测矩阵结合（Lakdawalla et al.，2003）。另外，也有的学者对死亡老人临终前一年的照料费用与存活老人照料费用分开预测（Serup-Hansen et al.，2002）。

国内外的许多研究表明，老年人的年龄、性别、婚姻和家庭结构与家庭照料需求成本密切相关。例如，无配偶和独居老人对居家有偿服务的需求和成本比与配偶、子女一起居住的老人高得多，与子女同住老人获得的家庭照料较多（Grundy，2001）。但是，国内外迄今为止的其他相关研究，要么预测老年人口家庭结构而不含生活自理能力状态与照料需求成本，要么根据不区分家庭结构状态的老年人口预测基数，乘以人均照料成本而预测比较粗略的老人照料需求成本。显然，不考虑家庭结构的老年照料需求成本预测具有很大的局限性。本章研究试图突破这一局限，将老人生活自理能力状态引入已得到国内外学界较普遍认可的多维家庭人口预测模型（曾毅等，1998；Zeng et al.，2006；Zeng，2012），对其理论框架、估测方法、标准模式与计算机程序进行实质性扩展，用来进行老年家庭人口结构、生活自理能力状况及家庭照料需求成本预测分析。这在人口经济学方法与应用研究上是一个创新。

6.2　基本理论框架及老年家庭照料需求成本预测模型的建立

本章关于老年家庭照料需求、供给、成本三者相互制约关系及其社会经济效应的人口经济学基本理论框架见图 6-1。以此为基础，我们在多维家庭人口预测模型的基础上，建立了老年生活自理能力与家庭照料需求成本预测模型。

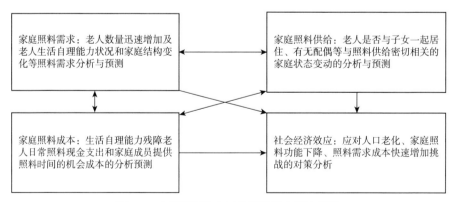

图 6-1　本章研究的人口经济学基本理论框架

作为本章老年家庭照料需求成本预测模型基础的多维家庭人口预测模型及其应用成果，已在国际国内期刊发表。该模型克服了经典的户主率家庭户预测方法的一系列局限，用生育率、死亡率、迁移率、结婚率、离婚率和可从相邻两个人口普查数据估算的子女离家率等作为输入，在进行人口数量和年龄性别分布预测的同时，预测详细的家庭户类型和规模、老人以及其他家庭成员的婚姻、居住安排、生育、是否与子女和父母同住等状况。并保证家庭结构、居住安排预测与人口数量结构预测的内部一致性（曾毅等，1998；Zeng et al.，2006，2013a）。我国学者创立的多维家庭人口预测方法已得到国际学术界同行比较广泛的认可和应用。例如，Dalton 等（2008）将该方法应用于美国家庭户能源消费预测研究，成果于 2008 年在《能源经济》发表；Smith 等（2008，2012）将该方法应用于美国全国和州人口老化与住房需求预测，成果分别于 2008 年和 2012 年在《美国计划协会学刊》和《住房研究》发表；Q. Feng 等（2012）及 Prskawetz 等（2004）分别应用该方法进行美国和奥地利家户汽车消费预测分析，成果分别在《国际市场研究》和《维也纳人口研究年鉴》发表。

基于多维家庭人口预测模型，我们建立了包括老年人口年龄、性别、城乡、婚姻、家庭结构以及生活自理能力状态动态变化的老年家庭照料需求成本预测模型。建立这一模型的关键是如何在多维家庭人口预测模型中新引入并计算老年生活自理能力状态的变化及其与家庭变量的组合分布。我们在模型中辨识生活自理能力状态[①]、婚姻状态（未婚、有配偶、丧偶、离婚）、一起居住子女数、是否住养老院状态。本章关于老人生活自理能力和其他家庭人口状况的老年家庭结构与生活自理能力状态转换预测逐年按年龄计算的基本结构流程见图 6-2。本章侧重于老人居家养老家庭照料现金开支与家属提供照料时间折合工作日数（即机会成本）的预测分析，而不涉及需要门诊和住院等数据可获性较差的医疗费用成本预测分析。

我们的老年家庭人口、生活自理能力状态和家庭照料需求成本预测模型及计算机程序中包括了是否住养老院的基本预测计算模块。但是，由于老年抽样调查中住养老院老人子样本太小而无代表性，缺乏入住和离开养老院状

---

① 本章的应用分析以生活自理能力量测老人健康状况，当然也可用其他健康指标变量量测。

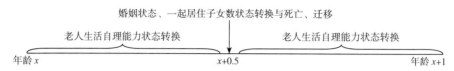

图 6-2 老年家庭结构与生活自理能力状态转换预测逐年按年龄计算的基本结构流程
分段预测计算基本结构流程的理论基础与讨论请参阅有关文献（曾毅等，1998；Zeng et al.，2013a）

态转换以及住养老院老人生活自理能力状况变化和照料成本的数据，本章分析未能包括住养老院老人的机构照料需求和成本预测。考虑到我国子女孝敬赡养老年父母的数千年文化传统，我国老人绝大多数更愿意得到社会服务支持的居家养老，而并不喜欢机构养老，我们假定未来住养老院老人数与居家养老的老人数增长速度基本相同，即未假定我国将向西方更侧重机构养老的模式转化。但是，这不等于假定我国的居家养老模式本身不发生变化。恰恰相反，本章模拟预测了老年人口的年龄、城乡、婚姻状态、一起居住子女数、是否空巢或独居，即居家养老模式本身结构的动态变化及其对家庭照料需求成本的影响。

我们还将图 6-2 概述的 65 岁及以上老年家庭人口、生活自理能力状态预测与 0~64 岁家庭人口预测（含生育、婚姻、一起居住子女数、是否与父母一起居住、死亡、迁移）有机连接，形成一个少、青、中、老年动态预测模型，既预测老年家庭照料需求成本，又预测按年龄、性别、城乡分的劳动年龄人口，即照料者的数量和结构变动趋势。

6.3　数据来源、估算及模拟预测方案设计

6.3.1　数据来源与估算

预测起点年份按城乡、单岁年龄、性别、婚姻状态、一起居住子女数、是否与父母一起居住状态分的家庭人口基数取自人口普查抽样微观数据。基于人口普查和全国 1%的人口抽样调查微观数据，我们估算了按城乡、单岁年龄、性别分的初婚概率，孩次别生育概率，按年龄、性别分的城乡净迁移频率分布。基于结婚和离婚概率年龄别标准模式、人口普查数据以及民政部

公布的结婚和离婚总数，我们估计了按城乡分的一般结婚率和一般离婚率。基于人口普查数据，应用队列内部迭代内插方法（Coale，1985；Stupp，1988），而估得按城乡、年龄、性别分的子女净离家率。

　　本章老年家庭照料需求成本模拟预测所需要的老年生活自理能力状态转换概率，以及平均每位生活自理能力残障老人家庭照料成本的估算基于中国老年健康调查数据。中国老年健康调查于 1998 年、2000 年、2002 年、2005年、2008~2009 年、2011~2012 年和 2014 年在全国范围内 22 个省（自治区、直辖市）①大约一半县、县级市和市辖区进行。本章使用的中国老年健康调查 2005 年和 2008~2009 年调查的有效样本分别为 15 638 名和 16 566 名 65 岁及以上老人。该调查通过入户问卷访谈所收集的数据内容比较丰富，其中包括按国际通用量表，询问老人在吃饭、穿衣、洗澡、室内活动、上厕所及控制大小便等六项日常生活自理能力状况。截至 2017 年 11 月 10 日，国内外已有 3 550 位学者注册免费使用中国老年健康调查的数据，其数据质量较好，已得到学界普遍认可（Gu，2008；Bongaarts，2009；Goodkind，2009）。

　　按国际通行定义，如果老人在上述六项日常生活自理活动中有一项或更多项需要他人帮助，则被认为是生活自理能力残障。我们应用中国老年健康调查 2005 年和 2008~2009 年调查时点生活自理能力变化与存活死亡数据，以及多元回归和曲线拟合方法，估算了按年龄、城乡、性别、是否有配偶、是否与子女一起居住分的老年生活自理能力状态转换概率及死亡概率。中国老年健康调查在询问老人日常生活自理活动是否需要他人帮助后，如需帮助，则接着问："近一个星期②，这些照料所支付的费用总计是多少元？"还询问了"近一个星期以来，您的子女/孙子女及其他亲属为您提供家庭照料帮助的总小时数有多少？"另外，对于在两次调查之间死亡的被访老人，访问了他的一位家属，询问收集了死亡老人临终前一个月的家庭照料费用。调查中所询问、本章所分析的老人家庭照料费用包括请保姆的费用和其他上门服务的各项照料相关（包括照料所需物品）费用等，但不包括门诊和住院医药费。根据中国老年健康调查 2008~2009 年调查数据及多元回归分析方法，我们估

----

①　2009 年纳入海南省的一个县。

②　之所以询问存活老人"近一个星期"照料费用，而不是更长的期间，是为了减少因时间跨度较长的记忆误差，而我们可以通过一星期的数据来估计一年的家庭照料费用。

算了按年龄、城乡、性别、是否有配偶、是否与子女一起居住状态分的生活自理能力残障存活老人一年人均家庭照料费用（以元计），死亡老人临终前一个月人均家庭照料费用（以元计）以及生活自理能力残障存活老人一年人均需要家庭成员提供的非现金支付照料工作日数。

老年照料服务工资水平（属于居民服务行业）随国民经济发展而变化。因此，我们必须根据过去年份居民服务行业平均工资的统计数据，应用趋势外推或专家估测方法，得到未来年份残障存活老人平均每年人均家庭照料现金开支和死亡老人临终前一个月家庭照料费用年增长率，进而估得人均现金成本，再分别乘以模拟预测得到的当年残障老人数和死亡老人数，即可估得当年老人家庭照料现金成本总额〔详见曾毅等（2011：附录）〕。比较估测的未来年份和当前的老人照料现金成本总额的差异，可以了解未来老年家庭照料成本的相对变化，但难以反映未来年份老年家庭照料成本对国民经济的影响程度和对国家人民的负担到底有多大。因为未来年份一般以 GDP 量测的国民经济总量将发生变化。因此，我们应用国务院发展研究中心发布的未来 GDP 年增长率而估得未来年份 GDP 总量，再用我们估测的未来老年家庭照料现金成本总额除以相应年份的 GDP 总量，而估得未来老年家庭照料现金成本总额占当年 GDP 总量的百分比〔详见曾毅等（2011：附录）〕。

6.3.2 模拟预测方案设计

在进行老年家庭结构、生活自理能力状况和家庭照料需求成本模拟预测分析时，必须考虑未来老年死亡率、生活自理能力状况变化和人均照料成本等相关制约因素的不确定性。我国人口预测中应用较多的中死亡率方案假定我国 2050 年男女合一平均期望寿命为 79 岁左右，比日本 2003 年还低 2.8 岁。这是比较保守的。基于近年国内外关于人类寿命不断延长趋势的研究，本章的低死亡率方案假定我国 2050 年男女合一平均期望寿命为 84.8 岁，仅比日本 2003 年高出 3.0 岁。低死亡率方案虽然含有不确定性，但可能性并不低。因此，我们的中、低死亡率两个参数假定方案给出了 21 世纪我国死亡率进一步下降的可能范围。按城乡分的总和生育率、一般结婚率、一般离婚率、中死亡率、低死亡率方案男女 0 岁期望寿命、城镇人口占总人口的比例等各年份的家庭人口预测主要人口参数，请参阅曾毅等（2011：表 1）。

随着死亡率下降和寿命的延长，老年残障期是否延长？目前有三种理论假设：第一种理论是 Fries（1980）提出的病残压缩理论，即随着老年存活率和健康生活方式的改善，残障和患病率将降低（Fries，1980）。第二种理论与此相反，认为死亡率的下降将使健康较差群体存活率提高，而这些健康较差人群的残障率或患病率较高，因此，将导致残障和带病比例普遍增加（Olshansky et al.，1991）。第三种理论是混合平衡理论，认为由于医疗技术进步，从慢性病到严重残障的演变进程放慢，严重残障比例会减少，但低度或中度残障的比例会增加（Manton，1982）。哪一种理论能更好地反映我国近期与未来的变化还有待于进一步考证。顾大男和曾毅（2006）及本书第 3 章的研究认为，我国老人的生活自理能力残障比例显著下降。然而，杜鹏和武超（2006）的研究认为，我国残障老人比例可能在增长。黄成礼（2006）的研究则假设年龄别残障率不变，认为这种情况出现的可能性最大。

综合前人和我们自己的前期研究，为了分析探讨未来老年家庭照料需求成本动态趋势和特征及其变化的可能范围，我们设计了以下关于老年家庭照料需求成本低、中、高（a）、高（b）等四个模拟预测方案。

低方案：假定人均期望寿命进一步提高幅度中等（中死亡率）。同时，假定老人生活自理能力状况普遍持续改善，即残障疾病期缩减的第一种理论成立，具体来说，假定按年龄、城乡、性别、是否有配偶、是否与子女一起居住的老年生活自理能力状态由"好"向"不好"转换的概率在 2010~2050 年每年降低 1%，而这类较细分组的老年生活自理能力状态由"不好"向"好"转换的概率在 2010~2050 年每年增加 1%。

中方案：假定期望寿命进一步提高幅度中等（中死亡率）。同时，假定老人整体健康水平保持不变，即混合平衡的第三种理论成立，按年龄、城乡、性别、是否有配偶、是否与子女一起居住的老年生活自理能力状态转换概率保持不变。

高（a）方案：假定期望寿命将更大幅度提高，达到低死亡率水平。同时，假定老人整体生活自理能力水平保持不变，即混合平衡的第三种理论成立，按年龄、城乡、性别、是否有配偶、是否与子女一起居住的老年生活自理能力状态转换概率保持不变。

高（b）方案：假定人均期望寿命将更大幅度提高，达到低死亡率水平。同时，假定老人整体生活自理能力水平普遍持续变差，即关于"死亡率下降将伴随老年残障比例普遍增加"的第二种理论成立。具体来说，假定按年龄、城乡、性别、是否有配偶、是否与子女一起居住的老年生活自理能力状态由"好"向"不好"转换的概率在 2010~2050 年每年增加 1%，假定老年生活自理能力状态由"不好"向"好"转换的概率在 2010~2050 年每年降低 1%。

我们对低、中、高（a）、高（b）等四个模拟预测方案的残障老人家庭照料人均现金成本分别做了两个不同假定条件下的测算：①利用时间序列数据和回归模型趋势外推估算老年家庭照料人均现金成本年增长率；②假定老年家庭照料成本年增长率与 GDP 年增长率相同。我们假定所有方案中，残障老人需要家庭成员提供的非现金支付人均照料工作日数保持 2008 年的水平不变。

为了探讨分析今后不同生育政策方案下生育率水平差异如何影响未来的劳动年龄人口数，从而影响平均每位劳动者的照料老人负荷，我们对上述老年家庭照料需求成本低、中、高（a）、高（b）模拟预测方案分别做了两个不同生育政策方案下的测算：①"普遍允许二孩"方案。假定 2015 年以后城镇平均每对夫妇终生生育 1.80 个孩子，农村平均每对夫妇终生生育 2.27 个孩子；假定由于社会经济发展对推迟生育的综合影响，从 2015 年到 2030 年的 15 年中，一、二孩平均生育年龄分别共增加 0.75 岁与 1.50 岁，即平均每年一、二孩生育年龄增加 0.05 岁与 0.10 岁。于是，这 15 年间每一年的一、二孩时期总和生育率分别比妇女一、二孩终生平均生育数下降 5%与 10%，导致 2015~2030 年农村和城镇时期总和生育率分别为 2.09 和 1.67[①]。假定 2030 年后生育年龄不再增加，至 2035 年时，城乡时期总和生育率适当有所回升，2035 年以后保持不变。②"原生育政策不变"方案。假定因有更多允许生二孩的"双独""单独"夫妇，2015 年时期农村、城镇总和生育率分别略

---

① 关于平均生育年龄上升导致时期总和生育率低于妇女终生平均生育数的这些估算，是基于邦戈茨-菲尼公式（Bongaarts and Feeney, 1998）：如果孩次别平均生育年龄每年增加（或下降）0.x 岁（0 < x < 0.25），当年的孩次别时期总和生育率将相应的孩次别终生平均生育数减少（或增加）大约 x%。邦戈茨-菲尼公式得到了包括我国在内不同国家学者们从不同角度数学推导与实证数据分析的进一步验证（Zeng and Land, 2001）。

增至 1.98 和 1.20，然后保持不变。

需要说明的是，与所有的人口和经济学模拟预测类似，本章的模拟预测结果不可能很准确，因为不确定因素太多，各种参数的假定与人口普查及调查的数据不一定很准确。但是，在所有其他参数假定完全相同，仅仅因为今后死亡率和生活自理能力变动趋势的组合不同，或者在所有其他参数假定完全相同的不同生育政策方案下，仅仅因为生育政策不同导致的生育水平的差异，所反映的在老年家庭照料需求成本上的"如果""那么"差异及其相关的政策分析定性讨论则是可信的。当然，我们决不能将这些模拟预测数字视为准确预报。

6.4　估测分析结果

6.4.1　老年生活自理能力状态转换概率以及残障老人人均照料成本的城乡、性别和婚姻状态差异

图 6-3 给出了根据调查数据估算并作为模拟预测输入的城乡男女不同群组老人年龄别生活自理能力状态转换概率的比较。我国老人生活自理能力由"完好"向"残障"转换概率在 65~75 岁较低，随后快速呈直线上升；在 80岁以前，老人生活自理能力由"完好"向"残障"转换概率的城乡、性别及是否与子女一起居住的差异很小，这些差异在 80 岁以后逐渐增大，呈现农村低于城镇，男性低于女性，不与子女一起居住老人低于与子女一起居住老人的趋势。老人生活自理能力由"残障"向"完好"转换概率呈倒"J"字形，70~74 岁达到峰值，然后随年龄增加而急剧下降。这一现象可从不同老年生命历程阶段对残障适应性的差异予以解释。老人在 65~69 岁刚退休或离开劳动岗位不久，对老年生活尚不适应，如果残障，向"完好"转换概率较低。70~74 岁老人对老年生活已适应，如果残障，向"完好"转换概率最高；75 岁以后随年龄提高，由残障向完好转化能力逐渐降低，80 岁进入高龄后健康恢复能力更是急剧下降。

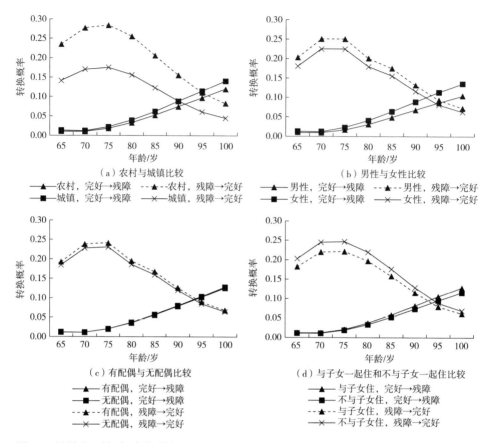

图 6-3　按城乡、性别、婚姻状态、是否与子女一起居住分的老年生活自理能力状态转换概率

资料来源：曾毅等（2012）

综合图 6-3 的调查数据信息可以看出，在老年生活自理能力状态转换概率方面，农村老人相对城镇老人处于优势[①]，男性老人相对女性老人处于优势，不与子女一起居住和与子女一起居住相比处于优势[②]，有配偶和无配偶相比处于一定优势，但差异较小。

---

①　农村辅助老人完成日常活动的设施和服务远不如城镇，农村老人只能依靠自己完成各项日常活动，这反而有助于老人更好地保持生活自理能力。国际研究也发现一些发展中国家老年人日常生活自理能力优于发达国家老年人。另外，农村地区艰苦的早年生活和年轻时较高的死亡率筛选，使得存活的老年人可能更为强壮、日常活动能力也更强。

②　也许由于生活能自理的老人才可能自己单独居住的选择性原因，不与子女一起居住老人的生活自理能力反而好于与子女一起居住老人。

　　图 6-4 给出了根据调查数据估算并作为模拟预测输入的城乡男女不同群组存活残障老人一年人均家庭照料现金支出。这些估算结果表明，城镇残障老人的人均照料现金支出大大高于农村残障老人，男性残障老人的人均照料现金支出大大高于女性残障老人，无配偶残障老人的人均照料现金支出显著高于有配偶残障老人，不与子女一起居住的残障老人的人均照料现金支出显著高于与子女一起居住的残障老人。

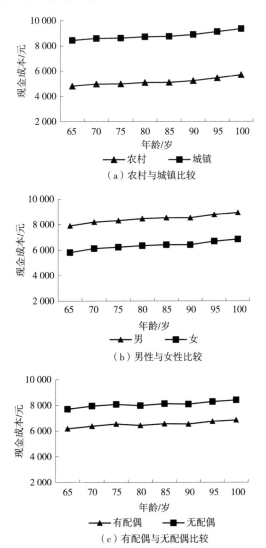

（a）农村与城镇比较

（b）男性与女性比较

（c）有配偶与无配偶比较

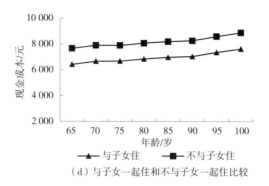

（d）与子女一起住和不与子女一起住比较

图 6-4 按城乡、性别、婚姻状态、是否与子女住分的存活残障老人一年人均家庭照料现金成本

资料来源：曾毅等（2012）

6.4.2 老年家庭照料需求成本中方案下的变动趋势和特征

表 6-1~表 6-3 给出了在老年家庭照料需求成本中方案假定条件下的相关模拟预测结果。如前所述，关于在死亡率下降和人口老化进程中老年整体生活自理能力水平可能改善或变差的三种理论假设以及相关实证研究大相径庭。不少学者认为，在改善或变差的可能性都存在的情况下，保持不变的假定是一种可能性较大而可行的选择（Smith et al.，2001）。因此，对假定老年生活自理能力状态转换概率保持当前水平不变的中方案模拟预测结果的分析，有助于我们理解未来老年照料需求成本变动趋势的基本特征；而中方案预测结果（表 6-1~表 6-3）所反映的变动趋势基本特征可以归纳为以下几点。

表 6-1 中方案下按年龄、婚姻状态、是否与子女一起居住分的
生活自理能力残障老人数（城乡男女合计）

项目	65~79岁生活自理能力残障中低龄老人					80岁及以上生活自理能力残障高龄老人					生活自理能力残障老人总数				
	有配偶		无配偶		合计	有配偶		无配偶		合计	有配偶		无配偶		合计
	与子女住	不与子女住	与子女住	不与子女住		与子女住	不与子女住	与子女住	不与子女住		与子女住	不与子女住	与子女住	不与子女住	
2000年/万人	129.8	112.9	128.1	44.9	415.7	37.0	24.6	142.6	33.0	237.2	166.8	137.6	270.7	77.9	653.0
2010年/万人	168.8	117.8	136.7	47.6	470.9	46.1	34.7	226.6	59.5	366.9	214.9	152.6	363.4	107.1	838.0
2020年/万人	271.4	188.2	181.2	64.4	705.2	75.2	53.1	332.7	101.2	562.2	346.6	241.3	513.8	165.7	1 267.4
2030年/万人	398.3	280.2	269.2	97.7	1 045.4	129.6	89.1	482.1	151.9	852.7	527.8	369.3	751.2	249.6	1 897.9
2040年/万人	542.3	382.3	363.4	148.9	1 436.9	217.7	152.5	783.7	253.9	1 407.8	760.1	534.7	1 147.1	402.8	2 844.7

续表

项目	65~79岁生活自理能力残障中低龄老人					80岁及以上生活自理能力残障高龄老人					生活自理能力残障老人总数				
	有配偶		无配偶		合计	有配偶		无配偶		合计	有配偶		无配偶		合计
	与子女住	不与子女住	与子女住	不与子女住		与子女住	不与子女住	与子女住	不与子女住		与子女住	不与子女住	与子女住	不与子女住	
2050年/万人	489.5	353.9	315.4	184.5	1 343.3	409.6	289.9	1 257.8	429.1	2 386.4	899.1	643.8	1 573.2	613.5	3 729.6
年增长率/%	2.7	2.3	1.8	2.9	2.4	4.9	5.1	4.5	5.3	4.7	3.4	3.1	3.6	4.2	3.5
2030年等于2000年倍数	3.1	2.5	2.1	2.2	2.5	3.5	3.6	3.4	4.6	3.6	3.2	2.7	2.8	3.2	2.9
2050年等于2000年倍数	3.8	3.1	2.5	4.1	3.2	11.1	11.8	8.8	13.0	10.1	5.4	4.7	5.8	7.9	5.7

注：由于舍入修约，部分数据有误差
资料来源：曾毅等（2012）

表6-2　中方案下中低龄和高龄生活自理能力残障老人数的城乡分布（男女合计）

年份	65~79岁生活自理能力残障中低龄老人						80岁及以上生活自理能力残障高龄老人					
	城镇		农村		城乡合计		城镇		农村		城乡合计	
	人数/万人	占比/%	人数/万人	占比/%	人数/万人	占比/%	人数/万人	占比/%	人数/万人	占比/%	人数/万人	占比/%
2000	186.0	44.7	229.7	55.3	415.7	100	96.2	40.5	141.0	59.5	237.2	100
2010	235.6	50.0	235.4	50.0	471.0	100	167.7	45.7	199.3	54.3	366.9	100
2020	378.5	53.7	326.6	46.3	705.1	100	287.0	51.0	275.2	49.0	562.2	100
2030	635.8	60.8	409.6	39.2	1 045.4	100	468.2	54.9	384.4	45.1	852.7	100
2040	959.8	66.8	477.1	33.2	1 436.9	100	851.8	60.5	556.0	39.5	1 407.8	100
2050	1 032.0	76.8	311.2	23.2	1 343.3	100	1 584.1	66.4	802.3	33.6	2 386.4	100

注：由于舍入修约，部分数据有误差
资料来源：曾毅等（2012）

表6-3　中方案下老人总数、生活自理能力残障老人数、残障老人家庭照料现金成本和残障老人家属提供照料工作日数（城乡男女合计）

年份	老人总数/万人			生活自理能力残障老人/万人			残障老人家庭照料现金成本占GDP的百分比/%		残障老人家属提供照料工作日数/亿日		
	65~79岁	80岁及以上	合计	65~79岁	80岁及以上	合计	人均成本年增长率与GDP年增长率相同	回归分析估算人均成本年增长率	65~79岁	80岁及以上	合计
2000	7 628	1 199	8 827	416	237	653	0.4	0.4	10.57	7.23	17.80
2010	9 930	2 232	12 162	471	367	838	0.7	0.9	12.10	11.28	23.38

续表

年份	老人总数/万人			生活自理能力残障老人/万人			残障老人家庭照料现金成本占GDP的百分比/%		残障老人家属提供照料工作日数/亿日		
	65~79岁	80岁及以上	合计	65~79岁	80岁及以上	合计	人均成本年增长率与GDP年增长率相同	回归分析估算人均成本年增长率	65~79岁	80岁及以上	合计
2020	15 356	3 213	18 569	705	562	1 267	1.0	1.8	17.95	17.40	35.35
2030	21 006	4 835	25 841	1 045	853	1 898	1.6	3.4	26.94	26.46	53.40
2040	26 767	7 120	33 887	1 437	1 408	2 845	2.3	5.1	37.47	44.13	81.60
2050	23 379	12 101	35 480	1 343	2 386	3 729	3.1	6.8	35.05	74.94	109.99
年增长率/%	2.3	4.7	2.8	2.4	4.7	3.5	4.1	5.7	6.6	8.8	9.5
2030年等于2000年倍数	2.8	4.0	2.9	2.5	3.6	2.9	4.0	8.5	2.5	3.7	3.0
2050年等于2000年倍数	3.1	10.1	4.0	3.2	10.1	5.7	7.8	17.0	3.3	10.4	6.2

资料来源：曾毅等（2012）

其一，残障老人增速明显高于老年人口总体增长水平；高龄残障老人增速大大快于中低龄残障老人。我国 21 世纪上半叶生活自理能力残障老人每年的年增长率为 3.5%，等于老人总数每年增长率（2.8%）的 1.25 倍。2050 年我国老年人口总数等于 2000 年的 4.0 倍；然而，2050 年我国残障老人数等于 2000 年的 5.7 倍（表 6-3）。我国 80 岁及以上高龄残障老人每年增长率为 4.7%，等于 65~79 岁中低龄残障老人年增长率（2.4%）的 2 倍；2030 年和 2050 年时，我国高龄残障老人数分别等于 2000 年的 3.6 倍和 10.1 倍，而 2030 年和 2050 年中低龄残障老人数分别等于 2000 年的 2.5 倍和 3.2 倍（表 6-1）。为什么今后几十年我国残障老人增速显著高于老年人口总体增长水平，而且高龄残障老人增速大大快于中低龄残障老人？主要原因是：我国 20 世纪五六十年代生育高峰期出生的庞大人群在 2030~2040 年前后陆续进入高龄年龄段；另外，随着人类寿命的延长，老人尤其是高龄老人死亡率下降速度将加快，从而造成我国 21 世纪老年人口高龄化，即高龄老人数量增长迅猛，比老年人口总量增加快得多，而高龄老人生活自理能力残障的可能性比中低龄老人大得多。

其二，无配偶、不与子女一起住（即独居）的残障老人年增长率明显高于与子女一起住的残障老人。我国中低龄和高龄独居残障老人平均年增长率分别为 2.9% 与 5.3%，明显高于非独居的中低龄和高龄残障老人平均年增长率（表 6-1）。我国 2050 年独居的中低龄和高龄残障老人数分别等于 2000 年的 4.1 倍和 13.0 倍，而 2050 年非独居的中低龄和高龄残障老人分别等于 2000 年的 2.5~3.8 倍和 8.8~11.8 倍。由于我们的中方案假定工作、迁移、观念变化等造成的子女不与老年父母一起居住的比例保持当前水平不变，表 6-1 所反映的独居残障老人年增长率明显高于与子女一起住的残障老人的趋势完全是生育率大幅下降导致未来老人子女数减少造成的。

其三，高龄残障老人城镇化水平明显落后于总体城镇化水平。表 6-2 数据表明，中低龄残障老人的城乡分布与我们的家庭人口预测假定的总体城镇人口占总人口百分比基本吻合。然而，2050 年城镇高龄残障老人占全国高龄残障老人总数的百分比为 66.4%，比总体城镇化水平 75% 低 8.6 个百分点。这是因为改革开放后农村向城镇人口流动迁移大潮中，20 世纪八九十年代已是中年人、2030 后成为高龄老人的农民大多数仍然留守村庄的原因。

其四，照料残障老人现金成本总额占 GDP 百分比增长速度大大快于残障老人总数的增长。表 6-3 的预测结果表明，即使在相当保守的假定人均照料现金支出年增长率与 GDP 年增长率相同的方案下，我国 21 世纪上半叶照料残障老人现金成本总额占 GDP 百分比将因残障老人数增加，而以每年 4.1% 的速度增加，分别等于残障老人总数和所有老人总数年增长率的 1.17 倍和 1.46 倍；如果按照时间序列数据和回归模型趋势外推估测人均照料现金支出年增长率，我国照料残障老人现金成本总额占 GDP 百分比将以每年 5.7% 的速度增加，分别等于残障老人总数和所有老人总数年增长率的 1.63 倍和 2.04 倍。形成这些差异的主要原因在于城镇、高龄残障老人和独居残障老人占残障老人总数比例的增加，而这些残障老人的人均照料成本较高。

上面阐述的我国 21 世纪上半叶老年家庭照料需求成本四个方面的变化趋势和特征都是中方案的预测结果，而中方案假定老年生活自理能力状态转换概率保持不变和中死亡率。也就是说，这些预期变化趋势和特征不是老人生活自理能力状况变化造成的，而主要是在相对比较保守的中死亡率假定条件下，我国人口快速老化并伴随着老年人口高龄化，以及未来的老人子女数大大减少等人口要素变动造成的。

6.4.3　我国 21 世纪上半叶老年照料需求成本变动趋势的可能范围

图 6-5 给出的中和高（b）方案下生活自理能力残障老人数（即照料需求）的预测数据表明，我国残障老人总数将从 2000 年的 653 万人快速增加到 2020 年、2030 年和 2050 年的 1 267 万~1 457 万人、1 898 万~2 493 万人和 3 730 万~6 182 万人[①]。图 6-6 给出的中和高（b）方案下数据表明，我国家属照料残障老人的非现金支付照料时间折合成的工作日数将由 2000 年的 18.0 亿日快速增加到 2020 年、2030 年和 2050 年的 35.4 亿~41.0 亿日、53.4 亿~71.1 亿日、110.0 亿~186.2 亿日。图 6-7（a）表明，如果相当保守地假定残障老人人均家庭照料现金支出（相当于居民服务业工资水平）年增长率与 GDP 年增长率相同，中方案和高（b）方案下我国残障老人家庭照料现金支出总额占 GDP 的百分比将由 2000 年的 0.4%增加到 2020 年、2030 年和 2050 年的 1.0%~1.1%、1.5%~1.9%和 3.1%~4.9%。然而，如果假定 2010~2030 年残障老人人均家庭照料现金支出年增长率与 1995~2008 年的居民服务业平均工资增长率的趋势类似，即老人人均家庭照料现金支出年增长率高于 GDP 年增长率 2.6~3.2 个百分点，并假定 2030 年以后残障老人人均家庭照料现金支出年增长率与 GDP 年增长率相同，中方案和高（b）方案下我国 2020 年、2030 年和 2050 年的残障老人家庭照料现金支出总额占 GDP 总量的百分比将高达 1.7%~1.9%、3.3%~4.1%和 6.8%~10.7%［图 6-7（b）］。

6.4.4　不同生育政策方案下平均每位劳动者承担的老年家庭照料负担的增长趋势

6.4.2 小节和 6.4.3 小节阐述讨论的未来年份残障老人总数、家属照料残障老人的非现金支付照料时间折合成的工作日总数、老年家庭照料现金支出占 GDP 百分比等，反映了老年家庭照料负担总量的变化，但不能说明平均

---

① 与其他模拟预测的高、低区间预测时期增加而加速增大类似（Lee and Tuljapurkar，2001），我们的高（b）和低方案构成的可能变动区间在 2030 年以后变得很大。根据我们预期可能性相对较大并参照国际文献，应用中方案和高（b）方案构成的区间来分析 2030 年以后我国老年照料需求成本的可能变动范围。

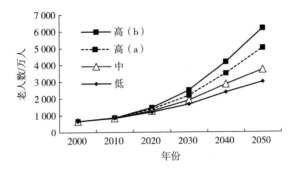

图 6-5 不同方案下生活自理能力残障老人数

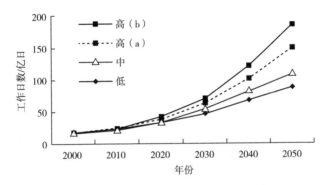

图 6-6 不同方案下残障老人家属提供照料工作日数

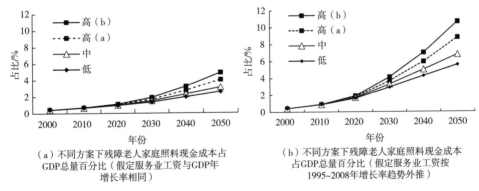

（a）不同方案下残障老人家庭照料现金成本占
GDP总量百分比（假定服务业工资与GDP年
增长率相同）

（b）不同方案下残障老人家庭照料现金成本
占GDP总量百分比（假定服务业工资按
1995~2008年增长率趋势外推）

图 6-7 不同方案下残障老人家庭照料现金成本占 GDP 总量百分比

每位劳动者承担的老年家庭照料负荷的相对增长趋势，因为未来年份的劳动年龄人数将不断发生变化。因此，我们将模拟预测的未来年份老年家庭照料负担总量，除以当年18~64岁劳动年龄人数，再与 2000 年相比较，从而得到平均每名 18~64 岁劳动者承担的老年家庭照料负荷的相对增长趋势。

　　21 世纪上半叶的劳动年龄人数与生育政策和生育率密切相关。在不同生育政策方案下，未来年份的劳动年龄人数变化将有较大差异。因此，如 6.3.2 小节所述，为了分析不同生育政策方案如何影响平均每位劳动者的老年家庭照料负担，我们对老年家庭照料需求成本低、中、高（a）、高（b）模拟预测方案，分别做了"普遍允许二孩"和"原生育政策不变"两个政策方案下的测算，结果列在表 6-4 中，并对不同生育政策方案下平均每位劳动者承担的老年家庭照料负担的增长趋势差异进行对比分析。

表 6-4　不同生育政策假定方案下未来年份平均每位 18~64 岁劳动者承担的老年家庭照料负荷等于 2000 年的倍数

年份	平均每位劳动者负担的残障老人数等于 2000 年的倍数				平均每位劳动者负担的老年家庭照料现金成本等于 2000 年的倍数								平均每位劳动者负担的非现金支付家庭照料老人时间等于 2000 年的倍数			
					人均照料成本年增长率与 GDP 年增长率相同				回归分析趋势外推估算人均照料成本年增长率							
	高（b）	高（a）	中	低	高（b）	高（a）	中	低	高（b）	高（a）	中	低	高（b）	高（a）	中	低
（1）普遍允许二孩（A）																
2000	1.0	1.0	1.0	1.0	1.0	1.0	1.0	1.0	1.0	1.0	1.0	1.0	1.0	1.0	1.0	1.0
2010	1.18	1.18	1.15	1.15	1.42	1.42	1.40	1.40	1.89	1.89	1.86	1.86	1.21	1.21	1.18	1.18
2020	2.00	1.88	1.74	1.64	2.34	2.23	2.10	2.00	4.01	3.81	3.60	3.42	2.06	1.94	1.78	1.68
2030	3.48	3.04	2.66	2.33	4.08	3.62	3.25	2.90	8.91	7.91	7.11	6.34	3.64	3.18	2.75	2.40
2040	6.07	5.08	4.18	3.48	7.21	6.13	5.22	4.45	15.77	13.40	11.41	9.72	6.49	5.44	4.40	3.66
2050	9.43	7.65	5.81	4.67	11.56	9.52	7.50	6.17	25.25	20.80	16.40	13.48	10.42	8.47	6.29	5.05
（2）原生育政策不变方案（B）																
2000	1.0	1.0	1.0	1.0	1.0	1.0	1.0	1.0	1.0	1.0	1.0	1.0	1.0	1.0	1.0	1.0
2010	1.18	1.18	1.15	1.15	1.42	1.42	1.40	1.40	1.89	1.89	1.86	1.86	1.21	1.21	1.18	1.18
2020	2.00	1.88	1.74	1.64	2.34	2.23	2.10	2.00	4.01	3.82	3.60	3.42	2.06	1.94	1.78	1.68
2030	3.53	3.09	2.71	2.37	4.14	3.68	3.31	2.96	9.04	8.03	7.24	6.46	3.69	3.23	2.80	2.45
2040	6.36	5.32	4.42	3.68	7.57	6.43	5.53	4.71	16.54	14.05	12.07	10.29	6.81	5.70	4.65	3.87
2050	10.30	8.36	6.45	5.17	12.62	10.40	8.32	6.84	27.59	22.72	18.19	14.95	11.38	9.26	6.98	5.60

续表

年份	平均每位劳动者负担的残障老人数等于2000年的倍数				平均每位劳动者负担的老年家庭照料现金成本等于2000年的倍数								平均每位劳动者负担的非现金支付家庭照料老人时间等于2000年的倍数			
					人均照料成本年增长率与GDP年增长率相同				回归分析趋势外推估算人均照料成本年增长率							
	高(b)	高(a)	中	低	高(b)	高(a)	中	低	高(b)	高(a)	中	低	高(b)	高(a)	中	低

（3）与普遍允许二孩相比，原生育政策不变方案下 2030~2050 年平均每位劳动者承担的老年家庭照料负荷等于 2000 年倍数的增加数（B 减 A）

年份	高(b)	高(a)	中	低	高(b)	高(a)	中	低	高(b)	高(a)	中	低	高(b)	高(a)	中	低
2030	0.05	0.05	0.05	0.04	0.06	0.05	0.05	0.05	0.14	0.12	0.13	0.12	0.06	0.05	0.05	0.04
2040	0.30	0.25	0.24	0.20	0.35	0.30	0.30	0.26	0.77	0.66	0.66	0.57	0.32	0.27	0.26	0.21
2050	0.87	0.71	0.63	0.51	1.07	0.88	0.82	0.67	2.33	1.92	1.79	1.47	0.96	0.78	0.69	0.55

注：由于舍入修约，部分数据有误差
资料来源：曾毅等（2012）

表 6-4 的模拟预测结果表明，在"原生育政策不变"方案下，我国 2050 年平均每位劳动者负担的 65 岁及以上残障老人数将等于 2000 年的 5.2~10.3 倍，比"普遍允许二孩"方案多出 50%~90%；两个生育政策方案下平均每位劳动者负担的非现金支付照料老人时间增长倍数的差异与此基本相同。如果假定人均照料成本年增长率与 GDP 年增长率相同，在"原生育政策不变"方案下，我国 2050 年平均每位劳动者负担的老年家庭照料现金支出等于 2000 年的 6.8~12.6 倍，比"普遍允许二孩"方案多出 70%~110%。如果按回归分析趋势外推估算人均照料成本年增长率，在"原生育政策不变"方案下，2050 年平均每位劳动者负担的老年家庭照料现金支出等于 2000 年的 15.0~27.6 倍，比"普遍允许二孩"方案多出 150%~230%。

与保持"原生育政策不变"相比，"普遍允许二孩"方案下，2040 年和 2050 年平均每位劳动者承担的老年家庭照料负荷等于 2000 年的倍数将分别减少 20%~80% 和 60%~230%。这些模拟预测结果充分证明了生育政策调整对人口老化严峻挑战的显著缓解作用。当然，不像针对经济和金融问题的宏观调控政策可以在短期内生效，人口结构问题的改善距生育政策调整实施有一个 20 年左右的滞后期，即今天出生的婴儿要到 20 年后才能成为劳力资源。

我们的模拟结果也表明，即使实行"普遍允许二孩"政策，我国未来几十年平均每位劳动者的老年家庭照料负担也将迅速大幅度增长，其原因当然是我国过去几十年生育率和死亡率的大幅下降带来的人口快速大规模老化，政府和社会必须高度重视，除了调整生育政策外，还必须尽快采取其他相应的社会经济应对措施。

6.4.5　未来死亡率的进一步降低和老年生活自理能力水平变化对老年家庭照料需求成本的影响

如 6.3.2 小节所述，老年家庭照料需求成本高（a）和中方案下，关于老人生活自理能力状况保持不变和其他人口参数的假定完全相同，但分别用的是低死亡率和中死亡率假定，因此，对高（a）和中方案预测结果进行比较，可以看出死亡率进一步较大幅度改善可能对老年照料需求成本的影响。由于中方案和低方案的中死亡率和其他所有人口参数假定都相同，只是低方案的老人生活自理能力状况相对中方案有普遍持续改善，所以，比较低、中方案，可以看出老人生活自理能力状况改善将对照料需求成本有多大影响。同理，高（b）方案和高（a）方案的低死亡率和其他所有人口参数假定完全相同，只是高（b）方案的老人生活自理能力状况相对高（a）方案来说将普遍变差，比较高（b）和高（a）方案，可以看出老人生活自理能力状况变差将对照料需求成本有多大影响。因此，低、中、高（a）、高（b）方案的模拟预测不但可以反映我国未来老年照料需求成本变动的可能范围，而且可以用来进行死亡率和老人生活自理能力状况变化对老年家庭照料需求成本影响的灵敏度（sensitivity）分析。

表 6-5 的灵敏度分析结果表明，与假定老人整体生活自理能力水平保持不变方案比较，假定老人生活自理能力状况普遍持续改善或假定老人整体生活自理能力水平普遍持续变差，我国 2030 年老年照料需求成本将降低 10.9%~12.6%（低、中方案比较）或提高 12.6%~14.2%［高（b）、高（a）方案比较］；而 2050 年则将降低 17.8%~19.8%或提高 21.4%~23.2%。与假定死亡率进一步下降幅度中等（即中死亡率）比较，假定死亡率将更大幅度下降而达到低死亡率水平，将使我国 2030 年和 2050 年的老年照料需求成本分别提高 11.9%~16.6%和 29.6%~37.7%［高（a）、中方案比较］。

表 6-5　未来死亡率和老人生活自理能力水平变化对老年家庭照料
需求成本影响的灵敏度分析（单位：%）

年份	死亡率更大下降的影响 ［高（a）、中方案比较］			生活自理能力变差的影响 ［（高（b）、高（a）方案比较］			生活自理能力改善的影响 （低、中方案比较）		
	残障老人 总数	现金 成本	机会 成本	残障老人 总数	现金 成本	机会 成本	残障老人 总数	现金 成本	机会 成本
2020	+8.4	+6.2	+9.2	+6.1	+5.2	+6.1	−5.8	−4.8	−5.8
2030	+15.0	+11.9	+16.6	+14.2	+12.6	+14.2	−12.5	−10.9	−12.6
2040	+22.9	+18.9	+25.2	+19.5	+17.7	+19.4	−16.7	−14.8	−16.8
2050	+34.6	+29.6	+37.7	+23.2	+21.4	+22.9	−19.7	−17.8	−19.8

资料来源：曾毅等（2012）

6.5　结　　语

我们的分析表明，老年生活自理能力水平和死亡率是影响老年照料需求成本的两个最主要的直接因素。无论假定老人整体生活自理能力水平普遍改善、保持不变或变差，死亡率是中等幅度还是较大幅度下降，我国 21 世纪中叶老年照料需求成本都将因为不可改变的人口老龄化和老年人口高龄化的趋势而大幅增长，只是在不同假定方案下增幅有所不同而已。因此，我们必须为应对今后老年照料需求成本大幅度增长的严峻挑战在社会经济规划和相关政策调整完善上早有准备。

我们的模拟预测表明，假定随着死亡率的继续下降，老人整体生活自理能力水平普遍持续改善（低方案）或普遍持续变差［高（b）方案］，将大大相对降低或提高老年照料的需求和成本。同时，我们还发现，与相当保守、假定今后死亡率缓慢下降的中方案比较，如果假定我国 2050 年男女合一平均期望寿命为 84.8 岁（仅比日本 2003 年高出 3.0 岁）、并非高不可攀的低死亡率方案［高（a）方案］成为现实，将使我国 2030 年和 2050 年的老年照料需求成本分别提高 11.9%~16.6% 和 29.6%~37.7%（详见表 6-5）。毫无疑问，随着社会经济的发展，老年死亡率的进一步下降和寿命延长是不可改变的趋势。任何政府、社会和个人不可能为了避免老年人总数和残障老人数增加而人为扭转死亡率下降和寿命延长的趋势。因此，在老年生活自理能力水平和死亡率这两个影响老年照料需求成本总量的最主要直接因素中，我们必须也只能通过改善老年健康来达到降低老年照料需求和成本的目的。而改善老年健康的最有效途径不是仅仅治病，而应是治病的同时更侧重防病，因为如果老人的防病能力没有提高，他们的一种病治好了，很快会得另一种病或长期处于生活不能自理的残障状态，即带来前面讨论过的"死亡率下降将导致残障和带病比例普遍增加"第二种理论假设的实现。因此，我们必须切实加强研究为什么有的老人活到高龄还思维敏捷、健康快乐，最后无大病或较少病痛而终，而其他老人却重病缠身、痛苦连年而终，即重视老年健康影响因素的跨学科研究，从以疾病为主导（"治已病之人"）向以健康为主导（"治未病之人"）的思想观念、经费投入、研究内容重心的战略"前移"。

我国女性老人在生活自理能力状况方面相对男性老人明显处于劣势［图 6-3（b）］，但是，女性残障老人得到的人均家庭照料支出大大低于男性残障老人［图 6-4（b）］。这一问题需要引起社会和政府的高度重视。政府向老年人提供长期照料服务补贴时应对处于劣势的女性老人，尤其是高龄女性老人予以特别关注，从而保证男女老人享受完全平等的权益。无配偶残障老人人均家庭照料现金支出显著高于有配偶残障老人的实证分析结果［图 6-4（c）］启示我们，从降低未来老年家庭照料成本的角度，应大力支持和鼓励丧偶老人再婚，从法律、政策和社会家庭道德各个层面消除丧偶老人再婚的障碍。而且，丧偶老人再婚有利于老人心理和生理健康改善。

我们的研究以令人信服的模拟预测数据分析证明，如果保持"原生育政策不变"，我国未来平均每位劳动者承担的老年家庭照料负荷将越来越重，比"普遍允许二孩"方案下要严重得多。而且，我们的其他研究表明，长期保持"原生育政策不变"还有其他许多严重弊端：①继续助长出生性别比大幅偏高的危险趋势（曾毅，2009a）。②将导致劳动力资源加速萎缩和老年人口占总人口比例加速大幅上升而削弱资源环境保护的国家实力。③越来越多的独生子女在家庭中的唯一性造成的心理缺陷，因天灾人祸与疾病事故而导致中老年夫妇唯一的孩子先于父母死亡，造成较多无后与孤寡老人等，将严重危及家庭幸福、社会和谐与国防实力。④将使计划生育管理成本与恶化党群关系的政治代价太高（曾毅，2006，2009b，2012a，2015a，2015b）。因此，2015 年 10 月公布的"普遍允许二孩"政策将大大有利于克服保持"原生育政策不变"的诸多严重弊端（包括本章分析的老年家庭照料负荷成本太高等），既满足群众生二孩意愿，又有助于国家应对人口快速大规模老化严峻挑战。

　　最后，必须指出，我们的模拟结果也表明，即使实行"普遍允许二孩"政策，我国未来几十年平均每位劳动者的老年家庭照料负担也将迅速增长，这一点必须引起政府和社会高度重视。除了已经实施的"普遍允许二孩"政策外，还必须尽快采取其他相应的社会经济应对措施。例如，逐步提高退休年龄（曾毅，2005）；大力鼓励支持成年子女与老人同居或紧邻居住的家庭，促进可以相对独立的老人与子女紧邻居住的复式单元公寓房的发展。老人与子女紧邻居住既有利于老人享受天伦之乐，在生病时得到适当家庭照料，并减少现金支付的照料开支，在不生病时向子女提供一些帮助，也有利于解决老人与子女、孙子女在饮食、起居、娱乐等偏好差异可能引发的代际矛盾，使老人晚年生活更加幸福愉快（详见本书第 7 章的实证研究和第 26 章的政策分析）。

第二部分

健康老龄的影响因素研究

第二部分着重从家庭养老、社会养老以及社会经济及自然环境三个层面深入讨论健康老龄的影响因素及其作用机制。这些研究成果分别在《经济研究》、《经济学（季刊）》及 *Health Economics*、*Journal of Comparative Economics* 等国内外一流刊物发表。第 18 章介绍的关于社会行为环境-遗传交互作用显著影响高龄老人健康的研究表明，积极探索社会行为环境与遗传交互作用对老龄健康的影响，有助于提高对老年健康干预的精准度与有效性，成果已分别在 *Journal of Gerontology: Biological and Medical Sciences*、*BMC Geriatrics*、*Rejuvenation Research*、《医学与哲学》等国际国内一流期刊发表。

第 7 章

空巢模式对老年躯体健康与心理健康的影响①

7.1 引 言

人口快速老龄化是 21 世纪我国社会面临的重大挑战。2010 年第六次全国人口普查显示，我国 65 岁及以上老年人的比例高达 8.87%，比 2000 年上升 1.91 个百分点，成为世界上唯一的老年人口超过 1 亿的国家。就当前的养老模式而言，公立养老院容量不足，私立养老院数量有限且费用昂贵，居家养老仍是主要的养老模式。然而随着生育率走低、城市化加速及观念的转变，家庭作为老年人基本依托的状况也正在经历结构性的变化——老年空巢化趋势明显，多代同堂比例不断下降。我国"城乡老年人口追踪调查"的数据显示，2006 年我国城乡空巢老年家庭所占的比例分别达到 49.7% 和 38.3%，大中城市的空巢比例更是高达 56.1%。由于当前我国养老保障体系尚未实现全面覆盖，社区养老服务业也处于刚起步阶段，相比多代合住的老年人，空巢老年人获得的经济资源与照料资源相对较少，这可能会对他们的生理与心理健康产生不利影响。为此，《中国老龄事业发展"十二五"规划》呼吁"重点关注高龄、空巢、患病等老年人的心理健康状况"。

———————

① 本章作者：沈可（复旦大学社会发展与公共政策学院人口研究所副教授）。本章受到国家自然科学基金资助（项目批准号：71233001，71490732）。

国内外一系列研究表明，老年人空巢与其健康状况密切相关。但现有研究尚未达成一致结论：第一，部分研究发现空巢老人属于健康弱势群体（Kharicha et al.，2007），而其他研究则发现空巢对老年健康具有保护性效应（Sibai et al.，2007；刘宏等，2011）。在实证研究中，这一研究命题的难点在于如何克服自变量的内生性问题（Li L W et al.，2009）。如果不考虑内生性问题，研究仅能停留于讨论空巢与老年健康的相关关系，而无法估计空巢对老年健康的因果影响。这一问题目前尚未得到很好的解决。第二，空巢对老年健康的影响还可能存在异质性。例如，城市空巢老人可以部分依赖社区养老服务，而农村空巢老人的照料资源更加匮乏，面对不利健康冲击时将尤为脆弱。如果忽视影响的异质性，则可能造成对各类老年群体养老服务需求的认识偏差。第三，现有文献均没有触及居住模式对老年健康的影响渠道。如果空巢不利于老年健康，那么其到底是削弱了老人的经济保障和医疗服务利用率，还是因为无法满足老人的精神需求？现有研究尚未给出答案。

针对上述的研究不足，本章将利用中国老年健康调查 2005 年数据，采用工具变量方法解决空巢的内生性问题，系统分析空巢对老年躯体健康和认知功能的因果影响，这一影响是否存在城乡差异、性别差异、年龄差异、婚姻状态差异和经济地位差异，以及这一影响的渠道与机制是什么。本章旨在为科学理解居住模式对老年健康的影响提供进一步的证据，这将有助于我们构建政府、社区和家庭三个层级紧密配合的综合养老服务体系，有助于我们因地制宜地设计和实践行之有效的健康干预措施，从而有力保障并改善老年人的健康状况。

7.2 空巢对老年健康影响的文献回顾

关于空巢对老年健康影响的现有研究主要集中在人口学与社会学领域。就结论而言，现有研究可以分为两类。一类研究发现空巢对老年健康具有保护性效应，换言之，与子女同住不利于老年健康。Sibai 等（2007）基于黎巴嫩 50 岁以上老人 1984~1994 年的跟踪数据发现，在控制老人的社会经济地位、健康行为及基期健康状况后，与已婚子女同住的老年人死亡风险显著较高。L. W. Li 等（2009）基于中国老年健康调查 1998~2000 年的数据，也发现在控制基期健康及人口特征后，基期与子女合住的高龄老人在下一期生活无法自理的可能性显著较高。刘宏等（2011）基于中国老年健康调查数据，在控制基期健康状况后，也发现多代合住的老年人的客观健康相对于仅与配偶同住的老年人明显更差。他们提出一种可能的解释是，独居促使老年人更积极地料理日常生活，这有助于保持躯体机能的完好；而与子女同住的老人易形成依赖性，日常活动能力反而衰退更快。

另一类研究则发现空巢老人由于缺乏生活照料与他人陪伴，健康状况显著较差。Sarwari 等（1998）对美国 65~99 岁老年人研究发现，对于基期残障的老人，在控制基期各种健康指标后，空巢会明显增加其生活自理能力恶化的风险。Kharicha 等（2007）对英国 65 岁及以上老人的研究发现，空巢老人日常生活自理能力和自评健康显著较差，且慢性病发病风险显著较高。Rahman（1999）利用 1974~1982 年孟加拉国农村地区 60 岁及以上老人跟踪调查的数据，采用 Cox 回归分析，控制老人的年龄、经济条件和基期健康状况后发现，相对于独居老人，与儿子同住的女性老人死亡风险明显较低，而且随着年龄增长，与儿子同住对健康的保护性效应显著增强。Silverstein 等 （2006）对中国安徽农村 60 岁及以上老人的研究发现，空巢老人患抑郁症的可能性相比与子代同住的老人显著较高，自评生活满意度显著较低。

上述结论的不一致或许是因为样本群体的差异，也可能源于研究方法的不同。部分研究假定居住模式为外生变量，采用 OLS 回归或者 Logit 模型进行分析，其中包括对西方国家的研究（Waite and Hughes，1999；Sibley et al.，2002；Kharicha et al.，2007），也包括对中国的研究（Chen and Silverstein，2000；周建芳等，2008）。但正如不少学者所指出的，探讨空巢对老年健康的影响时必须要考虑内生性问题，否则只能分析二者之间的相关关系，而无法估计空巢对老年健康的因果影响（Li L W et al.，2009）。内生性问题主要来源于自变量与因变量互为因果关系，即空巢影响老年健康的同时，健康状况也会影响老人的居住决策。为了克服这一内生性问题，比较常见的方法是：基于跟踪调查数据，在控制老年人基期健康水平后，分析基期居住模式对下一期健康的影响（Sarwari et al.，1998；Hughes and Waite，2002；Li L W et al.，2009；刘宏等，2011）。这一方法的局限在于，如果老人预期到下一期健康状况将出现恶化，而在当期提前搬去与子女合住，那么反向因果关系仍然存在，内生性问题仍未得到很好解决。针对这一问题，本章将尝试使用工具变量方法更好地识别因果影响。除了研究方法的改进，本章探讨空巢对老年健康的影响时，不仅使用前人经常涉及的躯体健康指标（Sarwari et al.，1998；Li L W et al.，2009），还包括现有研究较少关注但作为判别痴呆早期重要临床特征的认知功能指标，以期为健康干预政策的制定提供更全面的实证依据。

7.3 研 究 路 线

7.3.1 研究方法

前文已经指出自变量"空巢与否"存在内生性问题，因此使用 OLS 估计会导致系数估计的不一致。本章将利用工具变量方法克服内生性问题，采用两阶段最小二乘法（two stage least square，2SLS）进行估计。有效的工具变量应与回归方程的残差项不相关，同时与内生自变量高度相关，但不会直接影响因变量老年健康。本章工具变量的选择基于老人子女的性别结构，具体包括：①老人的第一胎为儿子且存活至今。根据我国养儿防老的传统价值取向，长子在多数时候需要担负赡养老人的责任，因此有存活长子的老人空巢的可能性相对较小。②存活子女中女儿的比例。由于女性社会经济地位提高、女性外出打工比例低于男性等，女儿逐渐在父母生活照料和精神慰藉方面发挥更重要的作用。另外，女儿在家中可以扮演监督者的角色，即监督其兄弟承担赡养父母的职责。因而女儿比例较高的老年人空巢的可能性会更低。回归模型的表述如下：

$$H_i = \alpha_0 + \alpha_1 X_i + \sum \beta_j Z_j + u_i \qquad （7-1）$$

$$X_i = \delta_0 + \delta_1 C_{i1} + \delta_2 C_{i2} + \sum \gamma_j Z_j + v_i \qquad （7-2）$$

式（7-1）为二阶段回归式。其中，因变量 H_i 为老人的健康状况；X_i 为内生自变量"是否空巢"；Z_j 为一系列控制变量，包括年龄、性别、居住地等。式（7-2）为一阶段回归式，内生变量成为因变量，C_{i1} 与 C_{i2} 为两个工具变量。我们将根据一阶段回归式中工具变量的 F 统计值判断是否存在弱工具变量的问题。由于工具变量个数大于内生变量个数，我们还将利用过度识别检验（over-identification test）验证工具变量的有效性。

7.3.2　数据来源

本章的数据来源于中国老年健康调查，其基线调查始于 1998 年，并于 2000 年、2002 年、2005 年、2008 年、2011 年和 2014 年进行跟踪调查。1998 年基线调查在我国 22 个省（自治区、直辖市）随机抽取了 631 个（约占 50%）县、县级市和市辖区。调查区域总人口为 9.85 亿，大约覆盖了全国 85%的人口。1998 年和 2000 年调查对象是 80 岁及以上的高龄老人，自 2002 年调查又新增了 65~79 岁的低龄老人。

本章采用中国老年健康调查 2005 年的调查数据。2005 年调查共访问了 22 个省（自治区、直辖市）15 638 名 65 岁及以上老人（有效样本）。样本选择流程如下：①本章仅考察居家养老的老年人，因此未包括 422 名居住在养老机构的老人（占全体老年人的 2.7%）。②本章的研究重点是空巢老人与多代合住老人在健康方面的差异，因而并未包含 304 名与父母、兄弟姐妹及其他亲友居住、但未与子女同住的老人。③剔除了关键变量有缺失值的 100 个样本。最终样本量为 14 812 名 65 岁及以上老年人。

7.3.3　变量测度与统计描述

反映老年健康的因变量有两个。

（1）反映躯体健康的日常生活自理能力（变量以 ADL 计）。ADL 包含吃饭、穿衣、洗澡、室内活动、上厕所、控制大小便这六项活动。每一项活动均有三个选项可供老人选择，即自己独立完成、部分需要他人帮助、完全依靠别人帮助。如果老人能够独立完成这六项活动则定义为"ADL 完好"（赋值为 1），如果有至少 1 项活动部分或完全依赖他人的帮助完成则定义为"ADL 受损"（赋值为 0）。本章将 ADL 定义为二分变量，而没有定义为多分类变量（如 ADL 完好、ADL 轻度受损、ADL 中度受损与 ADL 重度受损），这主要有两方面原因。其一，与前人的相关研究结果具有可比性。Sarwari 等（1998）、Kharicha 等（2007）、L.W. Li 等（2009）及刘宏等（2011）的研究均将 ADL 定义为二分变量。这些文献和本章共同的研究问题是空巢是否影响 ADL 残障的可能性，并非空巢是否影响 ADL 残障的程度。其二，本章除了使用 Probit（概率）模型，还进一步采用工具变量方法以识别空巢对老年人生活自理能力的因果影响。而工具变量方法应用的 2SLS 进行估计时基于线性 Probit 模型，这要求因变量 ADL 为二分变量。

（2）反映认知功能的 MMSE 得分。MMSE 量表共包含 24 个问题，涵盖了定向能力，反应能力，注意力及计算能力，记忆力，语言、理解及自我协调能力这五方面的认知功能。MMSE 的分值范围为 0~30 分，根据国际上通用的标准，将 0~23 分定义为"认知功能受损"（赋值为 0），24~30 分定义为"认知功能良好"（赋值为 1）（Deb and Braganza，1999）。

关键自变量为空巢与否：空巢则赋值为 1，多代同堂模式则赋值为 0。空巢的定义为老年人一人居住或者仅与配偶同住。多代同堂模式包括老年人与子女、孙子女同住的三代家庭，老年人与子女同住但不与孙子女同住的两代家庭，以及老年人与孙子女同住但不与子女同住的隔代家庭。为了表述简便，后文将以上三种情况统称为与子女同住或多代同堂/合住模式。实证分析中还将控制老年人的社会人口特征、婚姻状态、经济地位、过去的健康行为及省的虚拟变量。

表 7-1 为回归模型中使用的变量的统计描述。样本中32.8%的老人处于空巢家庭，大多数老人还是选择与子女同住。按照是否空巢划分样本，可以看到空巢老人 ADL 完好的比例以及 MMSE 良好的比例均明显高于与子女同住的老人。这可能是选择性的结果，即只有身体状况良好的老人才能够选择独立居住，而身体孱弱的老人需要子女陪护；同时，这也与空巢老人平均年龄较小有关：空巢老人比多代合住的老人年轻将近 8 岁。此外，相对于与子女合住的老人，空巢老人中男性、汉族、非文盲、有配偶、享受医疗保险、过去常抽烟以及常喝酒的比例都更高。

表 7-1　变量描述

项目	总体样本		空巢老人		与子女合住老人	
	均值	标准差	均值	标准差	均值	标准差
因变量						
ADL 完好（受损=0）	0.76	0.43	0.89	0.32	0.69	0.46
MMSE 良好（受损=0）	0.62	0.49	0.75	0.43	0.55	0.50
控制变量						
年龄	85.96	11.74	80.8	10.58	88.48	11.45
男性（女性=0）	0.43	0.49	0.54	0.50	0.37	0.48
汉族（少数民族=0）	0.94	0.24	0.96	0.19	0.93	0.26
居住在城镇（农村=0）	0.43	0.50	0.42	0.49	0.44	0.50
非文盲（文盲=0）	0.39	0.49	0.48	0.50	0.34	0.47
有配偶（丧偶/离异/未婚=0）	0.32	0.46	0.57	0.50	0.19	0.39
享受医疗保险（无=0）	0.25	0.43	0.29	0.45	0.23	0.42
过去经常抽烟（不抽烟=0）	0.34	0.47	0.39	0.49	0.31	0.46
过去经常喝酒（不喝酒=0）	0.30	0.46	0.33	0.47	0.29	0.45
过去经常锻炼（不锻炼=0）	0.34	0.47	0.35	0.48	0.34	0.47
工具变量						
第一胎为儿子且存活（否则=0）	0.42	0.49	0.45	0.50	0.41	0.49
存活子女中女儿比例	0.43	0.30	0.42	0.29	0.44	0.30
渠道变量						
生活来源不够用（够用=0）	0.23	0.42	0.24	0.43	0.22	0.42
患病时未得及时治疗（否则=0）	0.12	0.32	0.14	0.34	0.11	0.31
无人聊天或诉说心事（否则=0）	0.07	0.25	0.07	0.26	0.06	0.24
观测值	14 812		4 859		9 953	

注："年龄""存活子女中女儿的比例"为连续变量，其余均为虚拟变量

资料来源：作者根据中国老年健康调查 2005 年数据估算得来

7.4　空巢对老年躯体健康与心理健康的影响

7.4.1　空巢对老年人 ADL 的影响

表 7-2 列出了空巢对老人 ADL 影响的估计结果。第 1 列假设空巢为外生自变量，由于因变量 ADL 完好为二元分类变量，我们选取二元 Probit 模型进

行回归。结果显示，相对于与子女合住的老年人，空巢老人生活自理的可能性显著较高。为了与第 3 列 2SLS 估计线性 Probit 模型的结果作对比，第 2 列在自变量外生的假定下，采用 OLS 估计线性 Probit 模型，回归系数与 Probit 模型估计的边际效应非常接近。这一结果与 L. W. Li 等（2009）对中国高龄老人的研究结果相仿。但这一结果可能是反向因果关系，即健康较差的老人更倾向于与子女合住所致。

表 7-2 空巢对老年人 ADL 的影响

因变量：ADL 完好=1	Probit（边际效应）	OLS	2SLS	
			一阶段	二阶段
工具变量				
第一胎为儿子且存活			−0.027**	
			（0.008）	
存活子女中女儿的比例			−0.091**	
			（0.013）	
内生自变量				
空巢	0.089**	0.089**		−0.192
	（0.007）	（0.006）		（0.126）
控制变量				
年龄	−0.016**	−0.015**	−0.006**	−0.014**
	（0.000）	（0.000）	（0.000）	（0.001）
男性	0.051**	0.061**	0.040**	0.057**
	（0.009）	（0.008）	（0.010）	（0.010）
汉族	−0.011	−0.009	0.082**	−0.017
	（0.016）	（0.014）	（0.015）	（0.017）
居住在城镇	−0.049**	−0.045**	−0.017*	−0.043**
	（0.007）	（0.007）	（0.008）	（0.007）
非文盲	−0.001	−0.005	−0.005	−0.005
	（0.009）	（0.007）	（0.009）	（0.008）
有医疗保险	0.006	0.020*	0.011	0.019*
	（0.009）	（0.008）	（0.010）	（0.009）
目前有配偶	−0.034**	−0.040**	0.290**	−0.070+
	（0.009）	（0.007）	（0.010）	（0.037）
过去常抽烟	−0.009	−0.006	−0.018+	−0.005
	（0.008）	（0.008）	（0.009）	（0.008）

续表

因变量: ADL 完好=1	Probit（边际效应）	OLS	2SLS	
			一阶段	二阶段
过去常喝酒	0.005	0.003	0.000	0.003
	（0.008）	（0.008）	（0.009）	（0.008）
过去常锻炼	0.016**	0.019**	−0.006	0.020**
	（0.008）	（0.007）	（0.008）	（0.007）
省虚拟变量	控制	控制	控制	控制
一阶段 F 值			25.7**	
过度识别检验的 p 值			0.64	
观测值个数	14 812	14 812	14 812	14 812

$+p<0.1$，$*p<0.05$，$**p<0.01$

注: 括号中为系数稳健的标准差

因而，表 7-2 第 3 列进一步采用工具变量方法解决空巢的内生性问题。一阶段的回归结果显示，两个工具变量对内生变量均有显著影响，且影响的方向符合我们的预期，即有存活的长子的老人，以及存活子女中女儿比例较高的老人，空巢可能性均显著较低。根据 Staiger 和 Stock（1997）建议的经验法则，一阶段回归的 F 值[①]是否大于 10，可作为弱工具变量的评判标准。如果存在弱工具问题，2SLS 估计则难以矫正系数估计的不一致性。在该回归中，第一阶段 F 值达到 25.7，可判定不存在弱工具问题。同时一阶段回归中工具变量的个数超过了内生变量的个数，应该进行过度识别检验。检验的 p 值为 0.64，不显著，说明不存在过度识别问题，即无法拒绝方程中工具变量均有效的零假设。

二阶段回归的结果显示，空巢对老年人 ADL 有不利的影响，虽然这一结果统计上并不显著。此外，我们还分性别、年龄段和城乡分别进行回归，也均未发现空巢对老年人 ADL 的显著影响[②]。这可能是两方面原因导致的：一方面，多代合住的老人更多地享受子女提供的日常照料和转移支付，这对他们的躯体健康具有保护性效应。另一方面，多代同堂家庭中老人更多地为子女分担家务、照料孙子女，在这些活动中老人易受伤、易疲劳，从而导致

---

① 一阶段回归中两个工具变量的联合显著性检验。

② 由于分样本回归中也没有发现空巢对 ADL 的显著影响，回归系数在此省略。

躯体功能恶化（王德文，2008）；而且，与子女合住的老人易形成对他人的依赖性，日常活动能力反而衰退更快（Li L W et al.，2009）。这两种效应相互对冲抵消，可能致使回归分析中空巢的系数不显著。

控制变量的影响方向符合我们的预期。年龄越大、女性、居住在城镇的老人生活完全自理的可能性显著较低。以往的研究也发现城镇老人的 ADL 明显不如农村老人（Zeng et al.，2002）。这一方面是选择性的结果：面临农村较为艰苦的生活条件，存活至高龄的老人具有更强健的体魄；另一方面是因为农村老人多半居住在平房或二层楼房中，相对于常年闭门于高层住宅的城镇老人，他们可以进行更多户外活动，因而得以维持良好的生活自理能力。享受医疗保险可以提高老年人的医疗服务利用率，改善躯体健康。过去经常锻炼的老人当前生活自理的可能性也显著较高。

7.4.2 空巢对老年人认知功能的影响

表 7-3 报告了空巢对老人认知功能影响的估计结果。第 1~3 列因变量均为 MMSE 虚拟变量，MMSE 良好（MMSE 得分大于 23 分）赋值为 1。

表 7-3 空巢对老年人认知功能的影响

| 项目 | MMSE 良好=1 | | | | MMSE 得分 |
| | Probit（边际效应） | OLS | 2SLS | | 2SLS |
			一阶段	二阶段	二阶段
工具变量					
第一胎为儿子且存活			−0.027**		
			（0.008）		
存活子女中女儿的比例			−0.091**		
			（0.013）		
内生自变量					
空巢	0.038**	0.036**		−0.480**	−8.809**
	（0.010）	（0.008）		（0.151）	（2.919）
控制变量					
年龄	−0.021**	−0.017**	−0.006**	−0.021**	−0.435**
	（0.000）	（0.000）	（0.000）	（0.001）	（0.019）
男性	0.064**	0.065**	0.040**	0.086**	1.841**
	（0.012）	（0.009）	（0.010）	（0.012）	（0.225）

续表

项目	MMSE 良好=1				MMSE 得分
	Probit（边际效应）	OLS	2SLS		2SLS
			一阶段	二阶段	二阶段
汉族	0.048*	0.039*	0.082**	0.082**	1.216**
	（0.021）	（0.016）	（0.015）	（0.022）	（0.412）
居住在城镇	0.024*	0.016*	−0.017*	0.007	0.005
	（0.010）	（0.007）	（0.008）	（0.009）	（0.170）
非文盲	0.129**	0.096**	−0.005	0.093**	1.188**
	（0.010）	（0.009）	（0.009）	（0.010）	（0.181）
有医疗保险	0.090**	0.066**	0.011	0.071**	1.421**
	（0.012）	（0.009）	（0.010）	（0.010）	（0.197）
目前有配偶	0.029*	0.007	0.290**	0.157**	2.528**
	（0.012）	（0.009）	（0.010）	（0.045）	（0.866）
过去常抽烟	0.016	0.011	−0.018+	0.002	0.115
	（0.011）	（0.008）	（0.009）	（0.010）	（0.190）
过去常喝酒	0.006	0.002	0.000	0.003	−0.069
	（0.011）	（0.008）	（0.009）	（0.009）	（0.177）
过去常锻炼	0.049**	0.040**	−0.006	0.036**	0.998**
	（0.010）	（0.008）	（0.008）	（0.009）	（0.166）
省虚拟变量	控制	控制	控制	控制	控制
一阶段 F 值			25.7**		
过度识别检验 p 值			0.72		
观测值个数	14 812	14 812	14 812	14 812	14 812

$+p<0.1$，$*p<0.05$，$**p<0.01$

注：括号中为系数稳健的标准差

　　表 7-3 中，第 1 列假设空巢为外生变量，Probit 模型估计结果显示，空巢老人认知功能良好的可能性显著较高。

　　第 2 列采用 OLS 估计线性 Probit 模型，系数的大小和显著性与第 1 列报告的边际效应非常接近。

　　第 3 列采用工具变量方法解决空巢的内生性问题。一阶段的回归结果显示，有存活的长子以及存活子女中女儿比例的增加均会显著降低老人空巢的可能性。二阶段回归中，空巢变量的系数变成显著为负，即空巢老人的认知功能相对于多代合住的老人显著较差。与第 2 列 OLS 估计结果相比照，OLS

系数相对于 2SLS 回归系数明显高估。这主要是由于反向因果关系，即认知功能退化的老年人更倾向于和子女同住。

第 4 列工具变量回归的因变量为 MMSE 得分，为连续变量。空巢变量的系数为-8.809，在 0.01 的水平上显著。这意味着空巢使老年人的 MMSE 得分降低了约 8.8 分，即减少了约 40%（8.8/22.0[①]）。空巢对认知功能的负面效应甚至超过了丧偶或离异对认知功能的影响。van Gelder 等（2006）对芬兰、意大利和荷兰老人的研究也有相似的发现。

从控制变量看，年龄越小、男性、汉族、有偶老人的认知功能显著较好。教育对认知功能有重要的促进作用。Geerings 等（1997）的研究从神经学角度对此进行分析，发现文化程度较低的老年人由于脑循环与脑代谢缓慢，对信息加工和处理过程延长，有效资源动用的数量和程度均呈减弱态势，这会严重影响认知功能。享受医疗保险也能有效保护老人的认知功能。过去经常锻炼的老人认知功能明显改善，因为晨练、舞蹈等运动通常是老人参加社区活动的一种形式，大量文献已经验证社会参与对老年人认知功能具有保护性效应（Beland et al.，2005）。

7.4.3　空巢对老年人认知功能影响的异质性

上文我们验证了空巢对老年人认知功能具有明显的负面影响，接下来我们将讨论这一影响在不同的老年群体之间是否存在差异。分样本分析空巢对老人认知功能的影响如表 7-4 所示。依据性别划分样本，二阶段回归结果显示，空巢男性老人与空巢女性老人的认知功能均显著较差，但空巢对女性认知功能的负面效应更强。依据老人的年龄段划分样本：空巢对 80 岁及以上高龄老人认知功能的负面影响是低龄老人的两倍。依据居住地划分样本：空巢对农村老人认知能力的负面效应更为显著。这一点尤为值得重视，与发达国家人口老龄化的特点不同，中国农村的老龄化水平高于城镇，而且随着城市化进程的加速，更多年轻人移居城市，农村空巢问题将日益严峻（王智强和刘超，2011）。因此，保障农村空巢老人健康状况的任务已刻不容缓。依据婚姻状况划分样本：空巢对有偶老人的认知功能并无显著影响，但是对离

---

① 样本中老人 MMSE 的均值为 22.0 分。

婚、丧偶或未婚老人的认知功能具有明显的抑制作用。最后，依据医疗保险状况划分样本：空巢明显损害了无医疗保险老人的认知功能，对享受医疗保险老人的认知能力并无显著影响。

表 7-4　分样本分析空巢对老人认知功能的影响

样本	因变量：认知功能良好=1	
依据性别划分样本	男性	女性
空巢	−0.440*	−0.459*
	（0.191）	（0.221）
一阶段 F 值	12.94**	13.26**
过度识别检验的 p 值	0.70	0.64
观测值	6 337	8 475
依据年龄划分样本	65~79 岁低龄老人	80 岁及以上高龄老人
空巢	−0.366*	−0.760+
	（0.156）	（0.445）
一阶段 F 值	27.09**	2.39+
过度识别检验的 p 值	0.28	0.52
观测值	9 966	4 846
依据居住地划分样本	居住在城镇	居住在农村
空巢	−0.416+	−0.470*
	（0.225）	（0.198）
一阶段 F 值	10.88**	14.78**
过度识别检验的 p 值	0.12	0.36
观测值	6 428	8 384
依据婚姻状况划分样本	有配偶	无配偶
空巢	−0.369	−0.320*
	（0.240）	（0.145）
一阶段 F 值	5.39**	29.49**
过度识别检验的 p 值	0.15	0.14
观测值	4 683	10 129
依据医疗保险状况划分样本	享受医疗保险	无医疗保险
空巢	−0.479	−0.526**
	（0.307）	（0.173）
一阶段 F 值	5.24**	20.90**
过度识别检验的 p 值	0.11	0.51
观测值	3 664	11 148

　+ $p<0.1$，* $p<0.05$，** $p<0.01$

　注：括号中为系数稳健的标准差。分样本 2SLS 回归中的控制变量与表 7-3 中相同，为节省篇幅在此省略；一阶段回归结果在此省略

综合以上结果，可以发现一个规律，即空巢对弱势老年人认知能力的负面影响更为明显，如女性、高龄、农村、无配偶及没有医疗保险的老人。这一方面可以从家庭结构的角度解释，对于有偶老人，空巢的含义是只与配偶同住。那么，即便没有子女的陪伴，配偶仍是重要的照料资源和精神伴侣；而对于无偶老人，空巢意味着老人一人居住。另外，由于男女预期寿命的显著差异，女性丧偶的可能性远高于男性。例如，在 2005 年的样本中，女性的丧偶率高达 80.3%，而男性仅为 46.4%。因此大批的空巢女性处于独自一人居住的境况，认知功能下降更为明显。

另一方面可以从社会资源的角度解释，弱势老人可获得的社会资源相对较少，因而空巢对健康的负面冲击更明显，子女的陪伴与照料更凸显重要性。例如，中国老年健康调查 2005 年的数据显示，高龄老人参与社区活动的可能性远小于低龄老人；城镇老人居住的社区往往会设置老年活动中心，或者能够提供居家养老服务，而农村老人很难享受这些资源；没有医疗保险的空巢老人在疾病初露端倪时，常常硬抗或者延迟就医，未能及时接受医疗诊治以维护自身健康。

7.4.4　空巢对老年人认知功能的影响渠道

7.4.2 小节和 7.4.3 小节分别验证了空巢对老年人认知功能的负面影响及影响的异质性，那么空巢对老人认知功能的影响渠道是什么？本小节将检验三种可能的影响渠道：一是物质生活缺乏保障，即空巢老人因生活来源不够用，而造成健康水平下降。二是医疗服务利用率不足，即空巢老人因为无人陪伴或医药费昂贵，生病时不能得到及时救治，导致健康恶化。三是精神慰藉欠缺，即空巢老人因为缺乏交流、无人倾诉，从而导致其反应能力、表达能力和记忆力等多方面认知功能的退化。

检验影响渠道的基本想法是，如果空巢是通过以上三种渠道抑制老人的认知能力的，那么在回归方程中控制生活来源、医疗服务利用率和精神慰藉的渠道变量后，空巢对认知功能的负面效应应该变小（即负向回归系数的绝对值变小）。表 7-5 第 1 列报告了没有控制渠道变量的 2SLS 估计系数。第 2 列则在第 1 列回归方程的基础上，添加了"生活来源不够用"这一变量。结果显示，空巢对认知能力的负面效应下降了 4.4%。第 3 列在第 1 列基础上，增加了"患病时未能获得及时治疗"这个变量。结果显示，空巢对认知能力的负面影响下降了9.4%，系数仍然显著。第4列则添加了"无人聊天或倾诉心事"这一变量，以反映精神慰藉的欠缺。结果显示，空巢对认知能力的抑制作用下降了11.9%，系数仍然显著。第5列则同时控制了以上三个渠道变量，回归系数的绝对值较第1列下降了19.8%。

表 7-5　空巢对老年人认知功能的影响渠道分析

项目	因变量：认知功能良好=1				
	（1）	（2）	（3）	（4）	（5）
空巢	−0.480**	−0.459**	−0.435**	−0.423**	−0.385**
	（0.151）	（0.151）	（0.160）	（0.157）	（0.164）
生活来源不够用		−0.066**			−0.052**
（够用=0）		（0.011）			（0.010）
患病时未获得及时治疗			−0.069**		−0.041**
（获得=0）			（0.022）		（0.020）
无人聊天或倾诉心事				−0.127**	−0.117**
（否则=0）				（0.026）	（0.025）
控制变量	控制	控制	控制	控制	控制
观测值	14 812	14 810	14 812	14 779	14 777

** $p<0.01$

注：括号中为系数稳健的标准差。2SLS 回归中其他的控制变量与表 7-3 中相同，为节省篇幅在此省略；一阶段回归结果在此省略

　　由此可见，空巢老年人认知功能的下降，其重要原因是缺乏物质生活保障、未能获得及时的医疗救助以及缺少交流与精神慰藉，而第三种渠道是更为重要的影响机制。与此同时，我们还看到即便控制了这三个渠道变量，空巢老人的认知能力仍显著较差，这可能是因为空巢老人无法获得必要的生活起居照料，从而导致认知能力下降。

7.5　结　　语

　　本章基于中国老年健康调查 2005 年的数据，全面考察了空巢对老年健

康的因果影响。结果发现：①空巢对老年人的躯体健康并没有显著影响，但空巢老人的认知能力显著较差。②空巢对弱势老年人（女性、高龄、农村、无配偶及没有医疗保险的老人）的认知功能具有更显著的负面影响。③从影响渠道来看，空巢老人缺乏物质生活保障、难以获得及时的医疗救助、缺少与他人的沟通交流是导致其认知能力下降的重要原因。

本章的贡献主要有三点。第一，本章拓展了现有同类研究对老年健康的内涵界定。有关空巢对中国老年人健康影响的研究主要将关注点落在生活自理能力、自评健康、抑郁程度和死亡率等健康维度（Silverstein et al.，2006；Gu et al.，2007；Li L W et al.，2009），但均忽略了认知功能这一重要的健康指标。而认知功能损害是阿尔茨海默病早期的重要临床特征（李志武等，2007），它意味着家庭照料负担的增加、就医规模的扩大及医疗成本的上升（顾大男和仇莉，2003），而且会严重损害作为照料者的配偶的健康状况（Rayner，2006），应该进行深入探讨。

第二，据我们所知，本章的研究是首次采用工具变量方法识别空巢对老年健康的因果影响。现有文献解决内生性的办法是基于跟踪调查数据，在控制老年人基期健康水平的情况下，分析基期居住模式对下一期健康的影响（Hughes and Waite，2002；Li L W et al.，2009；刘宏等，2011）。然而，如果老人预期到下一期健康状况将出现恶化，而在当期提前搬去与子女合住，那么内生性问题仍然存在。本章通过研究方法的改进，为空巢对老年健康的负面影响提供了更坚实的实证依据。

第三，本章首次检验了空巢对老年认知功能的影响渠道，发现与子女合住可以保障老人的物质生活需求、增进老人的医疗服务利用率、给予老人必要的精神慰藉，从而改善老人认知功能。这为社会养老服务体系的建设提供了进一步的实证依据，即如果以社会养老服务替代子女养老，不仅要考虑给予空巢老人经济补贴和医疗救助，还要注重老人精神层面的需求，才能更有效地改善其认知能力。

本章的研究结论具有丰富的政策含义。高龄、女性、农村及无偶空巢老人的健康保障，将是健康干预政策的重中之重。这一方面可以通过鼓励措施推动多代同堂模式的可持续发展，新加坡的经验值得中国借鉴。例如，新加坡建屋发展局专门设计了适合几代同堂的户型，并在购房价格上给予优惠；

又如，子女选择在父母居住的小区申购住房，将有权优先挑选楼层和户型，并享受一定折扣[①]。另一方面，政府应加快建设覆盖城乡的社区养老服务网络，建立居家养老服务补贴制度，重点保障弱势空巢老年群体的医疗救助、生活照料与精神需求。

---

① http://stock.588588.com/2009/10/131325497031-2.shtml。

第 8 章

成年子女与老年父母家庭代际转移的
动机及作用机制分析[①]

8.1　引　言

随着经济发展，我国人口的预期寿命持续增加。同时，受计划生育政策的影响，生育率快速下降，我国已进入老龄化社会。2010 年全国人口普查数据表明，全国 65 岁及以上人口的比例为 8.87%，比 2000 年上升了 2 个百分点，总抚养比[②]达到 35.9%。预计在 20 年内，这一数字将超过经济合作与发展组织（Organization for Economic Co-operation and Development，OECD）国家 2010 年的水平。人口老龄化对我国的社会保障造成了巨大压力，老年人如何获得养老支持，成为一个紧要的问题。2008 年全年，我国的养老金支出超过 990 亿元，是 1998 年水平的 8 倍。自 2009 年以来，我国的养老保险扩大到农村，这进一步增加了养老金支出的压力。除了筹资压力，社会保障体系的管理也面临巨大挑战。社保资金的投资运作、资产管理和风险管理都存在问题，养老体系的可持续性堪忧。

---

①　本章作者：吴晓瑜（中央财经大学中国公共财政与政策研究院副教授）；李力行（北京大学国家发展研究院副教授）。本章受到国家自然科学基金项目资助（项目批准号：71233001，71490732）。
②　总抚养比是 65 岁及以上和 15 岁以下的人口与 15~64 岁的人口比例。

　　我国的社会保障体系存在着分配方面的问题，低收入人群所获得的公共转移和补贴相当有限。一方面，企业单位和事业单位职工之间存在着养老金的巨大差异。在很多经历了私有化的国有企业中，下岗职工常常遇到单位拖欠退休金的问题（Cai et al., 2006）。研究发现，20 世纪 90 年代中期的养老金改革，在很大程度上降低了企业单位职工的预期养老金财富，从而增加了他们的储蓄率，减少了他们在教育和健康方面的支出（Feng et al., 2011）[①]。另一方面，养老金制度也存在严重的城乡差异，城乡居民的养老金水平差距很大。对于城镇职工而言，养老金制度采用了现收现付制和个人账户的组合。现收现付部分的数额是根据全县所有职工的平均工资（2011 年全国平均水平为 1 511 元）来计算的。对于城镇非农和农村居民而言，养老金包括基本部分和个人账户两部分。2011 年，基本部分的国家标准每月只有 55 元。除了保障水平的差异，农村地区的养老覆盖面也低得多。2008 年农村养老金的覆盖人数为 5 595 万人，占农村人口的 7.8%。在巨大的单位差异、城乡差异的背景下，老年人成为养老支持的弱势群体，因为他们的教育水平较低，收入水平较低，养老金个人账户部分的缴纳又很少。虽然收入低于贫困线的人可以得到一些公共转移，但数额相当有限。在北京的低保计划中，2010 年平均转账金额为 410 元，仅占城镇居民平均可支配收入的 1.66%。

　　此外，为老年人提供医疗服务也面临很大的挑战。一方面，过去若干年的医疗卫生体制改革，已经大大提高中国医疗保险的覆盖面。新型农村合作医疗保险（简称新农合）、城镇职工医疗保险、城镇居民基本医疗保险（简称城居保）等制度的实施，增加了城乡居民的保险覆盖（Wagstaff et al., 2009）。另一方面，这些保险制度主要集中在对住院费用的报销上，门诊费用往往不包括在内，或者只能报销很小一部分。一项针对 79 个城市的调查显示，医疗费用的平均报销率为 45%，在医院实际支出的上限为 8 万元（Lin et al., 2009）。2008 年的中国健康与养老追踪调查显示，城居保平均保费率为 38.52%，城镇职工医疗保险的平均保费率为 26.19%，新农合的平均保费

---

　　① 养老金改革始于 1995 年。改革前，养老金制度是现收现付制度。改革后，它成为现收现付制和个人账户的组合，企业职工退休金替代率下降。为了抵消对养老金的负影响，人们增加了储蓄。

率为 45.80%（Zhong，2011）。虽然保险覆盖面在逐渐增加，但目标报销率只有 60%，因重大疾病造成的贫困问题在农村地区仍然突出（Liu and Rao，2006）。农村居民参加的新农合比城镇职工医疗保险和城居保的保费率更高，但其立即报销率却较低（Zhong，2011）。大部分老人已退休，不能获得以上三种保险中报销比例比较高的城镇职工医疗保险，因此老年人在保险方面也处于弱势。另外，由于老年人发病率高，医疗费用也较高，更有可能达到报销上限，他们受到报销政策限制的影响更大。

8.2　现有相关文献及研究设计

成年子女给老年父母的代际转移可以提供养老支持。这种私人转移为老年人提供的支持，与公共转移有类似的作用。理解老年父母的收入高低对其从成年子女处获得的转移数量的影响，对设计养老保障政策而言有非常重要的作用。在文献中，这一影响被定义为"转移导数"（transfer derivative），用来衡量转移对收入的反应程度。

这种私人代际转移主要有两个动机，即"利他"和"交换"。在利他动机下，转移可能源自支付方对接受方的关爱。例如，L. W. Li 等（2009）使用中国的数据发现，父母对子女的转移存在利他动机。父母通常会向收入和教育程度较低的子女提供更多的转移。相反的，成年子女也会为低收入父母提供转移（Becker，1974）。一般来说，老年父母的收入对成年子女的转移的影响为负，也即父母收入越高，转移越少，转移导数为负值。与此同时，成年子女的收入也是老年父母收到的转移金额的一个重要决定因素。例如，Cai 等（2006）用子女的平均教育程度来衡量老年父母所能得到潜在的转移金额大小。在中国，利他动机有更复杂的含义。首先，《中华人民共和国宪法》规定，父母有抚养教育未成年子女的义务，成年子女有赡养扶助父母的义务。如果成年子女未能为父母提供帮助，可能受到处罚。其次，在儒家传统文化影响下，对老年父母支持显得天经地义，"孝顺"意味着成年子女向年老父母提供资助和照料。因此，部分利他动机可能来自法律的要求和传统文化的影响，负向的转移导数不一定代表存在真正的利他偏好。

　　在交换动机下，提供转移的人可能期望在未来获得一些补偿，这包括父母在世时候的馈赠及离世之后的遗产（McGarry，1999）。因此，有部分文献预测，转移支付金额与老年父母收入之间存在正相关（Cox et al.，2004；Cai et al.，2006）。在这种情况下，老年父母的财富对转移金额的影响可能比收入更重要。为了揭示交换动机，我们需要同时考察财富效应和收入效应。

　　此外，还可能存在另一种交换动机，也就是"交换服务"的动机。在中国，老年父母为成年子女做家务非常普遍。当成年子女忙于工作或者外出务工时，祖父母通常会照顾孙子女。因此，从成年子女到老年父母的转移可以看做对其所提供的家庭服务的交换。我们预测，提供家庭服务的老年父母，收到的转移金额会更大。

　　传统文献主要集中于区分利他和交换动机（Barro，1974；Becker，1974；Cox，1987；McGarry and Schoeni，1995；Laitner，1997；Ioannides and Kan，2000）。在美国，由于存在着一个庞大的公共安全网，私人转移显得微不足道，文献发现转移导数为正也不奇怪[①]。对于公共转移水平较低的国家而言，Cox 等（2004）发现在菲律宾低收入家庭中存在较大的转移导数。中国的公共转移水平位于美国和菲律宾之间，我们预计会存在一个大小适度的转移导数。具体来说，由于中国养老金金额仍然很低，对低收入家庭的公共补贴也相当有限，来自成年子女的转移在对老年人的支持中应该发挥重要的作用。

　　近来的研究考虑了利他动机和交换动机同时存在的情况（Cox et al.，2004），这使得转移大小与接受者的收入之间产生了非线性的关系。当接受者的收入较低时，转移体现出利他动机，也就是说当接受者的收入下降时，转移会增加；但当接受者收入足够高时，即使转移提供者仍然关心接受者，接受者也不再需要帮助。因此，当接受者的收入达到一定水平时，转移大小就不受接受者收入的影响，利他动机可能消失。如果接受者的收入足够高，转移的动机可能主要来自交换。因此，可能会有一个转移动机从利他变为交换的阈值。

---

　　① Cox 和 Rank（1992）、McGarry（1999）发现了正的转移导数，Cox 和 Jakubson（1995）、Altonji 等（1997）发现较小的负向转移导数。

文献中关于中国老年人所接受的代际转移支持的研究非常少。现有的研究主要都是描述性统计分析（White，1998；Shang，1999；Chow，2000；Saunder et al.，2003）。Cai 等（2006）是一篇最相关的研究，该文发现在中国城市中，收入较低的家庭，其家庭内部的代际转移动机主要是利他。本章在以下几个方面区别于 Cai 等（2006）的研究。第一，除了传统的交换动机，我们还考察了"交换服务"动机。第二，我们重点关注医疗支出在决定代际转移方面的角色。第三，我们采用一个比较新的家庭调查数据，其中包含有关代际转移的详细信息，弥补了其他数据集的许多缺点。第四，我们考察了代际转移的不同组成部分，分别考察了私人转移和公共转移，并比较了来自儿子和女儿的转移的不同。

在对转移导数的估计中，我们使用了条件最小二乘法阈值模型，这一模型允许利他动机和交换动机同时存在。我们将医疗支出加入对转移导数的分析中，用医疗支出对收入进行调整，以得到更为准确的估计。

8.3 研究数据和方法介绍

本章使用的数据主要来自北京大学中国社会科学调查中心进行的中国健康与养老追踪调查（Zhao et al.，2009），该调查针对 45 岁及以上的居民进行。2008 年，中国健康与养老追踪调查在经济发展水平差异较大的浙江和甘肃两省进行了试点调查。浙江位于东海岸，甘肃是西北地区的内陆省份。浙江家庭平均收入是甘肃的 4 倍多。在浙江，53%的样本居住在城市地区；而在甘肃，这个比例只有 33%。我们将 45 岁及以上的受访者夫妇称为老年父母，数据中包含了他们收到和给出的转移支付的详细记录，同时也记录了丰富的个人和家庭信息。

在调查问卷中，代际转移包括定期转移、非定期转移和非货币礼品三个部分。定期转移是指货币津贴；非定期转移包括节假日、特殊事件（如生日、婚礼和葬礼）以及紧急医疗情况下所赠送的礼物（红包）；非货币礼品是指实物礼品，礼品的价值由被访者进行估计。转移的提供者也被称为转移网络，典型的转移网络包括三组人，即父母、子女和孙子女。其中成年子女是老年父母接受的代际转移的主要贡献者。

除了私人转移外，问卷还提供了公共转移的相关信息。公共转移在农村和城市地区有所不同。在农村，公共转移包括农业补贴、退耕还林补贴、五保户补贴、特困户补贴、低保等。在城市地区，公共转移主要是是低保、救灾援助、捐款等。

图 8-1 显示了数据中人均收入的分布，包括转移前收入、转移后收入。转移前收入是生活在一起的老年父母和家庭成员的平均净收入，包括工资收入、个体经营收入、农业收入、养老金和资产收入。由于个体经营收入和农业收入被定义为收入与成本之间的差额，有些个人净收入为负。在加入代际转移和公共转移后，转移后收入增加，其分布曲线朝右移动。

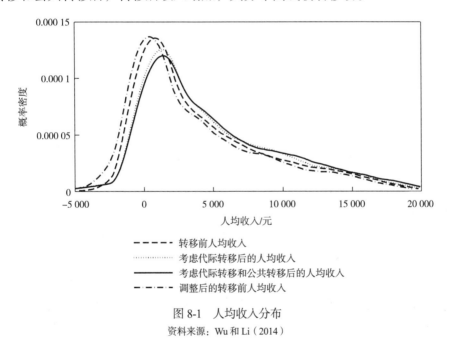

图 8-1　人均收入分布

资料来源：Wu 和 Li（2014）

图 8-2 显示了代际转移和公共转移的额度与转移前收入的关系。在较低的收入水平下，我们观察到较高的代际转移，且转移额度与收入之间呈负相关关系。在较高的收入水平下，净转移为负，这意味着成年子女接受了老年父母的转移。该曲线的形状表明，转移前收入与代际转移大小之间存在非线性的关系。相比而言，公共转移额度并不随老年父母的收入水平的变化而发

生明显变化。

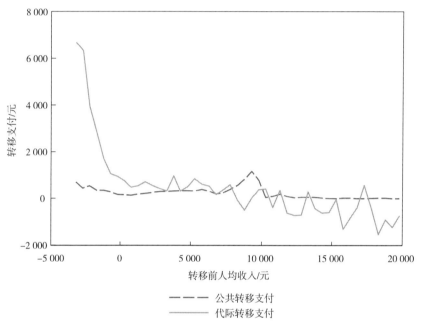

图 8-2　转移支付额与转移前收入的关系
资料来源：Wu 和 Li（2014）

为了估计转移和收入之间的关系，我们需要一个在不同收入水平上有不同反应度（即转移导数）的模型。线性模型不能反映出反应度随收入的变化。对于多项式模型，如果高阶的估计系数不显著，则不能反映出反应度的变化（后面会用多项式模型进行稳健性检验）。为此，我们使用条件最小二乘法阈值模型（Cox et al.，2004；Cai et al.，2006；Kazianga，2006）来估计转移导数。这个模型的优点在于，它允许转移导数从利他动机转换到交换动机，且转换的阈值大小可以被估计出来。我们预计，在收入低于阈值时，转移更有可能是利他动机；高于阈值，转移可能是利他和交换动机并存。实证分析的回归方程如下：

$$T_i = \beta_0 + \beta_1 \min(I_i, K) + \beta_2 \max(0, I_i - K) + X_i \alpha + u_i \qquad （8-1）$$

式中，T 是净转移支付收入，即转入和转出的差额；I 是转移前人均年家庭收入；下标 i 表示不同的家庭；K 表示阈值，如果 K 是已知的，则可以通过

OLS 估计。我们预期 I 的系数在 K 以下和 K 以上是不同的（分别为 β_1 和 β_2）。在估计中，我们将 K 视为未知参数，针对不同的 K 取值分别估计转移导数，并选择使得模型残差平方最小化的 K 值作为最佳拟合阈值估计值。同时，在稳健性检验中，我们还会使用其他更加灵活的模型进行估计。

控制变量 X 包括财富、教育、年龄、年龄平方、婚姻状况、家庭大小、日常生活能力测量、健康状况、健康保险持有情况、子女数量、子女平均受教育程度、子女平均年龄、是否与成年子女共同居住以及是否照顾孙子女等。由于成年子女的收入和老年父母的收入存在相关关系，我们遵循 Cai 等（2006）的方法，控制子女的平均受教育程度和平均年龄，以减少遗漏变量（如子女能力）所引起的估计误差。此外，子女性别可能会对转移行为产生影响，我们在回归中控制了是否至少有一个儿子，稍后我们还会讨论与子女共同居住以及照顾孙子女等特征的影响。

表 8-1 给出了样本的描述性统计值。老年父母样本的平均年龄为 60.50 岁，平均成年子女个数为 2.790 个。样本中 47.6%的家庭来自甘肃省，57.1%的家庭居住在农村。表 8-1 还展示了日常生活自理能力测量指标（变量以 ADL 计）。如果受访者在某项日常活动中遇到大问题，ADL 等于 2；如果受访者需要一些帮助才能进行这项活动，ADL 取值为 1；如果不需要帮助，ADL 取值为 0。表 8-1 中所列 ADL 数值为六种不同日常活动（即吃饭、穿衣、洗澡、室内活动、上厕所、控制大小便）的 ADL 综合平均值，为 0.052。大约 80%的人在日常活动中不需要任何帮助。样本中有医疗保险的受访者占比为 90.7%。医疗保险覆盖率比较高的原因是农村大多数人都参加了新农合。样本家庭人均财富为 6.452 万元，平均净转移 879.76 元，其中代际转移 576.81 元，公共转移 302.95 元。老年父母转移前人均收入为 7 750.46 元。有 3%的人没有任何收入。跨区域比较显示，浙江省样本的转移前收入比甘肃省高出很多。关键变量转移支付的标准差比较大，约 10%样本的转移支付收入为-1 000 元以下，26%的样本为 1 000~5 000 元，5%的样本超过 5 000 元。通过比较代际转移三个组成部分的统计数据可以看出，非定期转移对转移支付额的变化贡献较大。我们去掉了接受极高转移的人（有 5 人超过 10 万元）。

表 8-1 描述性统计值

项目	均值	标准差	项目	均值	标准差
人口特征			收入和转移		
年龄	60.50	10.73	转移前人均收入/元	7 750.46	18 029.53
男性	0.488	0.500	转移前人均收入——甘肃	3 488.92	8 197.35
家庭大小	3.54	1.76	转移前人均收入——浙江	11 626.54	22 987.05
有儿子	0.856	0.351	转移前人均收入——城市	12 003.56	24 586.99
与成年子女共同居住	0.575	0.495	转移前人均收入——农村	4 555.74	9 580.39
照顾孙子女	0.293	0.455	转移网络平均年龄	47.31	10.43
居住在农村地区	0.571	0.495	家庭人均财富/万元	6.452	18.529
"失去的一代"	0.631	0.483	包括代际转移的人均收入/元	8 327.28	17 809.88
甘肃省	0.476	0.500	包括代际转移和公共转移的	8 630.23	17 885.70
浙江省	0.524	0.500	人均收入/元		
已婚	0.995	0.068	经医疗支出调整后的转移前	6 883.14	18 034.28
子女数量	2.790	1.561	收入/元		
孙子女数量	3.638	4.145	医疗支出/元	867.32	2 349.91
教育和健康			平均净转移/元	879.76	5 195.14
未受过教育（文盲）	0.451	0.498	公共转移	302.95	1 321.67
未读完小学，但能够读、写	0.195	0.394	代际转移	576.81	4 833.91
小学	0.149	0.320	定期转移/元	44.98	1 486.91
初中	0.116	0.248	非定期转移/元	248.82	5 466.848
高中	0.066	0.117	非货币化礼物/元	283.02	1 481.572
中专	0.014	0.081	代际转移（共同居住）/元	421.5	4 936.4
大专	0.007	0.044	代际转移（非共同居住）/元	786.8	4 687.1
本科	0.002	0.044	代际转移（照顾孙子女）/元	1 109.6	3 858.4
ADL	0.052	0.143	代际转移（没有照顾孙子	356.2	5 169.8
有医疗保险	0.907	0.291	女)/元		

注：总观测值是 1 520

资料来源：中国健康与养老追踪调查 2008 年数据

在"文化大革命"的十年间，教育质量普遍下降，当时的青少年和儿童的教育受到了影响。我们样本中的一部分老年人可能受此影响，教育、收入和财富都较低。1944 年以前出生的人在"文化大革命"开始的 1966 年时已经超过 22 岁，基本完成了教育，不受"文化大革命"的影响。相比之下，1944 年以后出生的人的教育很可能受到影响（占全部样本 63.1%），我们把这部分人用一个名为"失去的一代"（lost generation）的虚拟变量来代表，在主回归中控制这个虚拟变量。

高昂的医疗费用导致"因病致贫"问题比较突出。虽然卫生改革大大增加了医疗保险的覆盖面，但报销水平仍然相当有限。对于城居保的住院服务，报销率在 30%~60%，上限在 5 万元（Lin et al.，2009）。健康保险不能为医疗费用提供全额保障，花费较大的疾病更是如此。如果我们考虑到那些大额医疗支出，不少家庭的实际可支配收入会更低，而转移导数可能会有不同。我们从转移前收入中减去医疗支出，对转移前收入进行调整，图 8-1 同时也显示了调整后的转移前收入分布情况。对调整后的收入水平，我们进行如下回归：

$$T_i = \beta_0' + \beta_1' \min(I_i - M_i, K) + \beta_2' \max(0, I_i - M_i - K) + X_i \alpha' + u_i \quad (8\text{-}2)$$

式中，M_i 是医疗支出的数额；β_1' 和 β_2' 是转移支付大小对调整后收入（去掉医疗支出后可用于日常生活的实际家庭收入）的反应度，也就是转移导数。

对转移导数的估计有几个可能存在的问题。首先，非退休人群的劳动供给可能受到其预期从子女或子孙处得到的转移的影响。如果成年子女非常慷慨地给父母转移，父母可能会减少劳动供给，其具体表现包括较高地保留工资或不尽全力寻找工作。换句话说，转移对收入可能存在负影响，这会使我们的估计有偏。我们遵循 Cai 等（2006）的方法，根据对就业和生产率的外生冲击获得预测的家户人均收入。

其次，医疗支出可能是内生的，也受到所获得的转移支付的影响。为了解决这个问题，我们根据健康状况和过去的健康冲击（如残疾）获得预测的医疗费用。

最后，居住安排可能会影响转移导数。例如，与成年子女同住，可以让成年子女知道老年父母日常消费和医疗状况的更多信息，从而增加转移支付对收入的反应度。虽然我们从数据中观察到的转移是来自那些不与老年父母一起生活的成年子女，但那些与老年父母同住的兄弟姐妹可能与他们分享这些信息，从而增加他们的转移支付对老年父母收入的反应度。在我们的样本中，与成年子女生活在一起的老年父母的比例约为 58%。我们将在回归中控制居住安排。我们还根据是否与成年子女同住拆分样本进行回归，以及将共同居住和转移前收入的交叉项添加到模型中，来分析居住安排的影响。

中国健康与养老追踪调查还收集了老年人是否经常照顾孙子女的数据，这一点对了解转移支付的动机非常有帮助。在我们的样本中，照顾孙子女的百分比为 29.3%。这项调查没有提供关于被照顾的孙子女的父母的信息。换句话说，我们不能将照顾孙子女的服务与这些孙子女的父母所支付的转移严格对应起来。因此，在考察转移支付对照顾孙子女的反应度时，我们使用了来自所有成年子女的代际转移的总和。与共同居住类似，我们在回归中加入转移前收入与是否照顾孙子女的交叉项。

8.4　研　究　发　现

本节报告的结果包括运用条件最小二乘模型估计在不同阈值下转移前收入对净转移量的影响。我们分别使用了 2008 年农村贫困线、转移前收入的第 10 和第 25 百分位为阈值。我们将这些结果与估计出来的最佳拟合阈值进行比较。我们还对 65 岁以上人口、农村、城镇等子样本分别进行了考察。此外，我们还估计了多节点和收入多项式等替代模型。

8.4.1　预测收入和医疗支出

如 8.3 节所述，我们采用预测的转移前收入作为转移前收入的替代。这可以减少转移对接受者收入的反向影响所带来的偏误。为了预测转移前收入，我们需要收入的外生冲击。我们遵循 Cai 等（2006）的方法，使用就业冲击（接受者是否下岗、被解雇或关闭自营业务）和生产率冲击（是否残疾、家庭成员是否发生影响日常活动的事故）作为工具变量。这些变量对收入有重要影响，但不太可能与转移支付直接相关。例如，接受更多转移不太可能会增加残疾、发生事故或被下岗的概率。此外，由于冲击主要来自宏观经济政策或者意外事件，它们也不太会和转移支付同时发生变化。

利用类似的方法，我们使用对老年父母健康状况的冲击来预测医疗支出。我们采用了两个变量，即是否残疾和家庭成员是否发生意外并接受治疗。导致残疾的因素往往是外生的，残疾人更有可能有较高的医疗费用。发生意外和接受治疗的个人也倾向于消费更多的医疗服务，而事故往往是外生的，和转移没有直接关系。我们用预测的医疗费用来调整预测的转移前收入，得到调整后的收入，并用来估计转移导数。

在第一阶段回归中，我们用这些工具变量和其他解释变量对转移前收入和医疗费用进行回归，得到预测的转移前收入和预测的调整后的转移前收入，并代入二阶段回归。在二阶段回归中，我们使用自举法（bootstrap）来估计标准误差。表 8-2 列出了第一阶段的估计结果。第 1 列显示了对老年父母转移前收入的回归结果。残疾减少了老年父母的收入 4 260 元，下岗、被解雇或关闭自营业务减少收入 8 152 元。第 2 列显示了对医疗支出的回归结果。工具变量是受访者是否残疾以及他是否发生意外并接受治疗。两个变量都显著，其影响大小为 330~350 元。第一阶段的 F 检验值为 25.20 和 11.67，说明了工具变量的有效性。

表 8-2　第一阶段估计结果

项目	（1）人均收入	（2）医疗支出
工具变量		
残疾	$-4\,260^*$	352.6^*
	（2 027）	（161.5）
发生意外并接受治疗		331.6^+
		（178.7）
发生意外并且日常活动受限	$-10\,326^+$	
	（5 386）	
下岗、被解雇或关闭自营业务	$-8\,152^*$	
	（4 087）	
其他解释变量		
家庭人均财富	2.230	0.296
	（2.807）	（0.224）
居住在农村地区	$-3\,006^{**}$	-69.418
	（878.6）	（70.245）
ADL（日常生活能力测量）	3 083.859	426.5
	（3 494）	（277.4）
家庭大小	576.6^*	-32.22
	（285.3）	（22.83）

续表

项目	（1）人均收入	（2）医疗支出
年龄	617.4	26.619
	（467.29）	（37.317）
年龄平方	−557.49	−32.49
	（347.44）	（27.74）
已婚	869.14	280.42**
	（995.76）	（79.27）
男性	679.09	−110.45
	（876.74）	（70.00）
转移网络平均受教育程度	1 993.4**	−20.00
	（622.5）	（49.77）
转移网络平均年龄	40.62	19.35+
	（143.0）	（11.43）
有儿子	1 248	19.81
	（1 171）	（93.47）
子女个数	−456.4	48.17+
	（318.3）	（25.43）
共同居住	410.4	−143.1+
	（958.4）	（76.7）
照顾孙子女	−2 753.5**	−184.8*
	（911.7）	（72.8）
"失去的一代"	733.8	93.4
	（1 461.0）	（116.8）
R^2	0.219	0.125
工具变量第一阶段 F 检验值	25.20	11.67
观测值	1 520	1 520

+ $p<0.1$，* $p<0.05$，** $p<0.01$

注：括号中是标准误差。其他解释变量包括省虚拟变量、健康指标、健康保险以及最高受教育程度

资料来源：Wu 和 Li（2014）

8.4.2 转移前收入对净转移的影响

表 8-3 列出了使用条件最小二乘阈值模型估计的结果。A 组、B 组和 C 组分别显示了总转移、代际转移和公共转移的结果。转移前收入用医疗费用进行了调整。在第 1 列中，我们用官方的贫困线（785 元）作为转移动机发生变化的阈值。在第 2 列和第 3 列中，使用了转移前收入的第 10 和第 25 百分位值（−50 元和 549 元）作为阈值。当收入在贫困线以下时，转移导数为

负，且在统计上显著。转移前收入减少 1 元，转移收入将增加 0.712 元，其中来自代际转移的部分为 0.550 元（B 组）。如果我们选择第 10 百分位数的收入水平作为阈值，转移导数的估计值更大。这些结果与利他动机一致：在较低的收入水平下，代际转移的反应度很高。使用不同阈值的结果比较也表明，收入水平越低，转移的反应度越大。当转移前收入高于阈值时，收入的估计系数为负，且在统计上显著，其大小约为 0.03，这说明我们没有发现交换动机的证据。

表 8-3　转移导数估计——条件最小二乘阈值模型结果

阈值	未经医疗支出调整			经医疗支出调整		
	（1）PL：785 元	（2）10%：−50 元	（3）25%：549 元	（4）PL：785 元	（5）10%：−927 元	（6）25%：135 元
A 组：总转移						
低于阈值的转移前收入	−0.712**	−0.878**	−0.760**	−0.529**	−0.674**	−0.587**
	（0.096）	（0.105）	（0.098）	（0.056）	（0.063）	（0.059）
高于阈值的转移前收入	−0.034**	−0.034**	−0.034**	−0.037**	−0.037**	−0.037**
	（0.008）	（0.008）	（0.008）	（0.008）	（0.008）	（0.008）
家庭人均财富	0.796	0.798	0.794	0.836	0.818	0.821
	（0.765）	（0.762）	（0.764）	（0.755）	（0.749）	（0.752）
B 组：代际转移						
低于阈值的转移前收入	−0.550**	−0.678**	−0.587**	−0.473**	−0.604**	−0.524**
	（0.090）	（0.099）	（0.092）	（0.052）	（0.059）	（0.055）
高于阈值的转移前收入	−0.035**	−0.035**	−0.035**	−0.037**	−0.037**	−0.037**
	（0.007）	（0.007）	（0.007）	（0.007）	（0.007）	（0.007）
家庭人均财富	0.917	0.918	0.915	0.953	0.936	0.940
	（0.717）	（0.715）	（0.717）	（0.705）	（0.700）	（0.703）
C 组：公共转移						
低于阈值的转移前收入	−0.162**	−0.201**	−0.173**	−0.056**	−0.070**	−0.063**
	（0.025）	（0.028）	（0.026）	（0.015）	（0.017）	（0.016）
高于阈值的转移前收入	0.001	0.001	0.001	0.000	0.000	0.000
	（0.002）	（0.002）	（0.002）	（0.002）	（0.002）	（0.002）
家庭人均财富	−0.121	−0.120	−0.121	−0.117	−0.118	−0.119
	（0.200）	（0.200）	（0.200）	（0.202）	（0.202）	（0.202）

** $p<0.01$

注：所有回归中的观测值是 1 520。括号中是标准误差。PL 为贫困线。其他控制变量的估计系数在表中没有汇报

　　由于老年父母的收入与成年子女的收入相关，在较低的收入水平上老年

父母收入对转移支付有负影响，同时也意味着较贫穷的成年子女比那些较富裕的子女转移更多。我们对此结果有两个解释。首先，相对于成年子女的收入或财富来说，转移金额相对还是比较小的一个部分，即便对较为贫困的成年子女而言，提供这些转移也不是一个大问题。其次，贫困家庭中的老年父母有可能在抚养孙子女时牺牲更多，这可能产生更强大的利他动机。因此，看到比较贫穷的老年父母从成年子女那里得到更多的转移并不奇怪。

第 4~6 列显示了使用调整后的转移前收入的结果。从转移前收入中减去医疗费用，可以得到家庭可用于消费的实际收入水平。转移导数的估计值变小，表明一些转移是医疗服务的需求而导致的。

在所有回归中，无论是否用医疗支出进行调整，家庭财富的估计系数在统计上都不显著。财富效应的不重要性可以由生育率的下降来解释，因为生育率下降使得家庭资源竞争变弱。一个极端的情况是，在只有一个子女的家庭中，这个唯一的子女不需要通过竞争就能获得父母给予的转移或者遗产。

表 8-4 列出了使用最佳拟合阈值的回归结果。我们列出了所有控制变量的估计系数和标准差。转移导数的估计值大于表 8-3 中使用其他阈值得到的结果。第 1 列和第 2 列之间的比较显示，代际转移覆盖率在低于阈值的时候高达 77%（0.760/0.986），公共转移仅占 23%。在第 3 列和第 4 列，在用医疗支出对转移前收入进行调整后，转移导数的估计值变小，结果与表 8-3 一致。在其他解释变量中，受"文化大革命"影响的人群其转移行为并没有显著不同。照顾孙子女变量的估计系数为正，并且在 0.1 水平下显著，这表明给老年父母的转移可能是对照顾孙子女服务的交换。

表 8-4　转移导数估计——最佳拟合阈值

阈值	全样本				65 岁及以上	
	未经医疗支出调整		经医疗支出调整		经医疗支出调整	
	总转移	代际转移	总转移	代际转移	总转移	代际转移
	（1）BF：−800 元	（2）BF：−800 元	（3）BF：−2 000 元	（4）BF：−2 000 元	（5）BF：−2 500 元	（6）BF：−2 500 元
低于阈值的转移前收入	−0.986** (0.113)	−0.760** (0.106)	−0.748** (0.067)	−0.674** (0.063)	−1.127** (0.074)	−1.132** (0.072)
高于阈值的转移前收入	−0.034** (0.008)	−0.035** (0.007)	−0.037** (0.008)	−0.037** (0.007)	0.017 (0.034)	−0.009 (0.033)

续表

阈值	全样本				65 岁及以上	
	未经医疗支出调整		经医疗支出调整		经医疗支出调整	
	总转移	代际转移	总转移	代际转移	总转移	代际转移
	（1）BF： −800 元	（2）BF： −800 元	（3）BF： −2 000 元	（4）BF： −2 000 元	（5）BF： −2 500 元	（6）BF： −2 500 元
家庭人均财富	0.806	0.924	0.815	0.932	5.480**	5.234**
	（0.760）	（0.714）	（0.747）	（0.698）	（1.205）	（1.166）
照顾孙子女	413.766	510.940+	500.737	583.544*	186.490	119.386
	（310.147）	（291.361）	（305.079）	（285.008）	（477.415）	（461.877）
共同居住	−134.044	−97.498	−201.009	−149.116	85.561	76.076
	（332.049）	（311.937）	（326.449）	（304.972）	（522.398）	（505.397）
居住在农村	−492.057	−285.925	−463.957	−240.120	−4 627.36**	−3 636.44**
	（302.244）	（283.937）	（297.139）	（277.590）	（909.002）	（879.419）
ADL	−514.920	−339.204	−666.554	−513.722	−324.940	−328.623
	（972.180）	（913.294）	（956.228）	（893.317）	（1 039.076）	（1 005.260）
家庭大小	−164.411+	−102.179	−136.515	−80.356	89.908	175.439
	（97.791）	（91.868）	（96.156）	（89.830）	（142.691）	（138.047）
年龄	265.352+	231.481	251.069+	221.194	1 297.026+	1 375.994*
	（152.039）	（142.830）	（149.500）	（139.665）	（672.505）	（650.618）
年龄平方	−208.730+	−177.442+	−206.129+	−175.734+	−887.213*	−914.207*
	（113.613）	（106.731）	（111.725）	（104.374）	（450.702）	（436.034）
已婚	−368.746	−396.546	−364.987	−371.830	−487.491	−463.354
	（333.265）	（313.079）	（327.462）	（305.918）	（426.984）	（413.088）
男性	−299.979	−284.630	−294.513	−295.926	−172.215	−352.736
	（292.881）	（275.141）	（287.851）	（268.913）	（432.760）	（418.676）
转移网络平均教育程度	72.299	86.540	110.357	112.748	293.082	395.931
	（211.024）	（198.242）	（207.406）	（193.761）	（345.486）	（334.243）
转移网络平均年龄	73.115	44.095	79.066+	48.858	67.359	21.565
	（46.258）	（43.457）	（45.487）	（42.495）	（65.321）	（63.195）
有儿子	196.094	316.408	263.998	377.136	493.245	666.276
	（397.873）	（373.774）	（391.310）	（365.565）	（859.257）	（831.292）
子女个数	308.120**	301.372**	278.515**	271.984**	153.743	179.832
	（105.059）	（98.695）	（103.380）	（96.578）	（120.972）	（117.035）
"失去的一代"	388.781	153.965	345.403	118.378		
	（495.583）	（465.565）	（487.299）	（455.239）		
R^2	0.166	0.150	0.194	0.187	0.464	0.466
观测值	1 520	1 520	1 520	1 520	516	516

+ $p<0.1$，* $p<0.05$，** $p<0.01$

注：括号中是标准误差。BF 是拟合数据最佳的阈值

资料来源：Wu 和 Li（2014）

因为我们有多个工具变量，我们进行了过度识别检验。根据使用所有工具变量对第二阶段残差的回归，我们手动计算了 Sargan 统计量，即观测次数和 R^2 的乘积（Wooldridge，2009）。当第二阶段因变量分别为总转移和代际转移时，该统计量等于 0.760 和 0.304，不能拒绝 Sargan 检验的原假设，这在一定程度上对工具变量的外生性提供了支持。

对于 65 岁及以上的人群，其劳动供给的内生性并不严重，因为这些人几乎都已退休。表 8-4 第 5 列和第 6 列显示了对 65 岁及以上人群子样本使用调整后的转移前收入作为自变量的回归结果。由于这些人的教育不受"文化大革命"的影响，"失去的一代"变量不包括在回归中。当转移前收入低于阈值时，收入的估计系数大于全样本的估计结果。收入减少 1 元，收到的转移将增加 1 元以上。老年人群的大量医疗支出可能是代际转移反应度变大的主要原因。家庭人均财富在回归中具有正的显著影响。但是，由于财富以千元计量，它的影响程度很小。为了节省空间，从现在开始，我们将讨论集中在通过医疗费用调整后的收入上。

8.4.3　农村和城市比较

由于文化和经济发展的差异，农村和城市地区的转移导数可能会有很大差异。我们对农村和城市家庭样本分别进行估计。表 8-5 的第 1~3 列出了城市家庭的估计。转移前收入低于最佳拟合阈值时，收入的系数为负，与利他动机一致。父母收入减少 1 元，总转移增加 0.885 元，其中 88% 来自代际转移。相比而言，农村样本中转移导数要小得多。当转移前收入减少 1 元时，总转移只增加 0.246 元。这个城乡差距可能是生活水平和成年子女收入水平的差异造成的。由于城市生活费用较高，与农村老年人相比，当城市老年人收入受到负面冲击时收到的转移也更多。照顾孙子女变量的估计系数在农村样本中更加显著，这表明在影响从成年子女到老年父母的净转移大小中，照料服务很重要。

表 8-5　转移导数估计——农村和城市样本对比

项目	城市			农村		
	（1）总转移	（2）代际转移	（3）公共转移	（4）总转移	（5）代际转移	（6）公共转移
低于阈值的转移前收入	−0.885**	−0.778**	−0.107**	−0.246**	−0.290**	0.045+
	（0.104）	（0.096）	（0.028）	（0.089）	（0.084）	（0.026）

续表

项目	城市			农村		
	（1）总转移	（2）代际转移	（3）公共转移	（4）总转移	（5）代际转移	（6）公共转移
高于阈值的转移前收入	−0.043**	−0.043**	−0.000	−0.006	−0.003	−0.003
	（0.012）	（0.011）	（0.003）	（0.012）	（0.011）	（0.003）
家庭人均财富	0.742	0.973	−0.231	−0.232	−1.313	1.081*
	（1.101）	（1.020）	（0.298）	（1.552）	（1.477）	（0.454）
照顾孙子女	541.188	598.525	−57.337	401.134+	468.591*	−67.457
	（684.390）	（634.063）	（185.049）	（218.330）	（207.698）	（63.803）
共同居住	362.728	294.721	68.006	−409.728+	−284.099	−125.629+
	（732.226）	（678.381）	（197.984）	（236.130）	（224.631）	（69.004）
ADL	−2 408.349	−2 446.520	38.171	14.671	202.476	−187.805
	（2 311.079）	（2 141.132）	（624.884）	（657.429）	（625.414）	（192.120）
家庭大小	−100.607	17.727	−118.334+	−146.995*	−111.242+	−35.754+
	（234.814）	（217.547）	（63.490）	（66.505）	（63.266）	（19.435）
年龄	267.957	173.613	94.343	267.300*	282.083**	−14.782
	（331.346）	（306.980）	（89.591）	（109.023）	（103.714）	（31.860）
年龄平方	−270.985	−192.619	−78.366	−184.929*	−185.639*	0.710
	（247.418）	（229.224）	（66.898）	（80.865）	（76.927）	（23.631）
已婚	−93.022	−139.062	46.039	−514.959*	−499.079*	−15.880
	（702.517）	（650.857）	（189.951）	（241.114）	（229.372）	（70.461）
男性	−1 289.7*	−1 348.1*	58.381	292.738	333.782	−41.044
	（593.033）	（549.423）	（160.348）	（222.639）	（211.797）	（65.062）
转移网络平均教育程度	−205.848	−257.851	52.003	415.5**	460.3**	−44.872
	（441.652）	（409.174）	（119.416）	（155.885）	（148.294）	（45.554）
转移网络平均年龄	165.783	141.085	24.698	21.288	−12.181	33.469**
	（102.404）	（94.873）	（27.689）	（32.314）	（30.740）	（9.443）
有儿子	243.411	257.645	−14.234	−102.979	82.604	−185.584*
	（767.773）	（711.314）	（207.595）	（314.089）	（298.793）	（91.786）
子女个数	425.900+	413.053+	12.847	239.64**	214.369**	25.272
	（233.553）	（216.378）	（63.149）	（73.719）	（70.129）	（21.543）
"失去的一代"	−466.239	−730.017	263.778	770.197*	552.727+	217.470*
	（1 088.350）	（1 008.317）	（294.275）	（348.859）	（331.871）	（101.947）
R^2	0.254	0.258	0.102	0.172	0.155	0.147
观测值	652	652	652	868	868	868

$+p<0.1$, $*p<0.05$, $**p<0.01$

注：使用最佳拟合阈值，括号中是标准误差

资料来源：Wu 和 Li（2014）

浙江和甘肃两省经济发展差距较大，我们分别对这两省进行了转移导数的估计，表 8-6 列出了估计结果。浙江转移导数的估计值为-0.860，甘肃为-0.643。浙江的收入和发展水平比甘肃高得多，这一结果与城乡的比较一致。此外，在浙江，代际转移与总转移的反应度基本相同，而在甘肃，37%（=1-0.407 / 0.643）的反应来自公共转移。这些结果也比较好理解：甘肃收入低于贫困线的人口较多，政府补贴相对比较重要。

表 8-6　转移导数估计——浙江和甘肃样本对比

项目	浙江			甘肃		
	（1）总转移	（2）代际转移	（3）公共转移	（4）总转移	（5）代际转移	（6）公共转移
低于阈值的转移前收入	−0.860**	−0.866**	0.006	−0.643**	−0.407**	−0.236**
	（0.097）	（0.094）	（0.022）	（0.098）	（0.082）	（0.032）
高于阈值的转移前收入	−0.034**	−0.036**	0.002	0.004	0.004	−0.000
	（0.009）	（0.009）	（0.002）	（0.025）	（0.021）	（0.008）
家庭人均财富	0.873	0.948	−0.075	1.874	1.671	0.204
	（0.907）	（0.883）	（0.202）	（2.459）	（2.062）	（0.815）
R^2	0.262	0.258	0.198	0.143	0.135	0.127
观测值	796	796	796	724	724	724

** $p<0.01$
注：使用最佳拟合阈值。括号中是标准误差。其他控制变量的估计系数在表中没有汇报
资料来源：Wu 和 Li（2014）

8.4.4　共同居住、照顾孙子女和转移导数

在中国，居住安排和照顾孙子女也是影响转移金额和转移导数的重要因素。在表 8-1 的描述性统计中，我们根据成年子女是否与老年父母共同居住以及老年父母是否照顾孙子女列出了平均转移金额。在回归中，我们也相应控制了这两个变量。

关于共同居住，简单的统计显示，不与任何成年子女共同居住的老年父母得到更多的转移，但表 8-4 和表 8-5 的回归没有发现共同居住对代际转移有显著影响。这个结果并不奇怪，因为居住安排可能与其他变量相关，如是否居住在城市及收入水平。接下来，我们根据是否共同居住对样本进行了拆分，并将其与收入变量进行交互。表 8-7 第 1~2 列显示了分样本估计的结

果。对于共同居住样本，在低于阈值时，转移前收入对转移具有负的显著影响。对于不与成年子女共同居住的人，这个影响是正的。第 3~5 列分别列出了在全样本、农村样本和城市样本中，共同居住与收入的交叉项的回归结果。全样本和城市样本的回归结果显示，转移前收入的系数不显著，但与共同居住的交叉项为负显著。这说明共同居住增加了转移对低收入的反应度。由于这些转移来自不与老年父母一起生活的成年子女，所以反应度的提高也说明兄弟姐妹之间可能存在信息共享。总的来说，这些与共同居住有关的结果支持利他动机。

表 8-7 居住安排、照顾孙子女与转移导数

项目	（1）共同居住	（2）没有共同居住	（3）全样本	（4）农村	（5）城市	（6）全样本	（7）农村	（8）城市
低于阈值的转移前收入	-1.255^{**}	0.638^{**}	0.023	-0.361^{**}	0.249	-0.610^{**}	-0.198^{*}	-0.740^{**}
	（0.075）	（0.129）	（0.096）	（0.097）	（0.164）	（0.066）	（0.085）	（0.102）
高于阈值的转移前收入	-0.056^{**}	-0.007	0.007	-0.001	0.015	-0.037^{**}	0.001	-0.044^{**}
	（0.010）	（0.012）	（0.010）	（0.012）	（0.016）	（0.007）	（0.011）	（0.011）
共同居住×低于阈值的转移前收入			-0.924^{**}	0.146	-1.305^{**}			
			（0.099）	（0.096）	（0.160）			
共同居住×高于阈值的转移前收入			-0.078^{**}	-0.010	-0.092^{**}			
			（0.012）	（0.019）	（0.019）			
照顾孙子女×低于阈值的转移前收入						-0.381^{**}	-0.583^{**}	-0.256
						（0.107）	（0.108）	（0.190）
照顾孙子女×高于阈值的转移前收入						0.038	-0.053	0.052
						（0.024）	（0.035）	（0.036）
家庭人均财富	-0.932	2.469^{*}	1.025	-1.295	1.322	0.778	-1.445	0.647
	（1.026）	（0.980）	（0.675）	（1.480）	（0.957）	（0.703）	（1.457）	（1.031）
R^2	0.355	0.248	0.238	0.152	0.342	0.195	0.181	0.263
观测值	874	646	1 520	868	652	1 520	868	652

$* p<0.05$, $** p<0.01$

注：使用最佳拟合阈值。括号中是标准误差。其他控制变量的估计系数在表中没有汇报

资料来源：Wu 和 Li（2014）

关于照顾孙子女，表 8-1 显示照顾孙子女的老年父母收到比平均水平更

多的转移。回归结果还表明,照顾孙子女对代际转移的影响较大,该影响在全样本和农村样本中都显著。例如,表 8-4 第 4 列显示,照顾孙子女可以增加代际转移 583.544 元,这大约相当于平均转移水平。这一结果对"交换服务"动机提供了支持:转移在某种程度上是对老年父母照料服务的交换。在表 8-7第 6~8 列中,我们加入了照顾孙子女和收入的交叉项。在低于阈值时,转移前收入的系数及其与照顾孙子女的交叉项的系数均为负显著,这意味着照顾孙子女加强了转移对低收入的反应度。这些结果证实了"交换服务"动机。

8.4.5 转移网络

子女是给老年父母转移支付的主要提供者。平均而言,女儿比儿子的转移额更少(分别为 224 元和 405 元)。在中国,受父系家庭制的影响,女儿在婚后往往成为丈夫家庭的成员并且失去了财务独立(Li and Wu,2011),因此这一结果是合理的。为了进一步考察转移网络,我们分别估计女儿和儿子的转移导数(表 8-8)。

表 8-8　比较来自儿子和女儿的转移

项目	来自儿子的转移		来自女儿的转移	
	(1)至少有一个儿子	(2)至少有一个儿子和一个女儿	(3)至少有一个女儿	(4)至少有一个儿子和一个女儿
Panel A 组:代际转移				
低于阈值的转移前收入	−0.072	−0.052	−0.741**	−0.821**
	(0.054)	(0.054)	(0.045)	(0.045)
高于阈值的转移前收入	0.015*	0.018*	0.006	0.006
	(0.007)	(0.008)	(0.006)	(0.007)
家庭人均财富	2.574**	3.280**	0.807	0.247
	(0.687)	(0.740)	(0.509)	(0.619)
R^2	0.114	0.154	0.244	0.303
观测值	1 305	936	1 108	936
Panel B 组:总转移				
低于阈值的转移前收入	−0.106*	−0.091^{+}	−0.739**	−0.819**
	(0.051)	(0.051)	(0.045)	(0.046)
高于阈值的转移前收入	0.015*	0.017*	0.006	0.006
	(0.007)	(0.008)	(0.006)	(0.007)

续表

项目	来自儿子的转移		来自女儿的转移	
	（1）至少有一个儿子	（2）至少有一个儿子和一个女儿	（3）至少有一个女儿	（4）至少有一个儿子和一个女儿
	Panel B组：总转移			
家庭人均财富	2.459**	3.170**	0.785	0.251
	（0.652）	（0.704）	（0.516）	（0.629）
R^2	0.131	0.172	0.240	0.297
观测值	1 305	936	1 108	936

+$p<0.1$，*$p<0.05$，**$p<0.01$

注：总转移是代际转移（净转移）和老年父母转移给成年子女转移的总和。括号中是标准误差

资料来源：Wu 和 Li（2014）

表 8-8 第 1 列估计了至少有一个儿子的家庭的转移导数。在低于阈值时，转移前收入的系数不显著，这意味着儿子的转移对父母的收入没有反应。但是，在高于阈值时，转移前收入的系数为正，这与交换动机一致。相比之下，女儿的转移对低于阈值的收入非常敏感（第 3 列），这与利他动机一致。当样本限制在至少有一个儿子和一个女儿的年长父母时，我们得到与上述相似的结果（第 2 列和第 4 列）。

表 8-8 的 B 组显示了总转移的估计结果，总转移是代际转移（净转入）和老年父母转移给其成年子女的数额之和。结果表明，女儿的总转移对父母的低收入也有较大的反应。

中国传统文化认为，主要由儿子承担父母养老支持的责任。由于生育率的下降和法律规定的同等义务，女儿们逐渐承担起赡养老年父母的责任（Zeng，2010）。我们的结果为这一趋势提供了初步证据。虽然儿子平均比女儿提供了更多的转移，但是女儿的转移对老年父母所受到的收入冲击更加敏感。同时，儿子的转移存在交换动机。

8.4.6 其他模型

我们现有的主要结果实际上是基于单节点的条件最小二乘模型。在表 8-9 中，我们使用更灵活的模型进行估计，包括无节点模型（第 1 列）、收入多节点模型（第 2 列）以及包括收入平方的模型（第 3 列）。在无节点模型中，

转移导数的系数显著但非常小。与表 8-4 的结果相比，转移的反应度在无节点模型（没有使用阈值将收入分段）下可能被低估。第 2 列允许转移前收入存在多个节点。我们选择的节点分别为收入的第 25、50 和 75 百分位。回归结果表明，只在最低收入范围（低于第 25 百分位）的情况下才发现较大的显著系数。第 3 列包括了转移前收入平方项，但系数小而且不显著。将这些模型与条件最小二乘阈值模型进行比较可以看出，后者能更好地贴合数据，对转移动机的讨论也具有重要意义。

表 8-9　转移导数估计——其他模型

项目	（1）2SLS	（2）分段收入	（3）2SLS
转移前收入	−0.051[**]		−0.052 7[**]
	（0.008）		（0.015）
转移前收入×I（收入<第25百分位）		−0.605[**]	
		（0.059）	
转移前收入×I（第25百分位<收入<第50分位）		−0.326	
		（0.414）	
转移前收入×I（第50百分位<收入<第75分位）		0.012	
		（0.060）	
转移前收入×I（收入>第75百分位）		−0.037[**]	
		（0.008）	
转移前收入平方/1 000			0.000 01
			（0.000 06）
家庭人均财富	1.008	0.858	1.023
	（0.773）	（0.753）	（0.790）
R^2	0.133	0.183	0.133
观测值	1 520	1 520	1 520

** $p<0.01$

注：括号中是标准误差

资料来源：Wu 和 Li（2014）

8.4.7　采用中国老年健康调查数据的分析

2008 年中国健康与养老追踪调查只调查了两个省份。为了了解全国范围内的情况，我们还使用了北京大学国家发展研究院健康老龄与发展研究中心的中国老年健康调查 2008 年第五次调查数据进行分析。中国老年健康调查样本覆盖 22 个省份，重点关注 65 岁及以上人口。我们使用与前文中类似的控制变量进行回归分析。

表 8-10 报告了使用中国老年健康调查数据的估计结果。对于全样本（A组），当调整后的转移前收入低于阈值时，老年父母收到的代际转移对收入的反应度（转移导数）为-0.934。在农村，转移导数为-0.677。与中国健康与养老追踪调查数据相比，成年儿子在中国老年健康调查样本中具有较大的转移导数。对于 85 岁及以上的人群（B 组），转移导数更大。与中国健康与养老追踪调查数据一致，收入水平较低的老年父母的代际转移导数为负，这表明了利他动机。然而，我们同时发现，收入水平超过阈值时也存在利他动机。对于全样本，代际转移可以弥补收入降低的 14.2%。由于中国老年健康调查数据中大部分受访者的年龄非常大，他们往往收入水平低（平均转移前收入为 4 818 元）、医疗费用高，具有更强的代际转移反应度的结果并不奇怪。

表 8-10　转移导数估计——中国老年健康调查数据

项目	OLS	条件最小二乘阈值模型						
	全样本	（2）全样本	（3）农村	（4）城市	（5）儿子	（6）女儿	（7）共同居住	（8）没有共同居住
A组：全样本								
转移前收入	−0.187**							
	（0.007）							
低于阈值的转移前收入		−0.934**	−0.677**	−1.471**	−0.417**	−0.244**	−1.266**	−0.779**
		（0.038）	（0.036）	（0.083）	（0.027）	（0.018）	（0.062）	（0.050）
高于阈值的转移前收入		−0.142**	−0.077**	−0.180**	−0.066**	−0.029**	−0.083**	−0.206**
		（0.007）	（0.009）	（0.012）	（0.005）	（0.003）	（0.010）	（0.011）
观测值	11 578	11 578	6 939	4 639	10 551	10 208	8 205	3 373
R^2	0.123	0.153	0.126	0.204	0.095	0.099	0.133	0.242
B组：年龄≥85岁								
转移前收入	−0.154**							
	（0.009）							
低于阈值的转移前收入		−1.876**	−1.428**	−2.260**	−0.687**	−0.383**	−1.663**	−2.289**
		（0.057）	（0.056）	（0.106）	（0.042）	（0.031）	（0.067）	（0.123）
高于阈值的转移前收入		−0.072**	0.004	−0.132**	−0.042**	−0.024**	−0.047**	−0.128**
		（0.009）	（0.009）	（0.016）	（0.006）	（0.005）	（0.010）	（0.022）
观测值	7 264	7 264	4 351	2 913	6 517	6 305	6 085	1 179
R^2	0.126	0.225	0.223	0.260	0.128	0.128	0.191	0.388

** $p < 0.01$

注：使用最佳拟合阈值。自变量是代际转移（净转移）。括号中是标准误差

资料来源：中国老年健康调查 2008 年第五次调查数据

8.5　结　　语

本章考察了成年子女对老年父母的转移如何受到转移前收入的影响。我们将条件最小二乘阈值模型应用于调查数据分析，发现成年子女在一定程度上为父母免受低收入和高医疗费用的冲击提供了保障。在使用医疗支出对收入进行调整后，低于阈值的转移前收入的转移导数约为−0.712，这意味着父母收入每降低 1 元将会多收到 0.712 元的转移。其中，代际转移是对老年人提供支持的主要组成部分，转移前收入水平越低，反应度较高。这个结果与转移的利他动机一致。对于通常意义上的交换动机来说，我们只在成年儿子的代际转移中找到了一些证据。我们还发现，照顾孙子女增加了老年父母接受的转移及转移导数，这意味着代际转移存在着"交换服务"动机。

由于老年父母和成年子女共同居住的现象很常见，转移往往通过非货币形式进行，如向父母提供饮食和住宿。虽然中国健康与养老追踪调查询问了非货币转移，但只包括实物礼品的信息，缺乏以饮食和住宿等形式提供的转移，这可能导致我们低估转移导数。

虽然我们发现成年子女的转移确实对老年父母的收入和医疗服务需求做出了反应，但有大约 32% 的收入降低仍然不能被代际转移弥补。与此同时，公共转移只能弥补其中的 7%，这意味着有 25% 的收入降低得不到补偿。本章的这一发现有重要的意义。虽然医疗卫生改革大大增加了医疗保险的覆盖面，但"因病致贫"的现象仍然常见，对高医疗费用、低收入家庭提供更有力的公共支持非常有必要。

第 9 章

老年人健康和生活满意度的
自我评价及其影响因素①

9.1　引　　言

中国人口预期寿命正在不断上升，80 岁及以上高龄老人的规模也在 2010 年接近 2 000 万，而百岁老人的数量在 2000~2010 年翻了一番（国务院人口普查办公室和国家统计局人口和就业统计司，2012）。随着未来人口老龄化程度加深和老年人口健康状况的进一步改善，老年人口数量尤其是高龄人口数量将进一步增加，对于老龄社会中如此庞大的老龄群体来说，他们的生活质量至关重要，老年人的主观健康状况是其中的重要组成部分。

各种相关研究显示，老年人都不同程度地存在健康方面的问题或日常活动需要别人的帮助。尽管如此，他们可能已经在长年的带病生活中找到了自己的生活方式，不仅可能具有良好的自我感觉，而且还可以在社会生活中发

① 本章作者：郑真真（中国社会科学院人口与劳动经济研究所研究员，北京大学国家发展研究院健康老龄与发展研究中心研究员）；封婷（中国社会科学院人口与劳动经济研究所助理研究员）。本章受到国家自然科学基金资助（项目批准号：71233001，71490732）和美国国立老龄研究院（R01AG023627-10；2P01AG031719）资助。

挥作用。因而，仅仅用一成不变的健康人标准（如患病率）或日常生活自理能力来评价这个人群的生活质量，显然缺乏灵敏度和有效性，特别是对于高龄老人的身体、心理和社会完好状态的综合健康评价而言，更显得不够全面。在这种情况下如何评价他们的生活质量，如何有针对性地制定对策和开展工作改善他们的生活质量，值得深入研究。

鉴于老年人对健康和生活状况主观评价的重要性，围绕自评健康和自评生活满意度的现状和影响因素已经有众多研究。多数研究都应用截面数据，发现个体特征，如性别、年龄、性格、受教育程度以及其他社会经济状况，还有健康状况、社会支持和居住安排等，都与老年人的健康自我评价密切相关。不过，有时发现高龄老人的自评健康并未随着身体功能衰退而下降，甚至随着年龄的增长有所改善。同时，生活状况自我感觉良好对老年人的健康和生活质量有积极作用。还有学者应用跟踪数据分析老年人自我评价的变化及其相关因素，发现高龄老人的自评健康具有相对的稳定性，其变化与实际健康状况的变化呈现出较大的一致性，老年人健康自我评价随着客观条件的变化而改变，随着年龄的增长，老人健康自我评价下降（田丰和郑真真，2004）。近年来更有研究应用2002~2011年老年人生活满意度的变化，分析宏观政策环境的影响，发现近20年间城乡老年人口满意度差别在缩小，可能与近些年来农村收入水平提高、农村社会养老制度初步建立和农村医疗保障状况改善有关（李建新和刘保中，2015a）。

进入21世纪以来，中国的社会保障进入了快速改革发展期，包括医疗保险和养老保险在内的一系列改革为城乡居民带来了实质性的福利，特别是新农合几乎完全覆盖了农村居民，尤其对农村老年人有重要影响。近年来各级政府在为老服务和老年健康照料方面增加了投入和工作力度，农村中为老年人查体、高血压和糖尿病等慢性病监测控制等工作陆续开展，有可能直接或间接影响到老年人的健康状况及对健康的自我评价。本章将利用最近的调查数据，应用自评健康与自评生活满意度这两个主观指标，作为对健康的社会完好状况维度的评价，分析近年来的社会经济变化对老年人主观评价的影响，从老年人的主观感受考察他们是否从改革中受益。

9.2　数据基本情况和分析方法

　　本章应用 2011 年和 2014 年两次中国老年健康调查，了解同一批老年人在此期间的自评健康和自评生活满意度的变化及其影响因素，特别关注医疗保险和服务的变化以及社会老年保障改革的变化对他们自评健康的影响。

　　2014 年中国老年健康调查是对 2011 年受调查老年人的跟踪调查，本章使用的有效样本为 6 006 名年龄在 65 岁及以上、接受过两次调查的老年人。表 9-1 为这些老年人在 2014 年的基本情况。

表 9-1　2014 年中国老年健康调查的老年人基本情况（ N=6 006 ）

项目	内容	占比/%
年龄/岁	65~74	17.1
	75~79	18.2
	80~84	15.1
	85~89	16.5
	90~94	12.2
	95~99	9.9
	100~104	6.2
	105 及以上	4.9
性别	男	46.3
	女	53.7
婚姻状况	已婚	41.1
	离婚	0.4
	丧偶	57.4
	未婚	1.0
居住地	城市	16.6
	镇	33.4
	农村	50.0
居住安排	与家人同住	79.5
	独居	18.7
	住养老院	1.8

续表

项目	内容	占比/%
受教育程度	从未上过学	54.1
	小学	33.2
	初中及以上	12.7
主要生活来源	退休金	20.0
	家人	56.9
	当地政府或社团	8.6
	自己劳动或工作	8.1
	其他	6.4
社会保障	退休金	19.4
	养老保险	23.7
	医疗保险	88.0
	其他	4.9

注：由于舍入修约，占比之和可能不为 100%

资料来源：作者根据中国老年健康调查 2014 年数据估算得来

　　本章选择两个主观指标作为结果变量，即自评健康和自评生活满意度。自评健康常被作为健康的主观测量。生活自评健康在本章中作为反映社会完好状态（即健康的三个维度之一）的指标。具体问题分别为"您觉得现在您自己的健康状况怎么样"和"您觉得您现在的生活怎么样"，两个问题在调查时必须由老年人亲自回答，回答选项都是五个等级，即很好、好、一般、不好、很不好。为描述和分析方便起见，我们将回答很好和好的合并为积极评价，其他为非积极评价。图 9-1 为两次调查结果的积极评价比例，按 2014年老年人的年龄分组。由图 9-1 可见，年事较高的老年人自评健康相对较差，自评生活满意度则相对稳定，尤其在中段年龄组没有明显变化。在两次调查之间的三年中，随着年龄增长，老年人的自评健康在多数年龄组呈下降趋势，较年轻老年人的自评生活满意度却有所改善。

　　为了进一步观察，表 9-2 和表 9-3 分别详细列出了自评健康和自评生活满意度在 2011~2014 年的变化，其中有四成老年人的自我评价没有改变。还有相当一部分人向好改变，有些人甚至从非积极评价改变到积极评价。我们对向好改变的影响因素更感兴趣。

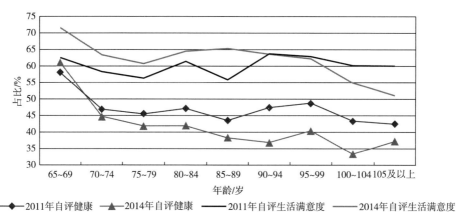

图 9-1　年龄别健康和生活状况积极评价比例（2014 年的年龄）

资料来源：作者根据中国老年健康调查 2011 年、2014 年数据估算得来

表 9-2　2011~2014 年自评健康的变化（*N*=5 837）（单位：%）

项目		2014 年						
		很好	好	一般	不好	很不好	无法回答	小计
2011 年	很好	1.88	4.32	3.26	0.72	0.14	0.43	10.74
	好	4.06	14.39	11.67	3.00	0.31	1.94	35.36
	一般	1.85	10.50	16.19	5.65	0.58	1.83	36.61
	不好	0.45	2.42	5.65	3.92	0.55	0.93	13.91
	很不好	0.00	0.15	0.33	0.22	0.10	0.10	0.91
	无法回答	0.10	0.45	0.60	0.26	0.03	1.03	2.47
	小计	8.34	32.23	37.69	13.77	1.71	6.25	100.00

注：由于舍入修约，部分数据有误差，在可接受范围内

资料来源：作者根据中国老年健康调查 2011 年、2014 年数据估算得来

表 9-3　2011~2014 年自评生活满意度的变化（*N*=5 839）（单位：%）

项目		2014 年						
		很好	好	一般	不好	很不好	无法回答	小计
2011 年	很好	5.50	7.50	2.88	0.21	0.02	0.77	16.87
	好	7.74	21.31	10.02	0.84	0.19	2.47	42.56
	一般	3.67	13.99	12.42	1.06	0.31	1.68	33.12
	不好	0.38	1.30	1.59	0.51	0.17	0.29	4.25
	很不好	0.02	0.24	0.22	0.14	0.07	0.02	0.70
	无法回答	0.19	0.63	0.58	0.09	0.00	1.01	2.50
	小计	17.49	44.97	27.71	2.84	0.75	6.23	100.00

注：由于舍入修约，部分数据有误差，在可接受范围内

资料来源：作者根据中国老年健康调查 2011 年、2014 年数据估算得来

本章的分析思路是，根据此前的研究已知，随着岁月流逝，老年人身体状况变差，自评健康将随之变差。但鉴于中国城乡近年来在社会保障、医药卫生和为老服务方面的不同程度进展，可能对老年人的自评健康有积极影响，进而可能促进主观评价的改善。我们将围绕主观评价在三年间向好变化的老年人，探讨有可能起到积极作用的影响因素。我们假设社会保障方面的改革和国家关于老年照料社会服务规划在基层的落实改善了老年人的生活状况和生活环境，对老年人自我健康评价和其对生活的自我满意程度有积极影响。

根据已有研究发现，我们将应用多变量统计分析方法，控制已知与自评健康和自评生活满意度相关的变量，检验两次调查之间政策或制度变化带来的个体和家庭层面的变化对老年人自我评价的影响。我们选择了 logistic 回归，结果变量为自评健康和自评生活满意度，将自评改善定义为"1"，没有改善定义为"0"。由于应用多变量分析后发现，自评变差的主要影响因素是健康状况变差，且其他影响因素和影响机制都与影响自评改善不同，也不是本章分析的重点，因此没有包括自评变差的样本。作为控制变量纳入模型的有三组变量：①影响自评指标的个人特征变量，包括老年人的年龄、性别、受教育程度、婚姻状况、居住地及居住安排。我们曾认为三年间丧偶会对老年人自评健康有消极影响，但通过多变量分析发现，在引入身体健康状况、婚姻状况和居住安排后，丧偶事件没有显著作用，因而未纳入分析。②反映三年间身体变化的变量，包括日常活动能力受限项增加和影响日常生活的疾病数增加。③不少研究发现认知能力与自评指标密切相关，我们也将认知能力作为控制变量纳入模型，根据认知能力得分划分为完好、部分受损和受损三个级别。

本章重点考察公共政策和社会经济变化对老年人的自评健康和自评生活满意度的影响，并预期覆盖面更广的公共政策和经济状况向好变化会对老年人的自评健康和自评生活满意度有积极影响。以下三组变量反映了与老年人自评健康和自评生活满意度相关的公共政策和社会经济变化。

（1）经济状况改善（表 9-4）：我们选择了三项经济状况变量，"所有生活来源是否够用"和"生活在当地比较起来属于的层次"为主观的相对感觉，"全家去年总收入"则是绝对数值。我们将三项中有改善者汇总后生成一个新变量，赋值为 0，1，2，3，"0"代表这三项都没有改善，"3"代表所有三项在两次调查期间都有改善。三项指标分布见表 9-4，虽然两次回答生活来源够用的比例都近 8 成，但是有 12.6%的受访者在 2011 年回答"不够用"，而在 2014 年回答"够用"；还有 19.2%在主观生活富裕程度方面有改善；而全家年收入增加的比例则更是高达 41.1%，经济状况明显有所改善。总的来说经济状况变化的情况是，三项都没有改善的占 45.0%，一项有改善的占 39.4%，两项有改善的占 12.2%，三项均有改善的 3.4%。

表 9-4　两次调查的经济状况变化

项目	2011 年	2014 年	有改善者所占比例/%
所有生活来源是否够用/%	79.0	79.2	12.6
生活在当地比较起来，属于/%[1)			19.2
很富裕或比较富裕	18.1	15.9	
一般	66.2	69.1	
比较困难或很困难	14.6	11.7	
全家去年总收入/元			41.1
第 25 百分位	5 000	6 000	
第 50 百分位	15 000	20 000	
第 75 百分位	33 000	50 000	

1）数据有缺失

资料来源：作者根据中国老年健康调查 2011 年、2014 年数据估算得来

（2）享有医疗保险：享有医疗保险是指老年人享有公费医疗、城镇职工医疗保险、城居保、新农合或商业医疗保险中的任何一种保险，享有商业医疗保险的老年人极少。2014 年与 2011 年相比，明显有更多老年人享有医疗保险（图 9-2）。不过医疗保险的享有与老年人的年龄高度相关，较年轻的老年人有更高比例享受医疗保险。尽管 2014 年调查发现大部分接受调查的老年人都有医疗保险，但是 90 岁及以上老年人享有医疗保险的比例低于 90%。

（3）享有老年保障：老年保障包括老年人有退休金或养老金，或享有商业养老保险。如图 9-3 所示，老年保障的享有情况在 2014 年有明显改善，且老年人当中享有养老保险的比例明显有更高增长幅度。不过仍有相当一部分老年人没有任何老年保障。与医疗保险享有的年龄模式相似，高龄老年人享有老年保障的比例相对更低。

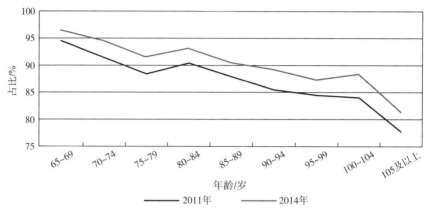

图 9-2 年龄别有医疗保险的比例（2014 年的年龄）

资料来源：作者根据中国老年健康调查 2011 年、2014 年数据估算得来

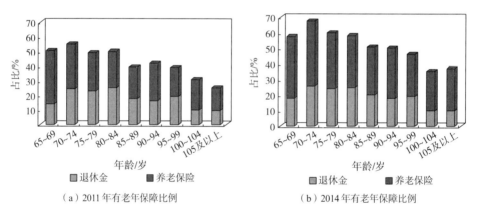

（a）2011 年有老年保障比例　　　　（b）2014 年有老年保障比例

图 9-3 年龄别有老年保障的比例

资料来源：作者根据中国老年健康调查 2011 年、2014 年数据估算得来

（4）可获得医疗服务：医疗保险覆盖仅是健康保障的前提条件，而在需要时可获得医疗服务则与老年人自我感觉的健康更为密切。我们根据老年人生重病时能否及时到医院治疗，判断老年人的医疗服务获得情况。大多数老年人在生重病时都能及时到医院治疗，在 2011 年和 2014 年该比例都是91.2%，两次调查之间变化不大。不过从分析框架的完整性考虑，我们还是将这个变量纳入模型中。

9.3　主　要　发　现

表 9-5 和表 9-6 分别列出了自评健康和自评生活满意度改善的统计分析结果。为使结果易读，统计上完全不显著的变量没有列入表中。在分析过程中发现，80 岁及以上的高龄老人与低龄组老年人在很多方面都有所不同，而近年来的社会保障和公共服务方面的改革对享有退休金的老年人影响较小。为了更有效地考察相关变量对不同群体的作用，我们对两个自评结果分别拟合了三个模型。模型 1 包括所有有效案例，模型 2 仅包括 80 岁及以上老年人，模型 3 不包括享有退休金的老年人。模型中纳入 2011~2012 年的自评变量作为基线参照，在此将很好和好合并为"好"，将不好和很不好合并为"不好"。

表 9-5　2011~2014 年自评健康改善的 logistic 回归分析结果

变量	模型 1：全体		模型 2：80 岁及以上		模型 3：无退休金	
	$\exp(\beta)$	p 值	$\exp(\beta)$	p 值	$\exp(\beta)$	p 值
居住地（参照：农村）				0.043		0.054
城市			1.340	0.031	1.395	0.029
镇			1.213	0.059	1.135	0.138
2011 年自评健康（参照：不好/很不好）		≤0.001		≤0.001		≤0.001
很好和好	0.042	≤0.001	0.034	≤0.001	0.041	≤0.001
一般	0.248	≤0.001	0.217	≤0.001	0.265	≤0.001
日常活动能力受限项增加	0.740	0.003	0.618	≤0.001	0.755	0.011
影响日常生活的疾病数增加	0.390	≤0.001	0.396	≤0.001	0.385	≤0.001
认知能力（参照组：受损）		≤0.001		≤0.001		≤0.001
完好	1.243	0.181	1.770	0.005	1.261	0.191
部分受损	0.789	0.174	1.135	0.546	0.796	0.228
虚拟 R^2	0.306		0.332		0.317	
案例数	5 139		3 178		4 070	

表 9-6　2011~2014 年自评生活满意度改善的 logistic 回归分析结果

变量	模型 1：全体		模型 2：80 岁及以上		模型 3：无退休金	
	exp（β）	p 值	exp（β）	p 值	exp（β）	p 值
居住地（参照：农村）		≤0.001		≤0.001		≤0.001
城市	1.659	≤0.001	1.802	≤0.001	2.163	≤0.001
镇	1.223	0.010	1.218	0.050	1.164	0.072
2011 年自评生活满意度（参照：不好/很不好）		≤0.001		≤0.001		≤0.001
很好和好	0.033	≤0.001	0.039	≤0.001	0.033	≤0.001
一般	0.266	≤0.001	0.373	≤0.001	0.276	≤0.001
影响日常生活的疾病数增加	0.756	0.004	0.699	0.004	0.732	0.004
认知能力（参照组：受损）		0.045		0.014		0.052
完好	1.432	0.023	1.659	0.007	1.458	0.031
部分受损	1.281	0.146	1.418	0.075	1.275	0.196
经济状况改善（参照：没有改善）		≤0.001		0.001		≤0.001
一项改善	1.157	0.058	1.163	0.128	1.165	0.079
两项改善	1.593	≤0.001	1.519	0.002	1.542	≤0.001
三项改善	2.243	≤0.001	2.164	0.001	2.122	≤0.001
享有医疗保险	1.247	0.072				
虚拟 R^2	0.327		0.346		0.340	
案例数	5 140		3 181		4 069	

　　分析发现，政策和社会经济变化对 2014 年的自评健康改善没有作用。不同年龄组和男女性别之间也不存在显著差异，不过，居住在农村的老年人与城市和镇的居民相比明显具有劣势（参见表 9-5 中的模型 2 和模型 3）。日常活动能力受限项增加和影响日常生活的疾病数增加都显著降低了自评健康改善的可能性。由于身体健康状况是影响自评健康的主要因素，年龄、性别、受教育程度等个体特征都不再显著。认知能力则对高龄老人有显著影响。

　　与自评健康相比，老年人的自评生活满意度更有可能受到健康之外的其他因素影响。尽管影响日常生活的疾病数增加对自评生活满意度改善有显著消极作用，经济状况改善有显著的积极作用，享有医疗保险则在全体样本中作用显著，而对 80 岁及以上高龄老年人和没有退休金的老年人的自评生活满意度改善没有显著作用。与此同时，老年人的居住地仍与自评生活满意度改善密切相关，居住在城市和镇的老年人更有可能在生活状况的自我评价方面有所改善。

9.4　结　　语

老年社会中，老年人能够维持较好的主观自我评价，包括健康和生活状况评价，反映了老年人生活质量和健康的一个方面，尤其对于患有各种慢性疾病的高龄老年人而言更显得重要。近年来中国城乡经历着快速的变革，但并不是所有年龄的人群都会受益。本章从老年人自评健康及其影响因素入手，考察社会变革和经济发展对老年人健康主观指标的影响，旨在发现积极影响因素，促进老年人健康。

分析结果显示，自评健康较少受到非健康因素影响，与已有研究发现较为一致。例如，有分析发现，尽管自评健康与老年人的人口社会特征相关，生活方式也有所影响，但身体和精神健康是关键（田丰和郑真真，2004；刘恒等，2009）。而自评生活满意度的影响因素则更为复杂，本章的分析结果显示了政策与社会经济因素对老年人自评健康和自评生活满意度改善的作用及可能的作用机制。

经济状况改善对老年人的自评生活满意度改善有积极作用，尤其是在主观感受和实质性收入都有改善的情况下作用更为显著。此前有研究发现，与子女或孙子女同住有利于老年人精神健康和自评生活满意度的改善，但在纳入相对生活水平、医疗服务可及性和精神慰藉后，居住安排的作用有所削弱（沈可等，2013）。本章引入了主观和客观两种经济状况改善指标，不仅反映了收入增加，还反映了处于劣势感觉的弱化。

有医疗保险与自评生活满意度的改善显著正相关，但对改善自评健康没有作用。有研究发现，由于农村医疗保险覆盖面和保障水平有限，医疗保险并未显著增进老年人的健康（于大川和丁建定，2016）。中国老年健康调查的结果也显示，尽管老年人平均享有医疗保险比例并不低，但年岁较高的老年人享有医疗保险比例相对较低（图 9-2），而这个人群更需要利用医疗卫生服务资源。此外，医疗卫生服务对健康的促进往往需要相当长时间的积累才容易看出效果，而农村人口的医疗保险普遍覆盖仅在近几年逐渐实现。从分析结果看，似乎享有医疗保险对老年人自评生活满意度的改善有促进作用，也可能是增加了老年人的安全感，但还不足以明显改善他们的健康状况。

有退休金或养老保险对老年人的自评健康改善没有影响，一方面可能由于养老保险的参保情况并不普遍，而退休金制度并没有随着时间的推移发生变化；另一方面可能是由于经济状况改善更有力地反映了近年来收入增加的作用。有研究发现，农村养老保障的主要受益人是老年人的子女（减轻了他们的养老负担），而不是直接惠及老年人，因为享有养老保险减少了子女向老年人提供的代际支持（陈华帅和曾毅，2013）。另一项研究发现，农村居民的养老参保具有选择性，较为健康或预期子女支持的老年人参保的可能性更小（邓大松和刘国磊，2013）。以上原因都使得这个变量的作用更为模糊。

医疗服务利用对自评健康和自评生活满意度的改善都不起作用，主要由于绝大部分老年人在有需要时都能及时就医。虽然有 8% 的受访老年人在 2011~2014 年中从能及时到医院治疗转为不能，但其中原因很难反映在定量分析的模型中。

值得指出的是，作为控制变量之一的居住地在模型中始终显著。有研究发现，城市化对老年人的健康改善作用较为复杂，尽管从农村迁往城市对老年人的医疗服务利用有所改善，但是他们的健康似乎更差了（吉黎，2013）。还有学者认为，城乡老年人的生活满意度差距在 10 年中明显缩小了，农村居民收入增加、农村医疗保险普及与农村老年保障改善均有显著贡献（李建新和刘保中，2015b）。不过，本章仍发现在老年人的自评健康改善方面存在明显的城乡差距，相对于农村老年人而言，居住在城市和镇的老年人显然具有更大优势，更有可能从最近的社会经济变革中受益。

本章应用最近两期中国老年健康调查提供的信息，分析了老年人自评健康和自评生活满意度改善的情况，探讨了 2011~2014 年可能与改善相关的政策和社会经济因素。分析发现，经济状况改善和享有医疗保险对老年人的自评生活满意度改善有显著的积极作用，同时，享有养老保险和医疗服务利用并未起到我们预期的作用。同时，在对自评健康改善的影响方面始终存在显著的城乡差距。

本章的研究发现对我们至少有以下几点启示：①国家层面的战略、规划、政策及其实施在惠及广大老年人口时，具有明显的滞后效应和城乡差异；②老年保障在改善老年人生活质量方面尚未起到显著作用；③政策和社会经济变化对改善老年人主观健康指标有积极作用，尤其表现在自评生活满意度方面。

本章的研究仍存在不少局限，如挖掘更多潜在的与自评健康和自评生活满意度相关的因素，更准确地理解相关因素的影响机制等。后续研究将利用更长期的跟踪数据并补充其他必要的知识，对老年人近年健康和生活变化及其影响因素与影响机制作更深入的分析。

第 10 章

我国老年人自评健康的性别差异分析[①]

10.1 引　　言

寿命延长和生育率下降带来的人口老龄化是我国社会发展的必然趋势。第六次全国人口普查数据公报显示，我国 31 个省（自治区、直辖市，不含港澳台地区）中 60 岁及以上人口为 1.78 亿人，占 13.26%，其中 65 岁及以上人口为 1.19 亿人，占 8.87%。同 2000 年第五次全国人口普查相比，60 岁及以上人口的比重上升 2.93 个百分点，65 岁及以上人口的比重上升 1.91 个百分点。随着年龄增加，老年人身体器官功能下降，机体调节控制作用也逐渐降低，老年患病率明显增加。

世界卫生组织和一些发达国家现在提倡由原来的疾病管理转向健康管理，即通过健康管理的手段达到健康促进的目的（李运明，2011）。健康状况的度量和分析是由疾病管理转向健康管理的重要环节。自评健康是个体对自身健康状况的一个总体评价，现有文献表明自评健康是预测发病率和死亡率比较有用的指标。它综合反映了个体过去、现在的健康状况，也反映了对未来健康状况的期望。除此之外它还包含了与同龄人相比较的健康情况（Jylhä，2009）。最近的研究揭示了自评健康与人的免疫程度密切相关，这

---

① 本章作者：张华初（华南师范大学经济与管理学院教授）。

为自评健康提供了生物学证据（Nakata et al.，2010）。自评健康既是对健康的主观评价，也是客观评价，可靠程度比较高（Lundberg and Manderbacka，1996）。自评健康的调查简便易行，在回答"你觉得你的健康状况怎样？"时，被调查者只要在"很好"、"好"、"一般"、"差"和"很差"中选一个就可以。正是由于自评健康的简便性以及它能较好地预测各个年龄段人群的健康和死亡情况，它才被人们广泛使用（Tigani et al.，2012）。发达国家关于健康的调查大多有自评健康。我国一些有影响力的调查数据，如中国健康与营养调查（China Health and Nutrition Survey，CHNS）、中国老年健康调查和几次国家卫生服务调查都使用了自评健康。2005 年人口小普查要求所有被调查对象说明他们的自评健康，第六次全国人口普查长表要求填报 60 岁及以上人群的自评健康。

自评健康的性别差异一直是人们关注的话题。一般来说，相同年龄段的人，男性自评健康比女性好，但是女性寿命往往更长。男性在对健康进行自我评价时，往往只会与其他男性比较；而女性考虑的因素则广泛得多，既会考虑与健康密切相关的因素，也会考虑与健康相关程度不大的因素。例如，其不仅考虑自身健康，还会考虑家庭健康的因素。男性的自评健康，只会考虑严重危及生命的疾病，女性既考虑危及生命的疾病，也考虑非致命性的一般疾病（Benyamini et al.，2000）。所以，在自评健康都较差的状况下，女性更多地反映了慢性病情况，男性则意味着身患重病（Shin et al.，2012）。在50 岁及以上人群中，男性抽烟、超重和患心脏病的比率较高，女性生理性功能障碍、精神抑郁、关节炎和高血压的比率较高（Crimmins et al.，2011）。一般年龄越大，自评健康越差，但男性自评健康随年龄增长下降的速度更快（McCullough and Laurenceau，2004）。健康的性别差异是生理、个人行为和经济社会等因素以及它们之间相互作用形成的。美国国家科学院医学研究所（Institute of Medicine，IOM）认为研究生物医学和健康问题时应该考虑性别差异，因为"每一个细胞都有性别"（IOM，2001）。每个人的工作对其健康有很大的影响，现在男性和女性所从事工作的相似程度越来越大，健康的性别差异又有不断缩小的趋势（Molarius et al.，2007）。

我国自评健康方面的文献大多侧重于影响因素方面（胡宏伟，2011），研究健康性别差异的文献相对较少，即使有所论述也大多是顺带的，而不是专门论述自评健康的性别差异。中国老年健康调查（1998 年、2000 年和 2002 年）数据表明，女性老人比男性老人更可能遭遇日常生活能力的缺失而陷入较差的健康状态。中国老年健康调查（2008 年）数据表明女性老人在日常生活自理能力、躯体功能、认知能力、自评健康等方面都不如男性（曾毅和沈可，2010）。2004 年和 2006 年中国健康与营养调查中 65 岁及以上老年人自评健康纵向数据表明，大多数老年人的健康状态在两年内保持不变或变得更差，男性自评健康状态转好的概率高于女性，但死亡风险亦高于女性（彭荣，2009）。2008 年第四次国家卫生服务调查也包含了性别健康差异的内容。无论城市还是农村，女性老年人慢性病患病率均高于男性；城市与农村同性别比较，城市男性老年人的慢性病患病率比农村男性高 15.3%，城市女性老年人的慢性病患病率比农村女性高 13.2%。2003 年第三次国家卫生服务调查时城市和农村女性老年人的慢性病患病率分别比男性高 1.8 个和 0.8 个百分点，均低于 2008 年调查时男性和女性老年人的差异（卫生部信息统计中心，2009）。本章用 2010 年第六次全国人口普查 60 岁及以上老年人自评健康数据分析性别健康差异，为政策制定者在减小健康差异方面提供决策依据。本章其余部分内容如下：10.2 节对我国老年人自评健康的性别差异进行了统计分析；10.3 节和 10.4 节分别用有序分类变量模型和非线性回归分解方法对我国老年人自评健康的性别差异进行分析；10.5 节是结论和一些建议。

10.2　我国老年人自评健康的性别差异的统计分析

本章数据来源于 2012 年 4 月中国统计出版社出版的《中国 2010 年人口普查统计资料》。作者将自评健康的年龄、性别和城乡分布等加总数据加工成微观数据。样本总量 1 766 万人，其中女性占 51.26%，男性占 48.74%；农村老人占 57.13%，城镇占 42.87%。由于普查长表是抽取 10%的户填报，样本量较大，代表性较强。

在 2010 年第六次全国人口普查长表中，60 岁及以上老人自评健康状况有四个选项：①健康；②基本健康；③不健康，但生活能自理；④不健康，生活不能自理。作者将其简化为四个等级，即好、较好、差、很差，分别与调查表中四个等级对应。表 10-1 描述了我国 60 岁及以上老人自评健康的性别差异。从总体来看，我国老人不健康的比率不到 17%，其中生活不能自理比率接近 3%。从性别差异看，女性自评健康中差和很差的比率均高于男性。男性自评健康比率比女性高约 9%。卡方检验表明，男性和女性在自评健康方面存在显著差异。

表 10-1 我国 60 岁及以上老人自评健康的性别差异

自评健康	女性		男性		合计	
	人数/人	占比/%	人数/人	占比/%	人数/人	占比/%
健康	3 587 960	39.64	4 150 213	48.22	7 738 173	43.82
基本健康	3 768 899	41.64	3 176 142	36.90	6 945 041	39.33
不健康，生活能自理	1 390 538	15.36	1 064 729	12.37	2 455 267	13.90
不健康，生活不能自理	303 625	3.36	216 596	2.52	520 221	2.95
合计	9 051 022	100.00	8 607 680	100.00	17 658 702	100.00

注：Pearson Chi^2（3）=1.38×10^5，p=0.000；由于舍入修约，部分数据加总后不为 100%

资料来源：国务院人口普查办公室和国家统计局人口和就业统计司（2012）

为了更好地反映自评健康的性别差异，本章将人口普查中健康和基本健康归为健康一类，将其余两类归为不健康，再计算每个年龄不同性别健康老人在该年龄该性别所占的比率。如图 10-1 所示，随着年龄增加自评健康的性别差异越来越大，女性下降得更快，这与 McCullough 和 Laurenceau（2004）对美国老人的研究结论恰恰相反。我国传统观念中妇女的社会地位比男人低，妇女在家庭、社区和社会中的地位较低，跟男性相比，她们在获得和控制资源及决策方面发言权较少。一个家庭有限的资源往往是优先供男性使用，女性即使生病也难以得到这些稀缺资源。这在农村表现得尤为突出。这些因素或许是女性健康比男性差的一个原因。

从图 10-1 中我们还观察到一个非常有意思的现象：不论男性还是女性，每逢十年左右健康状况走势就会发生一些变化，老人健康十年一个坎。也就是说，在 60~69 岁、70~79 岁、80~89 岁、90~99 岁每个年龄段内自评健康下降速度基本相同，但不同年龄段下降速度不同，年龄越大下降速度越快。但

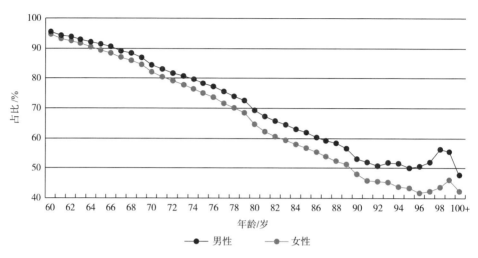

图 10-1   我国 60 岁及以上老人按年龄性别分组健康所占比率

对年龄分组时对 100 岁及以上老人进行了加总

资料来源：作者根据《中国 2010 年人口普查统计资料》数据整理得来

是，在过了 95 岁以后老人自评健康反而越来越好，过了百岁后健康又开始下降。我国有"逢十做寿"（有些地方是"逢九做寿"）的传统习惯，还有"六十花甲，七十古稀，八十和九十叫耄耋"的说法，这些都是以十年来划分的。"百岁老人"更是人们期待的目标。也许文化传统对老人的心理产生影响，进而影响其对健康的评价。

表 10-2 描述了我国老人自评健康的城乡差异。城镇老人自评"健康"比农村老人高约 8%，城镇老人自评"不健康，但生活能自理"比率比农村老人低约 7%，城镇老人生活不能自理的比率比农村低 1%左右。农村老人自评健康比城市老人要差，而且卡方检验表明差异非常显著。从表 10-2 中还看出，农村生活不能自理老人超出城镇约 80%。城镇老人收入高，医疗条件好，这是自评健康差异的主要原因。

表 10-2   我国 60 岁及以上老人自评健康的城乡差异

自评健康	农村		城镇		合计	
	人数/人	占比/%	人数/人	占比/%	人数/人	占比/%
健康	4 077 443	40.42	3 660 730	48.35	7 738 173	43.82
基本健康	3 967 187	39.33	2 977 854	39.33	6 945 041	39.33

续表

自评健康	农村		城镇		合计	
	人数/人	占比/%	人数/人	占比/%	人数/人	占比/%
不健康，生活能自理	1 708 739	16.94	746 528	9.86	2 455 267	13.90
不健康，生活不能自理	334 589	3.32	185 632	2.45	520 221	2.95
合计	10 087 958	100.00	7 570 744	100.00	17 658 702	100.00

注：Pearson Chi^2（3）$=2.3\times10^5$，$p=0.000$；由于舍入修约，合计可能不为 100%

资料来源：《中国 2010 年人口普查统计资料》

10.3　我国老年人自评健康性别差异分析

第六次全国人口普查老年人自评健康有四个等级，本章用有序分类变量模型来对老年人自评健康性别差异进行分析。

表 10-3 给出了我国老年人自评健康有序分类变量模型分析结果。解释变量分别是年龄（age）、年龄平方（age2）、城乡（urban，urban=1 表示城镇，urban=0 表示农村）、性别（male，male=1 表示男性，male=0 表示女性）。解释变量是四分类的自评健康。本章将自评健康为"好""较好""差""很差"分别编码为 1、2、3、4，自评健康较高水平的含义是健康倾向差。表 10-3 实际上是 3 个二元 Logit 回归方程：①是自评健康为 1 对自评健康为 2、3、4；②是自评健康为 1、2 对自评健康为 3、4；③是自评健康为 1、2、3 对自评健康为 4。相同变量系数差异较大，证明"平行假设"并不成立。变量系数如果为正，意味着该变量越大，自评健康越有可能会处于比当前更高水平。变量系数如果为负，意味着该变量越大，自评健康越有可能会处于比当前更低水平，或者保持在原来水平。从性别角度看，三个方程的性别系数均为负数，说明男性自评健康比女性要好。但是，性别系数绝对值越来越小，这意味着男性与女性自评健康差异在缩小。这也可以从发生比（odds）看出来。模型（1）中，其他因素不变，男性健康倾向性发生比要比女性高 28%（$1-e^{(-0.326)}$）。同理，模型（2）中，男性健康倾向性发生比要比女性高 19%（$1-e^{(-0.213)}$）；模型（3）中，男性健康倾向性发生比要比女性高 15%（$1-e^{(-0.160)}$）。如果把自评健康"好"与"较好"归为健康，"差"和

"很差"归为不健康，模型（2）表明，男性健康倾向性发生比要比女性高20%。自评健康的城乡差异与性别差异相似，只不过城乡系数的绝对值并不是单调递减，而是先增后减。年龄的系数都是正值，随着年龄增加，老年人口自评健康下降。这与前文结论一致。然而，年龄平方项的系数却是负数，这反映年龄对自评健康的影响是非线性的。

表 10-3　我国老年人自评健康有序分类变量模型分析结果

项目	（1）"好" VS "较好""差""很差"	（2）"好""较好" VS "差""很差"	（3）"好""较好""差" VS "很差"
性别（女性=0）	−0.326*** （−322.94）	−0.213*** （−159.68）	−0.160*** （−55.47）
城乡（农村=0）	−0.351*** （−344.95）	−0.621*** （−443.25）	−0.299*** （−101.12）
年龄	0.284*** （228.83）	0.294*** （217.20）	0.131*** （53.31）
年龄平方	−0.001*** （−156.51）	−0.001*** （−146.77）	−0.000*** （−7.61）
常数项	−12.49*** （−283.93）	−15.37*** （−307.39）	−12.21*** （−129.95）

*** $p<0.001$
注：括号内为 t 值

10.4　我国老年人自评健康性别差异的分解

为了深入分析自评健康的性别差异，我们用非线性回归方法对自评健康性别差异进行分解。在计量经济学领域，线性回归模型的分解技术已经使用了很长一段时间了。1973 年 Oaxaca 和 Blinder 几乎同时对两个组群（如男性和女性，或者白人与黑人）的工资差异提出了相同的分解方法，这种方法被称为 Oaxaca-Blinder 分解。近年来，非线性回归分解也逐渐发展起来，如Probit 模型（Pritchett and Yun，2009）、Logit 模型（Fairlie，2005；Bowblis and Yun，2010）。

差值分解一般存在指数基准（index number）、虚拟变量系数识别（dummy variables identification）和路径依赖（path dependency）等问题。指数基准问题是指在差值分解过程中，由于分解基准不同，分解的结果不一样，这样就无法准确估计个体特征差异的贡献，也不能准确估计歧视的程度。虚拟变量系数识别与指数基准问题类似，在差值分解时由于选择的参照对象不同，各个虚拟变量的系数效应和特征效应也不一样，从而导致分解的不一致。与线性回归分解不一样，非线性回归分解对解释变量进入回归方程的顺序非常敏感，这被称为路径依赖问题。Daniel 等新近开发了一个 Stata 命令 mvdcmp，较好地解决了非线性回归分解中存在的上述三个问题（Powers et al.，2011）。相对于 Stata 其他非线性回归分解技术（如 nldecompose），mvdcmp 能够提供详细的分解结果。除此之外它还能处理有权重的分解。本章用该命令对我国老人自评健康性别差异进行分解。在分解时，我们还是将人口普查中健康和基本健康归为健康一类，将其余两类归为不健康。之所以这样做，是因为目前该命令能够处理二元分类变量的分解，但不能处理被解释变量为两个以上有序分类变量的分解。

Daniel 分解原理与 Oaxaca-Blinder 分解相似，令 Y 表示我国老人性别健康差异，F 表示 Logit 函数，X 表示被解释变量，β 表示系数，则 $Y=F(X\beta)$。以 M 表示男性，W 表示女性，则我国老人性别健康的平均差异可以分解为

$$
\begin{aligned}
\overline{Y_M} - \overline{Y_W} &= \overline{F(X_M\beta_M)} - \overline{F(X_W\beta_W)} \\
&= \underbrace{\left(\overline{F(X_M\beta_M)} - \overline{F(X_W\beta_W)} \right)}_{E} + \underbrace{\left(\overline{F(X_M\beta_M)} - \overline{F(X_W\beta_W)} \right)}_{C}
\end{aligned}
$$

该分解将不同组群之间的健康差异分解为两个部分：第一部分是个体特征差异导致的，也称特征效应，一般以 E 表示；第二部分是结构差异导致的，也称系数效应，一般以 C 表示。系数效应部分不能由个体特征差异解释，又被称为不可解释部分，在工资分解中这部分差异往往被归结为歧视导致。

在分解方程中我们引入年龄、年龄平方、城乡、性别及年龄与城乡的交互项（age×urban）。被解释变量为自评健康（自评健康=1 表示健康，自评健康=0 表示不健康）。我国老年人自评健康性别差异分解结果如表 10-4 所示。我国老年自评健康性别差异中，有 31.302% 是年龄、年龄平方、城乡及它们的交互项因素导致的，68.698% 是回归方程中的系数不同导致的。也就是说我国老年自评健康性别差异中，三成是年龄、城乡等因素导致的，七成是不同性别老人的生理、个人行为和经济社会等因素造成的，如前文提及不同性

别老人在对健康进行自我评价时考虑因素不一样。男性只会考虑一些危及自身性命的疾病，女性不仅考虑自己的大病，也考虑自己的小病。而且女性不仅考虑自身疾病，还考虑其他亲属的疾病。

表 10-4　我国老年人自评健康性别差异分解

自评健康	系数值	标准差	z	$p>z$	95%置信区间		占比/%
特征效应	0.011 995	0.000 023 72	505.70	0.000	0.011 949	0.012 042	31.302
系数效应	0.026 326	0.000 174 3	151.03	0.000	0.025 984	0.026 667	68.698
系数值加总	0.038 321	0.000 168 75	227.09	0.000	0.037 99	0.038 652	

表 10-5 和表 10-6 列出了我国老年人自评健康性别差异分解的详细结果，表 10-5 是性别差异分解方程个体特征部分（E）。个体特征效应系数是正值说明如果女性在某个解释变量方面特征的分布与男性一样，则自评健康差异会缩小；系数如果是负值则会扩大差异。年龄对自评健康差异的影响比较复杂，如果女性与男性的年龄（age）分布一样，则我国老年自评健康的性别差异会缩小 109.19%。但是，如果女性与男性的年龄平方项（age2）分布一样，则我国老年自评健康的性别差异会扩大 74.922%。如果女性与男性在城乡分布方面一样，则我国老年自评健康的性别差异会扩大 0.661 43%。相对于年龄与城乡分布而言，它们交互项的影响要小得多，只有 2.307 4%。

表 10-5　我国老年人自评健康性别差异分解个体特征部分（E）

自评健康	系数值	标准差	z	$p>z$	95%置信区间		占比/%
年龄	0.041 844	0.000 271 8	153.95	0.000	0.041 311	0.042 376	109.19
城乡	−0.000 253 46	0.000 029 609	−8.56	0.000	−0.000 311 5	−0.000 195 43	−0.661 43
年龄×城乡	−0.000 884 23	0.000 039 617	−22.32	0.000	−0.000 961 88	−0.000 806 58	−2.307 4
年龄平方	−0.028 711	0.000 283 59	−101.24	0.000	−0.029 267	−0.028 155	−74.922

表 10-6　我国老年人自评健康性别差异分解系数效应部分（C）

自评健康	系数值	标准差	z	$p>z$	95%置信区间		占比/%
年龄	−0.103 23	0.025 806	−4.00	0.000	−0.153 81	−0.052 654	−269.39
城乡	−0.046 161	0.001 602 7	−28.80	0.000	−0.049 302	−0.043 019	−120.46
年龄×城乡	0.043 813	0.001 512 3	28.97	0.000	0.040 849	0.046 777	114.33
年龄平方	0.030 621	0.012 372	2.48	0.013	0.006 371 9	0.054 87	79.906
常数项	0.101 28	0.013 508	7.50	0.000	0.074 81	0.127 76	264.31

　　差异分解方程系数效应部分（ *C* ）系数正负值的解释与个体特征部分
（ *E* ）相同。在 Logit 回归方程中，如果女性在某个解释变量的回归系数与男
性一样，系数如果是负值则自评健康差异会扩大；系数如果是正值则会缩小
差异。对于被解释变量年龄（age），如果女性与男性的系数一样，则我国老
年自评健康的性别差异会扩大 269.39%，年龄平方项（age2）则把差异缩小
79.906%，虚拟变量城乡项则会把差异扩大 120.46%，年龄与城乡分布的交互
项把差异缩小了 114.33%，常数项作用也很大，其大小与年龄（age）相差无
几，但作用方向恰恰相反，前者是缩小差异，后者是扩大差异。

　　分解方程解释变量的系数都通过了显著性检验，表明它们对于自评健康
都是重要的影响因素。从分解结果来看，不管是特征效应还是系数效应，年
龄对自评健康的影响都比城乡分布要大得多。由于性别为分解方程要比较的
因素，我们不好在分解方程中把性别对健康的作用与年龄、城乡作比较。但
分解结果部分验证了顾大男和曾毅（2004）结论，即年龄对老人健康的作用
比城乡分布要大。

10.5　结　　语

　　通过对我国第六次全国人口普查长表中相关数据的分析，我们发现女性
老人自评健康比男性要差，农村老人比城镇老人要差。在年龄方面，无论男
性还是女性老人健康都存在着十年一个坎的现象，即每过十年左右老人健康
加速下滑，在下滑幅度上女性比男性要大。这与 McCullough 和 Laurenceau
（2004）的研究结论不一样，他们的研究表明美国男性老人自评健康恶化速
度比女性快。男性健康倾向性发生比要比女性高 20%。我国老年自评健康性
别差异中，三成是年龄、城乡等因素导致的，七成是不同性别老人的生理、
个人行为和经济社会等因素造成的。年龄对健康的作用远远大于城乡分布的
作用。

　　为应对人口老龄化，国际社会提出了健康老龄化的行动目标。健康老龄
化是指老年人在晚年能够保持身体、心理和社会生活的完好状态，将疾病或
生活不能自理推迟到生命的最后阶段。2012 年世界卫生日的主题是"健康有

益长寿"，它重点关注有生之年身体健康如何有助于老年人度过圆满和有益的一生，并成为家庭和社会的财富。

老年人面临的疾病主要是心脏病、脑卒中、视力损害、听力损失和阿尔茨海默病。此外，老年人往往同时出现多种健康问题，如患糖尿病和心脏病等。一般情况下一个人在 65 岁及以上的开支费用要占其一生医疗费用开支的 70%左右。我国医疗保险的原则是"广覆盖，低水平"。相当一部分老人看不起病。2008 年第四次全国卫生服务调查显示，65 岁及以上老人生病未就诊比率是 35.8%，60 岁及以上老人应该住院而没有住院的比率城市为20.4%，农村为 26.3%。经济困难是未能就诊、未能住院的最重要原因。2008年调查表明应该住院而没有住院人群中，无社会医疗保险所占比率最高，为31.9%。"老吾老以及人之老"，让老人活得更健康，这是政府应尽的职责。人民的健康始终是国家工作的重点，政府对此负有连续的和长久的职责。本源意义上的政府职能是提供公共服务，并促进公共服务均等化。当然，这不是要政府承担老年人所有医疗费用。政府在制度设计、完善体系、提供公共服务等方面应当承担相应的责任。例如，针对老年人慢性疾病多的情况，医疗保险制度设计上应该有所考虑。一些医疗服务性价比很高，如高血压是心脏病和脑卒中的关键风险因素，但一年花上几十元就可以有效控制。老年人健康的难点和重点在于高龄老人，重点和难点地区在农村。在公共卫生政策方面我们还要考虑性别差异。

老年人身体素质下降的速度在一定程度上取决于个人生命全程中的行为和面临的健康风险，其中包括吃什么、身体活动如何，以及面临的健康风险，如吸烟、有害使用酒精导致的风险或暴露于有毒物质的风险。坚持锻炼身体、健康饮食、避免有害使用酒精、不吸烟，能够减少老年时患慢性病的风险。这些行为不是在老年才开始的，而是应该从"生命的早期就开始，并一直延续至老年"（World Health Organization，2012）。

本章的不足之处在于分析我国女性自评健康比男性差的原因时，分析的因素较少，只考虑了年龄、性别和居住地点。其他影响健康的因素，如教育年限、婚姻状况、与谁一起居住、饮食习惯、是否吸烟、是否喝酒、饮用水、以往职业、是否锻炼、主要生活来源、家庭收入及慢性病等都没有在模型中出现。一些重要变量在人口普查问卷中有，但我们得不到微观数据。人口普查经费来源于财政, 取之于民, 也应该用之于民。对普查数据进行开发和应用, 是一举多得的好事。将普查微观数据公之于众, 也是国际学术界通常的做法。统计资料中能够识别或者推断单个统计调查对象身份的资料, 统计部门可以进行技术处理。

第 11 章

老年人晚年照料需求强度的实证研究①

11.1 引 言

中国自 2000 年进入老龄化社会以来，老年人口总量及增长速度世界瞩目。人口老龄化给中国带来了巨大的挑战，晚年照料就是其一，因此晚年照料的研究意义重大。近年来中国有关老年人照料的研究有所增加，但对照料需求强度的研究少见。在相关的研究中，人们多关注失能老年人群的规模、照料需求状况、照料资源的问题（刁丽君等，2005；张文娟，2006a；丁志宏，2011；王德文等，2013；石人炳和宋涛，2013；张翼，2013）。也有学者从照料机会成本的角度进行研究。例如，中国成年子女照料家中老人是以自己不工作或减少工作时间来实现的；家中子女少，子女照料父母的机会成本就会大大增加（蒋承和赵晓军，2009）；其中已婚中青年女性更可能因提供照料而使就业机会减少。而曾毅等（2012）则从宏观角度预测残障老人家庭照料的现金成本和工作日数总量。另外一项照料成本的研究从医院护理出发，认为医院应按照患者日常生活自理能力分级来考虑护理成本（钟紫凤等，2009），日常生活自理能力受损状况成为评估照料成本的依据。战捷

① 本章作者：周云（北京大学社会学系教授，博士生导师）；封婷（中国社会科学院人口与劳动经济研究所助理研究员）。本章受到国家自然科学基金项目资助（项目批准号：71233001，71490732）。

（2004）曾对中国 80 岁及以上高龄老人临终前卧床不起的时间做过分布分析，她发现高龄老人临终前完全需要他人照料的时间均值为 92 天。其中自认为身体还好的高龄老人平均需要 76.6 天，自评健康差且长期有病的高龄老人则平均需要 124.5 天的照料。其他研究人员发现 65 岁及以上（但非纯高龄）老人临终前平均需要他人完全照料的天数为 82 天（顾大男等，2007）；32%的临终老人需要他人完全照料的天数不到一周，33%需要不到一个月的照料，4%则需要一年或以上的照料。我们认为，战捷与顾大男等的研究是国内众多照料相关研究中最能体现个体的照料需求强度的研究，也是应该进一步拓展的研究角度。

　　国外针对照料需求强度的研究更多从照料成本出发。例如，一项研究利用美国马萨诸塞州老年人健康项目（The Massachusetts Elder Health Project）的资料，重点分析了非正式照料和正式照料年费用的高低以及养老院与社区养老费用的差别（Harrow et al.，1995），其比较费用的基础是不同场景下的照料小时数。照料小时数可间接体现出照料需求的强度。又如，Arno 等（1999）根据美国全国非正式照料的小时平均数、照料提供人群的规模以及当时最低工资和家庭医疗助理全国工资水平的平均值计算了 1997 年社会需要支付这些照料所需的资金[①]。再如，一项针对西班牙老年人（55~75 岁）晚年无酬生产性活动价值的研究则发现，在多种晚年无酬活动中，照料其他老年人的无酬价值每年高达 170.3 亿欧元[②]（Fernandez-Ballesteros et al.，2011）。最后，Lai（2012）在研究中从家庭成人照料提供者的角度，研究了他们自身认定的照料经济费用与自己照料负担之间的关系。在控制了各种因素的作用之后，经济费用是最能预测个体感知的照料负担轻重的因素。这些照料成本的研究角度不一，但其共同的特点是强调照料的价值和巨大的照料费用总量。然而，如同中国相关研究，这些研究未能从个体需求和接受的照料强度来理解与分析照料需求及负担，难以展示照料强度问题。

　　本章研究的重点是老年人照料需求强度。我们认为，照料需求强度的研

---

　　①　1996 年美国全国家庭照料调查（The National Family Caregiving Survey）的研究发现，当时电话访问的 1 509 个家庭平均每周需要提供 17.9 个小时的照料（Arno et al.，1999）。

　　②　这一研究的作者发现，男性照料老人的日均小时数为 4.39 小时，女性多达 7 个小时。若以每小时 6.45 欧元计算，则得出 170.3 亿欧元的结论（Fernandez-Ballesteros et al.，2011）。

究不仅能够考虑到老年人是否有照料需求，也能更多分析这种需求的深度与广度。在此，我们以照料状况持续天数及照料小时数来衡量需求的强度。这是一个更为具体、生动和形象的表示照料强度的视角。首先，由于这一指标是一个时间概念指标，与个体的生活关联更加紧密。例如，每人每天只有 24 个小时；劳动力市场中的人们一般每天会在单位工作 8 个小时；国家规定劳动者每周正常工作时间不得超过 40 个小时等。用这一指标讨论照料的挑战更易使我们将照料强度与个人生活时间的安排甚至矛盾具体化，促使老龄化社会的中国更多站在个人角度认识或应对照料的挑战。其次，照料的挑战也可从宏观照料成本进行估算，照料获得天数或小时数的计算与分析也为社会评估照料负担提供最基础的资料，使社会从宏观层面掌握照料需求负担，进而及时和适当储备、调整各种养老资源。

本章将主要从三方面分析照料需求强度。首先，分析老年人群中有照料需求老年人的数量、人群基本特点，其结果提示我们应在多大范围内考虑照料强度问题。其次，通过有照料需求老年人活动受限天数及接受照料小时数来评估照料需求强度，从几个维度说明照料需求强度的现状。最后，综合分析有照料需求以及接受更多照料老年人的特征及影响因素。通过本章的研究，我们期待社会更加重视老年人照料需求强度问题，期望个体、家庭及社会认清照料需求的强度，调配各种资源满足老年人群的具体照料需求。

11.2　数据与方法

11.2.1　数据来源

本章数据来自 2011 年中国老年健康调查。这一调查是自 1998 年第一次开展以来的第六轮调查。整体样本来自我国 22 个省（自治区、直辖市），对我国城乡老年人有较好的代表性。2011 年的调查跟踪了 2008~2009 年调查以来存活的 7 375 名老年人。问卷涵盖了老年人生活多方面的内容，如老年人个人和家庭基本背景、生活习惯、经济状况、健康水平等。有学者专门研究不同年份问卷的调查质量，认为整体调查质量良好（顾大男和曾毅，2004；

张文娟，2006b）。

表 11-1 为本章样本人群的基本特征。由于抽样设计，研究对象中 65~79 岁的低龄老人比例较低，高龄老人比例相对高（占 66.1%）。在高龄老人中 80~89 岁和 90~99 岁的老年人均占到近 30%，百岁老人也有约 11%。样本中女性老人略多于男性老人；居住在农村、镇和城市的老人各占 42.8%、35.4% 和 21.8%。

表 11-1　研究人群人口特征（*N*=7 375）

变量		占比/%	变量		占比/%
性别	男	45.0	年龄	65~79 岁	33.9
	女	55.0		80~89 岁	29.2
现居住地	城市	21.8		90~99 岁	26.2
	镇	35.4		100 岁及以上	10.7
	农村	42.8			

资料来源：作者根据中国老年健康调查 2011 年调查数据估算

11.2.2　测量指标

本章所用的测量指标包括三类健康状况指标和两项照料需求强度相关指标。

我们选用了日常活动受限情况、日常生活自理能力（变量以 ADL 计）和老年人患病状况为健康状况指标。日常活动受限情况来自被调查老年人的主观判断，也就是本人在最近六个月中的日常生活活动是否因健康方面的问题而受到限制，回答分为三类，即没有、一定程度上和很大程度上活动受限。ADL 反映出老年人的基本生存能力。当他们的 ADL 在一定程度上受限或受损时，必定产生照料需求。中国老年健康调查中细问每位老年人在 ADL 六方面的现状，包括吃饭、穿衣、洗澡、室内活动、上厕所、控制大小便。老年人可对自身状况做出三类回答，即不需要任何帮助、需要部分帮助、需要较多帮助。我们对这三类回答分别赋值 0 分、1 分和 2 分，以反映老年人该 ADL 项目受限的情况。通过对六项 ADL 活动的得分加总，形成 ADL 总分，全面代表老年人的受限状况。老年人患病状况用两类指标来衡量，即老年人自报患病情况以及根据国际疾病分类（International Classification of Disease，ICD）划分成七大类疾病的患病状况。

关于照料需求强度相关问题，我们选用了单项 ADL 活动受限的照料需求持续时长和近一个星期以来家人提供日常照料总小时数两个指标，从照料需求和家人投入的角度来反映照料需求强度。某项 ADL 需要帮助时老年人获得帮助持续的时间是该项照料需求持续长度（年数）的衡量指标，用来表示健康恶化及照料需求的持续程度或强度。家人提供日常照料总小时数被拆分为两个指标，分别反映是否有照料需求和需求强度。也就是，家人投入时间大于 0 的老年人被视为有照料需求的老年人；而照料需求强度则以需要照料的老人所回答的每周获得照料的小时数来测量。

此外，在分析获得照料老年人的人口社会特征指标中，我们包括了最为主要的三项内容，即性别、年龄和现居住地。这几项指标是划分群体特征时最重要且界限最清晰的指标，它们对其他人口、社会、经济变量起到基础性的影响作用。

11.2.3　分析方法

本章应用描述性统计对人群特征、ADL 状况、患病情况、照料需求等进行描述。对主要关注的三个变量，即日常活动受限、是否需要照料及日常照料的总小时数，应用两变量相关或其他比较方法，分析人群特征和患病情况与它们之间的关系。此外，研究还将应用多元分析方法综合考虑有照料需求老年人群的特征、ADL 状况、患病情况等主要因素。所有分析均使用 SPSS 17.0 软件。

11.3　主要研究结果

11.3.1　老年人日常活动受限状况

从老年人自己报告过去半年中日常活动因健康问题的受限状况来看，接近 60%的老年人生活活动没有受限情况，40%多的老年人感到在一定程度上或很大程度上日常活动受到限制（图 11-1）。从性别、年龄和居住地考察，男性老人的日常活动状况好于女性，女性的受限比例高出男性 10 个百分点。年龄越大活动受限的比例也越高、受限程度也逐步加深。例如，仅有 8.1% 的低龄老年人（65~79 岁）会因健康问题日常活动严重受限，但到 90 多岁之后则将近 1/3 老年人的活动在一定程度上受限、1/5 老年人的活动严重受限。然而应当看到，活到百岁以上的老年人中仍有 35.2% 其日常活动并未因健康问题受到限制。现居住地对老年人日常活动影响的差异尽管存在，但相比性别和年龄差异，其影响程度较小。城乡老年人在日常活动没有受到限制方面的差别不大，但回答说很大程度上受到限制的人群中城乡略有差异，城市高于农村。因此，从人口学特征上看，女性或高龄是日常活动受限的关键因素，这类人群是有照料需求的潜在人群。以下将从不同视角进一步分析照料需求强度。

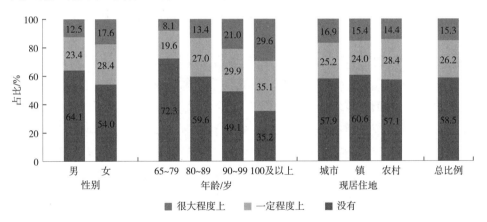

图 11-1　按性别、年龄和现居住地分老年人过去 6 个月内日常活动受限比例（N=7 351）

不同性别、各年龄组、不同居住地之间均有统计意义上的显著差异（p<0.01）；

由于舍入修约，占比加总可能不为 100%

资料来源：作者根据中国老年健康调查 2011 年调查数据估算

11.3.2　单项日常活动受限与照料强度

ADL 是考察老年人日常活动受限状况的常用且更为专业的角度。通过老年人对 ADL 6 项活动自如状况的回答，我们能够判断个人日常活动受影响的类别及程度，继而考察需要照料的强度。表 11-2 是老年人针对每项 ADL 的回答，从中可以看出最不需要帮助的类别依次为控制大小便、吃饭、室内活动、穿衣、上厕所和洗澡，百分比在 74%~93%。如果观察"较多帮助"的比例，洗澡和穿衣是老年人需要帮助最多的项目。

表 11-2 老年人各项 ADL 需要帮助的程度（ *N*=7 354 ）（单位：%）

需要帮助的程度	洗澡	穿衣	上厕所	室内活动	控制大小便	吃饭
不需要任何帮助	74.4	86.3	86.3	88.3	92.7	91.1
部分帮助	6.2	1.6	8.2	7.3	5.5	5.6
较多帮助	19.4	12.1	5.5	4.4	1.8	3.2

注：由于舍入修约，占比之和可能不为 100%

资料来源：作者根据中国老年健康调查 2011 年调查数据估算

表 11-3 列出老年人各项 ADL 受限活动持续状况，从持续时间反映照料需求强度。老年人需要帮助持续天数最多的是室内活动，其后依次为洗澡、控制大小便、穿衣、上厕所和吃饭。为更直观表示照料的强度，我们将照料需要持续天数转换为年数列入表 11-3 中。通过需要照料年数反映出每项 ADL 活动老年人需要他人帮助的强度。考虑到不同 ADL 活动的频繁程度，我们可进一步评估老年人在不同 ADL 项目上的帮助需求。6 项 ADL 活动中只有洗澡不一定是每天都做的项目，其他都是每天必不可少的活动。对这 5 项活动进一步细化，穿衣可是每天 2 次的活动（早上穿、晚上脱），吃饭为每日 3 次（若按正常吃饭次数），上厕所和控制大小便的次数不定却有一定规律且不可省略，室内活动次数不定但可适当调整甚至省略。若以此为分析依据，对表 11-3 中各项活动对照料需求的强度不仅要从年数上考察，也需要从每天这项活动对照料的依赖程度加以评价。例如，吃饭需要照料持续年数虽然最少，但考虑一日三餐必不可少，因而吃饭的照料需求并不低于室内活动。尽管目前还只能从简单的照料需求持续天数或年数来考察照料强度问题，然而我们也意识到一些项目看似持续时间短，但其强度有可能更高，表 11-3 所显示的单项照料持续时间只是照料强度的一个下限。

表 11-3 老年人各项 ADL 受限活动持续状况

相关活动	有效样本	照料需要持续天数均值（标准差）	照料需要持续年数均值
洗澡	1 773	918（32）	2.52
穿衣	928	876（42）	2.40
上厕所	934	796（40）	2.18
室内活动	812	1 188（76）	3.25
控制大小便	500	891（84）	2.44
吃饭	576	737（51）	2.02

资料来源：作者根据中国老年健康调查 2011 年调查数据估算

11.3.3　ADL 总分与照料强度

11.3.2 小节是对每项 ADL 受限情况与相应照料强度之间关系的分析，展现出老年人单项活动能力的丧失带来持续的特定照料需求的详细图景。采用综合性指标，可以进一步说明活动受限与照料强度之间的关系。本小节使用 ADL 总分来代表老年人 ADL 受限的整体状况，用最近一周（按调查时点计算）内家人为老年人所提供的日常照料小时数，从照料提供的角度反映出照料的总体强度。图 11-2 为老年人 ADL 总分和每周照料时间分布。ADL 总分是对 6 项 ADL 活动情况得分的加总，我们将完全不需要帮助赋值为 0 分，部分需要帮助赋值为 1 分，需要较多帮助赋值为 2 分。按照这样的计算方法，总分为 0 代表 6 项 ADL 活动都无须帮助，这类老年人占样本总量的 71.8%；有 1 项 ADL 活动需要部分帮助的老人为 5.7%（即总分为 1 的老人比例）；总分为 2 说明有 2 项 ADL 需要部分帮助或 1 项 ADL 需要较多帮助，这类老人所占比例为 6.7%；总分为 12 代表 6 项活动均需要较多帮助，样本中这类老人占 0.9%。相对于单项 ADL 得分，ADL 总分不仅具有综合性，还因为取值分布在 0~12，所能反映出的差异更大、层次更多，从而对日常活动受限状况的刻画更为精确。

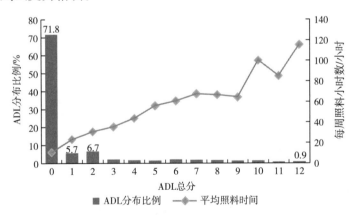

图 11-2　老年人 ADL 总分和每周照料时间分布

资料来源：作者根据中国老年健康调查 2011 年调查数据估算

接受照料的总体趋势是随着 ADL 总分的增加，所需照料时间在加长，强度增大（图 11-2）。ADL 总分为 0（即 6 项 ADL 活动都无须帮助）的老人，近一周内亲属也提供了平均 10.7 小时的日常照料帮助。ADL 总分为 1（即有 1 项 ADL 活动需要帮助）的老人其亲属提供日常照料帮助平均为 23.3 小时。而对于 ADL 总分为 12 分的老人，每周照料时长达到 115.5 小时，即有 2/3 的时间需要亲属照料，相当于全职劳动者每周工作时间的 3 倍。因此，ADL 受限是导致家人照料强度增加的重要原因。

为确定日常活动受限对照料强度影响的基本模式，我们应用卡方自动交互检测方法①进行了深入分析。模型用 ADL 总分作为分类变量，按不同的照料时长将老人分为四类（表 11-4）。第一类是自理能力完全不受限（得分为 0）的老人，他们接受家人照料的时长为每周 10.7 小时。ADL 得分为 1~2 分是轻度丧失自理能力的类别，他们每周需要照料的时间为 27.4 小时。而 ADL 中度丧失自理能力的老人（得到 3~6 分），平均照料时间为 48.7 小时；ADL 得分为 7~12 分的老人是严重丧失自理能力的一类，他们每周接受家人照料的时长平均达到 79.7 小时。因此，老年人日常自理活动受限得分越高，每周接受家人照料的时间越长。然而应该注意到的是，自理能力完全不受限的老年人每天也会接受一定时间的照料。

表 11-4　日常活动受限程度不同老人的每周平均照料时间

ADL 总分分类	相应的 ADL 受限类别	分布/%	周照料小时数/小时
0	自理能力完全不受限	67.5	10.7
1~2	轻度丧失自理能力	13.9	27.4
3~6	中度丧失自理能力	8.9	48.7
7~12	严重丧失自理能力	9.7	79.7
总计		100.0	23.1

资料来源：作者根据中国老年健康调查 2011 年调查数据估算

11.3.4　患病状况与照料强度

ADL 的受限往往与老年人患病有关，一些慢性或特殊疾病会增加照料的强度，因此根据老年人患病情况考虑照料需求是本章的另一个分析角度。

---

① 卡方自动交互检测（即 CHAID，全称是 chi-squared automatic interaction detector）可以针对某一设定的结果变量，对众多分类加以比较并找到最佳分类变量和最佳分类结果，从而分析出具有哪些特征的群体更可能发生此结果。

表 11-5 列出了老年人不同疾病的自报患病率（按降序排列）、老年人自报所患疾病对日常生活的影响程度以及患有不同疾病的老年人过去一周其家人提供照料的周小时数。由表 11-5 可见，一些疾病虽然患病率高（如高血压），但对家人的照料依赖程度并不高。家人提供最多周小时照料的前三位疾病是褥疮、阿尔茨海默病和癫痫，但这些疾病的患病率却非常低。

表 11-5　老年人的疾病患病率、生活因患病受限程度及照料时长

疾病类型	自报患病率/%	日常生活中是否受到限制/%		周照料小时数/小时（标准差）
		很大程度上受到限制	一定程度上受到限制	
高血压	29.3	15.3	26.9	21.9（1.2）
关节炎、风湿或类风湿	19.5	15.5	34.1	21.2（1.2）
心脏病	13.7	16.9	31.9	24.5（1.8）
白内障	13.5	19.9	31.9	31.1（1.8）
支气管炎/肺气肿/哮喘病/肺炎	12.8	16.6	33.2	24.8（1.9）
脑卒中及脑血管疾病	8.4	31.4	29.5	37.0（3.0）
胃肠溃疡	5.3	14.5	37.4	19.3（2.3）
糖尿病	4.7	17.7	27.2	21.3（2.5）
胆囊炎或胆石症	4.2	16.9	24.8	27.5（3.1）
血脂异常	3.8	13.4	30.4	21.6（2.9）
阿尔茨海默病	3.7	59.2	23.2	61.1（5.5）
青光眼	2.1	24.5	33.5	34.4（4.7）
肺结核	1.2	18.2	33.0	21.8（4.7）
癌症	1.0	33.3	26.4	38.9（7.5）
慢性肾炎	1.0	12.7	52.1	38.8（7.3）
帕金森病	0.9	33.9	30.6	30.9（6.5）
褥疮	0.8	67.3	12.7	91.6（21.6）
肝炎	0.6	4.9	51.2	32.1（9.5）
癫痫	0.3	61.9	14.3	45.8（12.7）

资料来源：作者根据中国老年健康调查 2011 年调查数据估算

进一步考察老年人患病和需要照料的情况，我们参照国际疾病分类（ICD 10）将疾病归为七大类，分析自报患有该类疾病老年人的照料需求。表 11-6 列出了不同疾病类型患病率、需要照料的比例与照料时长。显然，患有神经系统疾病的老年人需要照料比例最高，需要照料时间也最长；其次是

患眼疾的老年人。

表 11-6　不同疾病类型患病率、需要照料的比例与照料时长

疾病	自报患病率/%	需要照料比例/%	周照料小时数/小时
神经系统	3.9	89.5**	84.6**
眼疾	14.6	68.6**	51.6**
心脑血管	38.8	61.0	50.7
呼吸系统	13.4	61.5	50.6
消化系统	9.1	55.9+	45.0
运动器官	19.5	57.1*	42.3
内分泌	7.6	56.4	41.9

$+p<0.1$，$*p<0.05$，$**p<0.01$

资料来源：作者根据中国老年健康调查 2011 年调查数据估算

11.3.5　照料需求及强度相关因素的综合分析

为了综合考察具有不同人口特征的老年人在不同 ADL 受限和患病状况下的照料需求强度，以下将性别、年龄、现居住地、ADL 总分、是否患有七大类疾病作为自变量（分别代表人口特征、ADL 受限情况及患病状况），对近一个星期以来家人提供日常照料总小时数进行多元分析。样本中 40.3%的老年人回答日常照料小时数为 0，这就使原始变量的分布不满足正态分布假设，无法直接进行多元线性分析。因此我们将这一问题拆分为两个分析变量：一是是否需要照料，按照家人提供的照料小时数为 0 或者不为 0 分为两类，成为 0-1 分布的变量。在此使用多元 logistic 回归来判断哪类群体更有可能需要照料，所代表的是老年人产生照料需求的"门槛"特征。二是对家人提供的照料小时数大于 0 的老年人子样本，使用多元线性回归来分析需要照料时间较长的老年群体特征。分析模型中影响因素较多，因素间可能存在相关性从而影响模型的稳定性和解释力，因此两种多元回归都使用逐步回归法，筛选出对目标变量有显著作用的自变量。

应用多元 logistic 回归分析对是否需要照料的分析结果显示（表 11-7），年龄和现居住地是影响照料需求的相关因素。相比 65~79 岁的老年人，80~89 岁老人需要照料的可能性增加了 71%，90~99 岁的照料需求可能性增加了 181%，而百岁老人的则提高到 4 倍以上。由此可见，是否需要照料与

年龄分组有显著的关系，高龄老人更需要照料。现居住地类型的作用紧随其后，相比城市老年人，镇老年人需要照料的相对风险下降到 66%，而农村老人需要照料的相对风险为 71%。控制了年龄和居住地的影响之后，ADL总分对老年人照料需求影响最大。ADL 每增加 1 分，老年人需要照料的可能性增加 53%。患有心脑血管疾病或者神经系统疾病也会增加需要照料的风险，分别提高了 21%和 79%。总的来说，ADL 总分高（即 ADL 受限较多）、年龄大、居住在城市、罹患心脑血管疾病和神经系统疾病的老人，更可能有照料的需求。

表 11-7　对是否需要照料的 logistic 回归分析结果（OR）

自变量	OR	p 值
常数项		<0.001
ADL 总分	1.53	<0.001
年龄/岁（以 65~79 岁为参照）		
80~89	1.71	<0.001
90~99	2.81	<0.001
100 及以上	4.17	<0.001
现居住地（以城市为参照）		
镇	0.66	<0.001
农村	0.71	<0.001
心脑血管疾病	1.21	0.019
神经系统疾病	1.79	0.003

注：本表为采用逐步回归的结果，自变量按照 Wald 值由大到小的顺序排列。模型的虚拟 R^2 为 26.7%，N=5 643

资料来源：作者根据中国老年健康调查 2011 年调查数据估算

　　为进一步分析老年人照料需求强度的影响因素，我们对需要照料（即照料的小时数大于 0）的老年人的家人照料投入时长进行多元线性回归分析。分析结果显示（表 11-8），年龄和现居住地不仅与是否需要照料有关，也和照料强度相关，表现为高龄组老年人接受家人更长时间的照料。相对 65~79岁的低龄老人来说，80~99 岁的高龄老人每周需要照料的时长会增加 0.3 小时，90~99 岁老人增加 2.4 小时，而百岁以上老人平均增加 7.0 小时。现居住地的影响主要体现在城市老人相对镇和农村的老人需要更多的照料时间。如果以城市老人为参照组，居住在镇上的老人每周照料时长减少 11.9 小时，而居住在农村的老年人平均减少 10.7 小时。这可能是城市老年人在自理能力不足的情况下仍可能长时间存活，从而增加了自理能力差的老年人总量的结果，进而实质性增加了城市老年人的照料需求强度。另外一种可能是，随着乡城迁移，能够照料自己的老人更多地留在乡镇生活，而有较高照料需求的老年人被迁移至城市的子女接到身边生活；也就是乡镇老年人的照料需求强度确实不高。再有一种可能是城乡老年人面对照料需求的应对策略不同，城市老年人更有可能动员家人满足自己的照料需求，从而显现出照料需求强度的城乡差异。

表 11-8   对家人照料投入时间的多元线性回归分析结果

自变量	系数	标准化系数	p 值
常数项	28.4		<0.001
ADL 总分	6.0	0.423	<0.001
现居住地（以城市为参照）			
镇	−11.9	−0.121	<0.001
农村	−10.7	−0.112	<0.001
年龄/岁（以 65~79 岁为参照）			
80~89	0.3	0.003	0.875
90~99	2.4	0.024	0.231
100 及以上	7.0	0.056	0.004
消化系统疾病	5.1	0.031	0.047

注：本表为采用逐步回归的分析结果，自变量按照 t 值由大到小排列。模型的 R^2 为 21.4%，N=3 494

资料来源：作者根据中国老年健康调查 2011 年调查数据估算

除年龄和现居住地外，ADL 得分和消化系统患病对照料时长有显著的需求增加作用。对需要照料的老年人来说，ADL 总分每增加 1 分，照料时长增加约 6.0 小时。注意到 ADL 总分在 0~12 的范围内变化，在其他因素不变的条件下由 ADL 总分增减带来的变化达到 72 小时，而一周的总时间为 168 小时，因此 ADL 受限加深是照料强度增加的重要影响变量。患有消化系统疾病的老年人相对于未患该类疾病者来自家人的照料时间要多出 5.1 小时。根据以上的分析我们得出，ADL 能力受限较多、高龄特别是 90 岁及以上、居住在城市、患有消化系统疾病的老年人需要家人投入更长时间的照料，他们是照料需求强度较高的群体。

将以上两种多元分析结合来看，在人口社会特征中，老年人随着年龄的增大，不仅更有可能需要家人的照料，并且照料需求的强度也会增强。相对于居住在乡镇的老年人，城市老年人需要家人照料的可能性更高并且强度更大。ADL 受限程度加深是老年人需要照料以及照料强度增加的重要原因。患病情况对照料需求和强度也有影响，表现在一些疾病（如神经系统疾病和心脑血管疾病）是照料发生的风险因素，而另外一些疾病（如消化系统疾病，要注意到构成此类疾病的病种主要是退行性疾病）会增加照料强度。

11.4　结　　语

老年人的照料需求尤其出现在身体健康衰退之后。一旦出现照料需求，照料强度问题凸显。本章利用 2011 年中国老年健康调查数据进行的分析显示，调查样本中近 60% 的老年人没有日常活动受限的问题，大多数老年人可自如活动。然而 40% 多的老年人因健康问题日常生活受到限制。为评估生活受限老年人的照料负担问题，本章引入了照料需求强度，也就是老年人照料时间需求与家人投入照料时间的分析角度，而未沿用以往更多偏重照料成本宏观经济总量考察视角。我们认为，照料需求强度的分析角度能更加具体和生动地说明照料的强度，也便于不同地区和不同群体间照料需求强度的直接比较。

从照料需求和需求强度现实来看，本章的综合分析都显示 ADL 受限的影响最大，在六项 ADL 活动中，洗澡受限老年人的比例最高，但室内活动受限的年数最长。家人投入照料的周小时数因老年人 ADL 受限程度不同而有所差异。尽管老年人每周接受照料的平均小时数为 23.1，但 ADL 最差的老年人需要家人每周投入 115.5 个照料小时，占周 168 小时的 69%，照料负担或强度大。患病类别也会影响到照料需求强度。我们发现一些致命性低的疾病却对照料小时数的要求高，如褥疮、阿尔茨海默病和癫痫。这类老年人，外加年龄大、居住在城市的老年人，是家人或社会需要特别对待、投入更多照料时间的老年人群。

上述研究结论为照料服务提供方向提出一些思考。例如，城市在基础设施、医疗机构、社区为老服务和照料资源的配置方面要有更好的规划与考虑；同时也应顾及农村老人照料需求的特点。城市老年人的需求也许就是未来农村老人的需求。社会老龄政策和公共卫生政策则应重点考虑：①加强对失能老年人特征及需求的连续性监测和分析研究；②更多开发辅助性工具，帮助老年人尽可能长时间地独立和自由生活；③有目的地针对老年人常见疾病进行重点研究，利用卫生干预手段预防或延迟一些疾病（如神经系统疾病）的出现；④出台有利于家人照料老年人的社会政策，如带薪或不带薪的双亲照料假，使家人在老年人有需要时能得到单位给予的时间上的支持。只有了解并从降低或减少照料需求和调整及充实照料资源入手，中国才能更好地应对未来更为严峻的老龄化社会的挑战。

第 12 章

城乡医疗保障水平提高对老年人医疗负担、医疗服务利用和健康的影响①

12.1　引　　言

2009 年"新医改"方案提出到 2020 年建立覆盖城乡居民的基本医疗卫生制度，实现人人基本享有基本医疗卫生服务的目标。自"新医改"实施以来，政府加大财政投入，逐步提高城乡居民参保补贴标准，如新农合从最初 2003 年每人每年 10 元提高到 2008 年的 80 元再到 2011 年的 200 元、2014 年的 320 元。报销比例也逐年提高，住院报销比例由 2003 年的 40% 提高到 2013 年的 75%；门诊报销比例提高到 50%。同时，为减轻城乡居民的大病负担，避免因为疾病陷入经济困境，2012 年在全国开展大病保险试点，将尿毒症、肺癌等 12 类大病纳入保障范围，个人不用额外缴费，在原来新农合或城居保报销的基础上再报销 50%②。同时，为实现医疗保障水平的公平性，通过整合新农合与城居保，实施城乡医疗保险并轨试点（2012 年），截止到 2015 年 10 月已有天津、青海、山东、重庆、广东、宁夏、浙江建立城乡居

① 本章作者：柴化敏（华东师范大学经济与管理学部讲师）；雷晓燕（北京大学国家发展研究院副教授）。本章受到国家自然科学基金项目资助（项目批准号：71233001，71490732）。

② 截至 2014 年底，大病医疗保险已在 27 个省开展了 392 个统筹项目，覆盖人口 7 亿人。

民医疗保险制度。

另外，老年人口由于年龄增长健康状况下降，客观上医疗服务需要增加，特别是慢性病治疗和照料需要，但昂贵的医疗费用使得老年人口极易成为财务风险"脆弱性"人群，尤其是在我国城乡二元分割背景下的农村老人。

截止到目前大多数文献仍集中在有无基本医疗保险对个人医疗负担和健康的影响，这主要是在基本医疗保障实现全民覆盖的背景下，针对医疗保险，特别是新农合实施前后对农村居民（或者是城居保实施前后对城市居民，即没有被城镇职工医疗保险覆盖的人群）的医疗负担（Lei and Lin，2009；Wagstaff et al.，2009；黄枫和甘犁，2010；刘国恩等，2011）、健康状况（Manning et al.，1987；程令国和张晔，2012）和医疗服务使用（Rosett and Huang，1973）。当基本医疗保障已经实现了全民覆盖之后（根据国家统计局数据，2011 年基本医疗保险覆盖人口超过 13 亿人），研究的重点不应局限在有无医疗保险的政策效果，而应扩展到保障水平提高带来的一系列相关影响，即医疗保障水平提高对城乡居民医疗负担、医疗服务使用和健康的影响。然而就本章所搜集到的文献，目前这方面的研究还相当缺乏。为此，本章试图对新农合和城居保的保障水平逐年提高的绩效进行研究，致力于回答以下几个问题：医疗保险保障水平提高是否减轻了城乡老年人的医疗费用负担，缓解了"因病致贫"和"因病返贫"现象？是否提高了城乡老年人的医疗服务使用？最终是否改善了他们的健康状况？

12.2　按医疗保险类型分，老年人基本情况分析

12.2.1　数据介绍与变量定义

本章数据来自中国老年健康调查。该项调查始于 1998 年，此后已在 2000 年、2002 年、2005 年、2008 年、2011 年和 2014 年进行了合计七次跟踪调查。1998 年的基线调查随机抽取了我国 22 个省（自治区、直辖市），包括辽宁、吉林、黑龙江、河北、北京、天津、山西、陕西、上海、江苏、浙

江、安徽、福建、江西、山东、河南、湖北、湖南、广东、广西、四川、重庆，2009 年新增海南，涵盖区域总人口大约占全国总人数的 85%。跟踪调查问卷内容包括老年人（60 岁及以上）基本人口特征、经济背景、健康状况、认知功能，以及能否得到及时治疗与医疗费等多方面信息。

本章基于中国老年健康调查在 2008 年、2011 年和 2014 年的追踪数据。因为 2008 年的调查收集了老人在"新医改"实施前的基本信息，2011 年和 2014 年调查搜集了老人"新医改"实施后的具体信息。中国老年健康调查 2008 年共访问 16 839 名老人（60 岁及以上），2011 年存活并在 2014 年仍然存活的共 5 245 名老人（67 岁及以上），剔除缺失值，最终样本量为 5 056，其中农村老人为 2 287 人，城镇老人为 2 769 人。由于新农合和城居保的保障水平在 2008 年、2011 年和 2014 年逐年提高，而在此期间其他险种（在本次调查数据中包括城镇职工医疗保险、公费医疗和商业医疗保险等）的保障水平相对稳定，所以我们把新农合和城居保覆盖人群作为保障水平提高的研究组，其他医疗保险覆盖人群作为对照组，进行比较分析。没有任何医疗保险的少量样本被剔除（仅占 1%）。同时为了分析我国的城乡二元结构对城乡老年人的医疗服务使用和医疗负担的影响，我们进一步把新农合和城居保分别作为实验组进行检验。

由于问卷询问了详细的医疗保险信息，本章可以很好地判定每位老人"是否加入新农合"、"是否加入城居保"及"新农合和城居保以外的其他保险（包括城镇职工医疗保险、公费医疗和商业医疗保险）"。

我们所要考察的效果包括三个方面。第一方面是医疗费用，其衡量指标包括：①医疗总费用和自付医疗费用；②自付医疗费用比例，即老人自付医疗费用占医疗总支出的比例；③自付医疗费用占家庭总收入比例；④是否发生灾难性医疗支出，按照自付医疗费用占家庭年度收入的比重是否超过 20% 来衡量；⑤门诊医疗总费用、自付门诊医疗费用和自付门诊医疗费用比例；⑥住院医疗总费用、自付住院医疗费用和自付住院医疗费用比例。第二方面是医疗服务利用，其衡量指标包括：①生重病时是否得到医院救治；②近两年医院确诊的疾病数；③近两年医院确诊的疾病比例。第三方面是健康状况，其衡量指标包括：①日常生活自理能力（变量以 ADL 计）

困难①，即至少有一项 ADL 困难；②自评健康状况②；③近两年患重病次数；④近两年因病卧床不起天数；⑤受访时患慢性病数。

12.2.2　2011~2014 年各保险覆盖人群的基本情况描述

表 12-1~表 12-4 对 2011~2014 年各保险覆盖人群的基本情况进行了详细描述③。其中前三列和后三列分别给出了 2011 年和 2014 年新农合、城居保与参照组相比较的特征描述。从医疗支出负担和大病支出指标看，新农合和城居保医疗总费用相较其他保险人群都较低，但是医疗负担比例都相对较高。特别是发生灾难性医疗支出的可能性，对于新农合覆盖的老人，2011 年发生灾难性医疗支出显著高于其他保险人群（$p<0.001$），但是在 2014 年随着保障水平提高与其他保险人群无明显差别。对于城居保覆盖的老人，除了自付门诊医疗费用比例在 2014 年略微下降，其他指标包括门诊医疗总费用、自付门诊医疗费用、自付住院医疗费用和自付住院医疗费用比例在 2014 年都大幅度提高，且在 2011 年没有显著差异，但 2014 年保障水平提高后表现出不同显著性水平上存在显著差异。从医疗服务利用来看，随着保障水平提高，老人的医疗服务利用率都在提高。新农合的老人"近两年医院确诊的疾病比例"在 2014 年显著低于其他保险人群（$p<0.01$）。从健康状况来看，随着年龄增加，样本人群的健康状况从 2011 年到 2014 年都有明显恶化趋势，但不同的衡量指标得到结果并不一样。在 2014 年相比其他保险人群，新农合和城居保覆盖的老人"至少有一项 ADL 困难"的指数都显著上升（分别为 $p<0.01$ 和 $p<0.001$）。从"近两年患重病次数"指标看，城居保老人在 2014 年显著低于其他保险人群（$p<0.05$）；但是从"近两年因病卧床不起天数"指标

---

① 该指标是对老年人日常生活自理能力的衡量，包括吃饭、穿衣、洗澡、室内活动、上厕所、控制大小便等六项能力。这是一个反向指标，老人能自己完成这六项活动，定义为 ADL 完好（ADL=0）；至少有一项活动需要依赖他人的帮助完成，定义为 ADL 困难（ADL=1）。

② 这一指标基于对问卷中"您觉得现在您自己的健康状况怎么样"的回答。回答"很好"与"好"归并为"自评健康良好"（赋值为 1）；"一般"、"不好"和"很不好"归并为"自评健康差"（赋值为 0）；"无法回答"视作缺失值。

③ 由于城居保在 2007 年开始在全国试点实施，中国老年健康调查 2008 年没有收集城居保相关数据信息。由于样本限制，本章的估计模型采用 2011~2014 年数据，这里的描述性统计结果也仅对 2011~2014 年数据进行分析，但稍后对于关键的被解释变量分析，为了更全面了解趋势变化，使用了 2008~2014 年数据。

看，新农合老人显著低于其他保险人群（$p<0.001$）。

表 12-1 描述性统计：医疗支出负担和大病支出变量

变量	2011 年			2014 年		
	新农合	城居保	其他保险	新农合	城居保	其他保险
类别 1：医疗支出负担和大病支出变量						
医疗总费用	2 221.5***	4 384.9*	5 937.9	3 290.8***	7 207.8**	9 284.0
	（7 533.3）	（11 415.0）	（12 609.8）	（9 433.4）	（12 188.1）	（17 228.2）
自付医疗费用	1 453.9***	2 496.4*	2 635.1	1 851.9***	4 650.5***	3 753.3
	（4 295.2）	（7 482.9）	（6 131.1）	（5 972.4）	（9 641.3）	（8 381.3）
自付医疗费用比例	0.793***	0.722	0.578	0.679***	0.701	0.508
	（0.309）	（0.357）	（0.394）	（0.343）	（0.370）	（0.386）
自付医疗费用占家庭收入比例	0.305	0.330	0.154	0.342	0.214	0.103
	（1.783）	（4.811）	（2.717）	（4.251）	（0.679）	（0.430）
灾难性医疗支出发生概率	0.217***	0.157	0.112	0.187	0.243	0.147
	（0.412）	（0.366）	（0.316）	（0.390）	（0.431）	（0.355）
门诊医疗总费用	1 088.4***	1 089.6	2 370.3	1 361.1***	2 630.6*	3 403.9
	（3 650.6）	（1 653.5）	（4 704.8）	（4 180.9）	（4 839.2）	（6 273.0）
住院医疗总费用	1 293.1***	3 664.2**	4 038.4	2 387.7***	5 220.4*	6 539.5
	（5 645.5）	（11 461.2）	（11 347.0）	（7 986.8）	（10 476.5）	（15 367.2）
自付门诊医疗费用	904.3**	807.1	1 339.7	1 017.0***	2 307.4***	1 811.6
	（2 854.8）	（1 090.3）	（3 005.6）	（3 382.4）	（4 453.0）	（3 618.2）
自付住院医疗费用	746.4***	1 996.2	1 615.2	1 456.5***	3 283.0**	2 631.0
	（3 041.4）	（7 674.7）	（5 320.8）	（5 255.3）	（7 944.0）	（6 814.8）
自付门诊医疗费用比例	0.850***	0.844	0.653	0.778***	0.830*	0.620
	（0.280）	（0.301）	（0.398）	（0.305）	（0.327）	（0.405）
自付住院医疗费用比例	0.666***	0.548	0.456	0.556***	0.629*	0.446
	（0.299）	（0.349）	（0.331）	（0.294）	（0.325）	（0.312）

*$p<0.05$，**$p<0.01$，***$p<0.001$

注：其他保险是指调查样本中除了新农合和城居保覆盖人群以外的所有拥有医疗保险的人群，包括城镇职工医疗保险、公费医疗、商业医疗保险等。括号内为样本标准差。此处 p 值是对给定年份的各个变量进行两组差别的 t 检验得到的

资料来源：中国老年健康调查 2008 年、2011 年和 2014 年数据

表 12-2　描述性统计：医疗服务利用变量

变量	2011 年			2014 年		
	新农合	城居保	其他保险	新农合	城居保	其他保险
类别 2：医疗服务利用变量						
生重病时是否得到医院救治	0.941*** (0.235)	0.975 (0.157)	0.991 (0.0962)	0.954* (0.210)	0.967 (0.180)	0.974 (0.158)
近两年医院确诊的疾病数	0.889*** (1.118)	1.458*** (1.384)	1.637 (1.715)	0.975*** (1.148)	1.708*** (1.585)	1.970 (1.998)
近两年医院确诊的疾病比例	0.855 (0.321)	0.868 (0.300)	0.886 (0.280)	0.875** (0.301)	0.915 (0.226)	0.929 (0.220)

*p<0.05，**p<0.01，***p<0.001

注：其他保险是指调查样本中除了新农合和城居保覆盖人群以外的所有拥有医疗保险的人群，包括城镇职工医疗保险、公费医疗、商业医疗保险等。括号内为样本标准差。此处 p 值是对给定年份的各个变量进行两组差别的 t 检验得到的

资料来源：中国老年健康调查 2008 年、2011 年和 2014 年数据

表 12-3　描述性统计：健康状况变量

变量	2011 年			2014 年		
	新农合	城居保	其他保险	新农合	城居保	其他保险
类别 3：健康状况变量						
ADL 困难总数	0.284 (0.926)	0.331 (0.763)	0.326 (0.925)	0.609* (1.446)	1.026** (1.759)	0.773 (1.622)
至少有一项 ADL 困难	0.136 (0.343)	0.218* (0.415)	0.169 (0.376)	0.226** (0.418)	0.387*** (0.489)	0.294 (0.456)
自我健康状况报告良好	0.448*** (0.497)	0.513 (0.502)	0.540 (0.499)	0.415 (0.493)	0.500 (0.502)	0.437 (0.497)
近两年患重病次数	0.325*** (0.990)	0.479 (0.790)	0.542 (1.087)	0.414*** (1.039)	0.653* (1.201)	0.676 (1.200)
近两年因病卧床不起天数	33.36 (23.29)	32.20 (38.99)	43.58 (22.89)	32.33*** (22.53)	48.22 (27.53)	55.87 (33.78)
受访时患慢性病数	1.042*** (1.211)	1.675*** (1.473)	1.824 (1.779)	1.104*** (1.204)	1.867*** (1.650)	2.093 (2.026)

*p<0.05，**p<0.01，***p<0.001

注：其他保险是指调查样本中除了新农合和城居保覆盖人群以外的所有拥有医疗保险的人群，包括城镇职工医疗保险、公费医疗、商业医疗保险等。括号内为样本标准差。此处 p 值是对给定年份的各个变量进行两组差别的 t 检验得到的

资料来源：中国老年健康调查 2008 年、2011 年和 2014 年数据

表 12-4　描述性统计：人口学、社会及经济特征变量

变量	2011 年			2014 年		
	新农合	城居保	其他保险	新农合	城居保	其他保险
类别 4：人口学、社会及经济特征变量						
年龄	81.94*	82.58	80.63	84.60*	85.35	83.42
	（9.964）	（10.04）	（9.388）	（9.965）	（10.04）	（9.405）
男性	0.445***	0.308***	0.567	0.445***	0.308***	0.567
	（0.497）	（0.464）	（0.496）	（0.497）	（0.464）	（0.496）
少数民族	0.073 8**	0.025 0	0.032 4	0.073 8**	0.025 0	0.032 4
	（0.262）	（0.157）	（0.177）	（0.262）	（0.157）	（0.177）
已婚	0.454***	0.367*	0.563	0.404***	0.350	0.495
	（0.498）	（0.484）	（0.497）	（0.491）	（0.479）	（0.501）
受教育年限	1.862***	2.050	4.845	1.829***	1.850	4.738
	（2.795）	（3.015）	（4.641）	（2.741）	（2.889）	（4.655）
职业（专业或管理类工作=1，其他=0）	0.020 9***	0.076 3	0.298 0	0.019 4***	0.050 0	0.324 0
	（0.143）	（0.267）	（0.458）	（0.138）	（0.224）	（0.470）
子女数	3.960***	3.508*	3.414	3.773***	3.542	3.317
	（1.801）	（1.690）	（1.569）	（1.827）	（1.680）	（1.526）
是否与子女同住（是=1）	0.473	0.492	0.454	0.491	0.533	0.491
	（0.499）	（0.502）	（0.498）	（0.500）	（0.501）	（0.500）
生活资源充足（是=1）	0.763***	0.867*	0.907	0.785***	0.882*	0.926
	（0.425）	（0.341）	（0.291）	（0.411）	（0.324）	（0.262）
家庭年收入	19 803.6***	28 258*	40 791.0	25 677.1***	41 410.7***	52 867.5
	（23 854.3）	（23 183.7）	（25 873.1）	（27 290.7）	（26 768.3）	（28 713.1）
城市（是=1）	0.389***	0.925***	0.896	0.406***	0.966***	0.902
	（0.488）	（0.264）	（0.306）	（0.491）	（0.182）	（0.298）
样本量	2 926	120	432	2 926	120	432

*$p<0.05$，**$p<0.01$，***$p<0.001$

注：其他保险是指调查样本中除了新农合和城居保覆盖人群以外的所有拥有医疗保险的人群，包括城镇职工医疗保险、公费医疗、商业医疗保险等。括号内为样本标准差。此处 p 值是对给定年份的各个变量进行两组差别的 t 检验得到的

资料来源：中国老年健康调查 2008 年、2011 年和 2014 年数据

12.3 老年人医疗负担变动趋势

12.3.1 医疗总费用和自付医疗费用都显著增加

基于 2008~2014 年中国老年健康调查数据，无论是农村还是城镇，2014 年个人医疗总费用都较 2008 年有较大程度的提高，在各年龄段整体来看较为一致，且在城镇尤为突出（除了两端可能由于样本数量原因有点差异外），见图 12-1。城乡二元结构特征也非常明显，城镇老人总医疗费用远远高于农村老人。

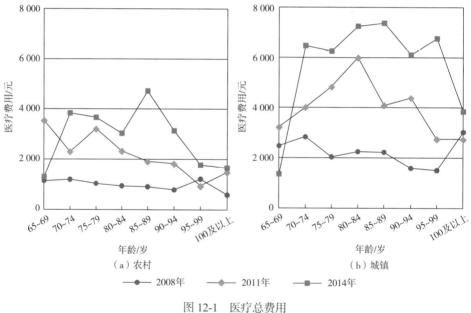

图 12-1 医疗总费用

资料来源：中国老年健康调查 2008~2014 年

与医疗总费用相似，其中的自付部分（图 12-2），各年龄段的老人在这六年间都有显著提高，不管是农村还是城镇地区。城镇的自付医疗费用和增加幅度明显高于农村。

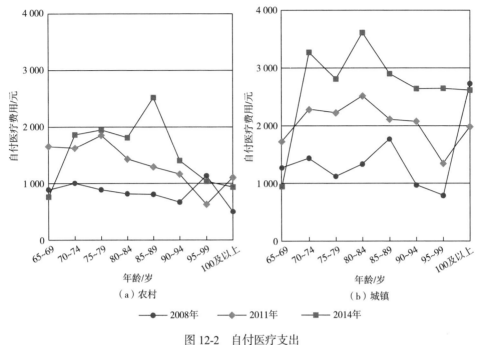

图 12-2 自付医疗支出

资料来源：中国老年健康调查 2008~2014 年

12.3.2 自付医疗费用比例有大幅度下降，但大病负担还较为严重

相比于总费用和自付费用，自付比例（即自付医疗费用占医疗总费用的比例）能够更好地刻画医疗费用负担有多大比例是由个人来承担，也就能够更好地刻画保险的财务风险保护作用。从图 12-3 可以看到，从 2008 年到 2014 年，城乡的自付比例都有所降低，且农村的降低比例更为显著。就年龄分布特征来看，随着年龄增加，城乡老人的自付比例呈上升趋势。

分析自付比例随着医疗总费用增加的趋势可以考量大病带来的医疗负担。图 12-4 可见，随着医疗费用增加，城乡老人的自付医疗费用比重总体呈"U"形变化趋势，即随着医疗费用增加，自付医疗负担下降，但当医疗费用水平持续增加时，自付医疗负担加重，农村的这一趋势更加明显。这可能暗示当发生重病、大病医疗支出时，特别是农村老人的自付医疗负担加重。

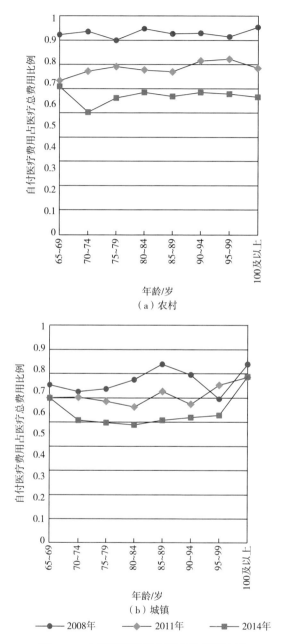

（a）农村

（b）城镇

————●———— 2008年　　————◆———— 2011年　　————■———— 2014年

图 12-3　自付医疗费用占医疗总费用比例

资料来源：中国老年健康调查 2008~2014 年

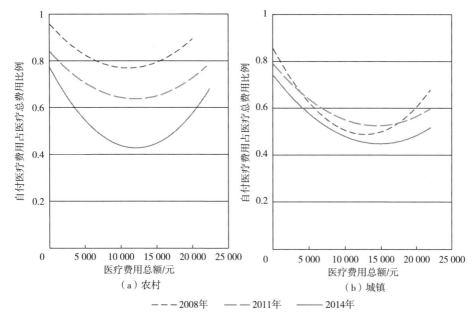

图 12-4 自付医疗费用占医疗总费用比例随医疗费用增长变化趋势（二次拟合预测）

医疗总费用的极端值（5%）被剔除

资料来源：中国老年健康调查 2008~2014 年

12.3.3 自付医疗费用占家庭收入比例依然较高

医疗改革的目的之一就是减少"因病致贫"，即减少家庭大部分收入用于支付医疗方面而导致经济陷入贫困。由于城乡收入的差异，即使相同数额的医疗费用，对于城市和农村老人来说负担也可能大不相同。因此，自付医疗费用占家庭收入的比例能够更好地刻画医疗保险政策在减小"因病致贫"方面的效果。如图 12-5 所示，随着保障水平的提高和大病医疗保险的实施，自付医疗费用占家庭收入的比例逐年下降，家庭医疗负担大大减轻，且降低幅度在农村更加明显。另外，家庭自付医疗负担比例总体呈倒"U"形，即当医疗总支出极低或极高时，家庭医疗负担最低，而当医疗费用处于中等水平时，自付医疗负担占家庭收入比例最大。这意味着假设处于医疗费用两端的是高收入群体（根据 Grossman 健康理论模型，收入水平高的人健康水平也较好，因而医疗支出较低；如果健康水平较差医疗支出较高，但由于收入水平高，医疗支出即使较高，占其收入的比例也会较低）。而落在中间区域的可能是低收入人群，其家庭的医疗负担仍然较重。

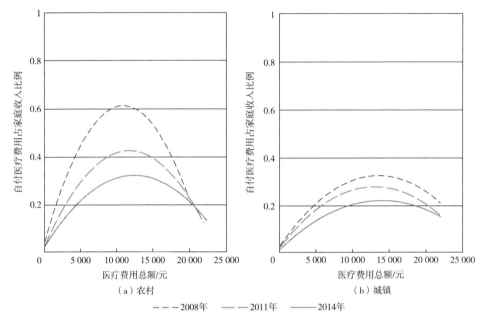

图 12-5　自付医疗费用占家庭收入比例随医疗费用增长变化趋势（二次拟合预测）
自付医疗费用占家庭总收入比例大于 1 的样本被剔除；医疗总费用的极端值（5%）被剔除
资料来源：中国老年健康调查 2008~2014 年

12.4　按医疗保险类型分的老年人医疗费用、医疗服务使用和健康状况变动趋势

12.4.1　按保险类型分的老年人医疗费用变动趋势

正如前文提到的，中国老年健康调查 2008 年没有收集城居保相关信息，导致城居保 2008 年数据缺失。但为了观察不同类型医疗保险下关键被解释变量的时间变化趋势，这里采用 2008~2014 年数据进行分析（城居保2008 年数据为缺失）。从图 12-6 可以明显看出 2008 年、2011 年和 2014 年新农合、城居保和其他类型的医疗保险费用总支出都在逐年提高。

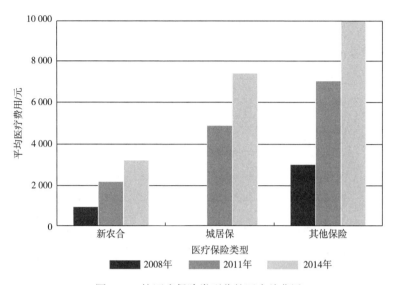

图 12-6　按医疗保险类型分的医疗总费用

城居保 2008 年数据缺失

资料来源：中国老年健康调查 2008~2014 年

　　同样，自付医疗费用支出在 2008 年、2011 年和 2014 年也在逐年提高（图 12-7），其中，城居保的老人在 2011~2014 年的增长最大。

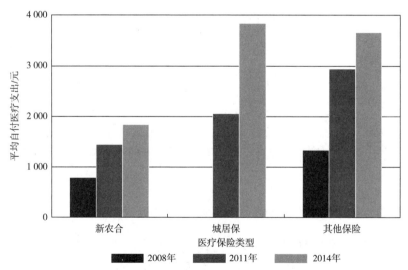

图 12-7　按医疗保险类型分的自付医疗费用

城居保 2008 年数据缺失

资料来源：中国老年健康调查 2008~2014 年

自付医疗费用占医疗总费用的比例都逐年下降（图 12-8），其中最明显的是新农合覆盖人群。

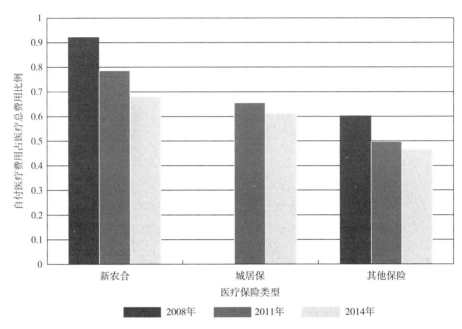

图 12-8 按医疗保险类型分的自付医疗费用占医疗总费用比例

城居保 2008 年数据缺失

资料来源：中国老年健康调查 2008~2014 年

从图 12-9 自付医疗费用占家庭收入比例的指标来看，城居保和其他保险的这一比例总体是下降的，但令人吃惊的发现是，新农合覆盖的老人这一比例是增加的。这有可能意味着随着医疗费用增加，相比其他两类保险的人群，农村地区的收入增加相对医疗费用增加幅度较小导致其家庭医疗负担比例不减反增。

12.4.2 按保险类型分的老年人医疗服务利用变动趋势

在医疗服务利用率方面，以生重病时是否得到医院救治指标看，其他医疗保险的老人得到医院及时治疗的比例最高，城居保老人的这一比例变化不大，新农合覆盖的老人这一比例最低，且有很小幅度的提高（图 12-10）。

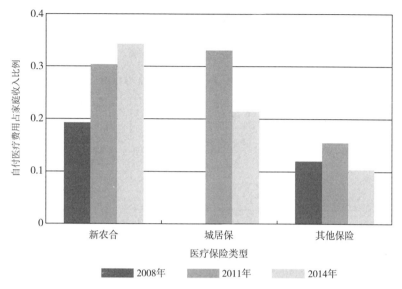

图 12-9　按医疗保险类型分的自付医疗费用占家庭收入比例

城居保 2008 年数据缺失

资料来源：中国老年健康调查 2008~2014 年

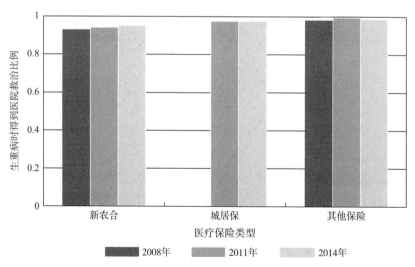

图 12-10　生重病时是否得到医院救治

城居保 2008 年数据缺失

资料来源：中国老年健康调查 2008~2014 年

12.4.3　按保险类型分的老年人健康状况变动趋势

在老人健康状况方面，随着年龄增加，老年人健康状况逐渐恶化。以 ADL 困难指标看（图 12-11），老年人日常生活自理能力逐年下降，且呈现出明显的城乡差异，被新农合覆盖的农村老年人健康恶化的程度相对其他两类人群要小。

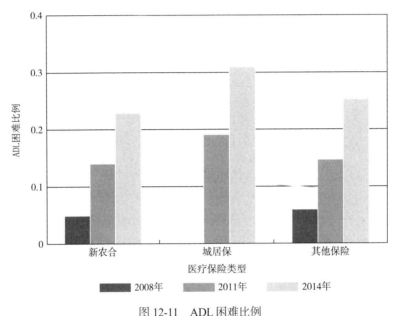

图 12-11　ADL 困难比例

城居保 2008 年数据缺失

资料来源：中国老年健康调查 2008~2014 年

但从自我健康状况报告良好比例指标看（图 12-12），总体上再次验证了老年人健康状况随时间逐渐恶化趋势。但 2014 年城居保和其他类型医疗保险的老人自我健康报告平均水平要好于新农合覆盖的老人。这可能表明自我健康报告这个主观性指标虽然与个体的客观性健康状况紧密相关，但个体仍有差异。

此外，各类型医疗保险覆盖下的老人的慢性病个数随时间逐年略微增加（图 12-13）。

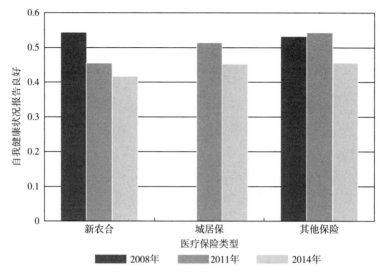

图 12-12　自我健康状况报告良好比例

城居保 2008 年数据缺失

资料来源：中国老年健康调查 2008~2014 年

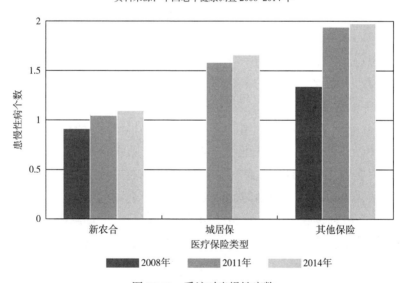

图 12-13　受访时患慢性病数

城居保 2008 年数据缺失

资料来源：中国老年健康调查 2008~2014 年

12.5　计量模型设定

前文通过描述性统计分析不同保险类型下的医疗负担、医疗服务利用和健康状况变动趋势。为了能够剔除其他因素的影响，识别出新农合和城居保的保障水平提高对老年人医疗负担和健康的影响，我们进一步采用回归分析。由于我们观察不到新农合和城居保老人在保障水平没有提高时的医疗负担、医疗服务利用和健康状况的结果（即"反事实"的状态），我们需要找到很好的对照组来模拟此状态，以之与实验组（参加新农合和城居保的群体）前后结果的差异作比较，得出想要识别的效果。这种倍差法（difference in differences，DID）的要求是实验组和对照组要足够相似，至少所考察的结果两组间的趋势要相似。但是因为参加其他保险的群体与参加新农合和城居保的群体差异很大，不是很合适的对照组，因此我们先用匹配方法寻找合适的对照组，然后再用倍差法的方式，为此我们采取倾向值匹配基础上的倍差法（propensity score matching with difference-in-differences，PSMDD）估计。这一方法有三个独特优势：一是作为一种非参数方法，不依赖于线性模型假设。因此即便保障水平提高对老人的影响不是线性的，估计结果仍是一致的。二是对参照组进行更准确的处理，即在构造参照组时只选择落到"共同支持"（common support）区间的参照组老人，即在拥有其他保险的老人中尽量选择那些除险种以外其他各方面"可观测特征"上与新农合和城居保老人相近的个体，使得实验组和参照组之间更加可比，得到的估计结果则更准确。三是通过倍差法，可以消除"不随时间改变"的不可观测的个体异质性；同时也可以消除实验组和参照组个体在 2011~2014 年所经历的共同趋势。

模型估计第一步是估计倾向分值函数（propensity score function）：

$$P(X_i) = \Pr(D_i = 1 \mid X_i)$$

即给定一组可观测特征情况下个体 i 属于实验组的概率。在估计倾向分值函数时，我们选择 Probit 模型；被解释变量 D_i 为二元虚拟变量，$D_i = 1$ 表示处理组即保障水平提高人群，反之为对照组。其中，由于新农合和城居保的保障水平都在逐年提高，所以我们分别对参加新农合和城居保的老年人样本进行分析，形成两个处理组，其他医疗保险人群作为参照组。NCMS=1 为新农合老人，NCMS=0 为其他医疗保险人群；URBMI=1 为城居保老人，URBMI=0 为其他医疗保险人群。被解释变量 X_i 为同时影响处理组 D_i 和 Y_i 的变量，包括年龄、性别、是否是少数民族、婚姻、职业、教育、存活子女数、家庭收入、生活资源是否充足。同时还控制了省份，以剔除地区差异的影响，这些变量都取 2011 年的值。

在估计得到每个个体的倾向分值后，再据此对样本进行匹配。本章采取常见的卡尺半径匹配方法（caliper and radius matching），即选取与给定处理组队倾向值之差处于一个可接受的最大限度内（本章取值为 5%）的所有参照组与其相配对。配对完成后，需进行共同支持检验和匹配程度检验（详见本章附件）。检验通过后，根据倍差法模型，估计医疗保障水平提高对老年人的平均处理效应（average treatment effect on the treated，ATT）：

$$\text{ATT} = E\left(Y_{i,\text{post}}^{P} - Y_{i,\text{pre}}^{P} \mid D_i = 1\right) - E\left(Y_{i,\text{post}}^{\text{NP}} - Y_{i,\text{pre}}^{\text{NP}} \mid D_i = 1\right)$$

式中，$Y_{i,\text{post}}^{P}$ 和 $Y_{i,\text{pre}}^{P}$ 分别表示处理组（P）个体 i 保障水平提高前后（pre-and post-treatment）潜在结果（分别用前文的医疗费用指标、医疗服务利用指标和健康状况指标，详见 12.2.2 小节）；$Y_{i,\text{post}}^{\text{NP}}$ 和 $Y_{i,\text{pre}}^{\text{NP}}$ 分别表示参照组（NP）的个体 i 医疗保障水平提高前后的潜在结果；在实际估计时，由于 $E\left(Y_{i,\text{post}}^{\text{NP}} - Y_{i,\text{pre}}^{\text{NP}} \mid D_i = 1\right)$ 不可观测，而简单使用 $E\left(Y_{i,\text{post}}^{\text{NP}} - Y_{i,\text{pre}}^{\text{NP}} \mid D_i = 0\right)$ 来替代又会带来选择性偏误。Rosenbaum 和 Rubin（1985）及 Heckman 等（1998）证明，可以用下式估计 ATT：

$$\text{ATT} = E_{P(X_i)|D_i=1}\left\{\left(Y_{i,\text{post}}^{P} - Y_{i,\text{pre}}^{P} \mid P(X_i), D_i = 1\right) - E\left(Y_{i,\text{post}}^{\text{NP}} - Y_{i,\text{pre}}^{\text{NP}} \mid P(X_i), D_i = 0\right)\right\}$$

12.6　保障水平提高对老年人医疗负担、医疗服务利用和健康的影响

表 12-5 为新农合保障水平提高的 PSMDD 估计结果。从医疗支出负担和大病支出来看，医疗保障水平提高，新农合老人无论是医疗总费用、自付医

疗费用，还是门诊/住院医疗总费用或是自付门诊/自付住院医疗费用都比其他保险人群低，但是均不显著。自付医疗费用占家庭收入比例显著高于其他保险人群 1.210 倍（$p<0.01$），这可能表明尽管保障水平提高，但是医疗支出也逐年增加，而医疗支出增加的速度远远超过家庭收入增加的速度，特别对农村老人来说，医疗费用占家庭收入的比例仍然较高。这与上文描述性分析——新农合老人自付医疗费用占家庭收入比例在 2011~2014 年呈上升趋势，是一致的。此外，在描述性分析中还看到新农合老人发生灾难性医疗支出（占家庭年收入的 20%为限）的可能性在 2011 年与其他保险人群有显著差异，但是 2014 年虽然还是高于其他保险人群，其显著性消失，这可能表明在 2012 年开展的大病医疗保险发挥了相应的政策效果。因此，可以有理由推测，新农合的保障水平和报销比例逐年提高，使得农村老人发生灾难性医疗支出的可能性大大降低，这与医疗保障普及的政策效果完全不同。在医疗保险从无到有实施之初，由于农村医疗需求得到极大的释放，对减少灾难性医疗支出发生的可能性仍然没有达成一致结论。这里叫以看到医疗保障水平提高后，灾难性医疗支出发生的可能性已经极大减少。但是，农村老人自付医疗费用占家庭收入比例仍然较高，增加的这部分医疗费用是随着医疗价格、医疗服务质量和服务水平提高，农村老人增加的必要的医疗需求，或是保险报销比例提高即"道德风险"引发的，还是"供方诱导需求"带来的。这是值得进一步研究的。

表 12-5　新农合保障水平提高的 PSMDD 估计结果

处理组=NCMS			
变量	差异	标准差	样本量
类别 1：医疗支出负担和大病支出指标			
医疗总费用	−2 537.487	2 204.606	2 911
自付医疗费用	−1 871.735	1 136.687	2 911
自付医疗费用比例	−0.030	0.079	1 777
自付医疗费用占家庭收入比例	1.210[**]	0.329	2 667
灾难性医疗支出发生概率	−0.051	0.055	2 667
门诊医疗总费用	−337.986	890.148	2 583
住院医疗总费用	−753.911	2 433.002	2 315
自付门诊医疗费用	−204.849	617.556	2 383

续表

变量	差异	标准差	样本量
处理组=NCMS			
类别 1：医疗支出负担和大病支出指标			
自付住院医疗费用	−299.580	1 141.056	1 810
自付门诊医疗费用比例	0.083	0.084	1 565
自付住院医疗费用比例	0.146	0.163	231
类别 2：医疗服务利用指标			
生重病时是否得到医院救治	−0.061[+]	0.037	2 878
近两年医院确诊的疾病数	0.184	0.317	2 911
近两年医院确诊的疾病比例	−0.047	0.080	1 387
类别 3：健康状况指标			
至少有一项 ADL 困难	−0.011	0.091	2 827
自我健康状况报告良好	−0.204[+]	0.117	2 754
近两年患重病次数	−0.105	0.261	2 843
受访时患慢性病数	0.296	0.350	2 969

$+p < 0.1$, $**p < 0.01$

从医疗服务利用指标来看，保障水平提高后，就生重病时能否得到医院救治来看，相比其他保险的老人，新农合覆盖的老人认为生重病时能及时得到医院救治的概率低 6.1%，在统计上具有显著性。自"新医改"以来，随着基层医疗卫生服务普及，医疗服务的可及性和服务水平显著改善，在此背景下，联系上文对自付医疗费用占家庭收入比例的分析结论，这可能主要是因为生重病时费用占家庭比例过高，导致农村老人应该看病而没有看病。同时，近两年医院确诊的疾病数有所增加，但并不显著。

从健康状况指标来看，保障水平提高改善了农村老人日常生活自理能力（ADL 困难指标）和近两年患重病次数，虽然统计上并不显著，但是老人对自我健康状况报告良好的概率却显著下降。这可以再次从前文的分析得到解释，即老年人生重病时没有得到及时救治，导致对自我健康的评价下降。

表 12-6 为城居保保障水平提高的 PSMDD 估计结果。首先，从医疗支出负担和大病支出指标看，医疗保障水平提高，城居保老人的医疗总费用、自付医疗费用、自付医疗费用比例都比其他保险人群高，但均不显著。自付

医疗费用占家庭收入比例比其他保险人群低，且系数为负，虽然不显著；灾难性医疗支出发生概率虽然比其他保险人群高，但也不显著。这可能表明，城居保保障水平逐年提高，加上大病医疗保险政策，城居保覆盖下的老人发生高额的医疗支出的可能性也大大降低了。其次，住院医疗总费用、自付住院医疗费用、自付门诊医疗费用比例和自付住院医疗费用比例都比其他保险的老人低，但也都不显著。而门诊医疗总费用和自付门诊医疗费用都高于其他保险人群，并且十分显著（$p<0.05$），这可能表明当保障水平提高时，城居保老人对门诊的使用比其他保险的老人多。一方面，因为报销比例提高，门诊和住院的相对价格都下降，但个体对门诊医疗需求价格弹性比住院弹性更大，因此门诊费用极大提高。另一方面，随着城市社区医疗服务水平和服务质量提高，城市老人门诊利用率也会越来越多，使得门诊费用上升的速度相比住院更加显著。

表 12-6　城居保保障水平提高的 PSMDD 估计结果

变量	差异	标准差	样本量
处理组=URBMI			
类别 1：医疗支出负担和大病支出指标			
医疗总费用	473.367	1 458.049	2 911
自付医疗费用	903.593	935.447	2 911
自付医疗费用比例	0.054	0.063	1 777
自付医疗费用占家庭收入比例	−0.419	0.486	2 667
灾难性医疗支出发生概率	0.072	0.055	2 667
门诊医疗总费用	1 032.456*	507.900	2 583
住院医疗总费用	−1 102.610	1 518.174	2 315
自付门诊医疗费用	1 119.509*	485.195	2 383
自付住院医疗费用	−491.419	871.347	1 810
自付门诊医疗费用比例	−0.001	0.059	1 565
自付住院医疗费用比例	−0.151	0.145	231
类别 2：医疗服务利用指标			
生重病时是否得到医院救治	−0.019	0.035	2 878
近两年医院确诊的疾病数	0.308[+]	0.179	2 911
近两年医院确诊的疾病比例	0.007	0.061	1 387

续表

处理组=URBMI			
变量	差异	标准差	样本量
类别3：健康状况指标			
至少有一项 ADL 困难	0.094	0.066	2 827
自我健康状况报告良好	0.113	0.096	2 754
近两年患重病次数	0.019	0.236	2 843
受访时患慢性病数	−0.343	0.254	2 969

$+p<0.1$，$*p<0.05$

从医疗服务利用指标来看，保障水平提高使得城居保老人近两年医院确诊的疾病数增加且显著，这与对新农合老人的影响截然相反。这表明城居保水平提高改善了城市老人医疗服务使用。同时，对生重病时得到医院救治的可能性和近两年医院确诊的疾病比例的影响并不显著。

从健康指标来看，城居保水平提高，老人 ADL 困难比例增加，自我健康状况报告良好的比例提高，近两年患重病次数增加，受访时患慢性病数减少，但是均不显著。

12.7　结　语

本章采用中国老年健康调查 2008 年、2011 年和 2014 年的追踪数据，通过描述性统计分析发现，自 2009 年"新医改"以来，在 2008~2014 年，随着政府财政投入加大，新农合和城居保的保障水平逐年提高，就老年人医疗支出负担和大病支出指标来看，老年人医疗总费用和自付医疗费用、门诊医疗总费用和自付门诊医疗费用比例、住院医疗总费用和自付住院医疗费用比例都逐年上升，特别是城市地区。加上大病医疗保险实施，无论是新农合还是城居保的老人实际医疗保险报销比例、门诊实际报销比例和住院实际报销比例均逐年下降，并且城市和农村差距在逐年缩减；灾难性医疗支出发生概率大大降低。但是自付医疗费用占家庭收入比例并没有同样表现出规律性逐年下降，特别是新农合老人反而逐年上升。就老年人健康状况指标看，无论是

ADL 困难、自我健康状况评价还是患慢性病个数，老年人的健康状况随着年龄增加逐渐恶化。就老年人医疗服务利用指标来看，生重病时得到医院治疗的可能性只有新农合老人有轻微的提高，但是医疗服务利用无论是新农合还是城居保都一致表现出逐年增加，这表明老年人医疗服务利用也逐年增加。

采用 PSMDD 模型并控制其他变量后，研究发现在 2011~2014 年，对于老年人灾难性医疗支出发生概率，无论是新农合还是城居保都是一致的，减轻了老年人大额医疗支出给家庭带来的灾难性影响，有效地减少了"因病致贫"和"因病返贫"发生的可能性。这表明医疗保障水平逐年提高以及大病医疗保险政策对抵御老年人财务风险保护功能效果显著。但就自付医疗费用占家庭收入比例指标来看，新农合和城居保政策的效果却不同。相比其他医疗保险人群，新农合老人高出 1.210 倍，这可能表明对于农村老年人，家庭医疗负担仍然较重。对于城居保的老人，并无显著负面影响，影响显著的是门诊医疗费用，相比其他保险人群，城居保老人的门诊医疗总费用和自付门诊医疗费用显著较高。就医疗服务利用和健康状况指标看，在控制其他变量后，城居保和新农合的政策效果也不同。新农合老人由于自付医疗费用占家庭收入比例较大，可能导致他们生重病时得到医院治疗的可能性显著低于其他保险人群，也就使得他们对健康的自我评价显著较低。对于城居保老人，医疗服务利用显著增加，但没有发现对健康的显著影响。

本章的研究贡献有三点。第一，在基本医疗保险实现了全面覆盖后，全面评估保障水平提高后的新农合和城居保的政策效果，弥补研究领域的空白（以往的研究大多集中在有无医疗保险的政策效果）。第二，我们的研究发现，保障水平提高特别是开展了大病医疗保险之后，尽管新农合覆盖的老人的实际医疗支出占家庭收入比例仍然较高，但本章的数据强有力地支持了灾难性医疗支出的风险显著下降。这是与有无医疗保险对灾难性医疗支出发生概率的观点存在争议完全不同的。我们可以比较自信地得到结论：医疗保障水平提高后，老人特别是农村老人发生"因病致贫"和"因病返贫"的可能性极大降低。同时，农村老人的医疗需求仍然存在未被满足的状态，仍然存在有病不医的可能性；但城居保覆盖的老人医疗服务使用显著增加。因此，总体来说，逐年提高保障水平，新农合和城居保（包括大病医疗保险）的政策效果值得肯定。第三，保障水平提高对新农合和城居保覆盖的老人的健康改善十分有限。

最后需要指出的是，由于数据限制，我们无法找到"医疗保障水平提高"这一具体指标，而使用"其他保险人群包括公费医疗、城镇职工医疗保险和商业医疗保险"。假设在 2011~2014 年保障水平没有变化来替代，但实际上这三年内，不同地区三大保险保障水平可能都有不同程度的提高，特别是城镇职工医疗保险。所以对于本章研究结果的解释和政策含义方面要慎重。同时样本大量集中在新农合即农村老人，建立倾向分值匹配时可供匹配的样本有限。一些地区 2012 年整合新农合与城居保，实施城乡医疗保险并轨试点，2014 年数据中可能有的老人已经是城乡居民医疗保险，但实际数据中仍是这两大类保险分类数据。但考虑到新农合和城居保的保障水平、报销比例等方面十分接近，所以这一问题导致结果的差异可以忽略。《国务院关于整合城乡居民基本医疗保险制度的意见》于 2016 年发布，决定将新农合与城居保合并为"城乡居民基本医疗保险"。毫无疑问，这一重大改革将显著提高我国城乡医疗保障水平，减轻老年人（尤其是农村老人）医疗负担，提高医疗服务利用和改善老年人口健康。

本 章 附 件

倾向分值匹配共同支持检验（以新农合为例）

项目	共同支持区间	合计
其他保险	255	255
NCMS 处理组	1 425	1 425
合计	1 680	1 680

PSMDD 的匹配程度检验（以新农合为例）

变量	均值		偏误/%	t 检验	
	NCMS 处理组	其他保险		t 统计量	$p>t$
年龄	81.37	80.21	12.1	3.31	0.00
是否是少数民族	0.05	0.05	−0.1	−0.04	0.97
男性	0.43	0.33	20.2	5.56	0.00

续表

变量	均值		偏误/%	t 检验	
	NCMS 处理组	其他保险		t 统计量	p>t
已婚	0.45	0.41	9.2	2.44	0.02
受教育年限	1.80	1.72	2.1	0.75	0.45
存活子女数	3.97	3.76	12.1	3.24	0.00
是否与子女同住	0.49	0.52	−6.1	−1.61	0.11
生活资源是否充足	0.75	0.76	−1.2	−0.27	0.79
ADL 困难	0.15	0.18	−8.2	−2.18	0.03
家庭年收入	9.21	9.49	−26.7	−6.12	0.00

第 13 章

新农保对农民养老模式的影响①

13.1　引　言

为了解决农村居民日益严重的养老问题，中国政府于 2009 年开展了新型农村社会养老保险（简称新农保）的试点工作。自 2009 年新农保在各地区试点以来，发展非常迅速。当年参保人数为 7 277.3 万，占农村总人口的10.21%；2011 年参保人数迅猛增长为 32 643.5 万，参保率飙升至 49.72%②；根据规划，将在 2020 年之前实现对农村适龄居民的全覆盖，实现农村居民都享有养老保险。为此，各级政府和学界对新农保寄予厚望，认为新农保"是实现广大农村居民老有所养、促进家庭和谐、增加农民收入的重大惠民政策"（国务院，2009）。

在制度设计上，中央政府规定，年满 16 周岁、不是在校学生、未参加城镇养老保险的农村居民均可参加新农保（国务院，2009）。新农保采取了个人缴费、集体补助、政府补贴相结合的筹资方式，为参保者提供财政补贴。相应的，参保居民的养老金账户分为基础养老金和个人账户两个部分。

---

①　本章作者：程令国（南京大学经济学院副教授）；张晔（南京大学经济学院副教授）；刘志彪（南京大学经济学院教授）。本章受到国家自然科学基金项目资助（项目批准号：71233001，71490732）。本章原文发表于《经济研究》2013 年第 8 期：第 42-54 页。

②　相关数据见各年《中国统计年鉴》。

其中基础养老金由国家财政支付，年龄在 60 岁及以上的农村居民只要参保或其符合参保条件的子女参保，都将自动获得每月最低 55 元的基础养老金。对于 16~59 岁缴纳养老费的农村居民，达到 60 岁退休年龄后，除了基础养老金外，还可领取个人缴费账户的养老金，其月计发标准为个人账户全部储存额除以 139。

那么，新农保能否真正解决农村居民的养老问题？由于新农保的政策实施期限较短，目前尚在继续推行完善中，新农保政策是否有效以及在多大程度上缓解了农村老年人的养老问题，亟须进行系统科学的政策评估。然而由于数据采集的困难和滞后，目前仅有少量文献涉及了对新农保政策的研究，主要集中于两个方面：一是对新农保参保意愿和影响因素的研究（石绍宾等，2009；吴玉锋，2011；钟涨宝和李飞，2012）；二是集中于新农保制度的介绍（Giles et al.，2010；Shen and Williamson，2010），或是新农保发展状况的调研报告（李冬研，2011；崔红志，2012）。而对新农保政策效果的研究几乎还是空白，更缺乏严肃的学术论证和系统性的政策评估。

不仅如此，新农保还可能对中国农村居民养老模式产生深远影响。新农保改变了农村家庭的预算约束，从而可能影响到包括老人的经济来源、居住安排、照料模式等在内的整个养老模式，继而可能对中国农村社会的家庭关系、家庭结构与规模产生重要影响。从国际经验来看，任何正式的公共养老政策都可能改变或削弱已存在的私人养老安排。事实上很多发展中国家和地区，在经济发展过程中都陆续开展了覆盖低收入群体的养老金计划，如中国台湾的"台湾农民保险"，墨西哥的"老年营养计划"（Pension Alimentaria Para Adultos Mayores），南非的"老年养老金计划"（Old Age Pension）等。研究发现，这些养老金计划均在不同程度上动摇了传统的家庭养老模式，推动了社会化养老的进程（Fan and Liu，2012；Juarez，2009）。因此，开展新农保对中国养老模式影响的研究非常必要。

为此，本章将使用中国老年健康调查的 2008 年和 2011 年两期数据，探讨新农保对中国农村居民养老模式的影响。本章其余内容安排如下：13.2 节简要介绍了相关文献；13.3 节阐述了本章的理论框架和实证方法；13.4 节是数据来源及描述性统计；13.5 节是实证结果与分析；13.6 节是一个简要的结论。

13.2 文 献 回 顾

尽管新农保仍是个新事物,但是国内外文献中关于养老金对养老模式的冲击一直是经济学研究的热点问题(封进,2005)。从现有文献来看,关于养老金对养老模式影响的研究主要集中在老年人的居住安排、照料模式,以及子女对老年人的经济赡养或代际转移等方面(刘宏等,2011)。

在几个方面当中,养老金对老年居住安排的影响最受西方学者关注。大多数研究都发现养老金计划对老人独居具有正向影响。有观点认为,老人珍视独居的隐私和自主权,只要经济和健康状况容许,人们就倾向于和子女分开居住(Soldo et al.,1990)。有文献表明,社会养老保险是导致当今美国老人独居率上升的重要原因。例如,McGarry 和 Schoeni(2000)利用美国1940~1990 年人口普查微观数据中的丧偶老人样本,发现养老保险金越高,老人与子女同住的可能性越低,独居及住养老院的可能性越高。类似的,Costa(1997,1999)及 Engelhardt 等(2005)使用工具变量估计,均发现社会保障收入提高了美国老年人的独居率。但在某些发展中国家(如南非),大额养老金的发放并未造成老人独居率的升高,反而吸引了贫困的子女搬来与相对富裕的父母居住,从而增加了父母与子女同住的可能性(Jensen,2003;Keller,2004;Edmonds et al.,2005)。这就意味着养老金对老年人居住安排的影响可能有多种结果。

从养老金对老年照料安排来看,大多数文献都发现养老金计划增加了老年人从家庭外部购买正式照料服务的可能性。例如,Liu 等(1985)发现,拥有足够生活来源的老年人通过购买正式服务减少了对子女的依赖。类似的,Soldo 等(1990)发现,健康和经济收入是决定老年人居住安排和照料模式的关键变量,拥有养老金使得老年人可以购买正式照料服务以补充子女提供的非正式照料的不足,从而减少了住养老院的可能性。然而,养老金制度也可能对照料模式产生一种逆向的影响。例如,有养老金的老年人可以用部分收入向子女提供补偿,以吸引子女提供市场缺失的照料服务(Kohli,

1999；Künemund and Rein，1999；Lowenstein et al.，2001；Kohli et al.，2005）。也有一些文献对居住安排和照料模式分别进行了研究，如 Pezzin 等（1996）发现政府提供的金融支持并没有减少子女非正式照料的提供，但增加了老人独居的可能性。

从养老金对老年经济来源的影响来看，由于养老金对传统的子女赡养方式造成了冲击，养老金是否会替代或挤出子女向老人的转移支付成为研究的重点。有观点认为，如果子女赡养父母是为了满足父母的生活需要，那么父母养老金的增加会导致子女对父母的转移支付减少（Barro，1974；Becker，1974）；但如果子女向老人的转移支付是交换性质的，如老人帮助子女带小孩或做家务等，那么即使老人有了养老金，子女向老人的转移支付也不会减少（Bernheim et al.，1985；Cox，1987）。许多实证研究发现，公共养老金计划会部分替代子女的转移支付。例如，Jensen（2003）研究了南非国家样本，发现社会养老金增加 1 个单位，非同居子女的经济赡养就缩减 0.25~0.30个单位。Fan（2010）及 Fan 和 Liu（2012）则考察了中国台湾农民养老金计划对非同居成年子女转移支付的影响，发现养老金的发放降低了成年子女转移支付的可能性。然而，Künemund 和 Rein（1999）得出了不同的结论，他们研究了德国、美国、日本、加拿大和英国这五个国家的样本，并未发现养老金对子女的转移支付具有替代效应；但父母为子女提供的服务增加了从子女那里接受帮助的可能性。

国外相关文献为本章的研究提供了重要的参考价值。由于中国和其他国家在经济发展阶段、生活方式和文化传统等方面都存在一定差异，因此新农保的政策效果以及对中国农村几千年来的传统家庭养老模式产生何种影响，还需要进行深入的探讨和研究。

13.3　理论框架和实证方法

13.3.1　理论框架

类似于 Becker（1981），我们构建了一个新古典"家庭"决策模型。这里，家庭由老年"父母"（parents）和成年"子女"（kids）组成，两者共同构成效用函数的主体。在给定的家庭预算约束下，父母和子女一起决定居住安排、老年照料及各自的消费水平，从而达到整个家庭的效用最大化。该家庭在决定居住安排时面临三种选择，即父母独居（living independently，i）、父母与子女同住（living together，t）以及机构养老（institutional living，s）。不同的居住安排下家庭面临不同的预算约束，从而会有不同的老年照料模式和代际转移水平，由此带来不同的效用水平。具体来看，第 j（$=i,t,s$）种居住安排下的效用函数为

$$U^j\left(F,I,C^P,C^K;\tau,D\right) \tag{13-1}$$

式中，F 指的是正式照料，即按照市场价格购买的老年照料，如雇佣保姆或商业性养老机构提供的照料；I 是子女提供的非正式照料；C^P 是父母除照料以外的其他消费；C^K 是子女消费；τ 是反映家庭成员对隐私和独立生活空间偏好的参数（Pezzin et al.，1996）；D 是一个环境参数，代表决策时点老年父母既定的健康状况，在很大程度上决定了该家庭对照料（正式或非正式）的需求和由此产生的效用。值得指出的是，不同居住安排下的效用函数 $U^j(\cdot)$ 不必完全相同（Ermisch，1981；Hoerger et al.，1996）。例如，在同等条件下，家庭成员可能更偏好隐私和生活的独立空间从而可能选择分开居住，即给定消费集 X_0，$U^j\left(X_0;\tau,D\right)\geqslant U^t\left(X_0;\tau,D\right)$。

第 j 种居住安排下家庭面临的预算约束为

$$P^F F + P_j^I I + C^P + C^K = Y^P + Y_j^K\left(I,w\right) + S \tag{13-2}$$

式中，P^F 是雇人照料的市场价格；P_j^I 是子女提供非正式照料的机会成本，不同居住模式下 P_j^I 会有所不同，如父母与子女合住能比分开居住减少交通成本和时间损耗，从而降低非正式照料的成本；父母消费 C^P 和子女消费 C^K，两者的价格皆标准化为 1；Y^P 和 Y^K 分别表示父母和子女的收入，其中 $Y^K(I,w)$ 是子女所提供的非正式照料 I 与子女工资 w 的函数，可以合理地假定子女收入分别是 I 的一个减函数和其小时工资收入的增函数，即 $Y_I^K(\cdot,w)<0$，$Y_w^K(I,\cdot)>0$；S 是老年人的养老金收入，$S\geqslant0$，在本章 S 对应着新农保实施后参保老人所获得的养老金收入。

家庭的最优化问题可以分解为两个阶段。第一步，在既定的居住安排 j 下选择最优的消费集 $\left(F^*, I^*, C^{P^*}, C^{K^*}\right)_j$，从而可以得到该居住安排下的最大化效用水平：

$$\psi_j = \psi_j\left(P^F, P^I, w, S; \tau, D\right) \equiv U^j\left(F^*, I^*, C^{P^*}, C^{K^*}; \tau, D\right) \qquad （13-3）$$

式中，ψ_j 是第 j 种居住安排下家庭的间接效应函数。

第二步，家庭通过比较不同居住安排下的效应水平，选择使家庭效用最大化的居住安排，即

$$j^* = \arg\max_{j \in \{i, t, s\}} \left\{ \psi_j\left(P^F, P^I, w, S; \tau, D\right) \right\} \qquad （13-4）$$

由此对应着不同居住安排 j^* 下相应的消费组合 $\left(F^*, I^*, C^{P^*}, C^{K^*}\right)_{j^*}$。

于是根据式（13-4）我们可以得知，当老年人领取养老金后，会有一项收入上的增项 S，从而可能会带来居住安排 j^*（$=i,t,s$）的改变，以及伴随着正式照料 F^* 和非正式照料水平 I^* 的变化、老年人其他消费水平 C^P 和了女其他消费水平 C^K 以及各自在家庭消费中所占比重的变化，而这种变化在很大程度上体现了代际转移支付的结果。

13.3.2　实证分析方法

由于是否参保是农村居民自愿选择的结果，在评估新农保对养老模式的影响时，必须考虑由此造成的选择性偏误。这种偏误可能基于可观测特征，如年龄、收入、存活子女数等；也可能基于不可观测特征，如参保时的健康状况、预期寿命、风险偏好、折现系数、预期未来收入流的稳定性等。为减少选择性偏误，我们采用了 PSMDD 方法进行估计。一方面，通过倾向分值匹配，我们可以有效控制参保组和控制组在"可观测特征"上的差别，从而尽量满足"条件独立假设"（conditional independence assumption）；另一方面，通过差分内差分，可以有效消除"不随时间改变"的不可观测的个体异质性；同时也可以消除参保组和控制组个体在 2008~2011 年所经历的共同趋势。

本章我们所关注的政策效应为参保组的 ATT。正式地，ATT 可表达为

$$\text{ATT} = E\left(Y_{i,\text{post}}^{P} - Y_{i,\text{pre}}^{P} \mid D_i = 1\right) - E\left(Y_{i,\text{post}}^{\text{NP}} - Y_{i,\text{pre}}^{\text{NP}} \mid D_i = 1\right) \qquad (13\text{-}5)$$

式中，$Y_{i,\text{pre}}^{P}$ 和 $Y_{i,\text{post}}^{P}$ 分别表示参保组（P）个体 i 参保前后的潜在结果（如居住安排、老年照料、代际转移等）；$Y_{i,\text{pre}}^{\text{NP}}$ 和 $Y_{i,\text{post}}^{\text{NP}}$ 分别表示控制组（NP）的个体 i 参保前后的潜在结果；D_i 是一个二元虚拟变量，$D_i = 1$ 表示参保，反之未参保。在实际估计时，由于 $E\left(Y_{i,\text{post}}^{\text{NP}} - Y_{i,\text{pre}}^{\text{NP}} \mid D_i = 1\right)$ 不可观测，而简单使用 $E\left(Y_{i,\text{post}}^{\text{NP}} - Y_{i,\text{pre}}^{\text{NP}} \mid D_i = 0\right)$ 来替代会带来选择性偏误。Rosenbaum 和 Rubin（1985）及 Heckman 等（1998）证明可以基于式（13-6）来估计 ATT：

$$\text{ATT} = E_{P(X_i)\mid D_i=1}\left\{ E\left(Y_{i,\text{post}}^{P} - Y_{i,\text{pre}}^{P} \mid P(X_i), D_i = 1\right) - E\left(Y_{i,\text{post}}^{\text{NP}} - Y_{i,\text{pre}}^{\text{NP}} \mid P(X_i), D_i = 0\right) \right\}$$
$$(13\text{-}6)$$

式中，$P(X_i) = \Pr(D_i = 1 \mid X_i)$ 是倾向分值函数，即给定"一组可观察的特征 X"情况下个体 i 参加新农保的概率。

在估计倾向分值函数时，我们选择了 Probit 模型：被解释变量即为 D_i，而解释变量为同时影响参保状态 D_i 和养老模式 Y_i 的变量（详见 13.4.1 小节）。估得每个个体的倾向分值以后，据此对样本进行匹配。方法是选择落在共同支持倾向分值区间的个体，对每个参保者选取一个或多个倾向分值与他"足够接近"的非参保者与之匹配。本章采用了常见的 Kernel 匹配方法。Kernel 匹配的结果取决于两个选择：一是 Kernel 函数的选择，本章选用了文献中最常用的 Gaussian 函数；二是区间间隔（bandwidth）的选择，本章使用了文献中最常用的 0.06，同时对区间间隔的选取（0.1，0.08，0.04，0.02）进行了敏感性检验。

同时，我们检验了 PSMDD 方法所需的共同支持假设[1]和样本匹配质量[2]。更进一步，对于 PSMDD 估计策略有效性所暗含的假设，我们在下文进行了安慰剂检验（placebo test）（详见 13.5.3 小节）。

---

① 共同支持检验表明，匹配前参保组和控制组的倾向分值分布非常相近，由此有充足的样本来匹配。限于篇幅，未列出具体检验结果。

② 样本匹配质量检验表明，完成匹配后，参保组和控制组在所有的可观测特征上不再存在统计上的显著差异，由此表明样本的匹配质量是非常高的。限于篇幅，未列出具体检验结果。

13.4　数据来源及描述性统计

13.4.1　数据来源与变量定义

本章使用了中国老年健康调查 2008 年和 2011 年两期数据合成的一个面板数据。在 2008 年接受调查的 10 202 名 60 岁及以上农村老人中，共有 5 206 人（占样本总量的 51.0%）存活到了 2011 调查年度并再次接受调查[①]。我们使用了截至 2011 年底调查时点的 4 409 名样本个体[②]。同时，为了把新农保效应与其他类型养老金或退休金的效应相分离，我们对样本做进一步限定，排除了"2008 年或 2011 年有退休金或商业养老保险"及"2008 年已经参加老农保"的个体（共计 225 名，占 5.1%）。另外，排除养老保险信息缺失的个体 423 名。最后的样本包括 3 761 名受访老人，其中参保老人和未参保老人分别为 803 人（占 21.4%）和 2 958 人（占 78.6%）。

本章的被解释变量分为三大类。第一类指标反映老年人的居住意愿和实际居住安排，包括（愿意）与子女同住（其他=0）、（愿意）独居或与配偶同住（其他=0）、（愿意）住在养老机构（其他=0）。第二类指标反映老年人的照料安排，包括日常生活照料和生病时照料两类。按照料来源具体细分为（生病时）配偶照料（其他人=0）、（生病时）子女照料（其他人=0）、（生病时）雇人照料（其他人=0）。第三类被解释变量则反映老年人的经济来源和老人与子女间的代际转移情况，主要包括主要生活来源来自自己或配偶（其他=0）、子女（其他=0）或社会救济（其他=0），成年子女向老人的代际转移（对数）、老人向子女的代际转移（对数），以及子女向老人的净代际转移，这里的转移包括现金和实物折算，均以 2008 年的不变价格计算。

本章解释变量为"是否加入新农保"。该变量为虚拟变量，加入新农保赋值为 1，否则取 0。根据国家政策，老年人获得养老金有两种类型：一类

---

① 另有 3 743 人（占 36.7%）在调查时点前去世，1 253 人（占 12.3%）由于迁徙等未能跟踪调查。
② 由于 2012 年样本的数据采集时间主要是在 6 月以后，考虑到两批样本的采集时间间隔较长，时间可比性差，且 2012 年样本数较少，我们仅使用了 2011 年底调查时点的样本个体。

是自己曾经参保缴费而获得养老金（这类样本的平均年龄相对年轻）；另一类老人虽然未正式参保缴费，但依据现行政策能获得基础养老金。2011 年调查问卷直接询问了受访老人"是否参加养老保险"，对于回答"是"的老年人进一步询问了参保时间。对于参保时间在 2009 年以后且此保险不属于商业养老保险的老人（627 人），我们认为其参加了新农保。同时，问卷还在另一处询问了老年人"目前有哪些社会保障和商业保险"，其中一个选项为"社会养老金"。对于 2008 年调查时没有养老金而 2011 年有养老金且该养老金不属于退休金或商业养老保险的农村老人（176 人），我们也认为其参加了新农保。

在估计倾向分值函数时，我们尽可能控制了同时影响参保决策和养老模式的基期变量，包括：①人口社会学特征，包括男性（女性=0）、年龄、汉族（少数民族=0）、教育年限、退休前职业（技术或管理类=1，其他= 0）、婚姻状况（有偶=1，其他=0）；②社会经济条件，主要用家庭人均收入（对数）和老人有房产（无房产=0）来衡量；③家庭和社会支持，包括存活子女个数、是否与子女同住、是否有子女就近居住（同村或同街道）、子女对老年人转移支付（对数）；④健康长寿情况，包括父母亲长寿、工具性日常生活自理能力（以 IADL 计）[1]和自评健康[2]。

13.4.2　描述性统计

表 13-1 给出了按照参保状态和调查年份分组的相关变量的描述性统计。其中，前两列给出了 2008 年参保前参保组与控制组相比较的特征描述，后面两列则给出了 2011 年参保后参保组与控制组相比较的特征描述。由此我们可以比较两组之间的差距以及此差距在参保前后的变化情况。

---

① IADL 主要测量老年人外出活动及日常生活中借助器械进行活动的能力。共包含八项活动，即做饭、洗衣服、串门、外出买东西、走远路、提重物、下蹲、独立乘坐公共交通工具。如果老人在这八个方面均能自理，则视作"IADL 完好"（IADL=1）；若至少一项活动需借助他人帮助才能完成，则视为"IADL 受损"（IADL=0）。

② 这一指标基于对问卷中"您觉得现在您自己的健康状况怎么样"的回答。我们将"很好"与"好"归并为"自评健康良好"（赋值为 1），"一般"、"不好"和"很不好"归并为"自评健康较差"（赋值为 0），"无法回答"视为缺失。

表 13-1　描述性统计

变量	2008 年		2011 年	
	参保组	控制组	参保组	控制组
1.居住安排和意愿				
居住安排				
（1）独居或与配偶同住	0.45* （0.50）	0.41（0.49）	0.39** （0.49）	0.33（0.47）
（2）与子女同住	0.49** （0.50）	0.56（0.50）	0.54** （0.50）	0.62（0.48）
（3）养老机构	0.003（0.06）	0.01（0.09）	0.01（0.10）	0.01（0.10）
居住意愿				
（1）独居或与配偶同住	0.50** （0.50）	0.43（0.50）	0.49** （0.50）	0.38（0.49）
（2）与子女同住	0.49** （0.50）	0.55（0.50）	0.48** （0.50）	0.60（0.49）
（3）养老机构	0.01（0.11）	0.02（0.13）	0.02（0.15）	0.02（0.13）
2.老年照料				
日常生活照料				
（1）配偶照料	0.09（0.29）	0.08（0.28）	0.20** （0.40）	0.11（0.31）
（2）子女照料	0.85（0.36）	0.84（0.37）	0.64（0.48）	0.77（0.42）
（3）雇人照料	0.03（0.17）	0.03（0.18）	0.04（0.20）	0.03（0.16）
生病时照料				
（1）配偶照料	0.34** （0.47）	0.26（0.44）	0.29** （0.46）	0.19（0.39）
（2）子女照料	0.61** （0.49）	0.69（0.46）	0.67** （0.47）	0.77（0.42）
（3）雇人照料	0.01（0.07）	0.01（0.10）	0.02（0.12）	0.01（0.11）
3.经济来源与代际转移				
主要经济来源				
（1）自己或配偶	0.27** （0.44）	0.19（0.39）	0.22** （0.42）	0.13（0.34）
（2）子女供养	0.67** （0.47）	0.76（0.43）	0.61** （0.49）	0.77（0.42）
（3）政府或集体补助	0.05（0.22）	0.04（0.21）	0.07（0.25）	0.07（0.26）
代际转移支付/元				
（1）子女向父母	1 678+ （1 790）	1 833（2 414）	1 912（2 975）	1 887（3 460）
（2）父母向子女	127（626）	116（960）	309（2 104）	213（2 532）
（3）子女向父母的净转移	1 551+ （1 863）	1 717（2 565）	1 603（3 616）	1 674（4 253）

+$p<0.1$，*$p<0.05$，**$p<0.01$

注：问卷中各被解释变量均有"其他"选项，因此将变量中各选项的比例加总得到的值并不一定为 1。表中报告的是变量均值，括号内为样本标准差。此处 p 值是对给定年份的各个变量进行两组差别的 t 检验得到的

资料来源：中国老年健康调查 2008 年和 2011 年

表 13-1 显示，相比较控制组老人，2008 年参保组老人无论是在居住意愿

还是实际居住安排上都较少选择与子女同住，更多选择独居或与配偶居住；在参保后的 2011 年，由于年龄增长和健康状况恶化，无论是参保组和控制组老人都更多选择与子女同住，但两组之间选择与子女同住的比例差距进一步扩大。在老年照料方面，参保前参保组的老人生病时更少依赖子女照料而较多依赖配偶，2011 年这一比例差距同样有所扩大。而在经济来源方面，参保前参保老人较少依赖子女供养，参保后这一比例差距由 9 个百分点扩大至 16 个百分点。由此显示，新农保似乎在增强参保老人的经济独立性，减少老人对子女在居住、照料、经济供养等方面的依赖，起了一定的作用。

然而需要强调的是，尽管新农保在增强参保老人经济独立性方面起了一定作用，但子女依然是老人日常生活的最主要经济来源。在参保以后的 2011 年，主要经济来源来自子女的参保组老人的比例仍然高达 61%，而控制组老人这一比例则高达 77%。同样，无论是日常生活照料还是生病时照料，子女仍然是最主要的照料提供者。这就说明，家庭养老仍然是农村居民的主要养老模式。

13.5　实证分析结果与讨论

13.5.1　新农保对养老模式的影响

表 13-2 给出了新农保对养老模式影响的估计[①]。结果显示，新农保提高了老年人独立居住的意愿及实际独立居住的比例。具体来说，新农保使得参保老人与子女同住的可能性下降了 3.7 个百分点，独立居住的可能性上升了 4.5 个百分点；两者均在 0.05 的置信水平上显著。同时，新农保提高了老年人独立居住的愿望。新农保使得参保老人与子女同住的意愿下降了 7.5 个百分点，而希望独居的意愿则上升了 6.7 个百分点；两者均在 0.01 的水平上显著。这说明，新农保确实在一定程度上提高了老年人的独居意愿和实际的独居率。另外，不管是居住意愿还是实际居住安排，参加新农保对机构养老的影响都不大。

---

① 我们同时对区间间隔的选取（0.1，0.08，0.04，0.02）进行敏感性检验，结果发现估计结果非常稳健；限于篇幅，结果未报告。

表 13-2　新农保对养老模式的影响

1. 居住安排和意愿		2. 老年照料		3. 经济来源与代际转移	
居住安排		日常生活照料		主要经济来源	
（1）独居或与配偶同住	0.045* （0.021）	（1）配偶照料	−0.035 （0.044）	（1）自己或配偶	0.013 （0.020）
（2）与子女同住	−0.037* （0.019）	（2）子女照料	−0.107* （0.046）	（2）子女供养	−0.081** （0.022）
（3）养老机构	0.004 （0.004）	（3）雇人照料	0.101* （0.049）	（3）政府或集体补助	0.001 （0.013）
居住意愿		生病时照料		代际转移支付	
（1）独居或与配偶同住	0.067** （0.023）	（1）配偶照料	0.037* （0.015）	（1）子女向父母（对数）	0.138 （0.162）
（2）与子女同住	−0.075** （0.025）	（2）子女照料	−0.038* （0.018）	（2）父母向子女（对数）	−0.001 （0.124）
（3）养老机构	0.008 （0.006）	（3）雇人照料	0.010* （0.004）	（3）子女向父母的净转移/元	58.0 （172.6）

*$p<0.05$，**$p<0.01$

注：括号中报告了由 Bootstrap 产生的稳健性标准误

在老年照料方面，我们看到参保老人对子女的依赖性明显下降，雇人照料的可能性增加。其中日常照料主要依赖子女的概率大幅下降了10.7个百分点，而生病时子女照料的概率下降了 3.8 个百分点；同时，日常生活照料主要由雇请保姆提供的概率上升了10.1个百分点，而生病时雇人照料的概率上升了1.0个百分点。以上结果均在 0.05 的水平上显著。

在老年人的经济来源方面，参保老人对子女的经济依赖有了明显下降。具体来看，参保老人的经济来源主要由子女提供的概率明显下降了 8.1 个百分点，且在 0.01 的水平上显著。同时，老人的主要经济来源为自己或配偶的可能性增加了 1.3 个百分点，但不具有统计显著性。有趣的是，在代际转移方面，子女对参保老人的代际转移反而略有增加，虽然统计上不显著。

正如我们理论模型所指出的，养老金不仅会产生直接影响，同时也会通过改变居住安排来间接影响老年照料与代际转移。由于老人与子女同住可以实现家庭生产和消费的规模经济效应（Becker，1981），并从子女处获得许多隐性经济支援，如食物分享、家务分担，以及非正式照料等，但这种隐性经济支援和照顾有时不一定被人们察觉。而参保以后，原本与子女同住的老人有可能选择独居，使得这部分代际转移显性化，因此表面上来看，子女对老年人的代际转移可能不降反增。为了隔离掉居住模式变化的影响，我们根据参保前后居住安排的变化情况分组，重新估计了新农保对老年照料和代际转移的影响，相关结果见表 13-3。

表 13-3　新农保对不同居住安排下照料模式和经济来源的影响

变量	居住安排未改变			居住安排改变	
	一直独居 （N=1 006）	一直合居 （N=1 737）	合计 （N=2 743）	独居变合居 （N=502）	合居变独居 （N=236）
1. 老年照料					
日常生活照料					
（1）配偶照料	—	0.035 （0.031）	0.031$^+$ （0.018）	—	—
（2）子女照料	—	−0.051 （0.042）	−0.063* （0.032）	—	—
（3）雇人照料			0.019 （0.013）		
生病时照料					
（1）配偶照料	0.028 （0.048）	0.020 （0.023）	0.021 （0.022）	0.020 （0.054）	0.026 （0.086）
（2）子女照料	−0.021 （0.052）	−0.026 （0.024）	−0.020 （0.025）	0.005 （0.065）	−0.027 （0.092）
（3）雇人照料	0.000 （0.003）	0.004 （0.004）	0.002 （0.003）	0.004 （0.002）	0.003 （0.025）
2. 经济来源与代际转移					
主要经济来源					
（1）自己或配偶	0.041 （0.040）	0.001 （0.029）	0.015 （0.025）	0.054 （0.048）	−0.124 （0.092）
（2）子女供养	−0.095* （0.040）	−0.076* （0.034）	−0.081** （0.026）	−0.205** （0.069）	−0.006 （0.114）
（3）政府或集体补助	−0.008 （0.026）	−0.007 （0.018）	−0.006 （0.015）	0.095* （0.042）	0.008 （0.055）
代际转移支付					
（1）子女向父母 （对数）	−0.320 （0.259）	0.293 （0.237）	0.029 （0.206）	0.202 （0.394）	1.033 （0.689）
（2）父母向子女 （对数）	0.287 （0.263）	−0.133 （0.229）	0.074 （0.164）	−0.346 （0.383）	−0.215 （0.626）
（3）子女向父母净 转移/元	−464.1 （404.6）	234.7 （279.7）	−78.7 （210.7）	−140.1 （375.1）	1 880.7$^+$ （1 151）

$+p<0.1$，$*p<0.05$，$**p<0.01$

注：仅健康不佳的老人需日常照料，因此某些组别中日常生活照料模型的样本数较少，未能进行有效估计，用"—"表示；括号中报告了由 Bootstrap 产生的稳健性标准误

可以看出，对于居住模式未发生改变，以及由独居变成与子女合居的组别，参保老年人的经济独立性都明显增强，对子女的经济依赖性显著下降。相应地，在代际转移方面，一直独立居住的老年人在参保后子女向父母的代际转移下降，而同时父母向子女的代际转移则有所上升，虽然两者在统计上并不显著。与此同时我们也注意到，当父母与子女由合住转为分开居住后，参保老人的经济独立性反而有所下降，子女对父母的净代际转移也有所增加，虽然后者只是边际水平上显著。这也部分验证我们的直觉：参保增强了父母的经济独立性和独立居住的意愿；分开居住后，许多隐含在居住模式中的老年照料和代际转移显性化了，由此表现在代际转移的货币折算额上子女反而增加了对老人的代际转移。

13.5.2 新农保对不同群体老年人养老模式的影响

为了探讨新农保对不同群体老年人养老模式的影响，我们进一步按健康状况、性别、年龄（80 岁及以下 vs. 80 岁以上）、收入（中位数及以下 vs.中位数以上）对老年人进行了分组估计，相关结果见表 13-4。正如我们前面所分析的，相当一部分的经济转移和非正式照料隐含在居住安排当中，因此对于年龄较大、健康状况较差、经济状况不好的老年人而言，他们对与子女一起居住的需求较为刚性，因而我们期望看到新农保对这部分老年人的居住安排影响较小。表 13-4 的结果显示，新农保对 IADL 受限、年龄在 80 岁及以上、经济收入在中位数及以下的参保老年人的居住安排则几乎没有影响，不但系数接近于 0 且统计上高度不显著。相反，对于 IADL 完好、年龄在 80 岁以下、收入超过中位数的参保老人与子女合住的概率分别大幅下降了 7.4 个、6.7 个和 8.3 个百分点。与之相应的，是独居或与配偶同住的概率显著增加了。同时我们看到，在居住意愿方面分组估计也显示出类似的结果。健康状况好、经济状况较好的参保老年人更倾向于分开居住。而分性别的估计结果显示，养老金对居住意愿的影响具有性别差异，参保后女性老年人与子女分开居住的意愿更强。

表 13-4　新农保对养老模式的影响（分组估计）

变量	按健康分组		按性别分组		按年龄分组		按收入分组	
	IADL 完好（N=1 598）	IADL 受限（N=2 163）	男性（N=1 559）	女性（N=2 202）	80岁以下（N=1 447）	80岁及以上（N=2 314）	50%（N=1 681）	50%~100%（N=1 778）
1. 居住安排和意愿								
居住安排								
（1）独居或与配偶同住	0.106**	−0.023	0.064	0.023	0.097**	−0.003	0.009	0.077*
（2）与子女同住	−0.074**	0.004	−0.036	−0.033	−0.067*	−0.008	0.014	−0.083**
（3）养老机构	0.004	0.004	0.004	0.004	−0.002	0.010	0.005	0.004
居住意愿								
（1）独居或与配偶同住	0.076+	0.053	0.051	0.082*	0.068+	0.061+	0.068+	0.066+
（2）与子女同住	−0.080*	−0.063+	−0.054+	−0.094**	−0.064+	−0.080*	−0.068*	−0.081*
（3）养老机构	0.005	0.010	0.003	0.011	−0.005	0.019	−0.001	0.015+
2. 老年照料								
日常生活照料								
（1）配偶照料	—	−0.035	−0.063	−0.000	0.001	−0.038		−0.091
（2）子女照料	—	−0.108**	−0.185+	−0.114+	−0.501	−0.087+	−0.038	−0.166
（3）雇人照料	—	0.102*	0.189*	0.071*	—	0.095+		0.209+
生病时照料								
（1）配偶照料	0.067*	0.002	0.047+	0.026	0.066+	0.012	0.044+	0.029
（2）子女照料	−0.057+	−0.015	−0.060*	−0.017	−0.045	−0.031	−0.060*	−0.018
（3）雇人照料	0.005	0.017+	0.009	0.010	0.004	0.016+	0.009	0.012+
3. 经济来源与代际转移								
主要经济来源								
（1）自己或配偶	0.014	0.017	0.016	0.004	0.002	0.026	0.006	0.018
（2）子女供养	−0.087*	−0.080**	−0.081**	−0.077*	−0.075*	−0.089**	−0.082*	−0.080*
（3）政府或集体补助	−0.016*	0.019	−0.014	0.017	−0.025	0.024	0.016	−0.011
代际转移支付								
（1）子女向父母（对数）	−0.112	0.452*	0.436*	−0.111	0.047	0.235	−0.213	0.443+
（2）父母向子女（对数）	0.063	−0.067	−0.004	0.010	−0.049	0.039	−0.017	0.012
（3）子女向父母净转移/元	−343.3	509.1*	316.6	−202.9	−137.3	254.3	−273.2	336.0

$+p<0.1$，$*p<0.05$，$**p<0.01$

注：括号中报告了由 Bootstrap 产生的稳健性标准误

在照料安排方面，不论健康、年龄、收入状况如何，参保老人由子女照料的可能性都在下降，而雇人照料的可能性上升。尤其是那些 IADL 受损、年龄在 80 岁及以上、收入超过中位数的老年人组别，雇人照料的趋势更加明显。同样，参保对照料模式的影响也具有性别差异。参保的男性老人由子女提供照料的可能性下降更大、更显著。这或许与中国的农村养老模式有关，一般老年人都跟儿子居住，儿子照顾比较粗心，而儿媳照料又有诸多不便之处，因此若经济上允许，男性老年人往往倾向于配偶照料或雇人照料。

在经济来源方面，分组估计的结果比较一致。不论健康、性别、年龄和收入状况如何，参保后老年人对子女的依赖度都有所下降，且估计值十分稳健。参保老人主要经济来源来自子女的可能性降低了 7~9 个百分点。在代际转移方面，分组估计显示出比较有趣的结果：参保以后，子女对健康状况不好的老年人的转移支付无论是从比例还是净额上反而显著增加；同时，子女对经济状况较好的老年人转移支付也有所增加。其内在机制我们会在下文做进一步探讨。

13.5.3　稳健性检验

1. 安慰剂检验

PSMDD 方法的一个弱点是不能很好地控制随时间改变的异质性所造成的估计偏误。虽然我们控制了尽可能多的可观测特征，且匹配质量检验也显示样本匹配质量很高，但为了稳健起见，我们进一步做了安慰剂检验。其基本思想是：利用 2005 年、2008 年两期数据构造一个新的面板数据，使用上文参保组中 2005 年受访的老年人（388 人）作为安慰剂检验的参保组，使用其他 2005~2009 年两期存活老人（4 448 人）作为控制组，采用上述 PSMDD 方法重新估计新农保对养老模式的影响（2005~2009 年新农保尚未实施，因此称为安慰剂检验）。如果上文中新农保的影响是随时间改变的异质性所带来的，那么这种效应会持续存在，因此在新结果中我们应该看到类似的效应。相反，如果看不到类似效应，那么我们可以判断随时间改变的异质性不太可能存在。

表 13-5 的估计结果显示，对于绝大多数被解释变量而言，利用新样本所估得的 ATT 均不显著。仅有极个别变量在统计上边际显著，但影响系数

的符号不正确或接近于 0。这就说明表 13-2 中我们看到的参保对养老模式的影响不太可能是遗漏掉的随时间改变的异质性所带来的影响，进一步验证了表 13-2 结果的稳健性。

表 13-5　新农保对养老模式的影响（安慰剂检验）

1. 居住安排和意愿		2. 老年照料		3. 经济来源与代际转移	
居住安排		日常生活照料		主要经济来源	
（1）独居或与配偶同住	0.017 （0.031）	（1）配偶照料	−0.055 （0.064）	（1）自己或配偶	−0.014 （0.031）
（2）与子女同住	−0.003 （0.032）	（2）子女照料	0.232$^+$ （0.127）	（2）子女供养	0.013 （0.032）
（3）养老机构	0.012 （0.009）	（3）雇人照料	0.053 （0.055）	（3）政府或集体补助	0.012 （0.018）
居住意愿		生病时照料		代际转移支付	
（1）独居或与配偶同住	−0.029 （0.043）	（1）配偶照料	0.020 （0.028）	（1）子女向父母 （对数）	−0.148 （0.171）
（2）与子女同住	0.029 （0.043）	（2）子女照料	−0.039 （0.029）	（2）父母向子女 （对数）	0.272 （0.207）
（3）养老机构	−0.000 （0.007）	（3）雇人照料	0.006$^+$ （0.003）	（3）子女向父母净 转移/元	−174.8 （132.7）

$+p<0.1$
注：括号中报告了由 Bootstrap 产生的稳健性标准误

2. 样本损耗问题

我们还需要考虑受访老人死亡可能导致的样本损耗偏误（attrition bias）问题。如果参保组和控制组老人的死亡率有差异，由此具有不同程度的样本损耗，且两个组老人在临终前养老模式上有差异，那么忽视样本损耗问题有可能给上文的结果带来偏误。利用该调查 2011 年死亡老人的数据，我们用老人临终前的养老模式对是否参保进行了 Probit 回归[①]。结果显示，是否参保对老人临终前的居住安排没有显著影响，参保老人对机构养老的需求略有增加，但系数很小且控制省虚拟变量后变得不再显著。两个组别在老人临终前照料方面几乎没有任何差异，但在经济来源方面，参保老人对子女的经济依赖程度有一定程度的下降。由此我们大致可以推断，样本损耗问题不会影

---

　　① 由于老人死亡时间不一致，不符合 PSMDD 方法所要求的参保前后的模型设定，我们使用 Probit 模型进行估计。

响甚至部分加强了我们前面的结论①。限于篇幅，我们没有汇报估计结果。

13.5.4 讨论

如何理解本章的结果？首先，我们看到参加新农保增强了老年人与子女分开居住的意愿，并提高了老年人的实际独居率。这也进一步证明了文献中（Costa，1997，1999；McGarry and Schoeni，2000；Engelhardt et al.，2005）所发现的独居带来的隐私和自主权是一种"正常品"，当预算约束放松后，老年人对独立居住的需求就会相应增加。同时，我们的结果也表明在决定老年人的居住安排方面，健康状况和经济收入起了决定性作用（Soldo et al.，1990）。新农保提高了健康状况较好、较年轻、经济收入较高的参保老年人独居的可能性。而对于 IADL 受限、年龄较大、经济条件不好的老年人来说，参保后其独立居住的意愿和实际居住安排几乎没有变化。

其次，我们看到参保老年人对子女照料的依赖度显著下降，而从外部市场购买服务的可能性显著增加。这与国外文献（Pezzin et al.，1996；Stabile et al.，2006）中所看到的养老金计划增加了老年人对正式照料服务的购买，并相应减少子女非正式照料的结论相一致。我们分组估计的结果显示那些健康状况不佳、年龄较大的参保老年人尤其倾向于雇人照料。正如 Bonsang（2009）所指出的，对于健康状况较好的老年人因其需要的照料较少，子女可以较好地承担；然而对于健康状况较差的父母，照料任务变得繁重，同时对专业化照料的需求增加，在此情形下家庭会倾向于增加购买社会化的照料服务。同时，我们看到经济状况较好的参保老人对雇人照料的需求增加，但收入较低的参保老人则不敏感。这说明老人的收入必须达到一定水平才能购买外部正式照料服务，对很多农村老年人而言雇人照料还是一种奢侈品。

从老年人的经济来源来看，养老金使得参保老人的经济独立性有了明显提高，主要经济来源来自子女的可能性下降。这说明新农保在一定程度上改变了中国农村传统的子女赡养的养老模式。但在代际转移方面，参保对代际转移的内在作用机制可能较为复杂。具体说来，我们看到全样本的估计结果

---

① 考虑到控制组较高的死亡率，这会为我们前面的估计结果带来"零值偏向"偏误（attenuation bias），但这只会加强我们前面的结论。

不显著，而分样本的估计结果则显示，参保后子女对由合居变独居、健康不佳、男性，以及收入较高的参保老人的代际转移增加，且统计显著；相反则代际转移减少，但不具有统计显著性。这与利他主义模型中父母养老金会导致子女的经济奉养减少（Barro，1974；Becker，1974）的观点不符。我们试图给出一些可能的解释。首先，合居变独居的老年人的子女转移支付增加了。这可能是因为当老人的预算约束放松，希望独立居住却无力独自支付相应成本（如单独的房子、保姆费用等）时，利他主义的子女将部分收入转移给老人，从而导致子女向老人的转移支付增加。其次，对于健康不佳、男性，以及收入较高的参保老人，其子女的转移支付也增加了。这可能是因为健康状况不好的老年人在参保后提高了雇人照料的概率（详见表 13-4），以及更多使用医疗服务[①]，从而在一定程度上使得子女对健康不佳老年人的转移支付增加。类似的，男性参保老人雇人照料的概率增加，而收入状况较好的参保老人独立居住和雇人照料的概率均在增加，从而导致了子女转移支付的增加。因此我们的研究说明，即使是基于利他主义模型，养老金增加后子女的转移支付也有可能上升，这一点结论与国外文献不同。

然而从估计结果来看，表 13-2 中大部分模型的估计系数在 3%~8%，这意味着新农保对养老模式的影响仍然是有限的。从上文的描述性统计来看，大部分参保老年人仍然选择与子女居住，成年子女仍然是参保老人的主要经济来源以及老年照料的主要承担者。因此总的来说，尽管新农保对农村居民的养老模式产生了一定程度的影响，但并没有根本改变传统的养老模式。

13.6　结　　语

本章利用中国老年健康调查的最新数据，使用 PSMDD 方法，首次系统评估了新农保对农村居民养老模式的影响。结果显示，新农保提高了老人的经济独立性，降低了老人在经济来源和照料方面对子女的依赖，对社会正式照料的需求有所增加；同时，提高了参保老人在居住意愿和实际居住安排上

---

① 根据中国老年健康调查数据计算，2011 年参保老人比未参保老人的医疗服务利用率高出约 3 个百分点。

与子女分开居住的可能性。本章的安慰剂检验显示该结果是稳健的。

因此我们的研究说明，新农保的实施对缓解中国农村养老困境，实现农村居民"老有所养，老有所依"具有重要作用。同时，新农保也影响了包括老人的经济来源、居住安排、照料模式等在内的整个养老模式，使得农村居民从家庭养老向社会化养老迈出了试探性的一步。

尽管如此，新农保仍未根本性动摇农村居民的家庭养老模式。这或许是由于原有传统养老安排的惯性，但更与目前国家政策确定的新农保的养老金标准较低，难以完全替代子女赡养有关。为了在大力推广新农保的同时能保证其发展"与经济发展及各方面承受能力相适应"，中央政府将新农保的政策目标谨慎定位于"保障农村居民老年基本生活"[1]。可以预见，在未来的一段时期内，新农保的政策重点仍然是在国家财力允许的情况下尽可能扩大新农保的覆盖面，并小幅增加养老金，使得更多的农村居民受惠。因此在未来一二十年内农村居民的养老还将以子女养老为主。中国农村居民养老模式的彻底转型，还取决于国家财政承受能力，以及农村养老政策的转变，而新农保已对我国农村传统的养老模式产生了重要影响，为国务院 2014 年决定开始逐步实行"全国统一的城乡居民基本养老保险制度"奠定了基础。

---

[1] 参见：《国务院关于开展新型农村社会养老保险试点的指导意见》。

第 14 章

新农保对家庭代际转移的影响①

14.1　引　言

为了加快建立覆盖城乡居民的社会保障体系，中国自 2009 年 7 月开始，在全国选择了 10%的县（市、区）启动新农保试点，覆盖了约 12%的农业人口。此后新农保试点工作在全国迅速铺开，2010 年及 2011 年分别新增国家试点县 518 个、1 076 个，覆盖面达到 60%以上，另有 339 个非国家试点县自行开展了新农保试点工作，到 2012 年 8 月底，全国所有的县级行政区均启动了新农保试点。中国社会科学院发布的《中国养老金发展报告 2012》显示，截至 2011 年底，全国新农保参保人数已经超过了 3.26 亿人，其中全国达到领取新农保养老金待遇年龄人数有 8 921.78 万人（郑秉文，2012）。数据显示，2012 年底全国参保人数已达 4.6 亿人②。

与 20 世纪 90 年代实施的以个人缴费为主的"老农保"相比，新农保在筹资结构方面采取个人缴费、集体补助和政府补贴相结合的模式，在待遇发

① 本章作者：陈华帅（杜克大学医学院老龄与人类发展研究中心研究员，湘潭大学商学院副教授）；曾毅（北京大学国家发展研究院健康老龄与发展研究中心教授，北京大学瑞意高等研究所首席科学家和杜克大学医学院老龄与人类发展研究中心和老年医学部教授）。本章受到国家自然科学基金项目资助（项目批准号：71233001，71490732）。

② 2013 年 3 月 8 日全国人大常务委员会工作报告，新浪网址为 http://news.sina.com.cn/c/2013-03-08/155226471867.shtml。

放标准上，新农保实行基础养老金+个人账户的制度模式，个人账户养老金来自个人缴费的积累，而基础养老金由全国标准基础养老金 55 元加上地方政府根据实际情况加发的基础养老金组成。在地方政府的补贴下，财力好的地区的新农保基础养老金可以显著高于每月 55 元的国家标准。新农保全面铺开后，中国农民 60 岁以后都将享受到国家普惠式的养老金。

新农保的主要目标是建立覆盖城乡居民的社会保障体系，推动农村减贫并逐步缩小城乡差距，实现"老有所养"的社会保障目标。那么，新农保实施后的绩效如何？农村老年人的收入和福利水平是否得到了显著改善？子女对父母的养老负担减轻了多少？由于缺乏合适的调研数据，学者们在这一方面的研究还较薄弱，目前仍主要停留在理论测算层面。然而理论测算并未考虑新农保政策与其他环境因素的复杂互动关系，所得结论有时会失真。中国台湾于 20 世纪 90 年代推行的"老农年金"计划的研究显示，公共养老金对子女提供的家庭代际经济支持有着显著的"挤出效应"，老人领取的公共养老金每增加 1 美元，其子女提供的代际支持金额将减少 30~39 美分（Fan，2010）。家庭养老是中国传统的养老模式，新农保实施后子女提供的家庭代际支持是否也会出现类似变化？本章将根据中国老年健康调查数据，回答这一重要问题。

14.2 文 献 回 顾

目前已有不少学者对新农保的实施进行了理论和实证分析，主要集中在以下几个方面。

（1）新农保试点运行中存在的问题。学界普遍承认新农保的积极功能，通过调查发现农户普遍了解新农保，参保比较积极（钟涨宝和李飞，2012），但也发现存在若干问题。例如，新农保试点政策存在制度缺位，主要吸引的是中低收入水平、中低学历程度、健康水平低、参保回报时间短的人群（穆怀中和闫琳琳，2012）；年轻农民的参保意愿相对偏低，小部分农民缴费困难，"与子女相绑"的参保方式有违农民的意愿（刘善槐等，2011）；新农保最低缴费档次在试点县格外"受宠"，选择较高缴费档次者相对较少（鲁欢，

2012）；地方政府筹资难、基金管理难、参保意识维持难、制度衔接难（范永茂，2011；王翠琴和薛惠元，2012）。

（2）新农保参保的影响因素。在这方面研究的学者及成果较多，主要考察了参保者的个体特征、政策了解程度等因素。通过调查数据发现：①子女数量，尤其是男孩的数量，与农民参加社会养老保险的意愿负相关，女孩比男孩多的农民更倾向于参与新农保（肖应钊等，2011；郝金磊和贾金荣，2011）。②年龄与农民参保意愿负相关，16~39岁的年轻人参保的积极性比较低，而40~59岁的中老年人参保比例明显要高（苏东海和周庆，2010）。③家庭年均纯收入高、在参加新农保之前有过养老方面保障的农民，其参保意愿更加强烈，以农业收入为来源的农民参保意愿低（黄阳涛等，2011）。④农民对新农保政策了解程度越高，参保意愿越强（郝金磊和贾金荣，2011）。⑤政府对基础养老金进行补贴会对当前农民的参保选择产生激励作用，而养老金保障水平偏低会对农民参保产生不利影响（高君，2010）。

（3）新农保的实施效果。由于新农保推行的时间并不太长，政策效果需要经过一定时间才能显现出来，加上缺乏全国性的相关调查数据，目前关于新农保影响效应的研究还很少。王翠琴和薛惠元（2012）通过政策分析发现，在现行财政补贴政策下，新农保的收入再分配偏向于选择较高档次缴费的人群、缴费困难群体、寿命长的人群、女性农民、长期缴费的人群以及农村计划生育家庭，"捆绑式缴费"政策产生了逆向的收入再分配效应。刘冰等（2012）采用两时期的世代交叠理论模型进行模拟分析发现，新农保能在一定程度上替代"养儿防老"，减少农民自愿生育的子女数量。而薛惠元（2012）通过测算发现现行新农保制度所提供的养老金不能满足"老人"、"中人"和大部分"新人"的基本生活需要。

以上研究大大加深了我们对新农保存在的问题及政策实施效果的认识，但也存在着一些不足。首先，大部分实证分析都是基于某一个或几个县市的调研数据，样本较少，缺乏大型的全国性的调研数据支持，由于各地的经济发展水平、社会保障体系完善程度以及人口老龄化程度等方面的差异较大，局部调研的实证结论并不具有普遍的代表性。其次，新农保实施绩效方面的研究较薄弱，目前这一方面的研究主要基于理论测算，缺乏微观调研数据的实证支持。本章拟利用中国老年健康调查数据研究新农保参保的实施效果，重点回答以下问题。

（1）新农保是否显著改善了农村老年人的经济状况，并降低了其对子女代际支持的依赖程度？

（2）新农保是否显著影响子女给予老人代际经济支持的可能性及经济支持金额？是否存在"挤出效应"？

（3）谁是新农保政策的主要受益者：老人还是子女？

与前人的研究相比，本章研究主要在以下三个方面有所创新：第一，首次使用了全国性的大型调研数据来研究新农保绩效，样本覆盖了中国 23 个省份的 600 多个县、县级市和市辖区，具有广泛的地域代表性；第二，通过新农保参保前后子女提供的家庭代际支持及其他因素的动态变化，借助于固定效应面板模型、工具变量法以及倾向值匹配法等工具，较好地控制了新农保参保行为的内生性，所得结论具有稳健性和可信性；第三，借助于回归分析结果，首次对新农保对家庭代际支持的"挤出效应"进行了定量测算，为准确评估新农保的政策效果提供了重要依据。

14.3 数据及描述性统计

14.3.1 样本选择

本章所使用的数据来自中国老年健康调查 2008 年及 2011 年两期跟踪数据，涵盖了我国 23 个省份大约一半的县、县级市和市辖区的年龄范围为 65~110 岁的老年人群，2008 年及 2011 年均存活并参与跟踪调查的老年样本共 8 418 人，具有广泛的地域代表性及大样本性质。

按照规定，新农保的参保对象为年满 16 周岁、非在校学生、未参加城镇职工基本养老保险的农村居民，在户籍地自愿参加。对于进入城市工作、生活的仍具有农村户籍的务工人员来说，如果他们在就业所在地参加了城镇职工基本养老保险并且享受其待遇，就不用再回户籍地参加新农保。因而在确定新农保适用对象时，不能简单地以居住地或户籍类别为划分标准。在本章分析中，如果被访样本有资格享受离退休待遇，或者参加了城镇职工医疗保险或城居保，则认为该样本不属于新农保的参保对象[①]，将这些样本剔除后，2008 年及 2011 年两期均被访的适用于新农保的样本共 6 234 人。

早在 2009 年 7 月新农保试点正式启动前，我国已有不少地区（如苏州、无锡、杭州等地）在总结"老农保"实施的经验教训的基础上开展了新农保试点，同样采取的是个人缴费、集体补助、政府补贴相结合的方式。人力资源和社会保障部公布的《2008 年全国社会保险情况》显示，截至 2008 年底，全国已经有 464 个县开展了由地方财政支持的新农保试点，参保农民达到 1 168 万人[②]。在本章考察的样本中，有 250 名样本在 2008 年调研之前就已在这些先行试点地区参保，由于观察不到其参保前的信息，无法跟踪参保前后的动态变化，故将这些样本去除。

在中国老年健康调查样本涉及的 633 个县、县级市和市辖区中，2008~2011 年两期调查期间参与新农保试点的县区共 250 个，未参保县区 383 个（详见本章附件 1）。由于新农保试点县的选择不一定是随机的，与各地的经济发展水平、社会保障体系完善程度及地方政府财政状况等因素有关，试点县的非参保组样本与非试点县样本之间可能存在系统性差异。为了尽可能排除这种地区差异而导致的样本选择性偏误，本章将未试点县的 2 651 名样本从控制组中去除，仅考虑将试点县区的参保样本与非参保样本进行比较分析。

经过以上调整后，本章使用的中国老年健康调查数据中有效样本共 3 333 人，分布在 21 个省份的 250 个试点县、县级市和市辖区，其中 65~79 岁男性 623 人，女性 639 人；80~89 岁男性 465 人，女性 576 人；90 岁及以上男性 270 人，女性 760 人。2008 年调查时所有样本均未参保，到 2011 年调查时点，有 931 人已参加新农保（处理组），另外 2 402 人未参保（控制组）。在参保样本中，参保时间长度不足半年的样本有 143 人，至少半年但不足一年的样本 305 人，参保时间在一年或以上的样本有 483 人。

---

① 由于城居保制度到 2008 年为止在城镇地区已基本达到全覆盖，与离退休制度及城镇职工养老保险制度相结合后，不适用于新农保的人群已基本涵盖在其中，可认为剔除后剩下的人群为新农保政策的适用对象。

② 详见网址：http://www.gov.cn/gzdt/2009-06/12/content_1338252.htm。

14.3.2 变量定义

本章的被解释变量分为三类：第一类是反映老人经济独立性的指标，包括目前主要生活来源是否依赖子女及目前所有生活来源是否够用，采用虚拟变量的形式；第二类是过去一年内被访老人是否获得了儿子、女儿提供的代际经济支持，采用虚拟变量形式；第三类是被访老人获得的代际经济支持金额，采用绝对值或对数值形式。

本章考察的主要自变量为被访老人是否参加新农保，在分析养老金对代际支持金额的边际影响时，主要自变量为每月养老金待遇值及过去一年实际领取的养老金数量。参照前人的研究成果，本章选择的控制变量包括年龄、性别、婚姻状态、受教育程度、目前存活子女数、是否与子女同住、过去一年家庭年收入（扣除了参保者及配偶领取的养老金）、居住地域（居住在东部省份还是中西部省份[①]）以及自评健康状况。其中，家庭年收入是指被访家庭（包括配偶以及与老人同住的子女在内）在过去一年内的收入之和。按规定，年满 60 岁的新农保参保者不需缴纳保费，可直接领取养老金，从而参保后包含在家庭年收入中的养老金是新农保参保的结果，需将其从家庭年收入中扣除，否则可能会高估或低估新农保的政策效果。新农保参保实行"捆绑式"原则，即被访老人参保时，配偶及子女必须一同参保，如果被访老人有配偶并且双方均超过 60 岁，则需将参保者及配偶双方领取的养老金从家庭年收入中扣除后再进行回归分析。

14.3.3 描述性统计

表 14-1 列出了试点县的参保组与控制组的描述性统计结果。由表 14-1 可见，在 2008 年加入新农保之前，参保组老人过去一年得到子女经济支持的比例为 94.9%，比控制组老人高出 3.5 个百分点；获得子女代际支持的平均金额为 1 941.7 元（仅考虑代际支持金额大于 0 的样本），比控制组老人低 10%，这些差异在统计上均显著。在经济独立性方面，两组样本无显著差异。

---

① 东中西部地区享受的新农保财政补贴政策有差异，中央财政对中西部地区最低标准基础养老金给予全额补助，对东部地区只补助 50%，地方自筹 50%。

表 14-1　变量描述性统计

变量	2008 年调研样本				2011 年调研样本			
	参保组		控制组		参保组		控制组	
因变量	均值	标准差	均值	标准差	均值	标准差	均值	标准差
1. 老人的经济独立性								
主要生活来源依赖子女（其他=0）	0.710	（0.454）	0.710	（0.454）	0.721	（0.449）	0.723	（0.448）
所有生活来源够用（不够用=0）	0.747[+]	（0.435）	0.778	（0.416）	0.768	（0.422）	0.783	（0.412）
2. 获得代际经济支持的可能性								
得到来自子女的经济支持（否=0）	0.949[**]	（0.220）	0.914	（0.280）	0.867[*]	（0.340）	0.839	（0.368）
其中：来自儿子经济支持（否=0）	0.855[**]	（0.353）	0.794	（0.405）	0.746[**]	（0.435）	0.695	（0.460）
来自女儿的经济支持（否=0）	0.761[**]	（0.427）	0.715	（0.452）	0.658	（0.475）	0.646	（0.478）
来自孙子女经济支持（否=0）	0.337	（0.473）	0.326	（0.469）	0.371	（0.483）	0.396	（0.489）
3. 代际经济支持的平均金额								
（1）包括支持金额为 0 的样本/元								
来自子女的经济支持总金额	1 842.6	（2 036.8）	1 980.7	（2 521.9）	2 048.7[*]	（2 835.4）	2 358.1	（4 033.4）
其中：来自儿子的经济支持	1 095.4	（1 518.2）	1 160.7	（1 772.9）	1 076.5[+]	（1 713.0）	1 266.4	（2 795.6）
来自女儿的经济支持	571.2	（832.8）	626.1	（1 263.3）	689.1	（1 318.7）	757.7	（1 465.0）
来自孙子女的经济支持	176.1	（535.5）	193.9	（701.8）	283.1	（1 020.3）	334.0	（1 750.5）
（2）仅考虑支持金额>0 的样本/元								
来自子女的经济支持总金额	1 941.7[*]	（2 044.3）	2 167.1	（2 560.5）	2 362.9[**]	（2 920.7）	2 810.7	（4 256.8）
其中：来自儿子的经济支持	1 281.5[*]	（1 567.9）	1 461.9	（1 875.8）	1 442.3[**]	（1 845.1）	1 821.3	（3 198.6）
来自女儿的经济支持	751.0[*]	（881.5）	876.2	（1 419.3）	1 047.1	（1 506.1）	1 173.0	（1 684.0）
来自孙子女经济支持	522.4	（819.1）	594.7	（1 128.6）	763.3	（1 563.4）	843.0	（2 703.7）

续表

变量	2008 年调研样本				2011 年调研样本			
	参保组		控制组		参保组		控制组	
因变量	均值	标准差	均值	标准差	均值	标准差	均值	标准差
主要自变量								
参加新农保（否=0）	0.0	（0.0）	0.0	（0.0）	1.0	（0.0）	0.0	（0.0）
每月养老金/元	0.0	（0.0）	0.0	（0.0）	98.86	（106.44）	0.0	（0.0）
过去一年实际领取养老金/元	0.0	（0.0）	0.0	（0.0）	940.9	（1 155.2）	0.0	（0.0）
控制变量								
老人年龄/岁	81.26**	（10.53）	83.77	（11.14）	84.37**	（10.51）	86.89	（11.13）
男性（女性=0）	0.433+	（0.496）	0.398	（0.490）	0.433+	（0.496）	0.398	（0.490）
有配偶（无配偶=0）	0.441**	（0.497）	0.385	（0.487）	0.402**	（0.491）	0.320	（0.466）
受教育程度：未上过学	0.696*	（0.460）	0.730	（0.444）	0.696*	（0.460）	0.730	（0.444）
小学程度（参照组）	0.258	（0.438）	0.231	（0.421）	0.258	（0.438）	0.231	（0.421）
中学或以上程度	0.046	（0.210）	0.039	（0.194）	0.046	（0.210）	0.039	（0.194）
目前存活子女人数	4.47*	（2.04）	4.28	（2.01）	4.43**	（2.03）	4.16	（2.05）
与子女同住（未同住=0）	0.838**	（0.369）	0.799	（0.401）	0.831**	（0.375）	0.780	（0.414）
扣除养老金后的家庭年收入/元	10 864.2**	（12 843）	12 568.7	（14 857）	18 866.3+	（23 558）	22 308.4	（25 854）
居住在东部省份（中西部=0）	0.455**	（0.498）	0.538	（0.499）	0.455**	（0.498）	0.538	（0.499）
自评健康较好（一般或较差=0）	0.524	（0.500）	0.496	（0.500）	0.420	（0.494）	0.406	（0.491）
样本量	931		2 402		931		2 402	

+$p<0.1$，*$p<0.05$，**$p<0.01$，表示参保组与控制组样本在同一年份的各变量是否存在显著差异（t检验）

注：参保组指"样本在 2008~2011 年调查期间加入新农保"，控制组指"样本在 2008~2011 年调查期间未加入新农保"，两组样本在 2008 年时均处于"未参保"状态

与 2008 年相比，2011 年参保组与控制组老人在过去一年获得子女代际支持的金额分别增加了 206.1 元、377.4 元，增长幅度分别为 11.2%、19.1%；如果仅考虑代际支持金额大于 0 的样本，则 2011 年两组样本的代际支持金额分别增加 421.2 元、643.6 元，增长幅度分别为 21.7%、29.7%。可见参保组老人在参保后获得的子女代际支持金额增长速度显著低于未参保老人，平均

而言，子女倾向于给未参保老人提供更多的经济支持。

新农保的参保以自愿为原则，并非强制性，近几年国内众多学者的研究显示，新农保参保行为受到年龄、子女数量、家庭收入及政策了解信任程度等因素的影响。从表 14-1 的描述性统计结果也能发现这一点，在参加新农保之前的 2008 年调查时点，参保组样本的平均年龄为 81.26 岁，比控制组老人小 2.51 岁；家庭年收入均值为 10 864.2 元，比控制组老人低 16%，居住在东部省份的比例为 45.5%，比控制组低 8.3 个百分点，这些差异均在统计上显著。由此可见，参保老人更可能为年龄相对较小、有配偶、家庭经济状况较差、居住在中西部地区的老人，参保行为可能具有内生性。

被访老人均已超过 60 岁，参保后可直接按月领取养老金，由于其不需缴费，个人账户无积累，所领取的养老金均为国家及地方政府发放的基础养老金，养老金待遇水平与个人层面因素无直接关联。表 14-1 显示，2011 年参保组老人享受的养老金待遇平均为 98.86 元/月，在过去一年中实际领到的养老金均值为 940.9 元。

月养老金待遇的分布情况见表 14-2，在 931 名参保样本中，仅领取最低标准的基础养老金 55 元/月的老人有 411 名（包括 12 名基础养老金为 50 元/月的老人），占 44.2%；绝大部分老人的月养老金在 100 元以下，超过 100 元的仅 131 名，占 14.1%。由此可见，新农保目前还属于"广覆盖，保基础"的阶段。从地域分布来看，东部省份参保老人养老金平均发放金额为 121.71 元/月，显著高于中西部省份参保老人（79.76 元/月）。

表 14-2 新农保养老金待遇的样本频数分布

发放金额	中西部省份样本数	东部省份样本数	东/中西部合计
50 元/月	9	3	12
55 元/月	226	173	399
60 元/月	79	86	165
65 元/月	14	5	19
70 元/月	21	11	32
80 元/月	10	8	18
90 元/月	77	42	119
100 元/月	23	13	36

续表

发放金额	中西部省份样本数	东部省份样本数	东/中西部合计
[101，200] 元/月	39	24	63
[201，300] 元/月	1	8	9
[301，400] 元/月	0	17	17
[401，500] 元/月	4	14	18
[501，600] 元/月	4	20	24
≤100 元/月的样本数	459	341	800
101~600 元/月的样本数	48	83	131
样本总数	507	424	931
发放均值/（元/月）	79.76	121.71	98.86
标准差/（元/月）	63.78	138.14	106.44

14.4 模型设定

在分析新农保对参保老人福利的影响效应时，需要考虑到参保行为的内生性问题，直接进行 OLS 或 logistic 回归的结果可能是有偏并且不一致的，为了控制住这种内生性，我们拟使用面板模型、工具变量法及 PSMDD 方法进行分析。

14.4.1 面板模型

一些观测不到的个体、家庭或社区因素会同时影响到样本老人是否参保及被解释变量，导致系数估计偏误，而面板模型（包括固定效应面板及 Tobit 面板）可以在一定程度上控制不随时间变化的遗漏变量问题。当被解释变量为虚拟变量时（如经济独立性及代际支持可能性），我们使用 Logit 固定效应面板模型，模型设定如下：

$$Y_{it} = \alpha_0 + \alpha_1 \text{NSEI}_{it} + \sum \alpha_2 X_{it} + \lambda_t + \alpha_i + \varepsilon_{it} \qquad (14\text{-}1)$$

式中，i 表示个体；t 表示调查时点（2008 年、2011 年）；Y_{it} 是个体 i 在时点 t 的被解释变量；NSEI_{it} 代表个体 i 在时点 t 是否参保的虚拟变量（1=参保，

0=未参保）；X_{it} 是控制变量，包括年龄、性别、婚姻状态、受教育程度、目前存活子女数、是否与子女同住、家庭年收入、居住地域、自评健康及调查年份等；λ_t 及 α_i 分别是不可观测的时期效应和个体效应；ε_{it} 是不随时间变化的控制变量，如性别、居住地域、受教育程度等，在固定效应模型中将自动剔除。

当被解释变量为代际支持金额时，由于相当一部分子女提供的代际支持金额为零（如 2011 年未获子女经济支持的老人占全部样本老人的比例为 15.3%），被解释变量在零点出现积聚及"左截取"（left censored）的现象，此时随机项误差并不服从正态分布，OLS 面板回归结果可能有偏且不一致，可以运用 Tobit 面板模型解决这一问题，模型设定为

$$Y_{it}^* = \alpha_0 + \alpha_1 \text{NSEI}_{it} + \sum \alpha_2 X_{it} + \lambda_t + \alpha_i + \varepsilon_{it} \qquad （14-2）$$

$$\begin{cases} Y_{it} = Y_{it}^*, & Y_{it}^* > 0 \\ Y_{it} = 0, & Y_{it}^* \leqslant 0 \end{cases} \qquad （14-3）$$

式中，Y_{it} 是个体 i 在时点 t 的"过去一年代际经济支持金额"；Y_{it}^* 是指标变量；其余变量的定义与 Logit 面板模型相同。

14.4.2　工具变量法

为了控制样本参保行为可能存在的逆向选择性问题，我们使用工具变量法，首先需要选取与新农保参保行为高度相关且对被解释变量家庭代际支持金额无逻辑上直接影响的变量为工具变量，在这里我们选取了两个工具变量，即"所在县区新农保试点启动时长是否达 9~17 个月"及"启动时长是否达 18 个月或以上"。所在县区参与试点时间越早，农民对新农保政策了解程度越高，参保意愿越强（郝金磊和贾金荣，2011），因而所在县区新农保试点时间与老人参保可能性直接相关，对个体而言是外生的（通过过度识别检验可证实这一点），是较理想的工具变量。

然后以样本是否参加新农保为因变量进行以下第一阶段辅助回归：

$$\text{NSEI}_{it} = \beta_1 \text{IV}_{it} \sum \beta_2 X_{it} + \lambda_t + \alpha_i + \varepsilon_{it} \qquad （14-4）$$

式中，IV_{it} 是工具变量；其余变量的含义与式（14-1）或式（14-2）中相同。进行完第一阶段回归后，接下来将因变量拟合值代入式（14-1）或式（14-2）

的主回归模型，即可排除掉自变量样本是否参加新农保的内生性分量，所得回归系数满足一致性。

14.4.3　PSMDD 方法

为了进一步减少估计偏误，我们还将采用 PSMDD 方法进行估计。倾向分值匹配方法通过倾向得分为参保组个体在控制组中寻找合适的可比对象进行配对分析，从而去除参保行为的非随机性所带来的选择性偏误和混杂偏误（Rosenbaum and Rubin，1983），得到一种接近自然实验的效果。

倾向分值匹配方法的第一步是预测倾向值，即在给定"一组可观察的特征 X_{it}"情况下，利用 logistic 模型或 Probit 模型估计个体 i 参加新农保的概率 P（$\mathrm{NSEI}_{it}=1|X_{it}$），即倾向值得分。在匹配时仅考虑倾向值得分落到共同支持区间内的样本，确保每一个参保组样本均可寻找到至少一个与其倾向得分值足够接近的控制组样本，反之亦然。本章在使用 PSMDD 方法时，落在共同区间的样本量为 2 630 人（其中参保样本 877 人），将落在共同区间之外不能匹配的 703 个参照组及控制组样本剔除。

在共同区间内，我们采用常见的最近邻域匹配（nearest neighbors matching）方法进行匹配，然后对每个处置点的处置效应进行加权平均，得到政策 ATT，公式为

$$\mathrm{ATT} = \frac{1}{N^T} \sum_{i \in T} \left[\log Y_{i1}^T - \sum_j w_{ij} \log Y_{j0}^C \right] \tag{14-5}$$

式中，N^T 是参保组样本数；w_{ij} 是在控制组样本的权重且 $w_{ij} = 1 / N_i^C$，N_i^C 是与每一参保样本 i 相匹配的控制组样本数；Y_{i1}^T 及 Y_{j0}^C 分别代表在处置点的参保样本及相匹配的控制组样本的因变量取值。

倾向分值匹配方法主要考虑了基于可观测因素的样本选择性偏误，当样本参保行为的选择性偏误还来自不可观测的因素时，只要这些因素在参保前后的短时间内不发生改变，我们就可再进行差差分估计来予以排除（Lei and Lin，2009）。具体而言，在倾向分值匹配的基础上，将每一参保样本在 2008 年（参保前）到 2011 年（参保后）的被解释变量的取值变化与在同一处置点相匹配的控制组样本在 2008~2011 年的取值变化再进行差分比较，即可同时排除基于可观测因素及不可观测因素的样本选择性偏误，得到"干净"的

政策 ATT。

14.5 实证分析结果

表 14-3 为针对新农保参保政策效果的回归分析结果。被解释变量分为老人的经济独立性、子女提供代际经济支持的可能性及代际支持金额三类共八个变量①（模型 1~模型 8），前两类采用 Logit 模型，代际支持金额采用 Tobit 模型。由于篇幅的限制，表 14-3 仅列出了我们考察的主要自变量被访老人是否参加新农保的回归系数及显著性水平，未列出回归系数的控制变量包括年龄、性别、是否有偶、受教育程度、目前存活子女数、是否与子女同住、过去一年家庭年收入（扣除实际领取的养老金）、居住地域、自评健康、调查年份等。

表 14-3 新农保参保政策效果的回归分析

变量		经济独立性：Logit		代际支持可能性：Logit			代际支持金额：Tobit		
		模型 1	模型 2	模型 3	模型 4	模型 5	模型 6	模型 7	模型 8
样本 I：包括全部的参保组样本与控制组样本									
混合截面	系数	−0.007	−0.175⁺	0.195	0.209*	−0.022	−343.36*	−163.00	−149.98*
	样本量	6 015	6 015	5 804	5 804	5 804	5 804	5 804	5 804
工具变量	系数	0.046	−0.480**	−0.305⁺	−0.126	−0.070	−1 077.0*	−555.75⁺	−558.10**
	一阶段 F 值	180.11	180.11	177.67	177.67	177.67	250.12	236.88	187.91
	样本数	6 015	6 015	5 804	5 804	5 804	5 804	5 804	5 804
固定效应	系数	−0.101	−0.123	−0.173	−0.090	−0.156	−336.54*	−150.27	−139.44*
	样本数	1 286	1 630	918	1 302	1 494	5 804	5 804	5 804
PSMDD	系数	−0.282	−0.102	−0.204	−0.111	−0.085	−387.63⁺	−166.37	−158.80
	样本数	1 154	1 436	794	1 120	1 260	4 831	4 831	4 831

---

① 由于孙子女对老人代际经济支持的比例及平均金额均较低（详见表 14-1 的描述性统计），不是本章研究的重点，故在实证研究中未列出孙子女代际支持的回归结果，仅单独列出儿子和女儿给予代际支持的回归结果。需要指出的是，子女合计的代际支持回归结果同时包含了儿子、女儿和孙子女提供的代际支持。

续表

变量		经济独立性：Logit		代际支持可能性：Logit			代际支持金额：Tobit		
		模型 1	模型 2	模型 3	模型 4	模型 5	模型 6	模型 7	模型 8
样本Ⅱ：将参保时间 0~6 个月的参保组样本从样本Ⅰ中剔除									
混合截面	系数	−0.043	−0.289**	0.057	0.107	−0.088	−496.41**	−272.30*	−191.35*
	样本数	5 758	5 758	5 559	5 559	5 559	5 559	5 559	5 559
工具变量	系数	0.057	−0.392**	−0.222	−0.082	−0.042	−849.50*	−442.99	−474.05*
	一阶段 F 值	201.35	201.35	197.49	197.49	197.49	238.98	224.94	176.28
	样本数	5 758	5 758	5 559	5 559	5 559	5 559	5 559	5 559
固定效应	系数	−0.159	−0.259	−0.290	−0.274	−0.315+	−486.03**	−250.89*	−181.00*
	样本数	1 240	1 556	908	1 266	1 442	5 559	5 559	5 559
PSMDD	系数	−0.199	−0.434*	−0.257	−0.242	−0.360	−367.56+	−180.00	−210.80+
	样本数	1 052	1 350	732	1 042	1 188	4 463	4 463	4 463
样本Ⅲ：将参保时间 0~12 个月的参保组样本从样本Ⅰ中剔除									
混合截面	系数	−0.136	−0.319*	−0.145	0.002	−0.128	−504.76**	−301.99*	−174.40+
	样本数	5 175	5 175	4 989	4 989	4 989	4 989	4 989	4 989
工具变量	系数	−0.049	−0.470**	−0.477**	−0.330*	−0.067	−999.17*	−798.12*	−374.64+
	一阶段 F 值	178.18	178.18	172.82	172.82	172.82	211.53	191.62	158.53
	样本数	5 175	5 175	4 989	4 989	4 989	4 989	4 989	4 989
固定效应	系数	−0.192	−0.251	−0.555+	−0.586*	−0.308	−493.92**	−286.94+	−160.88+
	样本数	1 126	1 382	846	1 156	1 312	4 989	4 989	4 989
PSMDD	系数	−0.255	−0.329	−0.864*	−0.643+	−0.327	−587.06+	−397.39+	−240.99+
	样本数	762	980	562	754	864	3 256	3 256	3 256

+p<0.1，*p<0.05，**p<0.01

注：因变量如下：模型 1 为主要生活来源依赖于子女，模型 2 为所有生活来源够用；模型 3~模型 5 分别为过去一年中子女、儿子、女儿提供经济支持可能性（1=提供，0=否）；模型 6~模型 8 分别为过去一年中子女、儿子、女儿提供经济支持金额（单位：元）。工具变量回归时模型 1~模型 5 使用 Probit 面板

为了观察新农保参保的政策效果是否具有时滞性，我们首先针对全部的参保组样本与控制组样本采用混合截面、工具变量、固定效应及 PSMDD 四种方法进行回归分析，接着将参保时间不足 6 个月的参保组样本剔除进行回归，考察参保时间达半年以上时的政策效果，然后我们将参保时间不足 12

个月的参保组样本剔除，观察参保时间超过一年时的影响效应。

　　表14-3的回归结果显示，新农保参保会降低子女给予老人代际经济支持的可能性，但这种影响具有时滞性，需在老人参保时间达一年以上时才能显现出来。当针对样本Ⅲ进行回归分析时，无论是采用工具变量、固定效应还是 PSMDD 方法，新农保参保对子女提供经济支持可能性及儿子提供经济支持可能性的回归系数均为负并在统计上显著，但对女儿提供经济支持可能性的回归系数虽然为负，但在统计上不显著。针对样本Ⅰ和样本Ⅱ进行分析时，新农保对代际支持可能性的影响系数在统计上基本不显著。这说明，当老人参加新农保时间达一年以上时，儿子对老人提供经济支持的概率下降，而女儿并不会因为老年父母参保而显著降低对父母提供经济支持的概率。

　　由模型6~模型8的回归结果可看出，在控制住年龄、家庭年收入、居住地域等控制因素时，老人参加新农保后来自子女的代际支持金额将显著下降。从样本Ⅲ的针对控制组样本与参保时间达 12 个月以上的参保组样本的回归分析可见，无论是采用混合截面、工具变量、固定效应还是 PSMDD 方法，新农保参保的回归系数均为负，且在统计学意义上显著。除了工具变量法之外[①]，其他三种方法的回归系数值均相近，结果具有稳健性。具体来说，新农保参保时间达一年或以上时，儿子、女儿提供的代际支持金额将分别下降 286.94~397.39 元、160.88~240.99 元，子女合计（包括孙子女）对老人代际支持金额平均将下降 493.92~587.06 元。以表 14-1 列示的代际支持金额均值（仅考虑支持金额大于 0 的样本）为基准换算，参保后儿子、女儿及子女合计的代际支持金额分别减少 19.9%~27.6%、15.4%~23.0%、20.9%~24.8%，且在统计意义上显著。当考虑针对样本Ⅱ和样本Ⅰ回归分析时，新农保对代际支持金额的回归系数值相对下降，原因在于代际支持金额是过去一年的累积值，当参保时间不足一年时，还未累积至足够的效应。

　　表14-3中模型1的回归系数均为负值，但并不显著，说明新农保参保并未显著降低老人在主要生活来源方面对子女的依赖性程度。模型 2 的被解释变量为所有生活来源是否够用，回归系数为负，虽然在统计学意义上不够显

---

　　① 工具变量法使用第一阶段辅助回归的拟合值代入主方程进行回归，虽然消去了内生分量，回归系数满足一致性，但外生分量也有所损失，在样本量不是足够大的情况下，回归系数的有偏性较其他方法要大一些。

著，但也意味着新农保参保后老人的经济状况没有显著增强，因为来自子女的经济支持下降。

表 14-3 同时也列出了工具变量法第一阶段辅助回归的 F 值，由表可见，F 值均在 100 以上，远高于区分工具变量强弱的临界值 10，表明所选用是强工具变量并且可行[①]。在使用 PSMDD 法时，最近邻匹配方法的匹配结果显示 Logit 回归结果拟合较好（LR Chi^2=51.23，p=0.000），进一步对匹配前后主要变量误差消减结果进行比较（详见本章附件 2），发现处理组与控制组的个体特征差异得以消除，匹配质量较好，PSMDD 所得到的政策处置效应值可信。

为了进一步分析新农保养老金领取对子女代际支持金额的边际影响，针对参保组样本，我们分别以每月领取养老金待遇对数值和过去一年实际领取养老金对数值为主要自变量，考察其对因变量子女提供经济支持金额对数值的影响，使用的是 Tobit 面板模型，回归系数代表边际弹性，结果详见表 14-4。其中，样本Ⅰ包括全部参保样本，样本Ⅱ在样本Ⅰ的基础上剔除了 2011 年调查时参保时间不足 6 个月的样本，样本Ⅲ剔除了参保时间不足 12 个月的样本。

表 14-4 养老金对家庭代际支持金额的边际弹性回归（Tobit 面板）

变量	每月领取养老金			过去一年实际领取养老金		
	样本Ⅰ	样本Ⅱ	样本Ⅲ	样本Ⅰ	样本Ⅱ	样本Ⅲ
每月领取养老金待遇对数值	−0.236 （0.146）	−0.398* （0.169）	−0.386+ （0.219）			
过去一年实际领取的养老金对数值				−0.200** （0.057）	−0.371* （0.155）	−0.384+ （0.217）
控制变量						
年龄：70~79 岁 （对照组：60~69 岁）	0.230 （0.204）	0.302 （0.226）	0.270 （0.325）	0.238 （0.203）	0.302 （0.226）	0.270 （0.325）
80~89 岁 （对照组：60~69 岁）	0.275 （0.214）	0.279 （0.238）	0.252 （0.342）	0.297 （0.213）	0.275 （0.238）	0.252 （0.342）
90 岁及以上 （对照组：60~69 岁）	0.322 （0.227）	0.357 （0.256）	0.316 （0.362）	0.310 （0.226）	0.347 （0.256）	0.316 （0.362）

① 该工具变量通过了过度识别检验，满足外生性条件，因篇幅关系未列出过度识别检验的具体结果。

续表

变量	每月领取养老金			过去一年实际领取养老金		
	样本 I	样本 II	样本 III	样本 I	样本 II	样本 III
男性 （女性=0）	−0.286* （0.137）	−0.289+ （0.153）	−0.313 （0.205）	−0.302* （0.136）	−0.286+ （0.153）	−0.313 （0.205）
有配偶 （无配偶=0）	0.061 （0.152）	0.062 （0.169）	−0.029 （0.232）	0.055 （0.152）	0.056 （0.169）	−0.029 （0.232）
未上过学 （参照组：小学程度）	−0.258+ （0.152）	−0.388* （0.168）	−0.618** （0.232）	−0.289+ （0.152）	−0.381* （0.168）	−0.618** （0.232）
中学或以上 （参照组：小学程度）	0.240 （0.289）	0.175 （0.311）	−0.161 （0.568）	0.243 （0.288）	0.170 （0.311）	−0.161 （0.568）
目前存活子女人数	0.182** （0.030）	0.187** （0.033）	0.189** （0.047）	0.187** （0.030）	0.187** （0.033）	0.189** （0.047）
老人与子女同住 （未同住=0）	0.014 （0.178）	0.025 （0.201）	0.085 （0.274）	0.036 （0.177）	0.023 （0.201）	0.085 （0.274）
去除养老金后的家庭年收入 对数值	0.105* （0.044）	0.146** （0.052）	0.058 （0.068）	0.113** （0.044）	0.146** （0.052）	0.058 （0.068）
居住在东部省份 （中西部=0）	0.892** （0.119）	0.925** （0.134）	0.925** （0.190）	0.928** （0.119）	0.920** （0.133）	0.925** （0.190）
自评健康较好 （一般或较差=0）	0.071 （0.117）	0.028 （0.130）	−0.017 （0.181）	0.054 （0.116）	0.025 （0.130）	−0.017 （0.181）
调查年份为2011年 （2008年=0）	0.353 （0.645）	0.903 （0.741）	0.734 （0.970）	0.577 （0.375）	1.664 （1.042）	1.674 （1.494）
常数项	4.667** （0.466）	4.302** （0.539）	5.299** （0.719）	4.575** （0.463）	4.311** （0.538）	5.298** （0.719）
对数似然值	−3 736.5	−3 226.3	−1 992.0	−3 738.0	−3 228.1	−1 993.0
有效样本量	1 692	1 447	877	1 692	1 447	877

+$p<0.1$, *$p<0.05$, **$p<0.01$

注：括号内为稳健标准差。表中均为领取新农保养老金的参保组样本，剔除了从未参保的控制组样本。因变量为过去一年中子女提供经济支持金额对数值，使用 Tobit 面板模型，表中系数表示养老金领取金额对家庭代际支持金额的边际弹性

表14-4的回归结果显示，在控制住家庭年收入、年龄、受教育程度、居住地域、健康状况等因素后，参保老人领取的养老金数额越高时，其子女给

予的代际支持金额越低。对于参保时间长度超过 0 个月、6 个月和 12 个月的样本来说，其享受的月度养老金待遇每增加 1%时，子女给予的年度代际支持金额分别将下降 0.236%、0.398%、0.386%；而其过去一年实际领取的养老金数额每增加 1%时，子女在过去一年给予的代际支持金额分别将下降 0.200%、0.371%、0.384%。由此可见，当剔除掉参保时间不足 6 个月的参保组样本后，新农保对家庭代际支持的边际影响会显著增强，而对参保时间达 6 个月及以上和 12 个月及以上的两组样本相比较时，其边际影响系数很接近，这说明新农保养老金对代际经济支持的边际影响效应具有一定的时滞性，其政策效果需要经过半年以上的时间才能基本显现出来。

根据回归得到的边际弹性系数值，我们可以进一步计算新农保养老金对家庭代际支持金额的边际替代率水平。以参保组样本在 2011 年的养老金待遇均值 98.86 元/月、过去一年实际领取的养老金均值 940.9 元及子女给予的代际支持金额均值 2 048.7 元（参见表 14-1 的描述性统计）为基准换算可得，对于参保时间长度超过 0 个月、6 个月及 12 个月并且养老金待遇处于平均水平的样本老人来说，当年度领取的养老金每增加 1 元时，同期的代际支持金额将分别减少 0.435 元、0.808 元及 0.836 元。换言之，当老人参保时间达 6 个月及以上或 12 个月及以上时，家庭代际经济支持下降对养老金的边际"挤出效应"分别高达 80.8%及 83.6%，老人参加新农保所增加的经济福利在很大程度上被子女代际支持力度的减弱抵消，子女从新农保中获得的收益较多。

14.6　结　　语

本章利用中国老年健康调查数据对新农保参保的政策效果进行了考察，通过回归分析发现，新农保参保对老人在经济上对子女的依赖性程度的改善作用并不显著，老人参保后在生活来源方面觉得完全够用的概率反而下降，说明新农保并未显著提升农村老人的经济独立性和福利水平。这种现象的原因可能来自三方面。其一，新农保试点的基本原则之一是"保基本"，养老金待遇较低，基础养老金仅 55 元/月，并不能满足老人的基本生活需要（薛惠元，2012），子女仍是农村老人生活来源的主要提供者。其二，参保后子女提供的代际经济支持金额相对下降，"挤出效应"在很大程度上减弱了新农保对老人经济福利的改善效果。需要指出的是，这种下降并不表现为代际支持绝对金额的下降，而是相对下降，事实上子女提供给参保老人的代际支持金额仍在逐年增加（表 14-1），只是增加幅度赶不上子女给予非参保老人代际支持金额的增长幅度。其三，较低的养老金保障水平以及较低增幅的子女代际支持力度，相对于持续上涨的物价和生活开支而言，老人参保后反而可能觉得所有生活来源完全够用的概率下降了。

本章研究发现，老人参加新农保后，儿子给予老人代际经济支持的概率将下降，而女儿并不会因为老年父母参保而显著降低对父母提供经济支持的概率。这可以从儿子和女儿在家庭养老中承受的不同压力来解释。在传统的中国家庭中养老重任主要由儿子承担（宋璐和李树茁，2010；陶涛，2011），从本章表 14-1 的描述性统计也能看出这点，2011 年老人得到儿子代际支持的比例为 74.6%，平均金额为 1 076.5 元；而得到女儿代际支持的比例为 65.8%，平均金额仅为 689.1 元，仅相当于儿子提供金额的 64%。儿子是养老压力的主要承受者，在给予老人代际支持时对其是否领取养老金可能更为敏感，当老人享有养老金从而可减轻养老压力时，儿子给予代际支持的比例更可能减少。而女儿由于给予父母的代际经济支持力度相对较小，分担的养老压力小，在给予父母经济支持时可能对其是否参保不太敏感。

我们还研究了新农保对代际支持力度的影响，发现新农保会显著降低来自子女的代际支持金额。对于参保时间达一年以上的老人来说，新农保参保后子女在过去一年给予的代际经济支持金额平均下降了 587.06 元（PSMDD 的结果），老人在同期领取的年度养老金均值为 940.9 元，这意味着代际经济支持金额的下降对新农保养老金的整体"挤出效应"高达 62.4%，换言之，每发放 100 元新农保养老金，只有 37.6 元实际用于增进老人的福利水平，另外 62.4 元的受益人是老人的子女，客观上减轻其养老负担。这一结果意味着新农保的主要受益人是老人的成年子女，而不是老人本身。当然，老人也有 37.6%的经济受益，以及减少对子女依赖后的心理受益。

我们进一步分析了养老金对家庭代际支持金额的边际弹性，发现对于参保半年及以上且领取平均水平养老金待遇（98.86 元/月）的老人来说，当其实际领取的养老金每增加 1%时，同期的子女给予的代际经济支持金额将减少 0.371%。经过换算可知，当领取的养老金每增加 1 元时，同期的家庭代际支持金额将减少 0.808 元，也就是说对于参保半年以上且领取平均水平养老金的农村老人来说，代际经济支持金额的减少对养老金的边际"挤出效应"高达 80.8%。

边际"挤出效应"高于整体"挤出效应"的原因可能在于养老金待遇分布的"偏峰性"。由表 14-2 可知，参保组老人养老金待遇的中位值为 60 元/月，而其均值为 98.86 元/月，部分发达地区所发放的新农保养老金远高于 55 元/月的国家基础养老金水平，将养老金的均值水平拉高了。如果边际"挤出效应"随着养老金待遇的增加而上升，即针对养老金待遇很低的老人来说代际支持金额对其养老金数额的变化不敏感，而针对享受高养老金待遇的老人来说代际支持金额对养老金数额变化敏感时，就会由于养老金待遇的非正态分布而出现均值处的边际"挤出效应"高于整体"挤出效应"的情形。

公共养老金对代际经济支持的这一"挤出效应"在中国台湾和国外的同类研究中也得到证实（Jensen，2003；Fan，2010）。例如，Fan（2010）在针对中国台湾于 20 世纪 90 年代推出的"老农年金"的研究中发现，台湾农村老人领取的公共养老金每增加 1 美元，其子女提供的代际经济支持将减少 30~39 美分，"老农年金"既提高了老人的收入，增进老人福利，又降低了子女的代际经济支持压力。而在我们的研究中，新农保产生的整体和边际"挤出效应"分别高达 62.4%和 80.8%，大大高于台湾的老农年金政策的"挤出效应"，其原因可能在于相对于台湾农村地区来说，调查期间大陆农村地区的经济发展水平较低，子女的养老负担更重，因而代际经济支持对老人养老金水平的变化更为敏感。

那么，当农村老人领取养老金之后，为什么子女给予老人代际经济支持的力度会下降呢？我们认为可以从代际支持的动机来予以解释。学者们通常将中国家庭代际支持的动机归因于中国社会的传统观念"孝道"，即成年子女有义务给老年父母提供养老保障支持，这种支持是"利他主义"的（Cong and Silverstein，2008），子女给予老年父母经济支持的力度主要是基于父母的实际需要，当父母收入越低或身体健康越差因而更需要钱时，子女所给予的经济支持金额越高（Lee and Xiao，1998）。从而当老人参加新农保并领取养老金之后，子女认为老人的收入状况和福利水平提高了，相应减少了代际经济支持力度。

　　本章的研究结论具有重要的现实意义，由于新农保与家庭代际支持呈现"此消彼长"的联系，学者们在研究新农保对农村老年人群福利改善的政策效果时，不能孤立地从新农保养老金与生活成本的角度测算农村老人的收入提高了多少以及"老有所养"社会保障目标的实现程度，还必须考虑到新农保对家庭代际支持或其他生活来源（如老年再就业）的"挤出效应"，否则可能会高估新农保对老人福利的改善效果，并忽视老人子女从新农保中的受益情况。

本章附件 1

截止到 2011 年中国老年健康调查调研时的新农保试点县区数及样本人数统计

省区市	县区数量统计/个			按已参保月份数分类的试点县区参保样本/人					试点县区未参保样本数/人	试点县区样本总数/人
	试点	未试点	县区总数	0~5 月	6~11 月	12~17 月	≥18 月	参保样本数		
北京	1	8	9	0	0	0	2	2	0	2
河北	2	14	16	0	0	0	1	1	3	4
山西	7	8	15	0	6	0	10	16	14	30
辽宁	3	34	37	2	0	0	0	2	14	16
吉林	0	22	22	0	0	0	0	0	8	8
黑龙江	0	20	20	0	0	0	0	0	7	7
上海	0	8	8	0	0	0	0	0	16	16
江苏	27	23	50	0	10	24	18	52	300	352
浙江	23	20	43	0	3	3	48	54	284	338
安徽	10	25	35	1	14	0	4	19	58	77
福建	11	9	20	1	4	0	1	6	26	32
江西	6	20	26	0	2	0	8	10	35	45
山东	27	7	34	38	144	49	42	273	499	772
河南	21	30	51	40	11	1	56	108	216	324
湖北	6	22	28	0	2	3	51	56	85	141
湖南	19	27	46	1	15	6	18	40	137	177

续表

省区市	县区数量统计/个			按已参保月份数分类的试点县区参保样本/人					试点县区未参保样本数/人	试点县区样本总数/人
	试点	未试点	县区总数	0~5月	6~11月	12~17月	≥18月	参保样本数		
广东	13	12	25	23	3	4	4	34	151	185
广西	20	28	48	10	54	50	12	126	229	355
重庆	22	1	23	20	26	6	26	78	112	190
四川	21	34	55	7	7	1	19	34	194	228
陕西	11	11	22	0	4	3	13	20	14	34
总计	250	383	633	143	305	150	333	931	2 402	3 333

本章附件 2

PSMDD 的匹配程度检验

控制变量	均值			t 检验	
	参保组	未参保组	偏误/%	t 统计量	p>t
70~79 岁（60~69 岁=0）	0.281	0.293	−2.8	−0.57	0.569
80~89 岁（60~69 岁=0）	0.315	0.306	1.8	0.38	0.703
90 岁及以上（60~69 岁=0）	0.237	0.236	0.3	0.07	0.946
男性（女性=0）	0.436	0.438	−0.5	−0.10	0.923
有配偶（无配偶=0）	0.449	0.463	−2.8	−0.58	0.559
未上过学（小学=0）	0.698	0.696	0.3	0.06	0.950
中学或以上（小学=0）	0.047	0.057	−5.0	−0.97	0.333
目前存活子女人数	4.453	4.385	3.3	0.70	0.481
与子女同住（未同住=0）	0.844	0.845	−0.3	−0.07	0.948
家庭年收入/元	8.768	8.702	5.2	1.08	0.282
东部省份（中西部=0）	0.441	0.444	−0.5	−0.10	0.923
自评健康较好（否=0）	0.535	0.522	2.6	0.55	0.586

第　15　章

居住安排变化对老年人死亡风险的影响①

15.1　引　言

当前，我国人口老龄化进程日益严峻。第六次全国人口普查数据显示，我国 65 岁及以上人口从第五次全国人口普查占总人口 6.96%的比例上升至 8.87%（国务院第六次全国人口普查办公室和国家统计局人口和就业统计司，2011），达到了总数 1.19 亿左右的规模；2015 年末，60 岁及以上人口比例上升至 16.1%，65 岁及以上的人口比例上升至 10.5%（国家统计局，2016）。对于未来我国老龄化趋势，联合国经济和社会事务部人口司的相关研究表明，在中/低生育水平及中死亡水平假设下，我国 65 岁及以上的老年人将于 2050 年上升到 3.3 亿以上，届时将占总人口的 24%~27%（United Nations DESA/Population Division，2014）。因此，无论是从现实情况还是从未来展望来看，我国都面临严峻的人口老龄化挑战。

鉴于老龄社会的到来，老年人的健康自然成为被关注的主要问题，而其中老年人居住安排与老年人健康及死亡风险的关系是一个重要的研究议题。受传统文化的反哺观念和"孝道"的影响，我国老年人通常与后代特别是儿

① 本章作者：李春华（广西民族大学商学院助理研究员）；李建新（北京大学社会学系教授）；吴望春（南开大学金融学院博士）。本章受到国家自然科学基金项目资助（项目批准号：71233001，71490732）。

子同住，在同一个屋檐下，后代们在经济上和生活上照料老年人，在心理上排遣其寂寞、给予慰藉等。不过，随着我国经济发展和社会转型所带来的家庭结构的变化，老年人与子女同住比例在不断降低（曾毅和王正联，2004；曲嘉瑶和孙陆军，2011；曲嘉瑶和伍小兰，2013）。在家庭人口结构方面，由于我国多年来在城市实行一胎化、在农村实行一胎半（少数民族除外）的计划生育政策，出生人口数量急剧下降，从而引发了我国家庭小型化、核心化和少子化。近几次人口普查的数据显示，我国家庭规模在不断地缩小，老年人空巢家庭的比例越来越高（张丽萍，2012；周长洪，2013）。此外，随着工业化和城市化进程的加深、社会流动的加快，更多的子辈脱离父辈家庭到更远的地方工作（郭志刚，2008；张翼，2013），这也在一定程度上冲击了老年人与后代同居养老的传统。最后，随着家庭权力重心的下移，人们在观念上发生了很大的变化，后代特别是独生子女越来越向往独立、自由和人格平等的生活，追求自我实现，他们纷纷在婚后另立门户，造成分住的现象越来越多（张雯莉，2011）。因此，基于上述种种变化原因，我国老年人与成年子女分居的比例越来越高（王跃生，2014）。可见，我国老年人与子女同住的居住安排发生了巨大的变化，那么，这种变化给老年人的死亡风险带来什么样的影响，其影响的方向及幅度怎样？其中的影响机制又是什么？我们应该对这些影响给予怎样的现实关怀？……将是这一部分探讨的主要内容。

15.2 老年人死亡风险影响因素的研究

在居住安排与老年人健康关系方面，与子女同住是否影响了老年人的健康状况或者死亡风险，目前学界尚未得出一致的结论，归纳起来，主要存在三种观点。第一种观点认为与成年子女同住能得到来自后代的支持，增进了老年人的晚年福利，对其身心健康起到积极作用，乃至降低了老年人的死亡风险（张震，2002；顾大男和柳玉芝，2006；Poudel-Tandukar et al.，2011）。与同住对老年人健康产生正向影响的观点相左，第二种观点认为与成年子女同住的老年人并未在健康上占优势，他们的疾病发病风险甚至增加了（Ikeda et al.，2009），或者认为同住情形下由于空间狭小、见面频率的增多，反而会引发更多的代际关系紧张问题，从而对老年人的身心健康更不利（胡汝泉，1991；潘允康，2002）。第三种观点认为是否与成年子女同住与老年人的健康无关。同住只是一种物质载体，在这种载体下，其中的代际互动和感情交流等才能反映代际关系好坏的实质内容，从而影响老年人的健康。换言之，合住不一定有利于老年人的身心健康，而分住不一定妨碍子女对老年人进行各种支持（张岭泉，2012）。由此看来，在老年人与后代同住是否会对其健康产生影响上，虽然大多数学者认为同住对老年人的健康具有促进效应，能够降低老年人的死亡风险，但目前学界尚未达成共识。

在对老年人死亡的影响因素分析中，学者们除了对居住安排进行探讨以外，还对一些人口、社会经济、健康状况和生活方式等方面的因素进行了研究。在人口、社会经济因素研究方面，Martelin 等（1998）的研究揭示，社会经济地位，如教育、职业、收入皆与死亡水平有关。就婚姻状况而言，顾大男（2003）的研究指出，已婚人士比未婚人士活得更久。在健康状况对老年人死亡风险的影响方面，Manton 等（1993）的研究指出不良的健康状况与高死亡风险高度相关。不仅如此，精神健康、乐观者会更倾向于长寿（柳玉芝和李强，2004）。生活方式包含的内容很广泛，在这方面，Stessman 等（2009）的研究表明，老年人坚持锻炼身体，哪怕是不久前才开始锻炼身体，也会获得更好的存活机会和肌体良性运行的可能性；而不良的生活方式，如嗜酒，同时还抽烟，缺乏锻炼，摄入高脂肪的食物，则是死亡的主因（Cockerham，1997）。当然，王家宝（2003）的研究则指出，针对高龄老人，吸烟的历史过程对其存活影响程度的统计意义并不明显。社会互动或参与宗教活动也是生活方式的一项内容。朱荟和陆杰华（2012）的研究表明，参加宗教活动的人比那些不参加宗教活动的人更长寿；与他人的互动越是频繁，越是活得长久（Anme et al.，2007）。这些在人口、社会经济、健康状况和生活方式因素等方面对老年人健康/死亡风险影响的分析，为寻找控制因素起到了很好的参考作用。

在探讨老年人的居住安排对其健康和死亡风险的影响议题上，诸多研究主要从静态的居住安排类型方面出发，如是否与后代同住、与配偶同住、在养老机构居住等，考察不同居住类型的老年人在健康状况或死亡风险上的差别，并多采用横截面数据。这些研究固然在探讨居住安排和老年人的健康和死亡关系方面做出了不小的贡献，但仍在以下两个方面略显不足：一是不能反映社会转型期老年人居住安排变化这一动态过程对老年人健康状况或死亡风险的影响。诚如前文所言，由于我国经济发展和社会转型所带来的家庭结构和观念等方面的变化，老年人的居住安排发生了很大变化，而居住安排在老年阶段扮演着重要的角色，居住安排的改变意味着他们将要面临更大的适应性压力（焦开山，2011）。因此，研究老年人居住安排变化对其健康或者死亡风险的影响显得格外重要。二是从研究方法来看，这些静态研究可能存在一些内生性问题（尽管也控制了一些其他变量）。从前面的文献回顾中也看到，健康状况或死亡风险和居住安排之间高度相关，它们之间可能是互为因果的关系，那些健康状况不好、死亡风险较高的老年人更可能与后代同住，反之亦然。张震（2002）采用追踪数据而非横截面数据来考察两者的关系，由于考虑到了时间变化的因素，在一定程度上解决了两者之间的内生性问题，但这些研究仍没有从根本上解决这一内生性问题。因此，这里将在事件史数据的基础上，采用倾向值加权的方法来解决这一问题。此外，对于事件史数据，多数学者使用普通的 Cox 风险模型分析方法，这个方法假设被调查者面临的风险是相同的，而事实上，在现实社会中他们所面临的风险是不同的。如果没有考虑到这一点，会产生一些偏误（顾大男，2003）。因此这里采用考虑了脆弱性因子的 Cox 风险模型来进行研究。关于倾向值加权和脆弱性因子 Cox 模型的方法将在后文做进一步的介绍。

因此，这里将采用最新数据，运用倾向值加权和考虑了脆弱性因子的 Cox 风险模型，在控制一些人口社会等变量的基础上，考察老年人居住安排变化是否对其死亡风险产生影响？如果有影响，其影响机制、作用大小和方向又是怎样的？等等。

15.3　数据与方法

15.3.1　数据说明

这里使用中国老年健康调查 2002~2008 年的追踪数据。由于我们的研究对象为 65 岁及以上的老年人，而 1998~2000 年的调查对象都是 80 岁及以上的老年人，因此，这里只采用 2002 年及后期的追踪数据。另外，考虑到有的类别在 2008 年和 2011~2012 年的居住安排变化个案极少，为保证分析结果的稳定性，这里只采用 2002~2008 年共三期的追踪数据。通过剔除一些缺失值、不适合的填答个案，最终纳入统计模型的基期样本量为 9 277 个。

15.3.2 变量测量

因变量是从基期开始（2002 年）到结束期（2008 年）老年人的死亡风险。为了计算死亡风险，须先计算存活时间（单位：年）。对于死亡老年人，由死亡年份和基期调查年份相减算出；对于存活老年人，直接由调查结束期年份减去基期调查年份得到；对于失访老人，由最近一次访问老人的年份减去基期调查年份得到。

核心自变量是与子女同住的变化。这里，将形成四种类型的变化情况："一直不同住"编码为 0，为参照组；"同住变为不同住"编码为 1，"不同住变为同住"编码为 2，"一直同住"编码为 3。同住变化是随时间而变化的变量。从后续两次居住安排变化情况来看，从 2002 年开始，到 2005 年仍存活的 5 629 名老年人中，"一直不同住"、"不同住变为同住"和"一直同住"的比例各约占三成，见表 15-1。2005~2008 年仍存活的 2 986 名老年人中，"一直同住"的比例约占四成，"一直不同住"的比例占 35%左右，这两类老年人的居住安排变化最突出。与 2002~2005 年居住安排变化的情况相比，2005~2008 年仍存活的老年人中，"一直不同住"的比例有所上升，上升了 4%左右；"同住变为不同住"的比例也略有上升，上升了约 2%；"不同住变为同住"的比例下降最大，降幅为 16%左右；"一直同住"的比例上升也较快，升幅约达 10%。如果按照当前是否与子女同住进行分类，可以计算出截止到 2005 年调查结束时，不与子女同住的比例约为 42%（"一直不同住"＋"同住变为不同住"），与子女同住的比例约为 58%（"不同住变为同住"＋"一直同住"）；截止到 2008 年调查结束时，不与子女同住的比例约为 49%，与子女同住的比例约为 51%，说明随着老年人年龄的增加，不与子女同住的比例有所升高，而与子女同住的比例有所下降，这与前文学者们的研究结论一致。

表 15-1 2002~2005 年、2005~2008 年调查存活老年人中居住安排变化情况

居住安排变化情况	2002~2005 年	2005~2008 年
一直不同住/%	30.98	35.20
同住变为不同住/%	11.41	13.50
不同住变为同住/%	27.39	11.32
一直同住/%	30.22	39.99
最后调查年存活人数/人	5 629	2 986

注：由于舍入修约，占比之和可能不为 100%

资料来源：作者根据中国老年健康调查 2002 年、2005 年、2008 年数据估算得到

结合上文文献综述中可能会对老年人死亡风险造成影响的因素分析，这里加入四类控制变量。第一类是社会人口特征变量，包括年龄分组、性别、婚姻状况、教育、房主和居住地共六个。第二类是代际支持变量，包括老年人生病时是否得到后代照顾和后代经济支持共两个。第三类是健康状况，含认知功能、日常生活自理能力（变量以 ADL 计）和健康自评共三个变量。第四类是生活方式变量，这里只使用当前是否锻炼身体、是否参加社交活动共两个变量。这些变量除了认知功能以外（顾大男，2003；顾大男和仇莉，2003），其余变量皆为二分类变量，具体如表 15-2 所示。从表 15-2 可以看出，2002 年与子女同住的老年人比例在四成左右。在社会人口特征方面，80 岁及以上的高龄老年人占 65%左右，并以女性、无配偶、未受教育者居多，房产证上的名字为后代、居住在农村的老年人居多。在代际支持上，绝大多数老年人在生病时得到后代的照顾且平时得到后代的经济支持。在健康状况方面，样本老年人的认知功能较健全，并以 ADL 无障碍的老年人居多，自评健康差的老人略多一些。在生活方式方面，以当前不进行体育锻炼和无社交活动的老年人为主。

表 15-2 基期（2002 年）变量分布

变量	占比/%
核心自变量	
同住（不同住=0）	40.67
控制变量	
社会人口特征	
年龄分组（65~79 岁=0）	65.05
性别（男=0）	55.24
婚姻状况（无配偶=0）	39.37

续表

变量	占比/%
教育（未受教育=0）	39.58
房主: 后代（自己=0）	63.33
居住地: 城镇（农村=0）	41.48
代际支持	
老年人生病时得到后代照顾（无照顾=0）	72.80
后代经济支持（无支持=0）	67.64
健康状况	
认知功能[1]: 中度（严重缺损=0）	14.52
低度	16.40
健全	54.11
ADL（无障碍=0）	28.19
健康自评（差=0）	46.85
生活方式	
锻炼身体: 是（否=0）	32.82
社交活动: 是（否=0）	13.34

1）参照顾大男和仇莉（2003）

注: N=9 277

资料来源: 作者根据中国老年健康调查2002年数据估算得到

需要说明的是，年龄分组、婚姻状况、老年人生病时得到后代照顾、后代经济支持、ADL、健康自评、当前是否锻炼身体和是否参加社交活动作为时变性变量，其他变量作为时恒性变量进入模型。

15.3.3 研究方法

诚如前面所言，为了解决居住安排和老年人死亡风险之间的内生性问题，这里采用倾向值加权的方法。倾向值的方法是基于反事实框架的一种方法。这种方法源于计量经济学家 Heckman（1978）在处理非随机分配情形下如何估计干预效应问题的探讨，当时他使用联立方程建模来处理虚拟内生变量的问题。到了 1983 年，统计学家 Rosenbaum 和 Rubin（1983）提出倾向值术语，旨在用倾向值分析修正选择性偏差。这里，将使用倾向值加权的方法，借助反事实框架，解决居住安排和老年人死亡风险之间的内生性问题。

在社会科学研究中，存在着一种"未观测到的异质性"（unobserved heterogeneity）（Wooldridge，2002）。在现实中，我们不可能观测到所有的重要变量，或者即使该变量可以观测到，但由于种种原因在模型设置时被忽略了。对于未观测到的异质性，通常的做法是把它放入模型的误差项。但是，如果未观测到的异质性与某些解释变量相关，可能会使估计的系数有偏，即发生了忽略变量偏误问题（曾毅等，2011；郭申阳和弗雷泽，2012），特别是在有关死亡风险的研究中，即使它与解释变量不相关，它对结果的干扰要比在其他模型中大得多（焦开山，2011）。在人口学研究中，Vaupel 等（1979）认为每个个体生来就有一定水平的脆弱性（或虚弱性），脆弱值大的个体往往会先死亡，并指出，这种脆弱性是异质性的一种。Box-Steffensmeier 等（2004）进一步指出，未观测到的异质性之所以产生，是因为数据集中的一些观测对象较其他观测对象具有比较脆弱的倾向，也即比较"脆弱"（frail）。由于未观测到的异质性在实际操作中很难纳入模型进行测量，而脆弱性概念的提出提供了一种测量未观测到的异质性的简易方法，并用于生存数据的模型中（Wienke，2010）。换言之，由于未观测到的异质性这种结果难以测量，不妨直接将产生未观测到的异质性的原因脆弱性放进方程里进行考察。脆弱性可以是个体层次的，也可以是群体层次的。这里采用个体层次的脆弱性 Cox 模型。

为更好地回答前面所提出的问题，这一部分运行了不同的模型：模型 1（M1）和模型 2（M2）为倾向值加权前只包含居住安排变化的模型；模型 3（M3）和模型 4（M4）是倾向值加权前含所有因素的综合模型。其中 M1 和 M3 为没有考虑脆弱性因子的 Cox 模型，M2 和 M4 为考虑了脆弱性因子的 Cox 模型。M4_ATE 和 M4_ATT 是分别进行 ATE（average treatment effect，即平均干预效应）和 ATT 加权后含所有因素且考虑了脆弱性因子的 Cox 模型。通过建立不同的模型进行比较分析，从而得出同住变化对老年人死亡风险的影响作用。若脆弱性因子显著，说明该因子对死亡风险的作用显著；若整个模型结果报告卡方检验的 p 值小于 0.05，则说明模型中考虑了脆弱性因子是值得的，能更好地拟合数据。

15.4 分 析 结 果

结合前面影响老年人居住安排因素的文献回顾，这里使用老年人的年龄分组、性别、婚姻状况、居住地、ADL 和健康自评共六个变量对是否与子女同住变量做 Logit 回归，得到相应的倾向值。然后做 ATE 和 ATT 加权后的回归分析。通过对比加权前后样本的分布，可以看到加权后的样本得到了平衡（表 15-3）。

表 15-3 加权前后影响居住安排的协变量的平衡情况

协变量	加权前	ATE 加权后	ATT 加权后
年龄分组（65~79 岁=0）	0.43***	−0.01	−0.08+
性别（男=0）	1.49***	−0.03	0.04
婚姻状况（无配偶=0）	0.59***	0.07	−0.13**
居住地：城镇（农村=0）	0.62***	−0.04	0.05
ADL（无 ADL 障碍=0）	0.85***	−0.05	−0.01
健康自评（差=0）	1.00	−0.00	0.03

+p<0.1，** p<0.01，*** p<0.001
注：N=9 277

从表 15-3 可以看出，在倾向值加权前，6 个变量中有 5 个存在显著的不平衡，而通过 ATE 加权后，6 个变量都变平衡了；通过 ATT 加权后，4 个变量得到了平衡，另有 1 个变量只在 0.1 的显著水平上稍有不平衡而已。因此可以看到，通过倾向值加权后，绝大多数变量得到了平衡。这为后面的分析打下了良好的基础。

表 15-4 是本项研究运行的模型结果。从表 15-4 可以看到，没有加入其他因素之前，模型 1 的系数方向都是负的且都在 0.05 及以上水平上显著，说明相对于"一直不同住"组而言，"同住变为不同住"、"不同住变为同住"及"一直同住"的老年人的死亡风险都要小。转化成以 e 为底的幂函数以后，我们可以看到"同住变为不同住"老年人的死亡风险是"一直不同住"组的94%，"不同住变为同住"老年人的死亡风险是"一直不同住"组的 24%，"一直同住"老年人的死亡风险是"一直不同住"组的 17%。模型 2 的结果虽然

显示是显著的，但系数方向有正有负。具体来看，"同住变为不同住"老年人的死亡风险是"一直不同住"组的 570%，"不同住变为同住"老年人的死亡风险是"一直不同住"组的 6%，"一直同住"老年人的死亡风险是"一直不同住"组的 3%。因此在模型 2 中，"同住变为不同住"老年人的死亡风险是最高的。另外，我们从模型 2 中加入的脆弱性因子系数为正可以看出，个体脆弱性因子起到了增加老年人死亡风险的作用，且是显著的。通过比较模型 1 和模型 2 系数的大小、方向和显著度可以看出，是否加入脆弱性因子对自变量参数的显著程度影响不大，但对自变量系数的大小和方向产生影响。加入了脆弱性因子以后，自变量系数的绝对值变大，且有的系数方向发生了改变。

表 15-4　居住安排变化对老年人死亡风险的影响

变量	M1	M2	M3	M4	M4_ATE	M4_ATT
同住变为不同住	-0.06^{*}	1.74^{***}	0.22^{***}	1.06^{***}	1.02^{***}	1.01^{***}
	（0.03）	（0.11）	（0.04）	（0.13）	（0.13）	（0.13）
不同住变为同住	-1.41^{***}	-2.89^{***}	-1.42^{***}	-5.19^{***}	-5.26^{***}	-5.19^{***}
	（0.04）	（0.10）	（0.05）	（0.20）	（0.20）	（0.20）
一直同住	-1.79^{***}	-3.45^{***}	-1.41^{***}	-5.01^{**}	-5.05^{***}	-4.95^{***}
	（0.05）	（0.11）	（0.05）	（0.20）	（0.20）	（0.20）
年龄分组（65~79 岁=0）			1.06^{***}	2.66^{***}	2.60^{***}	2.59^{***}
			（0.04）	（0.15）	（0.15）	（0.15）
性别（男=0）			-0.40^{***}	-0.48^{***}	-0.48^{***}	-0.51^{***}
			（0.04）	（0.11）	（0.11）	（0.10）
婚姻状况（无配偶=0）			-0.65^{***}	-1.03^{***}	-1.11^{***}	-1.06^{***}
			（0.04）	（0.12）	（0.12）	（0.12）
教育（未受教育=0）			-0.07^{+}	-0.01	0.10	0.01
			（0.04）	（0.11）	（0.11）	（0.11）
房主：后代（自己=0）			0.08^{+}	0.38^{***}	0.33^{**}	0.39^{***}
			（0.04）	（0.11）	（0.11）	（0.11）
居住地：城镇（农村=0）			-0.10^{**}	0.15	0.10	0.14
			（0.03）	（0.10）	（0.10）	（0.10）
老年人生病时得到后代照顾（无照顾=0）			0.09^{+}	0.66^{***}	0.74^{***}	0.74^{***}
			（0.05）	（0.14）	（0.14）	（0.14）
后代经济支持（无支持=0）			0.04	0.27^{*}	0.34^{**}	0.27^{*}
			（0.04）	（0.11）	（0.12）	（0.11）
认知功能：中度（严重缺损=0）			-0.34^{**}	-0.54^{+}	-0.56^{***}	-0.52^{**}
			（0.05）	（0.17）	（0.12）	（0.17）
低度			-0.55^{***}	-0.97^{***}	-1.02^{***}	-1.04^{***}
			（0.05）	（0.16）	（0.16）	（0.16）
健全			-0.84^{***}	-1.39^{***}	-1.34^{***}	-1.37^{***}
			（0.05）	（0.15）	（0.15）	（0.14）

续表

变量	M1	M2	M3	M4	M4_ATE	M4_ATT
ADL（无障碍=0）			0.32***	1.12***	1.16***	1.10***
			（0.04）	（0.12）	（0.12）	（0.12）
健康自评（差=0）			-0.09**	-0.34***	-0.33***	-0.29***
			（0.03）	（0.10）	（0.09）	（0.09）
锻炼身体：是（否=0）			-0.00	0.02	-0.04	-0.02
			（0.04）	（0.10）	（0.10）	（0.10）
社交活动：是（否=0）			-0.30***	-0.67***	-0.64***	-0.66***
			（0.06）	（0.14）	（0.14）	（0.14）
脆弱性因子		0.79***		0.90***	0.90***	0.88***
		（0.04）		（0.07）	（0.06）	（0.07）
对数似然值	-8 355.1	-5 635.0	-6 060.9	-3 907.4	-3 889.0	-3 922.5
DF	3	4	18	19	19	19

+p<0.1，*p<0.05，**p<0.01，***p<0.001

注：变量括号内为参照组，回归系数括号内为标准误

　　模型 3 和模型 4 是含居住安排变化、社会人口特征、代际支持、健康状况和生活方式因素的总模型。对比模型 3 和模型 1，我们看到，核心自变量中，"同住变为不同住"的系数方向发生了变化，其中的原因是社会人口特征因素起到了调节作用。我们从模型 3 中核心变量的系数符号可以看出，"同住变为不同住"老年人的死亡风险显著高于"一直不同住"组，"不同住变为同住"和"一直同住"老年人的死亡风险都显著低于"一直不同住"组。

　　当考虑了脆弱性因子时，通过对比模型 4 和模型 2，我们发现，模型 4 的核心自变量中，系数的方向和显著程度几乎不变，具体表现为："同住变为不同住"老年人的死亡风险是"一直不同住"组的 289%，"不同住变为同住"老年人的死亡风险是"一直不同住"组的 1%，"一直同住"老年人的死亡风险也只是"一直不同住"组的 1%。在控制变量中，除了教育、居住地和锻炼身体不显著及后代经济支持在 0.05 的水平上显著以外，其余因素都在 0.001 水平上显著（认知功能中度缺损在 0.1 水平上显著）。在社会人口学因素方面表现为：高龄老年人的死亡风险大约为低龄老年人的 1 430%、女性老年人死亡风险是男性的 62%、有配偶老年人的死亡风险是无配偶的 36%、房主为后代的老年人的死亡风险是房主为自己的老年人的 146%。在代际支持上，生病时得到后代照顾的老年人的死亡风险是没有得到后代照顾的 193%，

平时得到后代经济支持的老年人的死亡风险是没有得到后代经济支持的131%，这可能与这部分老年人本来就身体不好、经济条件差，需要后代的照顾和经济支持有关。在健康状况方面，在认知功能上，中度缺损老年人的死亡风险是严重缺损的 58%，低度缺损老年人的死亡风险是严重缺损的 38%，认知功能健全老年人的死亡风险是严重缺损的 25%。ADL 有障碍的老年人的死亡风险是没有障碍的 306%，自评健康好的老年人的死亡风险是差的71%。在生活方式方面，参加社会交往活动老年人的死亡风险是不参加活动的 51%。模型 4 的结果还表现为个体层面的脆弱性因子显著提高了老年人的死亡风险。通过计算模型 3 或模型 4 及它们之前各个特征模块逐步进入模型的 -2LL（似然函数值的自然对数的 -2 倍）和自由度差值，得到卡方分布相对应的 p 值都显著小于 0.000，说明新加入的因素对居住安排变化起到了调节作用且都是值得加入考虑的，据此我们认为总模型最有解释力，也说明居住安排变化部分通过社会人口、健康状况、生活方式和个体层面的脆弱性因子对老年人的死亡风险起作用。

此外，对比模型 3 和模型 4，可以看到绝大多数系数的方向和显著性变化不大，但是从绝对值来看，在加入了个体层次的脆弱性因子的模型中，各因素系数的绝对值比没加入脆弱性因子的要大。在我们的研究中，由于核心自变量的系数有正有负，转化为以 e 为底的幂函数以后可以看到，在没有加入脆弱性因子的模型中，当变量系数为正时低估了它们对因变量的作用，而当变量系数为负时则高估了它们对因变量的作用，这一结果与某些学者的研究结果一致（Box-Steffensmeier et al.，2004；Wienke，2010；焦开山，2011）。另外，带脆弱性因子的模型都报告模型卡方检验的 p 值在 0.001 水平上显著，说明在生存模型中引入脆弱性因子是值得的，因此我们认为模型 4 的结果较模型 3 能更好地拟合数据。另外，对比模型 3 和模型 4 中核心自变量的情况，可以看到，如果没有考虑脆弱性因子，相对于参照组而言，"同住变为不同住"对老年人死亡风险效应低估了 164%（=289%-125%），而"不同住变为同住"对老年人死亡风险则高估了 23%（=24%-1%），"一直同住"也对老年人死亡风险高估了 23%（=24%-1%）。

当使用了倾向值加权以后，得到了 ATE 加权和 ATT 加权后的两个模型结果 M4_ATE 和 M4_ATT。通过比对模型 4、M4_ATE 和 M4_ATT，我们可以看到，加权前后，几乎所有变量的系数方向和显著度都没有发生变化，只是系数的大小有所变化。在我们所关注的核心自变量中，未调整的"同住变为不同住"老年人的死亡风险是"一直不同住"组的 289%（$=e^{1.06}$），而调整后的 ATE 为 277%（$=e^{1.02}$），调整后 ATT 为 275%（$=e^{1.01}$）。这里更关注 ATT 在加权前后的变化，可以看到，当数据平衡之后，我们得到"同住变为不同住"的效应减少了 14%（$=289\%–275\%$）。与此类似，我们也可以得到未调整的"不同住变为同住"和"一直同住"两组老年人的死亡风险与"一直不同住"组老年人的死亡风险的相对情况，但由于我们只精确到小数点后两位，所以从数值来看几乎看不出调整前后的变化（实际上在小数点后第三位存在差别）。因此，虽然有的变量在调整前后得到的结果很接近，但从方法论的角度来讲倾向值加权解决了居住安排与老年人死亡风险的内生性问题，据此我们得到了居住安排变化对老年人死亡风险的净效应。其他控制变量进行倾向值加权后的结果有些许变化，但它们不是关注的重点，故在此不对其效应进行解释。

15.5　结　　语

前面在对老年人居住安排变化情况描述时揭示，随着老年人年龄的增长，"一直不同住"、"同住变为不同住"和"一直同住"的比例都有所上升；而"不同住变为同住"的比例下降幅度较大。总体而言，老年人不与子女同住的比例在升高，而与子女同住的比例在下降，出现了逐渐远离传统居住模式、传统与现代并存的现象。就一般情况而言，随着老年人年龄的增高、身体机能的下降，他们更可能与后代同住，以得到后代在物质和精神及日常生活等方面的照顾，但数据分析的结果却并非如此。

诚如前文所言，本章旨在对老年人居住安排变化是否对其死亡风险产生影响以及影响作用的大小和方向等做出分析。通过前面的分析，我们可以看出，居住安排变化的确对老年人的死亡风险起到重要的影响作用。相对于参照类"一直不同住"而言，"同住变为不同住"、"不同住变为同住"及"一直同住"都是显著的。从各个系数的大小和方向来看，在考虑了个体层面的脆弱性因子的情况下，"同住变为不同住"类的系数为正，而"不同住变为同住"及"一直同住"的系数为负，说明由"同住变为不同住"老年人的死亡风险是最高的。之前曾有学者提到老年人居住安排的变化是一种迫不得已的选择，但该学者没有对这种行为所产生的影响做进一步的分析。我们的分析结果表明，老年人居住安排的变化不一定产生消极的结果，只有当老年人由与子女同住变成不同住时才会增加老年人的死亡风险，而当老年人由与子女不同住变为同住时则有助于降低老年人的死亡风险，或者换言之，当老年人居住安排变化所带来的适应性代价小于所得的福利时是对老年人有利的。分析的结果也从另一个侧面说明了与子女同住对老年人健康长寿的保护作用，特别是对高龄老人尤为如此，其中的原因可能是与子女同住的老年人在日常生活照顾、物质和精神赡养等方面具有更多的优势（鄢盛明等，2001）。

另外，我们注意到，考虑了个体层面的脆弱性因子的 Cox 模型比没有考虑脆弱性因子的 Cox 模型更合理、能更好地拟合数据。之前有学者提到，未被观测的异质性会影响到事件史中关于死亡的分析，有时会夸大或抑制干预效应估计值。从上文的分析可以看出，如果没有考虑到这种异质性，会使得"同住变为不同住"的居住安排变化低估了其对死亡风险的作用，而"不同住变为同住"以及"一直同住"的居住安排变化高估了其对死亡风险的作用。因此，建议在以后关于老年人死亡风险的分析中，要充分考虑脆弱性因子的影响。另外，通过倾向值加权分析，我们发现，"同住变为不同住"对老年人死亡风险的影响作用在加权前有所高估。通过做样本平衡处理，解决了居住安排与死亡风险之间的内生性问题，消除了一些混杂因素的影响，得到了居住安排变化对死亡风险的净作用。

围绕到底是居家养老、社区养老还是机构养老更利于老年人的健康长寿，基于上述研究结论，我们不仅要提倡居家养老，更要提倡老年人与子女同住的养老方式，特别是当老年人丧偶、年龄增大时尤为如此，因为这种居住安排能有效地降低老年人的死亡风险。事实上，这种养老方式业已被一些发达国家重新认识和重视。例如，日本和新加坡在经历了对老年人赡养的服务从以家庭为主走向社会化和多元化之后，随着时间的变迁，许多老年人和子女认识到这种社会养老割断了代际的感情纽带，子代和父代之间的隔阂加深，这样也不利于老年人晚年身心健康的发展。于是，这些国家从 20 世纪

90 年代初把老年人福利的重心转移到居家福利模式上。当地政府不仅对老年人提供居家服务，而且对同居型家庭养老方式采取支持和鼓励的态度。例如，子女照顾 70 岁及以上的老年人，可以享受减税；如果照顾老年人的子女要修建房子，使老年人有自己的活动空间，他们可以得到贷款；如果卧床老年人需要特殊设备，政府予以提供等（肖群忠，2002；李小健，2012）。在我国，由于经济发展、家庭人口结构变化和人们观念改变等，老年人与子女同住的比例在不断下降；而同时我们的研究结果表明老年人由与子女同住变为不同住会增加老年人的死亡风险。这是一个矛盾。因此，要从根本上解决这个问题，一方面，在观念上引导子女与老年父母同住，形成良好的代际关系，给老年人带来切实的物质和精神享受；另一方面，有关部门在制定相关政策时应采取多种方式促进同住比例的提高，如购买与老年人同住的住房时给予房价或贷款优惠、给予子女更多的假期以陪同老年人看病和旅游等；此外，为方便后代与老年人共同居住，不仅在房型设计上考虑三代同堂或者两对老人共同居住的便利性，而且还要给予独生子女更多的社区扶持服务，减轻他们的负担。只有这样，才能使得老年人与子女同住的居住安排变得切实可行。

第 16 章

轻度认知障碍老人死亡风险的
影响因素研究[①]

16.1 引　言

　　阿尔茨海默病是正常意识下的人出现全面的认知障碍的一种临床综合征。它起病隐匿，进展缓慢，是以智能障碍为主的慢性进行性疾病，引起的认知障碍是全面的，包括记忆力、计算力、思维判断力等（沈来凤，2010）。我国是世界上阿尔茨海默病患者数量最多的国家，2012 年相关报道指出，我国患此病人群近 1 000 万人，平均每年有 30 万新发病例（张丽，2012）。阿尔茨海默病患者规模增长不仅使家庭照料和护理需求增加，还意味着社会的医疗资源和健康资源占用的上升，随着老龄化的加速，未来可能对我国造成较大压力。然而，阿尔茨海默病是一种进行性疾病，具有不可逆性，目前仍没有药物能够完全治愈这一疾病。由于治疗效果的有限性，研究者开始尽可能地关注这一疾病历程中更早的时期。相关研究表明，能够辨认出一个人从认知功能正常向阿尔茨海默病转变的过程，其认知能力和大脑的改变与该病

　　① 本章作者：陆杰华（北京大学社会学系教授）；李月（中国人口与发展研究中心助理研究员）。本章受到国家自然科学基金项目资助（项目批准号：71233001，71490732）。

的转变阶段是一致的（Marilyn and Deborah，2006）。轻度认知障碍（mild cognitive impairment，MCI）即是介于正常老化与阿尔茨海默病之间的这一过渡阶段，这一认知领域是阿尔茨海默病早期诊断研究中最为活跃的部分，它为阿尔茨海默病的防治提供了一个"机会之窗"（Austrom and Lu，2009）。根据轻度认知障碍国际工作组的定义，轻度认知障碍是指存在认知功能障碍但未达到阿尔茨海默病的诊断标准；存在认知功能衰退；日常生活能力保持正常，但复杂的工具性生活能力轻微损伤等（海珊，2009）。国内外大量研究发现，轻度认知障碍是阿尔茨海默病的高危因素，相对于认知功能正常老年人每年1%左右的阿尔茨海默病发病率，轻度认知障碍人群的发病率达到14%（Huang et al.，2005）。阿尔茨海默病的不可逆性，以及治疗上面临的巨大困难，使防治阿尔茨海默病的关键在于早期采取预防和干预措施，因而，加强对轻度认知障碍老人群体及其健康影响因素的相关研究对实现健康老龄化具有重要意义。

16.2 文 献 回 顾

已有研究结果表明，老人日常生活自理能力能够显著地预测其死亡风险（焦开山，2009），自评健康能够显著预测高龄老人的死亡风险（柳玉芝和李强，2004）；当前每天较高的吸烟剂量以及生命历程中累积的吸烟量与老年人的高死亡率显著相关（Jiska，2013）；运动量对女性老年人死亡风险具有显著影响，但在男性老年人中并不显著（Sherman et al.，1994）；抑郁情绪能够独立预测样本老年人的死亡风险（Christoph et al.，2001）；家庭或社会支持可以显著降低老年人的死亡率；收入水平高低会显著影响死亡风险，且低收入的影响要大于低教育水平的影响（Rasmus，2011）。概括而言，对老年人死亡风险具有重要影响的社会行为因素主要包括生活自理能力、生活方式、心理特征和社会经济地位等四个方面。这些研究对我们深入认识社会行为因素与老年人死亡风险之间的关系具有重要意义。然而，轻度认知障碍老人有其特殊性，已有研究的结论不能完全适用于这一群体。相关研究证明认知障碍会增加老年人的死亡风险，Eagles 等（1990）

及 Agüero-Torres 等（1999）的研究都表明，与认知正常的老年人相比，认知障碍老年人的死亡风险达到其 2.0~3.5 倍，重度认知障碍的老年人死亡风险则更高。Kelman 等（1994）的研究也证明了认知障碍是老年人死亡风险的重要预测因素，加强对认知障碍的早期诊断和干预，将有助于提高这些老年人的生活质量。Nguyen 等（2003）重点关注轻度认知障碍与死亡风险关系的研究也表明轻度认知障碍能够独立预测老年人的死亡风险。

可见，认知障碍老人死亡风险的影响因素必然有其特殊性，针对老年人群体的研究结果并不能完全适用。随着认知障碍老人规模的不断扩大，加强对这一群体的研究显得愈加必要。不过，当前国内学者对认知障碍老年人的研究仍较少（尹尚菁和杜鹏，2012），几乎没有研究专门探讨轻度认知障碍老人群体的死亡风险问题。那么社会科学研究长期关注的对老年人死亡风险具有重要影响的因素，即生活自理能力、生活方式、心理特征和社会经济地位因素，是如何影响轻度认知障碍老人死亡风险的？这些因素的作用机理如何？这些因素对认知障碍老人的影响与其他老年人群体有哪些不同之处？探究这一关系背后的作用机制对认识我国轻度认知障碍老人的健康问题具有重要意义。本章重点针对上述问题进行了探讨，以期对轻度认知障碍老人群体的健康问题有更为深入的认识，为相关政策制定提供一定参考。

16.3　数据来源、方法及变量测度

16.3.1　数据来源

本章采用数据为中国老年健康调查 2008 年的调查数据及 2011 年的随访信息，将两次抽样调查数据连接生成纵向数据。中国老年健康调查基线调查和跟踪调查涵盖了我国 22 个省①（自治区、直辖市），涵盖区域总人口在 1998 年基线调查时 9.85 亿，在 2010 年为 11.56 亿，大约占全国总人数的 85%。该数据是目前我国也是国际上唯一高龄老人样本规模最大的全国性老

---

① 中国老年健康调查 2009 年的调查增加海南省（澄迈县），覆盖范围增加至 23 个省。

年跟踪调查数据，并且通过了系统性检测，数据质量良好（Gu et al.，2007；Bongaarts，2009；Goodkind，2009）。

16.3.2　样本选取

本章研究对象为 2008 年中国老年健康调查中患轻度认知障碍的老年人。中国老年健康调查的问卷中采用国际通用的 MMSE 量表，对被访老年人的认知能力进行科学的测定。在美国和欧洲，该量表已广为使用且几乎成了一套标准的评定量表。其判别标准为：24~30 分为认知健全，18~23 分为认知轻度缺损，10~17 分为认知中度缺损，0~9 分为认知严重缺损（顾大男，2003）。根据轻度认知障碍的定义筛选得到本章的研究对象，即 MMSE 得分在 10~23 分的老年人。中国老年健康调查项目 2008 年调查样本量中有 4 491 人为轻度认知障碍，其中 764 人在 2011 年调查时失访，研究中删除了这部分样本。最终得到患有轻度认知障碍的有效样本为 3 727 人。有效样本中，1 886 名（50.60%）在两次调查期间死亡，1 841 名（49.40%）存活至 2011 年的随访调查。

16.3.3　变量测度

因变量为轻度认知障碍老人的死亡风险，是指考察对象经历死亡风险的持续时间，即被访者从 2008 年接受调查的时点至其死亡之间的天数。对于两次调查期间死亡的被访者，根据 2011 年随访调查中亲友提供的死亡日期计算其存活天数。若被访者在 2011 年随访调查时存活，这种删节（censored）样本的死亡持续时间处理为两次调查时点间隔的天数。

本章考察的影响变量包括四个方面：①日常生活自理能力和工具性日常生活自理能力（变量分别以 ADL 和 IADL 计）。问卷从吃饭、穿衣、洗澡、室内活动、上厕所、控制大小便六个方面衡量老年人的日常生活自理能力，若被访者回答有一项及以上需要他人帮助则视为 ADL 残障，否则视为完好。问卷从做饭、洗衣服、串门、外出买东西、走远路、提重物、下蹲、独立乘坐公共交通工具八个方面衡量老年人的工具性日常生活自理能力，若被访者有一项及以上回答"有一定困难"或"不能"则视为 IADL 残障，否则视为完好。②生活方式，包括是否吸烟、是否饮酒、是否锻炼三项。③心理特征，选取了反映老年人心理特征的四个问题，即"觉得现在的生活怎么样"、"是不是喜欢把东西弄得干净、整洁"、"是不是经常感到紧张、害怕"和"自己的事情是不是自己说了算"。这些问题分别从整体心理感受、是否采取有秩序的生活方式、焦虑程度、对自己事情的决定权等方面表征老年人的心理特征（王莹等，2004）。四个问题均为五等级的顺次变量，我们将这些等级合并为两类，将回答"总是"和"经常"（或"很好"和"好"）合并为一类，其余合并为一类。④社会经济地位，选取自评收入、教育和居住地类型三个变量。采用"您所有的生活来源是否够用"这一收入自评变量衡量被访者的收入情况。考虑到样本中享有退休金的老年人比例仅为 7.21%，故本章没有将"是否享有退休金"作为社会经济地位的指标之一。被访者普遍教育水平较低，将至少上过一年学定义为"是"，否则为"否"。不同于以往大多将居住地定义为"城镇"和"农村"的方法，本章将居住地类型定义为包括"城市""镇""农村"三类虚拟变量，从而更深入地讨论城乡居住地类型的影响。控制变量包括性别、年龄、民族和是否在婚状态。将已婚并与配偶居住归为一类，定义其在婚状态为"是"，其余则为"否"。除年龄为连续型变量外，其余均为二分变量。

16.3.4　研究方法

采用 Cox 比例风险模型（Cox's proportional hazard model）检验不同因素与轻度认知障碍老人死亡风险的关系。Cox 比例风险模型是生存分析中适用性最广的一种方法，该模型对数据分布、残差分布均无特殊要求，且可以对截尾数据进行分析，确保了分析的全面性、结果的可靠性。该模型不对基线风险函数的形状做任何假定，把某个案例在某个时间上的风险看做基线风险乘以协变量效应，即

$$h(t\,|\,x) = h_0(t)\exp(x\beta)$$

式中，$h_0(t)$ 被称作基线风险函数；$\exp(x\beta)$ 是历险对象在不同协变量作用下的相对风险。在 Cox 模型回归结果中，系数为控制组相对于参照组的死亡风险之比。全部的描述分析及模型检验均采用 STATA 12.0 完成。

16.4　主要研究发现

16.4.1　2008 年轻度认知障碍老人样本概况

从表 16-1 可以看到，样本中女性老年人为 2 528 名，占比 67.83%，是男性老年人口的 2 倍多，这也与老年人口中女性较多的现实情况相符。样本年龄跨度较大，从 62 岁到 116 岁，平均年龄为 91.52 岁，高龄老人比重较高。汉族人口占绝大多数，占比达到 94.26%。未婚或丧偶的占比较高，为 82.00%。对生活自理能力的测量结果表明，样本群体中 ADL 功能完好的占比较高，达到 73.87%，但根据 IADL 衡量的老年人生活自理状况则要差很多，只有 11.64% 的样本 IADL 功能完好，这可能表明我国老年人的总体健康状况并不十分理想，虽然大部分老年人能够实现日常生活自理，但工具性日常生活自理能力有限。对于生活方式因素，样本老年人中经常吸烟的占 13.01%，经常喝酒的占 15.00%，经常参加锻炼的占 18.92%。心理特征结果显示，自评生活满意的老年人占比为 58.20%，说明一多半老年人生活满意度较高；喜欢干净整洁的老年人占比为 62.38%；自己的事情自己做主的比重为 40.25%；经常感到紧张的比重则很低，为 7.92%。整体来看，我国老年人心理特征表现较为积极。对社会经济地位因素的统计结果显示，当前生活来源不够用的老年人仍占一定的比重，达到 25.87%；样本中至少上过一年学的占比为 21.49%；居住在城市的老年人占比为 13.17%，居住在镇的老年人占比为 21.63%，农村地区的老年人占比最高，为 65.20%。

表 16-1　2008 年轻度认知障碍老人样本特征及 2008~2012 年死亡的样本特征描述

变量	总体 N=3 727		死亡发生数 N=1 886	
	频数	占比/%	频数	占比/%
人口学控制变量				
性别				
女性（=1）	2 528	67.83	1 254	66.49
男性（=0）	1 199	32.17	632	33.51

续表

变量	总体 N=3 727		死亡发生数 N=1 886	
	频数	占比/%	频数	占比/%
民族				
汉族（=1）	3 513	94.26	1 765	93.58
其他（=0）	214	5.74	121	6.42
是否在婚状态				
是（=1）	671	18.00	242	12.83
否（=0）	3 056	82.00	1 644	87.17
年龄（均值，标准差）/岁	91.52 （8.89）			
生活自理能力				
ADL				
完好（=1）	2 753	73.87	1 214	64.37
残障（=0）	974	26.13	672	35.63
IADL				
完好（=1）	434	11.64	106	5.62
残障（=0）	3 293	88.36	1 780	94.38
生活方式				
是否吸烟				
是（=1）	485	13.01	226	11.98
否（=0）	3 242	86.99	1 660	88.02
是否喝酒				
是（=1）	559	15.00	255	13.52
否（=0）	3 168	85.00	1 631	86.48
是否锻炼				
是（=1）	705	18.92	302	16.01
否（=0）	3 022	81.08	1 584	83.99
心理特征				
自评生活满意度				
满意（=1）	2 169	58.20	1 089	57.74
不满意（=0）	1 558	41.80	797	42.26

续表

变量	总体 N=3 727		死亡发生数 N=1 886	
	频数	占比/%	频数	占比/%
是否喜欢干净整洁				
是（=1）	2 325	62.38	1 126	59.70
否（=0）	1 402	37.62	760	40.30
是否自己做主				
是（=1）	1 500	40.25	678	35.95
否（=0）	2 227	59.75	1 208	64.05
是否经常感到紧张				
是（=1）	295	7.92	163	8.64
否（=0）	3 432	92.08	1 723	91.36
社会经济地位				
生活来源是否够用				
是（=1）	2 763	74.13	1 415	75.03
否（=0）	964	25.87	471	24.97
是否上过学				
是（=1）	801	21.49	399	21.16
否（=0）	2 926	78.51	1 487	78.84
居住地类型				
城市（=1）	491	13.17	248	13.15
镇（=2）	806	21.63	402	21.31
农村（=0）	2 430	65.20	1 236	65.54

资料来源：2008 年和 2011 年中国老年健康调查

16.4.2 轻度认知障碍老人死亡风险影响因素的交互分析

根据表 16-1 中各因素与死亡的交互表进行初步分析。通过简单对比，可以看到多个因素的样本分布与死亡分布存在较大差异，如 ADL 完好的老年人样本占比为 73.87%，死亡占比仅为 64.37%，表明 ADL 完好的老年人死亡发生风险可能低于 ADL 残障的老年人。为了精确考察各因素对轻度认知障碍老人死亡风险的影响，采用生存分析中的 Kaplan-Meier 方法进行分析。首先应用时序检验（log-rank test）分别检验各因素与死亡风险的关系。结果表明，共有七项因素通过了检验，即轻度认知障碍老人的死亡风险分别在这些变量上存在显著差异，如图 16-1~图 16-3 所示，其余因素检验得到的 p 值均大于 0.1（不包括控制变量），故不在此列出生存函数图。从图 16-1 可以看到，生活自理能力状况对轻度认知障碍老人的死亡风险具有重要影响，生活自理能力正常的老人死亡风险要始终小于生活自理能力较差的老人，或者说生活自理能力正常的老人存活概率始终大于生活自理能力较差的老人，如根据 ADL 的生存曲线，在时间为 1 200 天的时点，ADL 完好的轻度认知障碍老人存活概率约为 52%，而 ADL 残障的老人仅为 25%。这一差别同样表现在 IADL 状况的生存曲线中，对此不再详述。图 16-2 展示了生活方式因素的影响。是否喝酒在早期对轻度认知障碍老人死亡风险的影响并不十分明显，在时点超过 900 天之前，两条生存曲线几乎没有差异，在此之后二者差异开始变得明显，喝酒的轻度认知障碍老人死亡风险要稍低于不喝酒的老人。参加锻炼的老人死亡风险显著低于不参加锻炼的老人，表明锻炼的影响更为显著和持久。然而，参加锻炼的生存曲线在末端低于不参加锻炼的生存曲线，这一现象到底是由样本引起的还是由于锻炼与死亡风险之间存在更为复杂的关系，仍有待后续做进一步的探究。从图 16-3 可以看到，心理特征因素对轻度认知障碍老人死亡风险的影响是持久且显著的，心理特征较积极的生存曲线始终显著高于另一条曲线，且随着年龄增长其差距有增大的趋势。三种心理特征因素中，是否自己做主的影响最大。

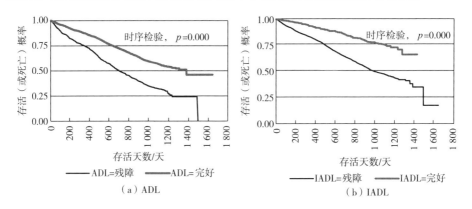

图 16-1　不同生活自理能力的轻度认知障碍老人的生存曲线

资料来源：2008 年和 2011 年中国老年健康调查

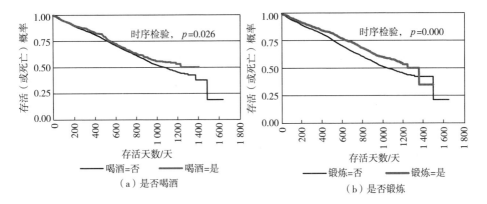

图 16-2　不同生活方式的轻度认知障碍老人的生存曲线

资料来源：2008 年和 2011 年中国老年健康调查

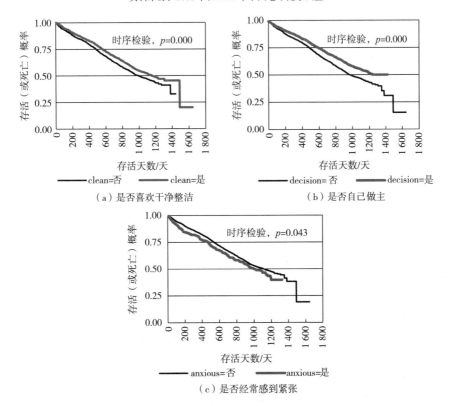

图 16-3　不同心理特征的轻度认知障碍老人的生存曲线

"clean" 表示是否喜欢干净整洁；"decision" 表示是否自己做主；"anxious" 表示是否经常感到紧张

资料来源：2008 年和 2011 年中国老年健康调查

16.4.3 Cox 模型回归的结果分析

在初步分析的基础上，应用 Cox 模型进行分析，从而实现在控制相关协变量的前提下，分别考察生活自理能力、生活方式、心理特征、社会经济地位等四类因素对轻度认知障碍老人死亡风险的影响。最后，将所有变量同时放入模型中构建全模型，在控制其他所有变量的情况下，考察单个因素对轻度认知障碍老人死亡风险的影响。模型结果如表 16-2 所示。

表 16-2　轻度认知障碍老人死亡风险的 Cox 回归模型结果分析（N=3 727）

变量	模型 1	模型 2	模型 3	模型 4	模型 5	模型 6
性别（男性=0）	0.723*	0.707**	0.675**	0.731**	0.739**	0.706**
年龄	1.055**	1.044**	1.055**	1.055**	1.055**	1.045**
民族（其他=0）	0.941	0.886	0.970	0.957	0.946	0.914
是否在婚状态（否=0）	0.803*	0.817+	0.801*	0.814+	0.804*	0.825+
ADL（残障=0）		0.636**				0.635**
IADL（残障=0）		0.580**				0.615**
是否吸烟（否=0）			0.884			0.959
是否喝酒（否=0）			0.861+			0.867+
是否锻炼（否=0）			0.786**			0.867+
自评生活满意度（不满意=0）				0.946		0.933
是否喜欢干净整洁（否=0）				0.861*		0.880+
是否自己做主（否=0）				0.885+		0.922
是否经常感到紧张（否=0）				1.308*		1.215+
是否上过学（否=0）					1.065	1.063
生活来源是否够用（否=0）					1.011	1.065
居住地为城市（农村=0）					0.925	0.867+
居住地为镇（农村=0）					1.017	1.048

+p<0.1，*p<0.05，**p<0.01

资料来源：2008 年和 2011 年中国老年健康调查

首先考察人口学控制变量对轻度认知障碍老人死亡风险的影响。模型 1~模型 6 都表明性别、年龄、是否在婚状态对轻度认知障碍老人死亡风险具有显著影响，且系数的大小和显著性都比较稳定。女性轻度认知障碍老人死亡风险比男性低 30%左右；年龄每增加 1 岁死亡风险将提高 5%左右；有配偶并一起居住的老人死亡风险比其他类型老人死亡风险低 20%左右。民族因素则对轻度认知障碍老年人死亡风险无显著影响。

模型 2~模型 5 在控制人口学变量的情况下分别考察生活自理能力、生活方式、心理特征和社会经济地位对轻度认知障碍老人死亡风险的影响。模型 2 显示，生活自理能力对轻度认知障碍老人死亡风险具有显著影响，ADL 良好的轻度认知障碍老人的死亡风险比 ADL 残障老人要低 36.4%，IADL 良好的轻度认知障碍老人死亡风险比 IADL 残障老人低 42.0%，可见生活自理能力是轻度认知障碍老人死亡风险十分重要的预测变量，尤其是 IADL 因素。焦开山（2009）针对中国老年人的研究也表明老人 ADL 能够显著地预测其死亡风险。可见，生活自理能力无论对认知正常的老年人还是轻度认知障碍的老年人，都是影响死亡风险十分重要的因素。

模型 3 考察了生活方式对轻度认知障碍老人死亡风险的影响。结果表明，经常参加锻炼显著降低了轻度认知障碍老人的死亡风险，经常参加锻炼的轻度认知障碍老人死亡风险比很少参加的老人低 21.4%，可见经常参加锻炼有助于提高老年人的健康状况。经常喝酒的轻度认知障碍老人的死亡风险比很少或不喝酒的老人低 13.9%。一般来说，老年人喝酒一般会比较适量，这可能对老年人的健康有一定的保护作用，但其发挥保护作用是由于酒的直接作用还是由于与喝酒相联系的社交活动或其他原因，这些机制仍有待进一步研究。吸烟对轻度认知障碍老人的死亡风险没有显著影响。

心理特征因素的考察结果见模型 4。自评生活满意度的系数为 0.946 且没有通过显著性检验，表明这一变量对轻度认知障碍老人的死亡风险没有显著影响。这一结果可能因为自评生活满意度是一个综合性非常强的指标，是考察被访者对生活的整体感受，即使认知能力较差的老年人也可能会感觉生活很幸福。心理特征变量具有显著影响，喜欢干净整洁、能够自己做主的老人死亡风险分别比其他老人低 13%、11%左右；是否经常感到紧张对轻度认知障碍老人死亡风险的影响则更大，不经常感到紧张的老人死亡风险比经常感到紧张的老年人死亡风险要低 30.8%。可见，负面情绪对轻度认知障碍老人的影响要更大，保持良好的心理状态有助于轻度认知障碍老人降低死亡风险。

对社会经济地位考察的结果见模型 5。可以看到，是否上过学、生活来源是否够用、居住地类型等因素的影响均不显著。这一结果与已有针对老年人生活质量或老年人死亡风险的相关研究有很大不同，已有研究结果表明社会支持对老年人口生活质量的不同方面都有着积极的影响（李建新，2007），家庭人均年收入高的老年人一般健康水平较高（傅崇辉和王文军，2011），居住在城市的老年人死亡风险要显著低于农村老年人（曾宪新，2007）。可见社会经济地位对认知障碍老人群体健康的影响有其自身的特殊性。但教育水平的影响则在很多研究中也不显著，如朱荟和陆杰华（2012）的研究也证实受教育水平对我国老年人死亡风险没有显著影响。教育对轻度认知障碍老人死亡风险的影响是复杂的，低教育水平被证明对阿尔茨海默病的发病、社会经济地位、营养状况、照料获得，以及吸烟、锻炼等健康习惯都有显著影响，因而，低教育水平很可能会通过间接作用导致轻度认知障碍老人具有较高的死亡风险（Nguyen et al.，2003）。综合来看，社会经济地位对轻度认知障碍老人的死亡风险没有直接的显著影响。

最后，我们通过全模型（即模型 6）来考察各变量的影响，通过全模型可以实现将其他因素全部看做控制变量，只考察某一变量对死亡风险的影响。从模型 6 可以看到，ADL 和 IADL 的影响均显著，且其影响程度仍是最大的，生活自理能力正常的老人比生活自理能力较差的老人死亡风险低 38% 左右。生活方式因素中，是否喝酒和是否锻炼仍具有显著影响，但二者系数都有所减小，尤其是锻炼因素的影响有较大幅度的下降，表明其他因素的影响削弱了锻炼对死亡风险的影响程度。经常喝酒和经常参加锻炼的轻度认知障碍老人的死亡风险比不参加这些活动的老人均低 13% 左右。心理特征因素中，是否喜欢干净整洁和是否经常感到紧张仍具有显著影响，而是否自己做主这一因素不再显著。整体来看，保持良好的心理状态使轻度认知障碍老人的死亡风险降低 12%~22%，表明轻度认知障碍老年人通过培养自身积极主动的心理状态有助于降低死亡风险。在控制其他变量的情况下，社会经济地位因素中居住在城市这一变量开始变得显著，表明居住在城市的轻度认知障碍老人死亡风险要显著低于居住在农村的老人，这可能是与其他因素交互作用导致的。但生活来源是否够用和是否上过学的系数仍不显著，这也再次印证上文的分析，表明要提高轻度认知障碍老年人的生存状态，仅从提高经济条件入手可能很难达到理想的效果。

16.5 结　语

当前，我国轻度认知障碍老年人群体规模在不断扩大，随着我国老龄化的加剧，未来可能成为我国老龄社会中面临的一个突出问题，社会各界应该提高对这一群体的重视。本章旨在对轻度认知障碍老年人的健康问题进行一个初步探讨，分析当前学界普遍关注的生活自理能力、生活方式、心理特征和社会经济地位等因素对轻度认知障碍老人死亡风险的影响，以期为提高这一群体的生活质量提供一定的参考。

本章的研究结果表明，在控制相关协变量的前提下，生活自理能力是影响轻度认知障碍老人死亡风险最为显著的变量，良好的生活自理能力状态对降低死亡风险的作用最大，可使死亡风险降低 38%左右。生活方式因素中适量饮酒和积极参加锻炼均具有显著的正向作用，适量喝酒和经常参加锻炼的轻度认知障碍老人的死亡风险比不常参加这些活动的老人低 13%左右。保持积极的心理状态也有助于降低轻度认知障碍老年人死亡风险，能够使其死亡风险降低 12%~22%。而社会经济地位因素中，除居住在城市这一因素外，收入来源是否够用、是否受过教育等都对轻度认知障碍老人死亡风险没有显著影响，表明要提高轻度认知障碍老人的生活质量需要更多地从生活方式改进和增加关爱照料方面入手，仅从社会经济支持方面入手可能达不到良好效果。虽然是初步性探索研究，但本章对从社会学视域认识轻度认知障碍老人健康问题、相关政策制定提供了一定的参考借鉴。同时，本章可能存在以下一些局限：首先，认知障碍是一种发展性疾病，其发展速度在不同人群中可能会有不同，但本章并未将该因素考虑在内。这也是进一步研究的重点所在。其次，针对各种因素作用于轻度认知障碍老人死亡风险的机制没有深入展开讨论，对各种因素之间可能存在的交互作用没能深入考察，这也有待继续深入研究。

第　17　章

社区环境因素对老年健康和死亡的影响[①]

17.1　引　言

中国经济的高速增长（International Monetary Fund，2007）在很大程度上伴随着比较严重的生态环境恶化（胡绍雨，2013；王火根和滕玉华，2013；方杏村和王晓玲，2013）。例如，今天的中国，约有 40%的土地遭遇水土流失和植被破坏（Wang，2004；Cann et al.，2005；王林辉，2013；刘超群等，2013）。这一现象并非中国独有，许多发展中国家同样面临着经济高速发展与生态环境破坏的两难境地（Chousa et al.，2008）。因此，尽管社会经济发展能有效改善居民健康，但伴随而来的生态环境恶化却可能起相反作用。

同时，中国还面临死亡率和生育率大幅下降，以及在 20 世纪五六十年代生育高峰出生的庞大人群进入老年而带来的人口快速老化的严峻挑战。中国 65 岁及以上人口在 2010 年为 1.19 亿，占总人口的 8.87%。比较保守的中

①　本章作者：曾毅（北京大学国家发展研究院教授，北京大学瑞意高等研究所首席科学家和杜克大学医学院老龄与人类发展研究中心和老年医学部教授）；顾大男（联合国经济和社会事务部人口司资深研究员）；Jama Purser（杜克大学医学院研究员）；Helen Hoenig（杜克大学医学院教授）；Nicholas Christakis（耶鲁大学社会学系教授）。本章受到国家自然科学基金项目资助（项目批准号：71233001，71490732）。报告本章研究成果的英文版论文于 2012 年 10 月 30 日在美国公共卫生学会年会上荣获美国公共卫生学刊（*American Journal of Public Health*）最优论文奖。

死亡率方案和相对乐观一些的低死亡率方案的预测区间结果表明，我国 65 岁及以上老人在 2030 年将达到 2.4 亿~2.5 亿，占总人口的 16.3%~17.0%，在 2050 年将攀升至 3.5 亿~4.0 亿，占总人口的 24.1%~26.4%（参见本书第 6 章引言）。按 Nizamuddin 等（2008）的估计，中国和其他一些发展中国家的人口老化速度大概是欧美国家的 3.3~4.4 倍。

前人的研究发现，社区的社会经济条件及自然环境状况与个人的健康和存活息息相关（Kawachi and Berkman，2003；Filleul et al.，2004；王金玉等，2013；陶燕等，2013）。老年人对周边的社会与自然环境较为敏感，环境恶化对老年人健康与存活的冲击相对于中青年人更为明显（Balfour and Kaplan，2002；Sandstrom et al.，2003；Nordstrom et al.，2004），人口快速老化以及伴随经济高速增长的生态环境恶化对老年人及其家庭的生活质量会有显著的负面影响（韩利平，2002）。而且，发展中国家在社会保障以及环境保护方面因经济发展水平较低而滞后于发达国家，面临着"未富先老"的严峻挑战。由于老年人在承受外界影响方面的敏感性和脆弱性，对他们的健康状况与社区环境的相关性分析有助于识别对健康危害最大的环境因素，并采取适宜的弥补措施（Sandstrom et al.，2003；Zeng et al.，2011；曾毅等，2014a）。因此，关于社区社会经济自然环境因素对老年健康和死亡的影响研究对发展中国家制定相应的可持续发展战略与公共卫生、社会保障政策具有重要意义。

然而，根据我们的国内外文献检索，关于社区环境与老年健康已发表的研究成果可能存在三方面的局限性。首先，极少有全国范围、具有代表性的跟踪调查收集包含老人面临的各项主要环境因素的相关数据（Sandstrom et al.，2003；Zeng et al.，2011；曾毅等，2014a）。现有大多数文献仅使用一个或少数几个大都市的社区与个人数据（Balfour and Kaplan，2002；Lepeule et al.，2006），甚至是仅仅使用了汇总数据（Donaldson et al.，2001；Keatinge and Donaldson，2004）。其次，几乎所有的前人研究由于数据的限制，主要关注低于 85 岁的老年人。这是很不够的，因为 85 岁及以上高龄老人的增长速度是 65 岁及以上整个老人群体的两倍（Suzman et al.，1992），高龄老人对环境的敏感度更高，因环境变差受到的负面影响更大，因此需要予以重点关注。最后，已发表的关于老龄健康与环境的研究主要集中于发达国家，对发展中国家包括中国的研究非常有限（Kan and Chen，2003）。而发达国家内不同区域间的社会经济条件差异较小，这会影响实证统计分析的估计精度。本章利用中国全国 15 973 名高龄老人和中低龄老人有效样本的大型跟踪调查数据，以及这些老人所居住的 800 多个县、县级市和市辖区差别迥异的社会与自然环境数据，试图尽量克服上述三方面的局限性，更加深入地分析社区环境因素对老年人健康和死亡率的影响。17.2 节阐述数据来源、变量定义与研究方法，17.3 节报告分析结果，17.4 节对实证分析结果展开讨论，并提出与保护环境、促进老年健康相关的政策建议。

17.2　数据来源、变量定义与研究方法

17.2.1　数据来源

本章应用由北京大学组织的中国老年健康调查 2002 年和 2005 年收集的跟踪观测数据，总样本为 15 973 名老人，其中包括 9 017 名 85 岁及以上高龄老人以及 6 956 名 65~84 岁中低龄老人。该调查于 1998 年启动，随机抽取了我国 22 个省（自治区、直辖市）近半数的县、县级市和市辖区，覆盖了我国 85%左右的人口；1998 年基线调查与 2000 年跟踪调查仅包含了约 10 000 名 80 岁及以上高龄老人；2002 年跟踪调查中新添加了 65~79 岁的中低龄老人。在世界上迄今为止的类似调查研究中，中国老年健康调查数据中的高龄老人子样本最大。

中国老年健康调查搜集了老人的人口、社会和经济特征，包括日常生活自理能力（变量以 ADL 计）和认知功能等生理与心理健康状况、家庭与社会支持，以及与健康相关的生活习惯等比较丰富的数据信息。此外，我们还搜集了老人所在县、县级市和市辖区的社会经济条件数据（国家统计局，2003，2009）和自然环境数据①。如果老人在 2002 年和 2005 年两期调查之间去世，则由老人的亲属提供老人临终前的健康状况及去世日期。包括各主要

---

① 中国科学院地理科学与资源研究所人地系统主题数据库（http://www.data.ac.cn/index.asp），在此网站收集数据日期：2008 年 6 月 12 日。

变量内部一致性系数、信度、趋同效度和鉴别效度等方面系统的检验表明，中国老年健康调查数据的质量较好（Gu，2008；Bongaarts，2009；Goodkind，2009）。

17.2.2　研究变量的定义

对于老人的健康状况，基于前人研究，我们采用国际通用的三个指标，即 ADL、认知功能与累计健康亏损指数分别作为生理健康、心理健康与整体健康水平的度量指标。

中国老年健康调查根据量测老人 ADL 的 Katz 量表，并使之本土化而更易于被中国老年受访者理解，询问了六项日常活动能力，即吃饭、穿衣、洗澡、室内活动、上厕所和控制大小便。老人如果能独立完成这六项活动，则界定为 ADL 完好；如果老人需要他人帮助来完成六项活动中一项或多项，该老人被界定为 ADL 残障。老人认知功能量测基于国际上通用的 MMSE 量表，并根据中国的文化传统加以适当修改，力求简单、易懂。本土化以后的MMSE 量表总分为 30 分，涵盖了定位能力、注意力、计算能力、回忆能力和语言能力等 5 方面认知功能，得分低于 18 分的老人被认定为认知功能受损。累计健康亏损指数在健康老龄化研究中被广泛使用，它将不同维度健康变量的受损得分进行综合汇总。根据国际公认的做法（Kulminski et al.，2008），我们基于 39 个与健康相关的变量构建累计健康亏损指数，这 39 个变量包括认知功能、ADL、IADL、身体活动能力、自评健康、调查员对老人健康状况的评价、听力和视力、脉搏、心理压力、过去两年中患重病情况和各项慢性病等。我们以 0.45 分作为临界值，将老人按累计健康亏损指数分为两组，其中健康亏损指数得分高于 0.45 的老人占 10.3%。样本中老人的累计健康亏损指数得分均值为 0.26，方差为 0.026。

社区层面的环境变量：本章研究的社区层面（即县、县级市和市辖区）主要变量包括空气污染指数（air pollution index，API）、人均 GDP、15~64 岁人口的就业率和文盲率、1 月与 7 月的平均气温、年均降雨量和地形地貌。我们搜集了中国老年健康调查覆盖的 22 个省（自治区、直辖市）中 800 多个县、县级市和市辖区的社区层面变量。社区的社会经济指标源自国家统计局公布的反映各县、县级市和市辖区 2000 年的年度数据（国家统计局，

2003），而自然环境数据源自人地系统主题数据库以及《中国环境统计年鉴》。就业率是指 15~64 岁人群中从事取得报酬的劳动或经营的人数占 15~64 岁总人数的比例。我们采用 1995 年的空气污染指数，以此分析空气污染对 2002 年老年人健康以及 2002~2005 年老年死亡率的滞后影响。空气污染指数分值为 1~7 分，得分越低说明空气质量越高。1 月和 7 月的气温及年均降雨量为 1950~1995 年的均值。中国老年健康调查的 2002 年跟踪调查搜集了老人所在县、县级市和市辖区的地形地貌信息。本章分析使用的社区层面数据来自 800 多个县、县级市和市辖区，它们 2000 年全国人口普查时的平均人口规模分别为 40.1 万人、65.3 万人和 36.7 万人。

个人层面的变量：基于与老年健康和死亡风险可能相关的前人研究的文献检索（Ferraro et al.，1997；Stuck et al.，1999；Kim et al.，2003）以及中国老年健康调查数据的可获性，我们控制了取自 2002 年调查个人层面的 24 个协变量。

（1）人口特征：年龄、性别和民族（汉族或少数民族）。

（2）儿童时期社会经济状况：出生地为农村或城镇、父亲职业、10 岁时双亲是否在世、儿童时期生病能否得到及时治疗以及是否经常挨饿、是否为长子/长女。相关文献表明，老人当前臂长可反映儿童时期营养状况。因此，我们将老人平均臂长作为儿童时期社会经济地位的控制变量之一。

（3）当前社会经济状况：当前居住地是农村或城镇、是否接受过至少 1 年正规教育、是否有退休金或劳动收入（即经济独立）、60 岁以前的主要职业是否为白领、家庭经济条件是否相对较好、医疗费主要由公费医疗或医疗保险支付还是自付。

（4）社会与家庭支持：目前是否已婚、存活子女个数、是否与子女一起或邻近居住、是否参加宗教活动、社会休闲活动指数。

（5）健康习惯：在过去五年中是否抽烟、是否饮烈性酒以及是否经常锻炼。

除了空气污染指数、年龄和社会休闲活动指数为连续变量，其余均为二分变量，以便于分析。这些变量的二分法借鉴了采用类似的个人控制二分变量的前人相关研究的经验（包括其他利用中国老年健康调查数据的研究）（Strawbridge et al.，1997；Koening et al.，1999）。关于社区层面 8 个社会经

济和自然环境变量、老人个体层面 3 个健康变量以及 24 个相关控制变量的
基本描述见表 17-1。

表 17-1　样本的统计描述

项目	数值
样本中所含的县、县级市和市辖区个数	866 个
样本中老人总数	15 973 人
社区层面的变量	
15~64 岁人口的就业率≥70%的县、县级市和市辖区比例	79.9%
人均 GDP≥2 000 元的县、县级市和市辖区比例	87.4%
文盲率<5%的县、县级市和市辖区比例	14.9%
空气污染指数的均值	3.52
1 月平均气温<−10℃的县、县级市和市辖区比例	11.2%
7 月平均气温≥29℃的县、县级市和市辖区比例	13.9%
年均降雨量≥800 毫米的县、县级市和市辖区比例	56.6%
陆地面积中≥70%为山区的县、县级市和市辖区比例	52.6%
个人层面的变量	
健康状况	
2002 年健康亏损指数超过 0.45 的老人比例	10.3%
2002 年 ADL 残障的老人比例	30.8%
2002 年认知功能障碍的老人比例	40.9%
2002~2005 年去世的老人比例	41.8%
人口特征	
平均年龄	86.3 岁
男性老人比例	42.7%
少数民族比例	5.7%
儿童时期社会经济状况	
出生地为城镇的老人比例	15.6%
父亲从事白领工作的老人比例	4.0%
10 岁时双亲都健在的老人比例	63.1%
儿童时期生病时能得到及时治疗的比例	51.0%
儿童时期经常挨饿的比例	65.4%
是家中长子/长女的比例	37.0%
老人平均臂长[1]	49.6 厘米
当前社会经济状况	
当前居住地为城镇的老人比例	46.0%
60 岁前主要从事白领工作的老人比例	8.6%
家庭经济条件相对较好的比例	17.3%
经济独立的老人比例	26.0%

续表

项目	数值
至少受过 1 年教育的老人比例	38.0%
有公费医疗或医疗保险的老人比例	13.0%
社会与家庭支持	
目前已婚的老人比例	31.3%
平均存活子女个数	3.2 个
与子女一起或邻近居住的老人比例	73.7%
参加宗教活动的老人比例	17.5%
社会与休闲活动指数的均值[2]	2.15
健康习惯	
在过去五年中抽烟的老人比例	22.8%
在过去五年中饮烈性酒的老人比例	24.5%
在过去五年中经常锻炼的老人比例	34.0%

1）臂长的测度是从右前臂尺顶端骨到右肩顶端

2）社会与休闲活动指数是七个二分类变量的加总，即从事园艺活动、个人户外活动（锻炼除外）、养殖家禽、阅读书报、打牌或打麻将、听收音机或看电视，以及参加有组织的社会活动（宗教活动除外）

资料来源：2002 年和 2005 年中国老年健康调查

17.2.3　统计分析模型

本章采用同时包括被访老人个体变量和老人所居住的县、县级市和市辖区的社区环境变量的多水平多元 Logit 统计分析模型，其数学方程式及其说明、样本权数和其他相关分析技术问题列在本章附件中。基于包括老人个体层面 24 个相关控制变量的多水平多元 Logit 模型，我们分别应用中国老年健康调查 2002 年截面数据以及 2002~2005 年跟踪数据，分析社区环境因素对老人健康（以 ADL、认知功能和累计健康亏损指数量测）及死亡风险的影响。所有的统计模型分析使用 HLM 6.0 软件（Raudenbush et al.，2004）。我们还检验了各种交互项（包括社区变量与个人社会经济地位的交互项）对老年健康的影响，但是绝大多数交互项的系数均不显著，所以结果没有在本章报告。中国老年健康调查覆盖了我国 22 个省（自治区、直辖市）的 800 多个县、县级市和市辖区，而省内的异质性非常显著。因此我们认为以县、县级市和市辖区的变量作为社区层面变量，而将省际差异放入随机扰动项的做法是合理的。我们还检验了模型的多重共线性，方差膨胀因子的最大值小于2，说明模型没有严重的多重共线性问题。

17.3 分 析 结 果

表 17-2 列出了控制个人层面变量后社区层面变量对中国老人健康状况和死亡风险影响的风险比及其 95% 的置信区间。图 17-1 比较直观形象地展示了社区层面因素对老年健康与死亡风险的影响。本章主要集中于分析社区层面因素对老年健康与死亡风险的影响，而有关个人层面因素（包括儿童时期社会经济地位及当前社会经济地位等）对老年健康与死亡风险的影响，可参见其他研究（Zeng et al., 2007, 2008）。表 17-2 左侧第 1 列各行说明各社区层面和个人层面自变量赋值不同的两组老人（连续变量除外）对比的定义，其所对应的第 2~5 列的数字是两组老人风险的风险比，括号中的数字是 95% 的置信区间。例如，"15~64 岁人口的就业率≥70%（<70%）"对应的"ADL 残障"的风险比是 0.74，其含义和解释是：在控制表 17-2 列出的所有其他自变量前提下，生活在 15~64 岁人口的就业率≥70% 的社区的老人 ADL 残障的风险与生活在就业率<70% 的社区老人的风险的比率是 0.74（置信区间为 0.62~0.89），即前者风险比后者平均低 26%，统计上显著，统计显著水平为 $p<0.01$。

表 17-2 应用多水平多元回归模型控制个人层面变量后，社区层面变量对中国老人健康状况与死亡风险影响的风险比

变量	健康状况			死亡风险
	ADL 残障	认知功能受损	累计健康亏损指数高于 0.45	
社区层面变量				
15~64 岁人口的就业率≥70%（<70%）	0.74 (0.62~0.89)**	0.80 (0.65~0.99)*	0.60 (0.49~0.75)***	0.84 (0.72~0.99)*
人均 GDP≥2 000 美元（<2 000 美元）	1.26 (1.00~1.58)*	0.67 (0.53~0.87)**	1.04 (0.79~1.36)	1.01 (0.84~1.21)
文盲率<5%（≥5%）	0.87 (0.72~1.05)	0.82 (0.67~1.00)+	1.20 (0.96~1.52)	1.04 (0.89~1.20)
1月平均气温<-10℃（≥-10℃）	1.44 (1.06~1.94)*	0.83 (0.61~1.14)	1.08 (0.77~1.53)	1.32 (1.03~1.70)*

续表

变量	健康状况			死亡风险
	ADL 残障	认知功能受损	累计健康亏损指数高于 0.45	
7月平均气温≥29℃（<29℃）	1.18	1.41	1.92	1.06
	（0.94~1.49）	（1.09~1.81）**	（1.41~2.63）***	（0.85~1.32）
年均降雨量≥800 毫米（<800 毫米）	0.59	0.84	0.91	1.09
	（0.48~0.73）***	（0.68~1.03）+	（0.73~1.12）	（0.92~1.28）
≥70% 的陆地面积是山区（<70%）	0.48	1.12	0.68	0.94
	（0.35~0.67）***	（0.83~1.51）	（0.49~0.94）*	（0.73~1.22）
空气污染指数	1.25	1.09	1.08	1.02
	（1.18~1.34）***	（1.01~1.18）*	（1.01~1.16）*	（0.97~1.07）
个人层面的变量				
人口特征				
年龄	1.07	1.08	1.03	1.08
	（1.06~1.07）***	（1.08~1.09）***	（1.02~1.03）***	（1.07~1.08）***
男性（女性）	0.77	0.74	0.95	1.50
	（0.69~0.86）***	（0.67~0.81）***	（0.82~1.10）	（1.35~1.66）***
少数民族（汉族）	0.88	0.98	0.94	0.91
	（0.69~1.12）	（0.75~1.27）	（0.68~1.29）	（0.71~1.16）
儿童时期社会经济状况				
出生在城镇（农村）	1.20	0.92	1.25	1.14
	（1.06~1.37）**	（0.82~1.04）	（1.05~1.50）*	（0.99~1.29）+
父亲从事白领工作（否）	0.94	0.92	0.94	1.04
	（0.76~1.15）	（0.75~1.14）	（0.69~1.30）	（0.83~1.31）
10岁时双亲均健在（否）	0.93	0.75	0.85	0.88
	（0.86~1.02）	（0.69~0.81）***	（0.76~0.95）**	（0.81~0.97）**
儿童时期生病时能得到及时治疗（否）	1.03	1.04	0.93	0.98
	（0.94~1.14）	（0.96~1.13）	（0.83~1.04）	（0.90~1.07）
儿童时期经常挨饿（否）	0.92	1.16	1.05	1.00
	（0.84~1.00）+	（1.07~1.27）**	（0.92~1.21）	（0.92~1.09）
是家中长子/长女（否）	0.95	1.06	1.00	0.96
	（0.88~1.03）	（0.98~1.14）	（0.90~1.12）	（0.89~1.04）+
臂长位居前20%（后80%）	0.94	0.83	0.91	0.90
	（0.83~1.06）	（0.73~0.93）**	（0.78~1.06）	（0.80~1.00）
当前社会经济状况				
当前居住在城镇（农村）	1.23	0.90	1.09	0.94
	（1.11~1.36）***	（0.81~1.00）*	（0.95~1.24）	（0.85~1.04）
60 岁前主要从事白领工作（否）	1.46	0.91	1.22	1.02
	（1.22~1.76）***	（0.76~1.08）	（0.93~1.61）	（0.86~1.21）

续表

变量	健康状况			死亡风险
	ADL 残障	认知功能障碍	累计健康亏损指数高于 0.45	
家庭经济条件相对较好（较差）	1.06	0.71	0.86	1.07
	（0.95~1.18）	（0.65~0.79）***	（0.73~1.01）+	（0.96~1.19）
经济独立（不独立）	0.94	0.73	0.97	0.76
	（0.83~1.08）	（0.65~0.83）***	（0.82~1.15）	（0.67~0.86）***
至少受过 1 年及以上正规教育（否）	1.13	0.72	1.16	1.11
	（1.02~1.25）*	（0.65~0.79）***	（1.01~1.33）*	（1.00~1.23）*
有公费医疗或医疗保险（无）	1.22	1.06	1.51	1.08
	（1.04~1.43）*	（0.90~1.24）	（1.23~1.89）***	（0.93~1.27）
社会与家庭支持				
目前已婚（否）	1.03	0.91	1.36	0.81
	（0.93~1.15）	（0.83~1.00）*	（1.16~1.57）***	（0730.90）***
存活子女个数	1.03	0.98	1.00	0.98
	（1.01~1.05）*	（0.96~1.00）*	（0.97~1.03）	（0.96~1.00）+
与子女一起或邻近居住（否）	1.13	1.03	0.89	1.08
	（1.03~1.25）*	（0.93~1.13）	（0.78~1.01）+	（0.97~1.20）
社会与休闲活动指数	0.49	0.66	0.34	0.78
	（0.47~0.51）***	（0.64~0.68）***	（0.33~0.37）***	（0.75~0.81）***
参加宗教活动（否）	0.83	0.72	0.57	9.86
	（0.74~0.94）**	（0.63~0.82）***	（0.48~0.67）***	（0.76~0.96）**
健康习惯				
在过去五年中抽烟（否）	0.92	1.00	0.87	1.09
	（0.83~1.02）	（0.90~1.12）	（0.75~1.00）+	（0.98~1.20）
在过去五年中饮烈性酒（否）	0.97	0.91	0.81	1.01
	（0.88~1.07）	（0.83~0.99）*	（0.69~0.94）**	（0.92~1.10）
在过去五年中经常锻炼（否）	0.82	0.74	0.60	0.93
	（0.74~0.90）***	（0.67~0.81）***	（0.52~0.69）***	（0.84~1.03）
2002 年累计健康亏损指数	—	—	—	2.11
				（1.86~2.38）***
方差				
个人层面方差	0.943 5	0.878 2	0.863 1	0.945 4
	（0.010 8）	（0.010 1）	（0.009 9）	（0.011 6）
社区层面方差	0.783 1	1.166 4	0.822 4	0.375 6
	（0.065 0）	（0.083 7）	（0.086 0）	（0.039 1）
社区层面变量解释的方差占总方差的比例	45.3	57.1	48.8	28.4

+p<0.1，*p<0.05，**p<0.01，***p<0.001

注：表格第 1 列所示变量后的括号中为对照组。估计系数后括号中为置信区间。方差估计值后的括号中为标准差。社区层面变量解释的方差占总方差的比例的计算方法是社区层面方差除以社区层面方差和个人层面方差之和，再乘以 100

资料来源：2002 年和 2005 年中国老年健康调查

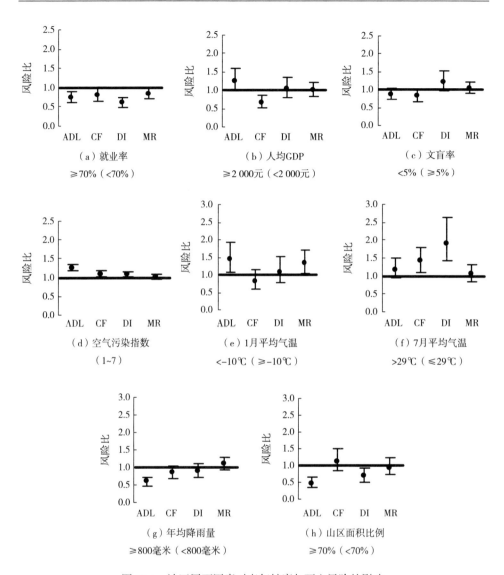

图 17-1 社区层面因素对老年健康与死亡风险的影响

ADL：自理能力有残障；CF：认知功能有障碍；DI：累计健康亏损指数高于 0.45；MR：死亡风险。风险比均是基于控制了表 17-1 中所有变量后的估计值。对相对死亡风险的估算还控制了 2002 年时的累计健康亏损指数。

除空气污染指数外，每个变量的括号内的变量值均为参照组

资料来源：2002 年和 2005 年中国老年健康调查

17.3.1 社区层面社会经济因素对老年健康的影响

结果显示，控制了个人层面变量及社区层面自然环境变量后，社区层面的社会经济因素与中国老年人健康显著相关。县、县级市和市辖区的就业率上升使老人 ADL 残障风险降低了 26%（$p<0.01$），认知功能受损风险降低了 20%（$p<0.05$），累计健康亏损指数升高的风险降低了 40%（$p<0.001$），三年期死亡风险降低了 16%（$p<0.05$）。更高的人均 GDP 以及更低的文盲率则分别使老人认知功能受损的风险降低了 33%（$p<0.01$）和 18%（$p<0.1$）。值得注意的是，更高的人均 GDP 反而使老人 ADL 残障风险升高了 26%（$p<0.05$）（图 17-1 与表 17-2）。

解释社区层面社会经济因素对老人健康存活的影响应该结合中国独有的社会文化与家庭习俗。鉴于中国老年人主要由家庭提供照料，某县、县级市和市辖区较高的就业率意味着老人子女的收入更可观以及老人的生活环境更优越，而这些会转而改善老年健康、降低死亡风险（Ballester et al.，1997；King et al.，2005；Chousa et al.，2008）。当然，某县、县级市和市辖区目前较高的就业率也可能说明该县、县级市和市辖区以往年份的就业率较高。从而揭示现有老年人群体中，他们过去的就业率也可能较高。而成年期较高的就业率有利于身心健康。目前，除个别学者得到与我们研究类似结果外（Wen and Gu，2011），国内外绝大多数研究尚未致力于研究社区整体就业率与老年人个体健康状况之间的关系。因此，缺乏国际比较研究结果。

较高的人均 GDP 伴随着较高的 ADL 残障风险这一发现与已发表文献的研究中我国与其他发展中国家农村老人生活自理能力优于城市老人的发现是一致的（Zeng et al.，2002）。较低的人均 GDP 意味着该县、县级市和市辖区的基础设施相对薄弱，这迫使老人更多地依靠自己完成日常生活任务，而这有助于老人更好地保持日常生活自理能力。这也解释了为什么印度尼西亚、马来西亚、菲律宾、新加坡和泰国的老人比发达国家的老人生活自理能力更高（Chen and Jones，1989；Lamb，1999）。而且，贫困地区日常生活不能自理的老人由于医疗条件较差更容易死亡，这一选择性效应使得贫困地区存活下来的老人更为强健。在欧洲，国家层面的研究表明，较高人均 GDP 的国家的 50 岁及以上人口中的累计健康亏损指数明显较低（Theou et al.，

2015)，但我们的研究并没有发现这一显著关系。这可能与构建累计健康亏损指数的不同变量有关，也可能与我国人均 GDP 水平与欧洲各发达国相距甚远有关。

文盲率是度量社会发展的一个重要指标。较低的文盲率表明该县、县级市和市辖区具有较高的社会发展水平。一般而言，教育水平较低社区的公有资源较匮乏，人们从事锻炼和社会活动的场所较少，人们的就业率和收入都相对较低。这些对认知功能均会产生不利的影响。因此，提高社区全体人口的受教育水平不仅有利于社区的发展，还有助于巩固和维持老年人的认知功能。

17.3.2　社区层面自然环境因素对老年健康的影响

我们发现控制了个人层面变量以及社区层面社会经济因素后，社区层面自然环境变量对老年健康也有显著影响。空气污染使老人 ADL 残障的风险增加了 25%（$p<0.001$），认知功能受损的风险增加了 9%（$p<0.05$），累计健康亏损指数上升的风险增加了 8%（$p<0.05$）。空气污染增加了老人的死亡风险但系数并不显著，这可能是因为 2002~2005 年的间隔期较短。气候对各种健康指标均有显著的影响。更多的降雨量有助于健康，使老人 ADL 残障和认知功能受损的可能性分别下降了 41%（$p<0.001$）和 16%（$p<0.1$）。气温过低使 ADL 残障风险增加了 44%（$p<0.05$）、死亡风险上升了 32%（$p<0.05$），而气温过高使得老人认知功能受损以及累计健康亏损指数升高的风险分别增加了 41%（$p<0.01$）和 92%（$p<0.001$）。居住在山区使老人 ADL 残障的可能性下降了 52%（$p<0.001$），而使累计健康亏损指数降低了 32%（$p<0.05$）（图 17-1 与表 17-2）。

社区自然环境因素对各种健康指标的影响与其他国家的众多研究发现基本一致（Stige et al., 2006；Bell and Dominici, 2008；Sint et al., 2008）。空气污染尤其是臭氧层空气污染会加剧慢性阻塞性肺病的症状，可能会对中枢神经系统正常功能的运作产生不利影响，从而增加患阿尔茨海默病、脑卒中、心血管、呼吸道等多种疾病的概率，最终影响整体健康状况。相反，较为清洁的空气能够促使老人经常进行户外活动，从而有效保护 ADL、认知功能和整体健康水平。

更多的降雨量意味着更好的粮食收成和更清洁的水源，这会保护老人的肺部功能、改善老人的营养状况，进而改善老人健康。适宜的气温也有利于老人开展户外锻炼，降低了在封闭环境中患上传染病的风险（Bell and Dominici，2008）。更好地了解气候对健康的影响对应对全球温室效应尤为重要（Lobell et al.，2008）。我们发现居住在山区的老人生活自理能力更好与健康亏损指数较低，这很可能是因为山区的居住环境良好，并迫使老人经常进行户外活动。这与有关研究发现环境好与锻炼有助于保持老人的体力、有氧代谢能力、步行能力和平衡能力是一致的（Keysor，2003）。

17.4 结 语

本章基于 800 多个县、县级市和市辖区中 15 973 个有效样本（包含了大规模的高龄老人子样本与相匹配的低龄老人子样本），得出了比较稳健的系数估计值。结果显示，在控制个人层面变量后，社区层面的社会经济因素与自然环境因素对老年的各项健康指标（ADL、认知功能、累计健康亏损指数）和死亡率均有显著影响。

本章的研究也存在一些局限性。例如，三年期的调查间隔对于研究环境因素对老人死亡风险的影响还比较短；模型中尚未包含社区环境因素对中国老年人健康与存活的直接影响和间接影响，以及环境因素与遗传特征的交互作用；模型中也未包括反映更小社区范围内的更为详细的社会和环境因素。未来研究中除考虑增加乡镇和城市较小社区层面的社会经济数据外，还可考虑增加地理化学样本，搜集几个重点社区的水和空气质量、土壤成分、食物与毛发中微量元素的数据来更好地揭示老年人所生活社区的社会和自然环境与其健康长寿的关系。

近期研究发现，世界范围内 13%~37%的疾病可以通过改善环境质量得以避免，这相当于全球每年可以减少 1 300 万死亡人数（Prüss-Ustün et al.，2008）。更深入地了解社区的社会经济条件与自然环境状况对老年人健康长寿的影响无论是对民众还是对科学界都是至关重要的。老年健康受环境恶化冲击的敏感度较高，因此，对老年人健康与环境关系的研究有助于我们识别导致健康恶化的环境因素，并且制定相应的干预措施。例如，在平原地区开展腿部肌肉训练，在空气污染较严重的地区推广室内的有氧锻炼等（Zeng et al.，2010a；曾毅等，2014a）。

总而言之，我们的研究结果建议政府大力开展改善社区自然环境与社会经济条件的项目，并且突显政策干预对改善公共健康、社会稳定尤其是健康老龄化的重要作用。

中国老年健康调查在 22 个调研省份中随机选择大约一半的市/县/县级市作为调研点进行调查，其中包括地级市中近一半的市辖区。县、县级市与市辖区属于同一行政级别，但各有不同：县更接近于农村，2002~2005 年县级市代表刚起步的城市化进程，而市辖区意味着高度城市化水平。由于地级市辖区内部的差异较小，当某一辖区的社区层面变量出现缺失时，我们用该市辖区的平均值替代。同时，因空气污染数只有分地级市的，我们假定同一地级市域内的不同县、县级市和市辖区的数值相同。中国老年健康调查覆盖了我国 22 个省（自治区、直辖市），而省内的异质性非常显著。因此我们认为以县、县级市和市辖区的变量作为社区层面变量，而将省际差异放入随机扰动项的做法是合理的。

为了更好地分析高龄老人的健康长寿，中国老年健康调查超比例抽取了80 岁及以上高龄老人，但我们在多水平多元 Logit 模型中并没有使用样本权重。首先，前人的研究表明如果模型中已经包含了样本选择性的变量（如年龄、性别、居住地），未加权模型即可得到无偏估计量，而加权模型反而会降低估计精度（Winship and Radbill，1994）。其次，我们比较了加权模型与未加权模型的回归结果，发现两者得出的结论基本相同。

为了进一步检验社区环境因素对高龄老人健康长寿的影响与低龄老人是否存在显著差异，我们将样本分为 85 岁及以上高龄老人与 65~84 岁低龄老人两个子样本，并分别进行多水平多元 Logit 回归。我们在两个回归模型中都控制了老人的年龄，发现其系数在统计上均显著。然而，通过统计检验，我们发现两个模型中社区环境因素的系数并无显著差异。因此，考虑到篇幅限制，我们没有列出这两个回归的结果。同样，我们对城镇老人与农村老人也分别进行了回归，发现模型的系数以及得出的结论基本相似。因此，我们在最后的模型中仅将当前居住地为城镇或农村作为控制变量。我们还检验了模型的多重共线性，方差膨胀因子的最大值小于 2，说明模型没有严重的多重共线性问题。

本 章 附 件

本章采用的多水平多元 Logit 模型的数学表达式如下：

$$\log\left[\frac{\phi_{1ij}}{\phi_{0ij}}\right] = \beta_{0j} + \sum_{q=1}^{Q} \beta_{0j} X_{qij} \quad （个人层面模型）$$

$$\beta_{0j} = \gamma_{00} + \sum_{S=1}^{S} \gamma_{0s} W_{sj} + u_{0j}, \beta_{0j} = \gamma_{q0} \quad （社区层面模型）$$

式中，j=1, 2, …, J（J=866）是第 j 个社区；i =1, 2, …, n_j 是第 j 个社区中第 i 名老人（每个社区采访的老人人数 n_j 不相同）；ϕ_{1ij} 是 ADL 残障的概率、认知功能受损的概率、累计健康亏损指数大于或等于 0.45 的概率或者死亡的概率；ϕ_{0ij} 是 ADL 自理的概率、认知功能正常的概率、累计健康亏损指数小于 0.45 的概率或者存活的概率；β_{0j}（q=0,1,…,Q）是个人层面模型中的回归系数；Q 是个人层面模型中自变量的个数（在分析 ADL、认知功能或累计健康亏损指数的模型中 Q 均为 24 个，在分析死亡风险的模型中 Q 为 25 个）；X_{qij} 是在第 j 个社区中第 i 个老人的第 q 个自变量；γ_{0s}（s=0, 1, …, S）与 γ_{q0} 均是社区层面模型中的回归系数；S 是社区层面模型中自变量的个数（在所有模型中 S=8）；W_{sj} 是第 j 个社区的第 s 个自变量；u_{0j} 是社区层面模型中的随机扰动项。

第 18 章

环境与遗传因素交互作用对老年健康的影响
——相关前期研究综述[①]

18.1 引 言

　　社会经济发展将使越来越多老人寿命延长。但是，如果老人健康水平得不到显著改善，必将导致个人家庭生活质量下降和国家社会负担上升。显然，深入研究社会、行为、营养、社区社会经济与自然条件（环境，即外因）和遗传（内因），以及内、外因交互作用对老年健康的影响，有的放矢地提出针对各种内因、外因干预措施，以改善老年健康，提高健康干预效益，这比仅从被动治疗疾病角度出发有更深远意义，是国家重大需求，而且有利于百姓民生（曾毅等，2014b）。本章围绕这一主题的文献、国际前沿进展，并以我们团队的相关前期研究为例，进行综述分析讨论。

　　① 本章作者：曾毅（北京大学国家发展研究院教授，北京大学瑞意高等研究所首席科学家和杜克大学医学院老龄与人类发展研究中心和老年医学部教授）；程令国（南京大学经济学院副教授）；阮荣平（中国人民大学农业与农村发展学院讲师）；陈华帅（杜克大学医学院老龄与人类发展研究中心研究员，湘潭大学商学院副教授）；陆杰华（北京大学社会学系教授）；李建新（北京大学社会学系教授）；张风雨（霍普金森大学临床科学部 Lieber 脑发育研究所研究员）；顾军（北京大学生命科学院教授）；田小利（南昌大学生命科学院教授）。本章受到国家自然科学基金项目资助（项目批准号：71233001，71490732）。

18.2　环境与遗传因素交互作用对老龄健康影响的跨学科研究综述

18.2.1　环境外因与遗传内因交互作用影响老龄健康

人的健康状况在很大程度上是由相关环境与遗传因素的交互作用决定的。这里所说的交互作用，是指携带某一基因类型对健康的影响对于具有不同环境因素的人显著不同，或指相同的环境因素对健康的影响在携带或不携带某一基因类型的人群中显著不同（IOM，2006）。很多相关基因在遇到特定环境时，其表达方式会发生变化，其作用被启动或被加强或削弱，从而导致或抑制疾病，或影响人的免疫和其他生理功能，进而影响健康。例如，携带 *Apo E4* 基因且日常食用高脂肪、高胆固醇食物的人群患心血管疾病比例大大高于也携带 *Apo E4* 基因但日常食用低脂肪、低胆固醇食物的人群（Minihane et al.，2007）。有的基因对老龄健康的影响因性别差异而不同，即基因与性别存在交互作用影响（Tan et al.，2001）。Robitaille 等（2003）研究发现，当对 II 型糖尿病的风险人群采取节食与控制体重等干预措施三年以后，*PPAR-γ2* 基因为 Ala 类型人群的患病风险相对 Pro 类型人群而言大幅下降，从而说明节食及控制体重对降低 Ala 类型老人患 II 型糖尿病的风险比对 Pro 类型老人更为有效。而 Lindi 等（2002）发现这种“基因–营养”的交互作用受到是否参加体育锻炼的影响，如果能积极参加体育锻炼，节食与控制体重等环境干预措施对降低基因类型为 Ala 的老人患 II 型糖尿病风险的效果会更加显著提升。研究表明，如果携带 *NAT2* 基因类型的老人吸烟，患膀胱癌风险的影响系数会比普通人群吸烟患膀胱癌风险显著增大。环境、行为（如饮食营养、吸烟饮酒）可影响基因表达，而这些影响无法用基因突变来解释。近年来，随着表观遗传学（epigenetics）研究的逐渐深入，人们认识到社会行为、环境因素可通过 DNA 甲基化和组蛋白修饰（两种重要的表观遗传修饰方式）调控基因表达和功能（Wilson and Jones，1983）；改善生活方式和增加合理营养可调控基因的修复，还可对基因的表观遗传特征进行修饰，进而对老龄健康与寿命产生重要影响。

18.2.2　研究环境与遗传因素交互作用可有效提高老龄健康干预方案效益

上述文献综述表明，环境因素（如体育锻炼、饮食营养、吸烟、饮酒）可影响基因表达及其功能，改善生活方式和合理的营养结构可调控基因的修复和功能，进而对老龄健康与寿命产生重要影响。因此，必须跨学科深入分析评估环境与遗传因素的交互作用对老龄健康的影响。换句话说，我们探讨如何通过环境外因来调动或抑制遗传内因的积极或消极作用，才能得出正确的结论，并提出有效的老年疾病预防和健康保障社会经济、行为营养对策及方案（曾毅，2011；曾毅等，2014b）。例如，后面将概述，我们团队前期研究表明，生活重压在携带 *Apo E4* 基因类型的人群中对老龄健康的负面影响比在不携带 *Apo E4* 基因类型人群中的影响要大得多。那么，对于携带 *Apo E4* 基因类型的人群特别强调采取消除或至少缓解生活重压造成的精神压力的措施，则可能显著提高健康干预方案的效益。

18.2.3　国际相关研究的新进展

国际科学界已认识到环境、遗传因素交互作用交叉学科研究在提高健康干预效益方面的重大意义。因此，发达国家高度重视这一领域的研究。例如，美国科学院于 2004 年成立"社会行为和遗传因素交互作用对健康影响评估委员会"，2006 年正式发布报告，建议切实加强这一领域跨学科研究（IOM，2006）。美国国立卫生研究署 2006 年宣布进行 1.6 亿美元研究经费的"基因与环境启动计划（2007~2010 年）"。美国国立卫生研究署于 2008 年同时在基础、应用和成果推广三大领域发布题为"环境和遗传因素交互作用对健康影响"的研究项目招标公告。美国国立老龄研究院 2011 年宣布投入巨资，对美国"健康与退休"跟踪调查 20 000 个调查对象进行全基因组扫描，组织开展关于社会行为与遗传因素交互作用影响老龄健康的研究（http://grants.nih.gov/grants/guide/pa-files/PA-11-318.html）。美国国立老龄研究院行为与社会研究部主任 Richard Suzman 博士在美国国立卫生研究署网站和媒体宣称："在跟踪调查数据库中增加基因数据，有可能引发行为与社会科学的革命。"欧盟科研和创新计划 2013 年 12 月发布题为"个体化健康与照料"

（Personalized Heath and Care）的研究方向招标，强调遗传与社会行为交互作用影响老龄健康途径和机制及个体化健康干预创新研究，资助总额为 3.03 亿欧元。

美国国立老龄研究院下属的国立人类基因组研究院设立了一个名为 PhenX Toolkit 的长期研究项目，在与人类健康有关的 21 个领域中，每一领域均选定 15 个在世界范围内经较多研究证实、广泛适用、得到普遍认可的健康和社会经济、行为、营养、环境等影响因素变量指标，将共计 315 个指标数据收集的调查问卷设计和论证，详细发布在可供免费阅读和下载的网站上（http://www.phenxtoolkit.org），以便于所有从事与健康和社会经济、行为、营养等环境影响因素，以及人类遗传基因相关工作的研究人员应用，从而加强环境与遗传因素交互作用的跨学科研究的可比性和可行性。

国际上关于环境、遗传影响因素交互作用对老年健康影响的跨学科研究进展迅速，已经成为社会学、经济学、行为科学、管理学等学科快速发展的创新研究方向增长点。例如，最近几年研究环境与遗传因素交互作用对健康影响的健康经济学文献不断涌现，越来越受到重视。Fletcher 和 Lehrer（2009）用 *DAT1*、*DRD2*、*DRD4* 等基因做健康的工具变量，以解决健康经济计量分析中的内生性问题。该论文荣获 "Victor R. Fuchs Award" 学术奖，获奖理由是 "该论文开辟了健康经济学及其政策研究的一个潜在的新领域"。

18.3 我们的相关前期研究概述

作为相关前期研究案例简介，下面概述北京大学中国老年健康调查交叉学科团队在环境与遗传因素交互作用对老龄健康影响分析方面所取得的一些进展（包括三个研究案例的文献背景、实证分析主要结果和讨论要点等），以求教于学界。

18.3.1 *FOXO* 基因与饮茶交互作用显著影响高龄老人认知功能和死亡率

研究发现，*FOXO3A* 与夏威夷日裔美国人（Willcox et al., 2008）、意大

利人（Anselmi et al.，2009）、德系犹太人、加利福尼亚人和新英格兰人（Pawlikowska et al.，2009），以及德国人（Flachsbart et al.，2009）的长寿显著相关，我们的前期研究表明，*FOXO1A* 和 *FOXO3A* 与中国汉族人群长寿显著相关（Li Y et al.，2009；Zeng et al.，2010b）。而饮茶可以改善健康，降低诸如脑卒中（Arab et al.，2009）和抑郁的发病率（Feng et al.，2013）；饮茶可以改善认知功能（Feng L et al.，2010，2012）。我们团队近期发表的两篇文章表明，在中国 80 岁及以上高龄老人中，饮茶与认知功能障碍（Zeng et al.，2015）和死亡率（Zeng et al.，2016a）具有显著的相关关系。

基于老鼠模型实验，Belguise 等（2007）发现摄取绿茶中的 EGCG（表没食子儿茶素没食子酸酯）可以激活 *FOXO3A* 基因表达，这反过来诱发了雌激素受体 α（ER-α）表达，改变了乳腺癌细胞的侵袭性表型。有研究发现，绿茶中的 EGCG 可以模仿胰岛素对转录因子 *FOXO1A* 的作用而诱发细胞应答。Caeron 等（2008）识别出了三种红茶茶黄素和茶红素可以模仿作用于哺乳类动物体内的 *FOXO1A* 和 PEPCK（磷酸烯醇式丙酮酸羧化激酶）的胰岛素/IGF-1（类胰岛素一号增长因子）。除动物模型和人类细胞模型发现外，未见其他学者关于饮茶与 *FOXO* 基因交互作用影响人群健康的成果，而我们下面概述的前期研究 Zeng 等（2015）旨在探索：携带 *FOXO* 基因与饮茶之间的交互作用对中国高龄老人认知功能和死亡率是否有显著影响？

我们的分析基于来自 1998 年中国老年健康调查基线调查所访问的 822 个汉族 92 岁及以上高龄老人基因型和表型数据。高龄老人认知功能测量使用国际标准并经国内学者引进与本土化、反复验证的 MMSE 量表。*FOXO* 基因型的测量，目前与 60 岁左右饮茶频率，以及多元统计模型控制的其他协变量（包括性别、年龄、城乡居住地、受教育程度、婚姻状态、是否经常锻炼、抽烟和饮酒），以及统计分析模型等描述，受篇幅限制不能在此详述，请参阅我们发表的英文论文（Zeng et al.，2015，2016a）。

我们的分析表明，携带 *FOXO1A-266* 基因类型与目前饮茶的交互项和高龄老人认知功能障碍风险显著负相关（风险比=0.32；$p=0.04$），携带 *FOXO1A-266* 或 *FOXO3A-310* 或 *FOXO3A-292* 基因类型与 60 岁左右饮茶的交互项和高龄老人的认知功能障碍风险显著负相关（风险比=0.45~0.46；$p=0.02$）。我们的卡方统计检验排除了携带 *FOXO* 基因类型与饮茶行为之间存在相关性的可能性。因此，上述携带 *FOXO* 等位基因与饮茶交互项的估计值代表的是真正的遗传与行为交互作用影响。相比较而言，饮茶使得 *FOXO1A-266* 携带者认知功能障碍风险下降 76.9%，而 *FOXO1A-266* 非携带者仅下降 27.5%；前者下降幅度远远超过后者。对于 *FOXO3A-310*、*FOX3A-292* 或 *FOXO1A-266* 基因类型携带者而言，60 岁左右饮茶（相比较 60 岁左右不饮茶）使得认知功能障碍风险显著下降 35.9%~40.1%。相反，对于这些基因类型非携带者而言，60 岁左右饮茶对高龄老人认知功能在统计上没有显著影响。

我们团队的另一项近期研究发现，携带 *FOXO1A-209* 基因类型与喝茶的交互作用显著降低高龄老人死亡率，喝茶使携带 *FOXO1A-209* 等位基因对死亡率产生的显著负面影响有效逆转为可观的正面影响（Zeng et al.，2016a）；说明关于基因-营养交互作用的研究在临床康复治疗、健康老龄化干预项目中应用价值潜力巨大。

据我们所知，我们团队的前期研究首次在人类群体中发现携带 *FOXO* 基因类型与 60 岁左右或目前饮茶之间的交互作用显著影响高龄老人认知功能障碍和死亡风险。基于已有的使用动物或人类细胞模型研究得出的结论（Belguise et al.，2007；Caeron et al.，2008），我们认为本项研究结果表明茶相关化合物的摄入可能有助于激活 *FOXO* 基因，从而产生防止高龄老人认知功能下降的保护作用。

18.3.2　*ADRB2* 基因类型与锻炼、社会休闲活动、负面情绪的交互作用显著影响高龄老人健康

以往研究发现，β 肾上腺素系统（β-adrenergic system）（包括 *ADRB2* 基因）与血管张力（Chang et al.，2009）、细胞的成长与凋亡（Singh et al.，2010）、脂类代谢（Zee et al.，2006）、免疫应答（Woszczek et al.，2005）等密切相关。一项利用老鼠实验的研究发现该系统与寿命及抵抗外界压力的能力密切相关（Yan et al.，2007）。另一项研究则表明 *ADRB2* 基因与一系列老化相关的基因表型，如某些位点的癌症、心肌梗塞、间歇性跛行综合征及长寿等密切相关（Kulminski et al.，2010）。

与此同时，以往的研究也发现，*ADRB2* 基因与个体的心理健康密切相关，该基因的携带者较少发生恐慌症（Maddock et al.，1993）、敌对（Suarez et al.，1997）、精神运动性躁动（Mann et al.，1985）、紧张焦虑（Yu et al.，1999）、抑郁和自闭症等心理病症（Magliozzi et al.，1989）。另有研究表明，肾上腺素能受体的机能发挥与外界的各种社会/行为压力源（stressor）密切相关，因此两者可能对某些病理性表型存在交互作用。已有少数几项研究开始探讨 ADRB2 与社会/行为因素对某些病症患者存活率的交互作用（Dimsdale et al.，1994；Diatchenko et al.，2006）影响，但由于样本有限，尚难得到具有普遍意义的结论。

我们团队前期的一项研究表明 ADRB2 基因与中国汉族老人的长寿密切相关（Zhao et al.，2012）。在此基础上，我们团队进一步考察了 ADRB2 基因与社会/行为因素的交互作用对高龄老人健康的影响（Zeng et al.，2013b）。我们的分析基于 1998 年中国老年健康调查基线调查所访问的 877 个汉族 90岁及以上高龄老人 ADRB2 基因型（Zhao et al.，2012）和表型数据（Gu，2008）。被解释变量为认知功能、自评健康。主要解释变量为是否携带 ADRB2 基因类型 rs1042718 和 rs1042719。其他控制变量包括性别、年龄、居住地（农村或城镇）、是否受教育、婚姻状态、是否与子女一起或就近居住、经常锻炼、社会休闲活动及负面情绪等。上述变量的具体测量和统计描述以及统计分析方法请参阅我们的英文论文（Zeng et al.，2013b）。

我们的分析表明，携带 rs1042718 基因类型和经常锻炼的交互项与高龄老人拥有良好的认知功能显著正相关（风险比=2.26；p=0.026），携带 rs1042718 或 rs1042719 基因类型和经常锻炼的交互项与高龄老人自评健康好显著正相关（风险比分别为 2.68 和 3.77；p 值分别为 0.013 和 0.002）。携带 rs1042719 基因类型和社会休闲活动的交互项与高龄老人自评健康好显著正相关（风险比=2.29；p=0.034）。同时，卡方统计检验排除了携带 ADRB2 基因类型与经常锻炼、社会休闲活动之间存在直接相关性的可能性。因此，上述发现的交互项估计值代表的是真正的交互作用影响。

由于我们发现携带 rs1042718 或 rs1042719 基因类型与老年人负面情绪之间显著负相关，常规回归分析得出的这两个基因类型与负面情绪之间交互项估计值受到它们之间相关关系混淆效应（confounding effect）的影响。因此，我们必须通过结构方程分析来调整与控制这种混淆效应，以分离出真正的交互作用影响。通过结构方程分析调整控制以后我们发现，负面情绪和携

带 *rs1042718* 或 *rs1042719* 基因类型的交互项与认知功能显著负相关（风险比分别为 0.47 和 0.46；*p* 值均小于 0.05）。

对于上述基因类型与社会行为因素交互作用的分析结果，我们可以更直观地理解与解释为：经常锻炼和社会休闲活动与认知功能和自评健康之间的正相关关系、负面情绪与认知功能之间的负相关关系，在携带 *rs1042718* 或 *rs1042719* 基因类型的高龄老人中比不携带这些基因类型的高龄老人更加显著。

18.3.3　*Apo E4* 基因类型与生活重压的交互作用显著影响老人自评健康

研究表明，生活重压影响健康的可能方式是生活压力会激活下丘脑-垂体-肾上腺轴和交感神经系统，如果该刺激过大或者过久，就可能诱发高血压和心脏病等疾病，生活重压也可能通过改变免疫功能影响健康（Menzel et al.，1983）。

Apo E 是被研究最多的人类基因之一。该基因与大量的慢性病相关，如 *Apo E4* 基因携带者患心血管病、阿尔茨海默病、帕金森病的风险更高（Corder et al.，1993；Albert et al.，1995；Stengard et al.，1995；Harhangi et al.，2000）。此外，*Apo E4* 与许多健康状态恶化的现象密切相关，包括死亡、认知功能下降、生理功能状态下降（Blazer et al.，2001；Ghebremedhin et al.，2006），以及阿尔茨海默病和帕金森病发病年龄的提前（Davidson et al.，2007）。同时，*Apo E4* 基因类型被发现与自评健康差密切相关（Romeis et al.，2000）；在控制了人口因素、社会经济状况和健康行为之后，该相关关系在女性群体中比在男性群体中更为显著（Zhang et al.，2008）。这些发现表明，*Apo E4* 可能在加剧与人体衰老相关的大量疾病的过程中扮演着多重角色。

基于动物的大量研究已经对生活压力水平与 *Apo E* 的相互作用是如何影响糖皮质激素水平和认知能力这一问题进行了检验，然而仅有少量研究针对人体。一些人体研究发现，生活压力、*Apo E4* 与慢性皮质醇升高都具有相关关系，这可能会导致记忆丧失（Sauro et al.，2003）。另一项研究则发现，在携带 *Apo E4* 基因类型的女性照料提供者中，生活压力增加与抑郁症状显著相关；但在 *Apo E4* 非携带者中没有发现这种显著相关关系（Gallagher-

Thompson et al., 2001）。这一研究说明 *Apo E4* 携带者与非携带者对心理压力的反应是不同的。尽管这些研究表明了生活重压因子与 *Apo E4* 的交互作用影响健康可能具有理论基础，但是它们都是基于少于 100 人的小样本，也没有控制诸如社会经济和行为因素等潜在的协同作用因素。我们的前期研究旨在基于较大样本数据来研究生活重压因素和 *Apo E4* 的交互作用对老年人自评健康的影响（Zeng et al., 2011）。

我们的数据来自 2000 年实施的台湾"老龄化的社会环境和生物标记物研究"，样本规模为 1 023 人，年龄均高于 55 岁，是从《台湾健康和生活状况纵向调查》应答者中随机抽取的一个子样本（Zeng et al., 2011）。健康状况的测量指标是自评健康。*Apo E4* 基于显性模型被划分为二元变量。生活重压测量指标包括六名以上成员共同居住在拥挤的家庭、家庭月生活消费支出难以为继（经济困难）、1999 年地震中房屋受损、1948~1949 年被迫从大陆移居台湾。分析中控制变量包括年龄、性别、婚姻状况、城市或者农村居民、受教育程度和职业等社会人口因素以及饮食、喝酒、抽烟、锻炼等健康行为。我们使用的分析方法是多元随机效应 logistic 模型。同时我们还通过检验 *Apo E4* 与生活压力之间是否因相关关系而产生协同效应，发现二者之间不存在协同效应。

我们的分析结果表明，在控制人口、社会经济和行为因素之后，携带 *Apo E4* 基因类型与 1948~1949 年被迫从大陆移居台湾的交互项（风险比=3.73；*p*=0.014）、与地震中房屋损坏的交互项（风险比=3.45；*p*=0.018）、与居住在拥挤家庭的交互项（风险比=3.08；*p*=0.009）、与经济困难的交互项（风险比=2.57；*p*=0.011）对自评健康均有显著的影响。我们的卡方统计检验排除了携带 *Apo E4* 基因类型与这四个社会环境因素之间存在相关性的可能性。也就是说，上述携带 *Apo E4* 基因类型分别与这四个社会环境因素交互项的估计值代表的是真正的遗传与社会环境交互作用影响。

我们的分析进一步表明，在 *Apo E4* 携带者中，大陆移居台湾、1999 年地震中房屋受损、居住在拥挤家庭和家庭经济困难导致自评健康差的概率分别增高 478%、483%、531% 和 347%。然而，在 *Apo E4* 非携带者中，类似的经历这四个生活重压的经历却导致自评健康差的概率分别增高 55%、69%、105% 和 74%。简而言之，我们的研究发现相对于 *Apo E4* 非携带者，在 *Apo E4*

携带者中，生活重压事件对自评健康的不利影响强得多。

18.4　结　　语

本章通过文献综述、国际相关研究新进展的回顾，以及我们团队三个相关前期研究案例概述，论证了深入研究环境和遗传因素交互作用对老龄健康的影响及其机制的重大科学和实践意义。虽然我们的论证和前期研究只是探索性的，但如果能得到今后更多后续研究证实，则这些科学研究具有重要的实践价值：未来在制订健康干预方案时，如果在尊重和保护个人隐私前提下，能充分考虑个体的基因类型特征，特别是考虑环境因素与个体特定基因类型的交互作用，则有可能大大提高老龄健康干预方案实施效益和降低实施成本。例如，我们的前期实证分析结果表明，FOXO 基因类型与高龄老人喝茶的交互作用显著影响老龄健康，携带这些基因类型的高龄老人喝茶对认知功能障碍降低的健康改善作用比不携带这些基因类型者显著要大。也就是说，某种特定的营养干预（如饮茶）对健康的改善作用大小可能与个体的基因类型密切相关。如果这一探索性前期研究发现能够被其他关于人类群体的研究验证，那么老年医护专家或许可以据此建议携带 FOXO 相关基因类型的老人长期多喝茶，从而有助于防止认知功能障碍。与此同时，对于 FOXO 基因非携带者而言，多喝茶的建议也许不适用，也许可以转而建议他们多饮用其他被科学研究证明有助于改善他们健康的饮料。我们还发现，经常锻炼与参加社会休闲活动在携带 ADRB2 基因的人群中对老年健康的正面影响，比在不携带 ADRB2 基因类型人群中的影响显著大得多。生活重压在携带 Apo E4 基因类型的人群中对老龄健康的负面影响比在不携带 Apo E4 基因类型人群中的影响要大得多。这些发现对公共卫生政策而言可能具有重要的启示：对于 ADRB2 基因类型携带者，特别鼓励他们经常参加体育锻炼和社会休闲活动，而 Apo E4 基因类型携带者尽量避免生活重压事件或者加强培训应对生活压力的技能和心理素质，从而达到有效改善老龄健康的目的。

最后，我们想强调，本章概述的我们团队的前期研究属于探索性的统计相关性实证分析，并没有探讨其背后的生物学因果机制，对其实证分析结果解释必须要谨慎；我们也期待在未来有更多的研究来复制和进一步证实这些发现。必须指出，目前国内老龄健康遗传相关研究大多数仅从遗传基因单一角度研究，关于环境和遗传因素交互作用对老龄健康影响的跨社会与自然科学研究还处于起步阶段，远远落后于国际先进水平，急需加强（曾毅，2011）。

第三部分

老龄人群的生物医学指标分析

　　中国疾病预防控制中心以施小明研究员为首的研究团队，于 2008 年开始，历时近 10 年建立了 8 个（2014 年之前为 7 个）长寿地区老年人群社会、行为、环境、躯体和认知功能、健康状况和疾病、死亡前生活质量，以及生物医学指标等变量在内的综合数据库。研究团队基于该数据库进行了一系列研究，系统描述了我国不同年龄段老年人的生物医学指标分布特征，发现了一些高龄长寿老人有别于一般中老年人并有统计意义的生物医学指标，可为公共卫生学者、临床医生开展进一步的研究或修订筛查、诊断标准提供线索。第三部分的第 19~22 章集中概述和讨论这些关于老年健康的生物医学指标分析研究成果。

第 19 章

老龄人群慢性疾病与生物医学指标状况及其影响因素研究①

19.1 引　言

目前我国老龄化形势严峻且发展迅速，老龄人群的主要健康问题是随着年龄增加，疾病和生理紊乱等风险升高，重要器官功能减退，慢性状态和慢性病患病率不断增加。慢性病是影响老年人健康、自理能力和预期寿命的最主要因素之一。研究发现，即使在我国经正式评估授牌的"中国长寿之乡"，老龄人群高血压、糖尿病、血脂异常等慢性病患病率也不低，且贫血患病率较高。近 20 年来，老龄人群中常见的慢性病患病率增加显著，大量老年人处于带病生存状态。而且，不容忽视的一个问题是，越来越多的人同时罹患多种慢性病（施小明和曾毅，2010）。本章通过流行病学调查、体格检查和实验室检测，进行老龄人群慢性病、生物医学指标及相关影响因素研究。

① 本章作者：王蛟男（中国疾病预防控制中心环境与健康相关产品安全所研究实习员）；施小明（中国疾病预防控制中心环境与健康相关产品安全所研究员）。本章受到国家自然科学基金项目资助（项目批准号：71233001，71490732，81273160）。

19.2 长寿地区老龄人群慢性病及有关健康指标研究

我们选择了山东莱州市、河南夏邑县、湖北钟祥市、湖南麻阳苗族自治县、广西永福县、广东三水区、海南澄迈县等 7 个由中国老年学学会评定的"中国长寿之乡"，作为中国老年健康调查 2009 年健康长寿地区典型调查的研究现场。当年共有 2 029 名自愿参加的调查对象，包括 40~59 岁组 469 名、60~79 岁组 436 名、80~89 岁组 346 名、90~99 岁组 380 名、100 岁及以上组398 名。

本节重点描述中国长寿地区不同性别、不同年龄组主要慢性病患病指标、体格测量指标、炎症指标、抗氧化指标、宏量和微量元素指标等。

19.2.1 身高、体重、腰围和体质指数水平

研究结果显示（表 19-1），不同性别身高、体重、体质指数（body mass index，BMI）均随年龄增加呈递减趋势，100 岁及以上年龄组最低。80~89岁、90~99 岁和 100 岁及以上组男性老人腰围较 40~59 岁组明显降低；90~99 岁和100 岁及以上组女性腰围较 40~59 岁组和 60~79 岁组明显降低。

表 19-1　身高、体重、腰围及体质指数在各年龄组间的比较

指标	年龄/岁					F值	p值
	40~59（A组）	60~79（B组）	80~89（C组）	90~99（D组）	100及以上（E组）		
男性/名	209	273	167	110	62		
身高（$x \pm s$）/厘米	167.2±6.5	164.9±6.9	163.0±8.0	160.3±8.5	160.9±10.3	18.09	<0.01
体重（$x \pm s$）/千克	64.9±10.6	59.9±10.3	53.5±9.5	51.0±9.7	48.7±12.6	57.97	<0.01
腰围（$x \pm s$）/厘米	82.2±11.5	81.9±12.8	80.8±10.3	79.2±10.9	79.4±10.3	4.61	<0.01
体质指数（$x \pm s$）/（千克/米²）	23.2±4.6	22.1±3.7	20.2±3.4	20.2±3.9	19.1±5.0	22.78	<0.01
女性/名	260	163	179	270	336		
身高（$x \pm s$）/厘米	156.9±7.2	155.1±5.9	152.1±7.4	150.2±7.6	149.3±9.0	37.63	<0.01
体重（$x \pm s$）/千克	57.9±10.8	51.9±8.7	45.3±8.8	43.1±11.1	40.7±8.8	138.32	<0.01
腰围（$x \pm s$）/厘米	80.8±11.4	81.8±12.4	78.0±11.7	75.8±10.6	76.0±21.6	7.84	<0.01
体质指数（$x \pm s$）/（千克/米²）	23.3±4.0	21.6±3.5	19.7±3.9	19.0±4.8	18.4±3.8	51.84	<0.01

资料来源：施小明等（2010）

我国长寿地区 100 岁及以上组身高男性为 160.9 厘米、女性为 149.3 厘米，分别较 40~59 岁组低 6~7 厘米；男女 100 岁及以上组体重分别为 48.7 千克和 40.7 千克，分别较 40~59 岁中年人低 16~17 千克；男女 100 岁及以上组腰围分别为 79.4 厘米和 76.0 厘米，分别较 40~59 岁中年人低 3~5 厘米。尽管体质指数难以有效判定老年人的肥胖程度，但该指标还是有一定参考价值。本章研究中，男、女 100 岁及以上组的体质指数分别为 19.1 千克/米^2 和 18.4 千克/米^2，分别较 40~59 岁组低 4~5 千克/米^2。这些数据可以作为我国高龄老人组身高、体重、腰围和体质指数的参考值，是对其他大型调查研究数据结果的重要补充。

19.2.2　高血压、糖尿病、血脂异常患病率

研究结果显示（表 19-2），在 100 岁及以上组中，男性高血压患病率为 54.8%、女性为 58.9%，男性糖尿病患病率为 12.9%、女性为 7.4%，男性血脂异常率为 38.7%、女性为 29.8%。

表 19-2　高血压、糖尿病和血脂情况在各年龄组间的比较

指标	年龄/岁					χ^2值	p值
	40~59	60~79	80~89	90~99	100及以上		
男性							
高血压	80 (38.3)	166 (60.8)	106 (63.5)	68 (61.8)	34 (54.8)	34.26	<0.01
糖尿病	22 (10.5)	34 (12.5)	15 (9.0)	20 (18.2)	8 (12.9)	5.92	0.20
高 TC	11 (5.3)	1 (0.4)	1 (0.6)	0 (0.0)	1 (1.6)	—	<0.01[1]
高 TG	47 (22.5)	65 (23.8)	36 (21.6)	7 (6.4)	4 (6.5)	23.80	<0.01
低 HDL-C	65 (31.1)	142 (52.0)	74 (44.3)	38 (34.6)	21 (33.9)	25.98	<0.01
高 LDL-C	10 (4.8)	2 (0.7)	0 (0.0)	0 (0.0)	0 (0.0)	—	<0.01[1]
血脂异常	92 (44.0)	173 (63.4)	96 (57.5)	42 (38.2)	24 (38.7)	34.29	<0.01
女性							
高血压	84 (32.3)	98 (60.1)	125 (69.8)	166 (61.5)	198 (58.9)	78.45	<0.01

续表

指标	年龄/岁					χ²值	p值
	40~59	60~79	80~89	90~99	100 及以上		
糖尿病	11 （4.2）	25 （15.3）	18 （10.1）	33 （12.2）	25 （7.4）	19.25	<0.01
高 TC	7 （2.7）	2 （1.2）	1 （0.6）	6 （2.2）	8 （2.4）	3.37	0.50
高 TG	31 （11.9）	41 （25.2）	38 （21.2）	18 （6.7）	14 （4.2）	69.09	<0.01
低 HDL-C	35 （13.5）	82 （50.3）	74 （41.3）	63 （23.3）	83 （24.7）	88.21	<0.01
高 LDL-C	2 （0.8）	1 （0.6）	3 （1.7）	6 （2.2）	6 （1.8）	—	0.58[1]
血脂异常	54 （20.8）	99 （60.7）	95 （53.1）	76 （28.2）	100 （29.8）	105.78	<0.01

1）为 Fisher-Freeman-Halton 精确检验

注：TC，即总胆固醇；TG，即甘油三酯；HDL-C，即高密度脂蛋白胆固醇；LDL-C，即低密度脂蛋白胆固醇；括号外数值为对应的人数（单位：名），括号内数值为构成比（单位：%）

资料来源：施小明等（2010）

各年龄组比较提示，无论男性或女性，高血压和血脂异常患病率均呈现随年龄增加先升高后下降的趋势，100 岁及以上组相对较低。不同性别高血压患病率均为 80~89 岁组最高，男女分别为 63.5%、69.8%；血脂异常率均为 60~79 岁组最高，男女分别为 63.4%、60.7%。100 岁及以上组糖尿病患病率在男性中低于 90~99 岁组，高于其他各年龄组，在女性中高于 40~59 岁组，而低于其他年龄组；无论男性或女性，80~89 岁组糖尿病患病率均低于 60~79 岁和 90~99 岁组（表 19-2）。

研究发现，我国长寿地区 100 岁及以上组高血压、糖尿病、血脂异常的患病水平与其他各年龄组老人相比仍相对较低，而这些疾病是冠心病、脑卒中等的重要危险因素。结果提示，100 岁及以上老人具有相对较低的慢性病发生风险，这进一步以大样本证实了 Galioto 等（2008）的研究结果。结果还显示，80~89 岁组糖尿病患病率不论男女均低于 60~79 岁和 90~99 岁组，这一现象需要进一步扩大样本进行研究。

19.2.3　血浆中宏量和微量元素、hs-CRP、MDA、SOD 水平

研究结果显示，100 岁及以上组和 90~99 岁组超敏 C 反应蛋白（hs-CRP）的阳性率不论男女均高于 40~59 岁组，且 100 岁及以上组最高。100 岁及以上组和 90~99 岁组 hs-CRP 阳性率男性高于女性，而 40~59 岁组结果相反。超氧化物歧化酶（SOD）活性不论男女均随年龄增加而升高，100 岁及以上组最高。100 岁及以上组血浆硒和铁的水平均为最高，高于 90~99 岁组和 40~59 岁组。100 岁及以上组血浆钙的水平高于 90~99 岁组，低于 40~59 岁组。100 岁及以上组血浆中镁和铜的水平高于 90~99 岁组（镁的水平在女性中不显著）。两两组间比较未发现丙二醛（MDA）、锰（男性）和锌在不同年龄组间的差异存在统计学意义，见表 19-3。

表 19-3　血浆中宏量和微量元素、hs-CRP、MDA、SOD 在各年龄组间的比较

指标	年龄/岁			χ^2 值 或 F 值	p 值
	40~59（A组）	90~99（D组）	100 及以上（E组）		
男性					
hs-CRP 阳性［例数（占该年龄组男性人数比例/%）］	8（5.5）	18（24.0）	10（31.3）	22.62	<0.01
MDA（$x\pm s$）/（微摩尔/升）	4.99±1.67	4.71±1.96	4.48±2.03	1.33	0.27
SOD（$x\pm s$）/（活力单位/毫升）	29.03±5.79	30.93±5.39	31.63±5.92	4.40	<0.05
钙（$x\pm s$）/（毫摩尔/升）	3.63±1.08	3.09±0.91	3.34±1.07	5.71	<0.01
镁（$x\pm s$）/（毫摩尔/升）	1.11±0.31	0.97±0.30	1.05±0.29	4.36	<0.05
硒（$x\pm s$）/（微摩尔/升）	1.44±0.86	1.28±0.60	1.75±0.57	3.79	<0.05
锰（$x\pm s$）/（微摩尔/升）	0.70±0.53	0.78±0.62	0.65±0.67	0.69	0.50
铁（$x\pm s$）/（微摩尔/升）	63.25±49.05	71.86±54.16	138.36±77.60	22.78	<0.01
铜（$x\pm s$）/（微摩尔/升）	23.49±12.85	17.96±7.57	22.33±6.89	5.18	<0.01
锌（$x\pm s$）/（微摩尔/升）	39.26±28.73	35.30±28.41	35.59±23.63	0.50	0.61
女性					
hs-CRP 阳性［例数（占该年龄组女性人数比例/%）］	12（9.8）	40（19.6）	49（25.1）	11.24	<0.01
MDA（$x\pm s$）/（微摩尔/升）	5.12±2.37	4.67±2.04	4.67±2.03	2.06	0.13
SOD（$x\pm s$）/（活力单位/毫升）	28.27±6.25	30.86±5.72	31.55±5.25	13.13	<0.01
钙（$x\pm s$）/（毫摩尔/升）	3.84±1.02	3.19±1.16	3.38±1.16	11.61	<0.01
镁（$x\pm s$）/（毫摩尔/升）	1.10±0.30	1.06±0.39	1.12±0.36	1.19	0.30
硒（$x\pm s$）/（微摩尔/升）	1.44±0.80	1.48±0.81	1.78±0.80	8.69	<0.01
锰（$x\pm s$）/（微摩尔/升）	0.55±0.45	0.85±0.71	0.69±0.70	7.55	<0.01
铁（$x\pm s$）/（微摩尔/升）	64.86±57.72	74.56±56.93	106.56±74.08	17.88	<0.01
铜（$x\pm s$）/（微摩尔/升）	21.52±10.63	19.60±9.57	22.99±8.71	5.68	<0.01
锌（$x\pm s$）/（微摩尔/升）	42.42±29.98	36.99±28.66	40.16±31.38	1.20	0.30

资料来源：施小明等（2010）

hs-CRP 是人体非特异性炎症反应主要的、最敏感的标志物之一。目前认为 hs-CRP 是一项慢性病独立的危险因子，hs-CRP 水平的升高与心血管危险性呈正相关，是心血管发病和死亡的危险因素。本章研究发现，90~99 岁和 100 岁及以上组男性、女性老人 hs-CRP 阳性率均高于 40~59 岁组，提示高龄老人体内炎症较为普遍。研究同时发现，在 40~59 岁组 hs-CRP 阳性率女性高于男性，而在 90~99 岁和 100 岁及以上组则为男性高于女性，提示 90 岁及以上男性老人较女性有更高的心血管病发生风险。无论男性或女性，SOD 均随年龄增加而升高。高龄老人血浆中 MDA 的水平低于 40~59 岁组，但差异无统计学意义。

我们发现，100 岁及以上组血浆中硒和铁的水平非常高，高于 90~99 岁和 40~59 岁组。研究也显示，尽管高龄老人钙丢失严重，但 100 岁及以上组血浆中钙的水平仍高于 90~99 岁组。此外，100 岁及以上组血浆中镁（男性）和铜的水平也高于 90~99 岁组。这一现象提示，高龄老人在不同年龄段的长寿机制是否存在差异？100 岁及以上组的长寿，除与机体抗氧化活性、慢性病发生风险低等有关外，是否与营养元素更有关系，值得深入研究。研究未发现血浆中锰（男性）和锌的水平在不同年龄组的差异存在统计学意义。

19.3　老年人慢性病患病的影响因素

在 60~79 岁较低龄老人中，女性高血压患病风险高于男性，肥胖和超重者高血压患病风险高于体质指数正常者，鸡蛋的摄入增加比摄入量少的高血压患病风险高，饮白酒者的高血压患病风险高于不饮酒者，经常感觉孤独的老年人高血压患病风险高于很少孤独者；在 80~99 岁高龄老人中，居住在城市的高血压患病风险高于农村，肥胖和超重者高血压患病风险高于体质指数正常者，很少吃鱼者高血压患病风险高于经常吃鱼者；在百岁老人中，居住在城市的高血压患病风险高于农村，既往职业务农者高血压患病风险高于非农者（张慧芳等，2012）。不同年龄段老年人高血压影响因素的 logistic 分析见表 19-4。

表 19-4　不同年龄段老年人高血压影响因素的 logistic 分析

因素	β	标准差	Wald χ² 值	p 值	风险比	95%置信区间
			低龄老人（60~79 岁）			
性别（对照组=男）						
女	0.17	0.08	5.03	0.025	1.16	1.02~1.37
体质指数（对照组=正常）						
超重	0.73	0.08	80.17	0.000	2.07	1.77~2.42
肥胖	0.82	0.15	32.08	0.000	2.26	1.71~3.02
鸡蛋（对照组=经常吃）						
有时吃	−0.15	0.07	4.53	0.041	0.88	0.78~0.97
饮酒类型（对照组=不饮酒）						
白酒	0.55	0.15	13.54	0.000	1.77	1.29~2.30
孤独（对照组=经常有）						
较少有	−0.40	0.13	9.53	0.000	0.67	0.52~0.86
			高龄老人（80~99 岁）			
居住地（对照组=农村）						
城市	0.14	0.06	4.84	0.028	1.15	1.02~1.30
体质指数（对照组=正常）						
超重	0.51	0.08	41.11	0.000	1.66	1.42~1.93
肥胖	0.72	0.17	18.53	0.000	2.05	1.48~2.84
鱼类（对照组=经常吃）						
有时吃	0.12	0.05	6.09	0.014	1.129	1.03~1.24
饮酒类型（对照组=不饮酒）						
白酒	0.27	0.10	7.86	0.005	1.306	1.09~1.57
			百岁老人（100 岁及以上）			
居住地（对照组=农村）						
城市	0.24	0.10	5.71	0.017	1.26	1.04~1.53
既往职业（对照组=非农）						
务农	0.38	0.13	8.38	0.000	1.46	1.13~1.88

资料来源：张慧芳等（2012）

本章通过拟合 3 个模型以分析糖尿病与 hs-CRP 的关系（表 19-5）。在未调整任何混杂因素时，hs-CRP 与糖尿病具有显著的正向关系（p=0.04），风险比（95%置信区间）为 1.77（1.02~3.09）。模型 1 的结果表明，在调整年龄、性别、民族、教育程度和婚姻状况后，hs-CRP 与糖尿病有显著关系（p=0.03），风险比（95%置信区间）为 1.86（1.05~3.27）。模型 2 进一步调整吸烟、饮酒、身体活动和腹型肥胖后，hs-CRP 与糖尿病的关系与模型 1 相比变化不大。模型 3 进一步调整 TC、TG 和高血压后，hs-CRP 与糖尿病的关系更加显著（*p*=0.02），风险比（95%置信区间）值为 1.94（1.08~3.48）。本章还发现，TG 会显著提高糖尿病的患病风险（*p*<0.05），风险比（95%置信区间）值为 1.72（1.03~2.88），而其他传统危险因素对高龄老人糖尿病的患病情况则无显著影响（*p*>0.05）（殷召雪等，2012a）。hs-CRP 水平升高与糖尿病关系的 logistic 回归模型结果见表 19-5。

表 19-5　hs-CRP 水平升高与糖尿病关系的 logistic 回归模型结果

模型	hs-CRP 升高				
	β	标准差	Wald χ^2 值	风险比（95%置信区间）	*p* 值
未调整	0.57	0.28	4.09	1.77（1.02~3.09）	0.04
模型 1	0.62	0.29	4.56	1.86（1.05~3.27）	0.03
模型 2	0.60	0.29	4.21	1.82（1.03~3.24）	0.03
模型 3	0.66	0.30	4.97	1.94（1.08~3.48）	0.02

注：模型 1：调整年龄、性别、民族、教育程度、婚姻状况；模型 2：模型 1+吸烟、饮酒、身体活动、腹型肥胖；模型 3：模型 2+TC、TG、高血压。以 hs-CRP 正常组（75%的人低于 4.52 毫克/升）为参照

资料来源：殷召雪等（2012a）

研究还发现，城市老年人房颤发生率随着年龄的增加而增加，而在农村，老年女性房颤发生率较高（Chei et al.，2015）；长寿地区血肌酐正常的中老年人中，早期功能损害的患病率很高，血尿酸水平和早期肾功能损害独立相关（徐建伟等，2012）；我国长寿地区百岁老人慢性肾脏病患病率为 50.41%（徐建伟等，2011a）；与未患慢性肾疾病的高龄老年人相比，患有慢性肾疾病的高龄老人的死亡风险会增加 55%，风险比为 1.55（1.28~1.89）。高水平的血肌酐对高龄老人的死亡风险的风险比为 1.76（1.43~2.17）。我国长寿地区中老龄人群中 90 岁及以上高龄老人的高尿酸血症患病率较高，提示对于老年高尿酸血症患者的治疗应采取综合防治的措施（徐建伟等，2011b）；长寿地区中老龄人群传统心血管疾病危险因素随肾小球滤过率（estimated glomerular filtration rate，eGFR）水平下降检出率增高，年龄增加、女性、高血压、高浓度 TG 是慢性肾脏病的危险因素（徐建伟等，2011c）。

在中年人群中，HDL-C 的浓度可以预测 hs-CRP 的升高；在长寿地区的老人中，TG 的升高、HDL-C 及空腹血糖降低预测 hs-CRP 的升高（Zhai et al., 2012）；长寿地区老龄人群血尿酸水平和 TG 呈正相关，在血尿酸值第 2~4 分位层时患高 TG 血症的风险比值分别为 1.900（$p=0.133$）、2.786（$p=0.021$）、4.035（$p<0.000\,1$）（徐建伟等，2011d）。同时，长寿地区老年人 SOD、MDA、hs-CRP 与糖尿病、高血压的发生密切相关，是临床上反映人体内氧化应激程度可靠的指标（白雪梅等，2016）。

19.4　老年人膳食营养与健康的关系

研究发现，经常摄入水果、奶类、豆类、肉类、蛋类和鱼类食物，坚持食物多样，具有较低的吸烟率、较低的舒张压和较优的血脂谱是百岁老人的重要特点（殷召雪等，2012b）；我国长寿地区高年龄组老年人的贫血患病情况严重，多摄入豆类食物，保证良好的营养状况对于预防贫血有利（翟屹等，2010）；我国长寿地区 90 岁及以上老人血浆 SOD 水平较高，MDA 水平较低。SOD 水平的影响因素包括民族、蛋类摄入情况、肉类摄入情况和血浆硒的水平；影响 MDA 水平的因素有民族、奶类摄入情况、体力活动情况和血浆 TG 水平（殷召雪等，2010）。长寿地区高龄老人血浆中硒、锰、铁、铜、锌微量元素含量水平较高，血浆中硒、铁、铜含量随年龄增长而增加（徐建伟等，2010）；100 岁及以上组较其他年龄组具有相对较低的慢性病发生风险和较高的抗氧化机能，较 90~99 岁组血浆中有较高含量的营养元素，但体内炎症较为普遍（施小明等，2010）。通过一系列研究，还发现了高龄人群营养水平与抗氧化水平、炎症、贫血、血压、血脂等健康指标的关系，揭示了有别于普通人群的特征，为制定我国高龄人群膳食营养预防慢性病提供了科学依据。

19.5　老年人日常活动功能的影响因素

研究发现，在中国长寿地区老人中，身高、体质指数和腰围与丧失日常生活自理能力相关联，但是在不同的性别上有差异（Yin et al., 2014）。年龄增加、汉族、缺乏身体活动、腹型肥胖、认知受损、脑血管疾病是日常生活自理能力受损的危险因素，在婚、独居、休闲活动、较高的舒张压和 TG 水平是日常生活自理能力受损的保护因素。日常活动功能（以 ADL 和 IADL计）受损的影响因素分析见表 19-6（殷召雪等，2012c）。老年人 hs-CRP 水平与 ADL 相关，hs-CRP 水平升高者 ADL 受损风险较高，65~99 岁组随着年龄增大，hs-CRP 升高率增大，百岁老人中 hs-CRP 升高率与 90~99 岁组相比反而降低，详见表 19-7。结果显示，年龄每增加 1 岁，ADL 受损的风险增加1.08 倍。老年人中 hs-CRP 升高、汉族、患脑卒中者 ADL 受损风险较高，但参加休闲活动者 ADL 受损风险较低，见表 19-8（罗杰斯等，2016）。

表 19-6　ADL、IADL 受损的影响因素分析

变量	β	标准差	Wald χ^2 值	p 值	风险比（95%置信区间）
ADL 受损					
年龄/岁	0.82	0.14	32.49	<0.000 1	5.10（2.78~9.37）
汉族	0.82	0.24	12.12	0.000 5	5.39（2.08~13.91）
在婚	−0.36	0.16	4.95	0.03	0.48（0.25~0.91）
独居	−0.69	0.17	16.20	<0.000 1	0.25（0.13~0.49）
缺乏身体活动	0.35	0.10	11.62	0.000 7	2.01（1.34~2.98）
休闲活动	−0.74	0.11	51.09	<0.000 1	0.23（0.15~0.34）
腹型肥胖	0.43	0.10	16.95	<0.000 1	2.34（1.56~3.52）
舒张压	−0.02	0.007	11.70	0.000 6	0.98（0.96~0.99）
TG	−0.32	0.16	4.03	0.04	0.72（0.54~0.99）
认知受损	0.38	0.14	7.77	0.005	2.16（1.26~3.70）
脑血管疾病	0.62	0.23	7.27	0.007	3.46（1.40~8.52）
IADL 受损					
年龄/岁	0.48	0.20	5.91	0.015	3.08（1.67~5.68）
女性	0.29	0.12	5.74	0.016	1.79（1.11~2.89）
汉族	0.31	0.13	5.68	0.017	1.86（1.12~3.11）
经济状况自评较好	−0.39	0.14	7.89	0.005	0.46（0.27~0.79）
休闲活动	−0.82	0.27	9.49	0.002	0.19（0.07~0.55）
TC	0.17	0.08	4.57	0.033	1.19（1.02~1.39）
认知受损	0.57	0.12	21.9	<0.000 1	3.11（1.93~5.00）

资料来源：殷召雪等（2012c）

表 19-7　不同年龄组调查对象 ADL 正常组与受损组间 hs-CRP 升高率的比较

年龄/岁	ADL 正常组（N=1 674）		ADL 受损组（N=553）		χ^2 值	p 值
	N	hs-CRP 升高率/%	N	hs-CRP 升高率/%		
≥65	214	12.8	125	22.6	31.06	<0.001
65~79	70	10.5	7	15.2	1.01	0.314
80~89	60	12.9	15	17.2	1.19	0.275
90~99	55	17.3	43	26.7	5.82	0.016
>100	29	13.1	60	18.5	7.97	0.005

资料来源：殷召雪等（2012c）

表 19-8　影响 ADL 受损的多因素条件 logistic 回归模型分析结果

变量	β	标准差	Wald χ^2 值	p 值	风险比（95%置信区间）
年龄/岁	0.08	0.01	103.07	<0.001	1.08（1.07~1.01）
hs-CRP 水平（参照组=不升高）					
升高	0.35	0.16	4.74	0.029	1.42（1.04~1.94）
性别（参照组=女）					
男	−0.14	0.17	0.72	0.396	0.87（0.63~1.20）
婚姻状况（参照组=已婚）					
未婚	0.13	0.18	0.49	0.486	1.14（0.79~1.62）
教育程度（参照组=非文盲）					
文盲	−0.31	0.18	3.03	0.082	0.73（0.52~1.04）
民族（参照组=少数民族）					
汉族	0.63	0.26	6.00	0.014	1.87（1.13~3.08）
吸烟（参照组=否）					
是	−0.25	0.23	1.21	0.272	0.78（0.50~1.22）
饮酒（参照组=否）					
是	0.14	0.20	0.47	0.491	1.15（0.77~1.72）
TG 水平（参照组=不升高）					
升高	−0.54	0.45	1.45	0.229	0.59（0.24~1.40）
腹型肥胖（参照组=否）					
是	−0.03	0.14	0.04	0.839	0.97（0.74~1.27）
身体活动（参照组=否）					
是	−0.16	0.21	0.59	0.443	0.85（0.57~1.28）
休闲活动（参照组=否）					
是	−1.24	0.14	82.60	<0.001	0.29（0.22~0.38）
脑卒中（参照组=否）					
是	1.04	0.21	24.81	<0.001	2.81（1.87~4.23）

资料来源：罗杰斯等（2016）

　　我们的研究发现，经常摄入水果、奶类、豆类、肉类、蛋类和鱼类食物，坚持食物多样，具有较低的吸烟率、较低的舒张压和较优的血脂谱是百岁老人的重要特点（殷召雪等，2012b）。同时，老年人的睡眠时间适当延长有益长寿，睡眠时间与百岁老人的睡眠质量有明显的关系（石文惠等，2013）。

19.6　结　　语

　　本章重点探索了我国长寿地区不同性别及不同年龄组主要慢性病患病指标、体格测量指标、炎症指标、抗氧化指标、宏量和微量元素指标等的情况以及高龄老人高血压、糖尿病、血脂异常等慢性病患病的影响因素。通过找到老年人群慢性病和相关生物医学指标的影响因素，为实施适当的干预措施提供科学依据，对我国人口健康老龄化做出积极贡献。

第 20 章

老龄人群认知功能障碍及其生物医学指标研究①

20.1 引 言

认知是人类心理活动的一种，是指个体认识和理解事物的心理过程。认知功能由多个认知域组成，包括记忆、计算、时空间定向、结构能力、执行能力、语言理解和表达及应用等方面。认知功能障碍泛指各种原因导致的各种程度的认知功能损害，从轻度认知功能损害到阿尔茨海默病。认知功能障碍又称为认知功能衰退、认知功能缺损或认知残疾。研究表明，个体在 65 岁以后，认知功能受损发生风险显著增加，如不注意预防和干预，可能会发展为认知严重受损，也就是我们常说的痴呆。痴呆可以分为多种类型，包括阿尔茨海默病和血管性痴呆等，其中阿尔茨海默病是痴呆的主要类型。

目前在国内外老龄人群认知功能障碍及阿尔茨海默病的问题引起越来越多的关注。2010 年，在全球范围内 60 岁及以上老人阿尔茨海默病患病率为 5%~7%，3 560 万老人患有阿尔茨海默病，且每 20 年将翻一番，其中约四分之

① 本章作者：殷召雪（中国疾病预防控制中心副研究员）；吕跃斌（中国疾病预防控制中心环境与健康相关产品安全所研究实习员）；施小明（中国疾病预防控制中心环境与健康相关产品安全所研究员）。本章受到国家自然科学基金项目资助（项目批准号：71233001，71490732，81273160）。

一在中国（Prince et al., 2013）。2012 年，世界卫生组织与国际阿尔茨海默病协会联合发布题为"痴呆：一个公共卫生重点"的报告，目的在于提高意识，把痴呆作为公共卫生的一个优先领域，推进世界各国开展行动。2015 年 3 月，世界卫生组织召开了首届部长级抗痴呆症全球行动论坛，论坛的目的在于提高各国对老年认知障碍带来的社会经济负担认识，呼吁各国共同把防控老年认知障碍放到全国公共卫生日程上。在我国老龄人群中，痴呆和轻度认知功能受损的患病率已经分别达到 5.1%和 20.8%，提示我国目前约有 590 万的痴呆老人和 2 390 万轻度认知功能受损的老人。痴呆或者认知功能障碍是引起生活自理能力受损和住院的主要原因，但国内外尚缺乏有效治疗手段。随着人口老龄化和预期寿命的延长，老年认知功能障碍的问题日益突出，应识别相应的危险因素，采用有效的干预措施，控制认知功能障碍在我国老龄人群中的流行。

我国认知功能障碍研究起步较晚，近 10 年来在诸多科研院所、大学及临床医院研究人员的共同努力下，老龄人群认知功能障碍的流行病学、临床诊治和基础研究取得了显著成绩，其中颇具代表性的是北京大学曾毅教授等和中国疾病预防控制中心的施小明研究员等组成的跨学科团队共同组织开展的中国老年健康调查，对我国老年人群（尤其是高龄老人）认知功能障碍的流行病学及相关生物医学危险因素进行了深入而广泛的研究。

20.2　老龄人群认知功能障碍流行情况

顾大男和仇莉（2003）利用 1998~2002 年中国老年健康调查三次跟踪调查数据揭示了我国高龄人群认知功能障碍的特征，80~89 岁年龄组认知功能障碍率为 20.74%，90~99 岁年龄组认知功能障碍率为 44.33%，100 岁及以上年龄组认知功能障碍率为 74.96%。

本书第 4 章利用 1998~2008 年中国老年健康调查数据对我国高龄老人认知功能 10 年间变化进行的分析表明，80~89 岁老人认知功能指数均值从 1998 年的 24.82 下降到 2008 年的 22.87，90~99 岁老人认知功能指数均值从 1998 年的 20.62 下降到 2008 年的 17.41，100~105 岁老人认知功能指数均值从 1998 年的 14.63 下降到 2008 年的 11.63。我国高龄老人 2008 年认知功能平均水平比 10 年前显著降低，每年平均降低 0.7%~2.2%，相比男性高龄老人，女性认知功能更差一些。

20.3 认知功能障碍的生物医学指标

20.3.1 糖尿病、血糖与老年认知功能障碍

国家卫生计生委疾病预防控制局（2015）发布的《中国居民营养与慢性病状况报告（2015 年）》显示，我国成人糖尿病患病率为 9.7%，患病率随年龄的增加而增加，70 岁及以上老龄人群糖尿病患病率为 20.5%。现有研究表明，糖尿病与认知功能障碍密切相关，为痴呆发生的重要危险因素。Cheng 等（2012）开展的一项元分析显示，糖尿病患者发生血管性痴呆的风险是非糖尿病人的 2.50 倍，发生阿尔茨海默病的风险是非糖尿病人的 1.46 倍；Yin 等（2016）在一项中国农村地区的研究中也证实糖尿病人比非糖尿病人发生认知功能障碍的风险高 75%，这表明糖尿病的预防和控制对于降低认知功能障碍风险具有重要意义。对于糖尿病导致认知功能障碍的机制目前有多种解释，如血脑屏障变化、血糖升高、炎症机制、胰岛素抵抗与小血管和大血管疾病（Umegaki，2014）。

20.3.2 慢性肾疾病与老年认知功能障碍

慢性肾疾病在老龄人群中越来越普遍，越来越多的研究表明慢性肾疾病患者认知功能障碍和痴呆的发生风险显著升高。目前判断慢性肾疾病的主要指标为肾小球滤过率水平，评估肾小球滤过率常用两种方法，一种是利用血肌酐水平来评价，另外一种是基于胱抑素 C（cystatin C）的滤过率来评价。研究发现，相比于用血肌酐评估肾小球滤过率，用胱抑素 C 评估肾小球滤过率更能反映肾功能受损程度，特别是早期肾功能降低敏感性较高。研究表明，较高水平的胱抑素 C 或者较低的肾小球滤过率与认知功能较差有关（Yaffe et al.，2014）。Yin 等（2016）利用胱抑素 C 滤过率评价肾功能发现中国农村某社区老人肾功能水平与 MMSE 评分之间具有显著的正向关系，

肾功能水平越低，MMSE 评分越低，而且二者关系具有显著的线性趋势（p=0.04）。肾功能受损引起认知功能障碍可能与脑血管的亚临床损伤、尿毒素的直接损伤有关。此外，有研究认为慢性肾疾病还可以通过其他机制加速认知功能障碍的发生，如贫血、氧化应激或炎症（Vianna et al.，2011）。

20.3.3　糖尿病和慢性肾疾病的交互作用与老年认知功能障碍

Yin 等（2016）利用"孔子故里衰老研究"（Confucius Hometown Aging Project，CHAP）项目数据对此进行了研究，研究发现糖尿病和慢性肾疾病对认知功能表现出了显著的交互作用（p=0.02），进一步分析发现与那些既没有糖尿病也没有慢性肾疾病的老人相比，同时患有这两种疾病的老人认知功能受损的风险升高了 3.23 倍，反映出糖尿病与认知功能的关系在一定程度上可能依赖于肾功能。研究提示可能仅在肾功能受损的情况下，糖尿病与认知功能才可能具有显著的关联，这同时也意味着肾功能受损或慢性肾疾病可能是糖尿病患者发生认知功能障碍或痴呆的关键的病理生理基础。

糖尿病和慢性肾疾病对于认知功能障碍交互作用的生物学机制尚不完全清楚，但有几个方面可能与此相关。首先，糖尿病和肾功能受损具有共同的导致认知功能障碍的作用通路，如炎症、外周血管疾病和心血管疾病。另外，同时患有糖尿病和肾功能受损可能意味着大脑的小血管疾病负担的增大，从而增加认知功能障碍的风险。此外，通过贫血、炎症或应激等因素，慢性肾疾病可能会加速糖尿病病人的认知功能障碍的进展。

20.3.4　血脂与老年认知功能障碍

血脂主要包括四项指标，包括 TC、TG、HDL-C 和 LDL-C。目前已有一些认知功能障碍与血脂水平的关系研究，包括横断面研究和前瞻性研究，但这些研究的结论很不一致。

对于 TG 与认知功能的关系，国内外相关研究较少。一般认为 TG 升高会导致肥胖、心脑血管疾病等慢性病的发生以及机体炎症水平的升高，进而对认知功能产生不利影响，但 TG 对于认知功能的影响尚无定论。有研究发现在血管性痴呆或者阿尔茨海默病患者中 TG 水平较低，有些研究发现 TG 与认知功能并无关联，但也有研究认为 TG 水平越高，认知功能越好，这些研究结论的差异可能由多方面因素引起，如研究对象性别、年龄、民族及研究设计等。Yin 等（2012）利用中国老年健康调查数据针对 80 岁及以上高龄老人研究了 TG 水平与认知功能的关系，发现正常范围水平内的 TG 与认知功能障碍的风险呈负相关。如表 20-1 所示，相比 TG 最低四分位数组，最高四分位数组的老人发生认知功能障碍的风险显著较低，风险比值为 0.52（95%置信区间：0.33~0.84）。作者在研究中认为过低和过高水平的 TG 均可能会引起认知功能障碍，而正常范围内较高水平的 TG 对认知功能有益，正常范围内水平越高，高龄老人的认知功能越好。分子生物学研究成果揭示，TG 能够促进血脑屏障转运胰岛素，而胰岛素是对认知功能有积极作用的外源肽，因此 TG 能够促进认知功能的改善。空腹 TG 是以极低密度脂蛋白（VLDL）的形式存在，在肝脏中利用脂肪酸合成的，所以正常范围高水平的 TG 意味着循环中脂肪酸非常丰富，而脂肪酸也是脑部细胞组成的关键成分，对大脑功能具有重要意义。血浆 TG 可能反映机体营养水平，正常范围内较高水平的 TG 可能表明机体营养素非常充足。

表 20-1　TG 水平与认知功能障碍的关系

项目	最低四分位	第 2 四分位	第 3 四分位	最高四分位
未调整	1	1.44（0.98~2.11）	1.35（0.92~1.99）	0.92（0.62~1.36）
调整后	1	1.25（0.79~1.98）	1.07（0.66~1.72）	0.52（0.33~0.84）[**]

[**] $p < 0.01$

注：括号中为 95%置信区间

资料来源：Yin 等（2012）

Lv 等（2016）利用 2011~2012 年中国老年健康调查进一步研究发现，以 65 岁及以上老人作为研究对象，老年人 MMSE 评分随着 TC、TG、LDL-C 和 HDL-C 的升高而提高。在多水平 logistic 模型中调整混杂因素后，TC、TG、LDL-C 每升高 1 毫摩尔/升老年人发生认知功能障碍风险会降低的风险比值分别为 0.75（0.66~0.85）、0.80（0.65~1.00）和 0.75（0.65~0.87）。将 TC、HDL-C、LDL-C 水平三分位之后，与最低三分位数相比，最高三分位数 TC、LDL-C 和 HDL-C 水平的认知功能障碍的风险显著降低，风险比值分别为 0.73（0.62~0.84）、0.81（0.70~0.94）和 0.81（0.70~0.94）。但经进一步的年龄组分析之后，发现除了 LDL-C 之外这种关系仅在 80 岁及以上的高龄老人中存在（表 20-2）。

表 20-2 不同性别、年龄血脂水平与认知受损的关系

血脂	性别		年龄组	
	男	女	低龄老人	高龄老人
TC	0.74（0.60~0.93）**	0.76（0.65~0.88）**	0.77（0.55~1.10）	0.75（0.66~0.86）**
TG	0.84（0.6~1.26）	0.79（0.61~1.02）	1.14（0.77~1.67）	0.72（0.55~0.92）*
LDL-C	0.69（0.53~0.91）**	0.77（0.65~0.92）**	0.66（0.44~0.99）*	0.76（0.65~0.89）**
HDL-C	0.84（0.47~1.48）	0.67（0.45~1.00）*	1.04（0.45~2.40）	0.69（0.49~0.99）*

$*p<0.05$，$**p<0.01$
注：括号中为 95%置信区间
资料来源：Lv 等（2016）

综上，在我国长寿地区，血脂保持在正常范围内相对高水平的老年人发生认知功能障碍的风险相对较低。在不同的年龄组中，血脂对老年人认知功能的保护作用在高龄老人中较为显著；在不同的性别间，这一保护作用并不存在差异。提示在以后的临床实践中，低血脂水平可能作为老年人认知功能障碍风险的临床生化标志物。对于本章研究中发现的血脂与认知功能关系间的年龄差异有待前瞻性队列研究的进一步验证。

20.3.5 白蛋白与老年认知功能障碍

白蛋白为营养状况指标，很少有研究关注白蛋白与阿尔茨海默病之间的关系。近年来分子生物学研究发现，血浆白蛋白能够与 β-淀粉样蛋白相结合，是清除 β-淀粉样蛋白的重要调节因素。同时，白蛋白还是人类血浆中最丰富的蛋白，是人体非常重要的抗氧化剂，参与机体抗氧化系统，而氧化应激是机体认知功能受损的重要机制（Revel et al.，2015）。血浆白蛋白在阿尔茨海默病及认知功能障碍发生发展过程中的作用逐渐引起研究人员的注意，不过国内外相关人群流行病学研究比较少。殷召雪等（2016）利用 2011 年中国老年健康调查数据，探索了血浆白蛋白水平与老年人认知功能的关系。我们利用广义线性模型，在调整年龄、性别、教育年限、婚姻状况、吸烟、饮

酒、锻炼身体、心理韧性、脑卒中史、糖尿病、TG、TC、肾功能受损等协变量的影响后，发现随着白蛋白水平的升高，调整后的认知功能评分也在显著升高，从最低水平的 23.22 分升高到最高水平的 25.07 分，而且这种变化还具有线性趋势（$p<0.001$）。通过 logistic 回归分析发现，较高的白蛋白水平与认知功能障碍风险降低显著相关（$p<0.01$），相对于最低四分位数组，白蛋白第 2、3 四分位数组和最高四分位数组的认知功能障碍风险分别降低了36%、40%和57%，且具有线性趋势（$p<0.001$）（表 20-3）。

表 20-3　logistic 回归模型中血浆白蛋白水平与认知功能障碍的关系

变量	β	标准差	Wald χ^2 值	p 值	风险比（95%置信区间）
年龄	0.10	0.01	133.16	<0.001	1.10（1.09,1.12）
婚姻状况（不在婚=对照）	−0.28	0.10	7.60	0.006	0.57（0.39,0.85）
心理韧性（低水平=对照）	−0.47	0.08	36.49	<0.001	0.39（0.28,0.53）
脑卒中史（无脑卒中史=对照）	0.37	0.12	9.35	0.002	2.10（1.31,3.38）
TG	−0.05	0.14	0.11	0.74	0.95（0.72,1.26）
TC	−0.03	0.08	0.12	0.73	0.97（0.83,1.14）
白蛋白水平（最低四分位数组=对照）					
较低	−0.45	0.18	6.17	<0.01	0.64（0.45,0.91）
较高	−0.52	0.21	6.34	<0.01	0.60（0.40,0.89）
最高	−0.83	0.24	12.30	<0.001	0.43（0.27,0.69）
线性趋势（p）					<0.001

资料来源：殷召雪等（2016）

这一现象可能与以下几方面因素有关：首先，血浆白蛋白是清除 β-淀粉样蛋白的重要调节因素（Stanyon and Viles，2012）。β-淀粉样蛋白是老年认知障碍发生发展的关键因素，存在于血液和脑脊液中，能够穿过血脑屏障，在血浆和脑脊液之间保持动态平衡，脑脊液中白蛋白水平较低，血浆白蛋白能够与血浆中 90%~95%的 β-淀粉样蛋白相结合。若血浆白蛋白浓度降低，较少与 β-淀粉样蛋白相结合，导致血液 β-淀粉样蛋白水平升高，进而导致脑脊液中 β-淀粉样蛋白水平升高，同时血浆白蛋白水平降低还会引起淀粉样蛋白纤维的生成增多，从而导致认知功能障碍的风险升高。目前有学者认为通过血浆透析置换白蛋白可能是治疗轻度阿尔茨海默病的非常有前景的策略（Boada et al.，2009）。其次，白蛋白还是一种重要的抗氧化剂，其特有的化学结构使白蛋白能够清除自由基，氧化自身从而保护细胞膜及 DNA 等重要的细胞结构，降低氧化应激水平，从而保护认知功能。此外，血浆白蛋白还可能是影响认知功能的间接指标，白蛋白水平可能反映了机体的营养状况和慢性炎症水平。多种营养素，如不饱和脂肪酸、抗氧化维生素等均对认知功能有保护作用，若机体营养状况不好认知功能也会受到影响。

20.3.6　氧化应激指标与老年认知功能障碍

脑部氧化和抗氧化处于平衡状态对维持正常的认知功能具有重要意义，认知功能障碍或患有阿尔茨海默病与机体的氧化应激密切相关。作为氧化与抗氧化水平的重要标志物，SOD 和 MDA 与认知功能关系逐渐成为研究热点。洪文钊和殷召雪（2012）利用中国老年健康调查数据研究了高龄老人抗氧化指标与认知功能的关系。研究发现，按照 SOD 和 MDA 水平的四分位数分成四组，与最低水平组比较，SOD 最高水平组认知功能障碍的风险显著较高，风险比值为 3.96（1.66~9.45）。多元线性回归结果也显示，SOD 水平与认知功能评分之间显著相关（$p<0.05$），MDA 与认知功能评分之间无显著相关性（$p>0.05$）（表 20-4）。临床研究发现认知功能障碍或患有阿尔茨海默病的老人体内血浆或红细胞 SOD 活性显著升高（Delustig et al.，1993）。一些研究认为，在高龄老人中 SOD 活性可能是代偿性的升高，这种升高可能反映了机体氧化应激水平加强，进而诱导抗氧化酶（如 SOD）的水平升高。高龄老人机体自由基水平很高（Mecocci et al.，2000），为尽可能使活性氧维持在正常水平，抗氧化剂将会被大量消耗，由于年龄、民族、膳食、行为以及机体消化、吸收和贮存抗氧化剂能力等因素的差异，有些高龄老人氧化应激水平进一步升高，高水平的氧自由基对机体酶抗氧化剂（如 SOD）的水平和活性具有诱导作用，从而这些高龄老人 SOD 活性便会适应性、代偿性地升高（洪文钊和殷召雪，2012）。与此同时，在脑部氧化应激水平加强时，过多的氧自由基会造成脑部细胞受损，正常的认知功能也会受到损害（Aksenow et al.，1998）。也就是说，氧化应激水平加强一方面会引起认知受损，另一方面还可能引起 SOD 活性代偿性升高。

表 20-4　SOD 和 MDA 不同水平与认知受损的关系的 logistic 回归模型结果

项目	最低四分位	第 2 四分位	第 3 四分位	最高四分位
		SOD		
调整前	1	2.08（1.17~3.71）	3.42（1.82~6.40）	7.08（3.32~15.08）
调整后	1	1.41（0.69~2.89）	2.39（1.11~5.14）	3.96（1.66~9.45）
		MDA		
调整前	1	0.60（0.30~1.23）	0.37（0.18~0.72）	0.42（0.21~0.84）
调整后	1	0.75（0.33~1.73）	0.58（0.25~1.35）	0.61（0.26~1.41）

注：控制变量为年龄、性别、民族、教育程度、吸烟、休闲活动、TC、HDL-C、高血压、尿酸水平；括号中为 95% 置信区间

资料来源：洪文钊和殷召雪（2012）

MDA 是脂质过氧化的终产物，是反映自由基损伤应用最为广泛的方法。多项研究均未发现 MDA 与认知受损有显著关系（洪文钊和殷召雪，2012），这些研究在阿尔茨海默病患者中均未发现 MDA 升高。但也有研究发现阿尔茨海默病患者体内 MDA 水平升高。结果的不一致可能是因为 MDA 的测定以硫代巴比妥酸反应物质（TBARS）为测定标志物，而 TBARS 是非特异的，除了 MDA 外，硫代巴比妥酸还可与其他成分反应从而造成虚假值。结果的差异还可能与研究对象的 *Apo E* 基因型有关，研究表明带有 ε-4 等位基因的人比那些不携带此等位基因的人更敏感，有关 MDA 与认知功能的关系，需要更多、更进一步的研究予以验证。

20.3.7　血压与老年认知功能障碍

较高或较低的血压均可能与认知功能障碍有关，但血压与认知功能障碍之间的关系实际上并未得到充分研究，二者之间的关系是线性的还是曲线的，目前的研究较少。Lv 等（2017）利用中国老年健康调查数据进行了深入分析，根据广义可加模型（generalized additive model，GAM）结果发现，收缩压（SBP）、舒张压（DBP）、脉压（PP）、平均动脉压（MAP）与认知功能障碍（MMSE<24）之间为"U"形曲线关系，认知功能障碍风险最低

的 SBP、DBP、PP 和 MAP 截点分别为 141mmHg[①]、85mmHg、62mmHg 和
103 mmHg。在多因素 logistic 回归模型中，SBP、DBP、MAP 与认知功能受
损之间依然为"U"形曲线关系，PP 与认知功能受损之间的"U"形曲线关
系消失。在"U"形曲线截点之前，SBP、DBP、MAP 每降低 1mmHg，认
知功能障碍的风险增加 0.7%、1.1%和 1.1%。在"U"形曲线截点之后，
SBP、DBP、MAP 每升高 1mmHg，认知功能障碍的风险增加 1.2%、1.8%
和 2.1%。在我国老年人中，血压与认知功能受损之间为"U"形曲线关
系，血压过高或过低都会增加老年人认知功能障碍的风险（Lv et al.，2017）
（图 20-1）。

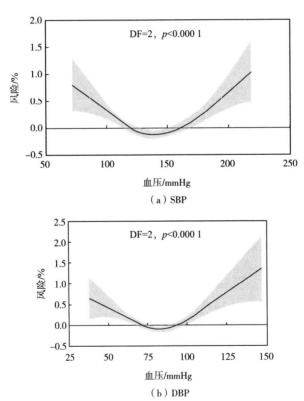

（a）SBP

（b）DBP

---

① 1mmHg=0.133kPa。

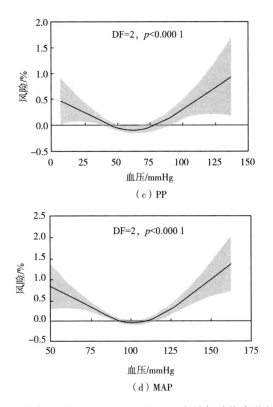

图 20-1　我国老年人 SBP、DBP、PP 和 MAP 与认知功能障碍之间的关系

资料来源：Lv 等（2017）

20.3.8　SpO₂ 与老年认知功能障碍

在 2 285 名中国老年健康调查对象中，血氧饱和度（SpO_2）异常组 363名，正常组 1 922 名。SpO_2 正常组认知功能评分为（22.6±9.7）分，高于异常组（18.8±11.0）分（t=6.11，$p<0.001$）。SpO_2 异常组认知受损的比例为36.6%，高于正常组的 22.9%。多因素 logistic 逐步回归模型分析结果显示，年龄每增加 1 岁，认知功能受损的风险将增加 1.07 倍［风险比（95%置信区间）=1.07（1.05~1.09），$p<0.001$］；同时，SpO_2 异常、未婚、不锻炼身体、视力障碍、ADL 受损、血脂异常为认知功能障碍的危险因素，风险比（95%置信区间）分别为 1.64（1.11~2.43）、2.05（1.34~3.13）、1.83（1.13~2.97）、1.73（1.27~2.35）、3.54（2.62~4.79）、1.38（1.02~1.86），p 值均<0.05（表 20-5）。按

年龄分层分析显示，年龄≥90 岁组老人中，SpO_2 异常对认知受损的影响最大，风险比（95%置信区间）=1.58（1.09~2.28）（苏丽琴等，2016）。

表 20-5　影响老年人认知功能障碍的多因素 logistic 逐步回归模型分析结果

因素	β	标准差	Wald χ^2 值	p 值	风险比（95%置信区间）
年龄/岁[1]	0.07	0.01	50.04	<0.001	1.07（1.05~1.09）
SpO_2异常	0.50	0.20	6.16	0.01	1.64（1.11~2.43）
未婚	0.72	0.22	10.90	0.001	2.05（1.34~3.13）
不锻炼身体	0.60	0.25	6.02	0.01	1.83（1.13~2.97）
视力障碍	0.55	0.16	12.33	0.000 4	1.73（1.27~2.35）
听力障碍	−1.45	0.17	75.32	<0.001	0.24（0.17~0.33）
ADL 受损	1.26	0.15	67.24	<0.001	3.54（2.62~4.79）
血脂异常	0.32	0.15	4.27	0.04	1.38（1.02~1.86）

1）年龄作为连续变量引入 logistic 回归分析模型
资料来源：苏丽琴等（2016）

20.3.9　维生素 D 水平、贫血与老年认知功能障碍

Matchar 等（2016）利用中国老年健康调查数据分析发现，低浓度血浆维生素 D 会增加认知功能障碍的风险。调整年龄、性别、慢性病、吸烟、饮酒、户外活动、抑郁和 ADL 受损后，血浆维生素 D 水平与认知功能障碍风险显著负相关。与最高水平组维生素 D 相比，最低水平组维生素 D 认知功能障碍的风险为 2.15（1.05~4.41）。

翟屹等（2011）分析了中国老年健康调查对象中 383 名 90 岁及以上高龄女性，贫血组认知功能评分为 9.65，低于非贫血组的为 13.06；贫血组认知功能较差的比率为 84.4%，非贫血组为 72.3%。多因素分析显示，在调整混杂因素后，贫血组发生认知功能受损的风险约是非贫血组的 2 倍，贫血会增加高龄女性认知功能受损的发生风险。

20.4　结　　语

尽管目前研究已经发现了多种生物医学指标与认知功能的显著关系，但要深入认识并理解老龄人群认知功能，我们还有很多研究工作需要开展，如

我们需要研究生物医学指标到底是通过怎样的机制影响认知功能，不同生物医学指标之间或者生物医学指标与环境因素对认知功能的影响是否具有交互作用，遗传因素在这个过程中会起到怎样的作用，这需要流行病学、分子生物学和遗传生物学研究人员的共同努力。随着老龄化形势的日益严峻，相信政府和相关部门会更加重视老年健康，也相信我国学者在认知功能的生物医学机制探索上会取得更好的成绩。

第　21　章

高龄人群死亡风险及其生物医学指标研究[①]

21.1　引　　言

在未来 30 年里，我国人口老龄化将进一步加剧并呈现高龄化态势，高龄老人（80 岁及以上）在 2020 年将达到 2 780 万人，2050 年达到 1 亿人以上，是老龄人群中增长最快的群体（于学军和杜鹏，2007），因此对高龄老人的健康和死亡风险开展研究十分必要。目前研究发现，机体在老化过程中物质和能量代谢出现适应性改变，多种传统的危险因素对死亡风险的影响随年龄而减弱，甚至在高龄老人中出现倒置现象，识别高龄人群死亡风险的危险因素具有重要的公共卫生意义。人体生物医学指标具有易检测、精度高和成本低等特点，筛选出灵敏度高、特异度好的生物医学指标，可为高龄人群死亡风险评估和早期预警提供重要依据。本章研究通过流行病学调查、人体生物学指标测量和实验室检测，随访老龄人群的生存结局，识别并验证死亡风险的生物医学指标；建立老龄人群生物样本库，筛选出与老龄人群死亡具有因果关联的 LDL-C、TG、TC、血红蛋白、血脂比值等多种生物医学指标。

① 本章作者：吕跃斌（中国疾病预防控制中心环境与健康相关产品安全所研究实习员）；殷召雪（中国疾病预防控制中心副研究员）；施小明（中国疾病预防控制中心环境与健康相关产品安全所研究员）。本章受到国家自然科学基金项目资助（项目批准号：71233001，71490732，81273160）。

北京大学国家发展研究院与中国疾病预防控制中心合作于 2009 年在我国 7 个长寿地区（山东省烟台市莱州市、河南省商丘市夏邑县、湖北省荆门市钟祥市、湖南省怀化市麻阳苗族自治县、广东省佛山市三水区、广西壮族自治区桂林市永福县和海南省澄迈县）开展了中国老年健康调查。调查对象为 7 个"中国长寿之乡"的所有百岁老人，并根据各百岁老人的编码随机匹配一名 40~65 岁组、65~79 岁组、80~89 岁组、90~99 岁组老人，共调查了 2 035 名 40 岁及以上中老年人，其中 80 岁及以上高龄老人 1 124 名。在 2009 年的基线调查中，进行了问卷调查、身体测量和血样尿样收集，并在首都医科大学临床检验中心完成了生物医学指标的检测。在 2012 年的随访调查中，确认老人的生存结局，对存活老人再次进行了问卷调查、身体测量和血样尿样收集，完成生物医学指标的检测；对死亡老人家属进行死亡问卷调查，确认老人死亡时间及相关信息；对无法联系到本人或家属的老人定义为失访。对于死亡老人，生存时间定义为从基线调查到死亡时间；对于存活或失访老人，定义为截尾。

21.2　高龄人群的死亡风险

中国老年健康调查 2009~2012 年跟踪调查随访研究发现，在 874 名具有完整生物医学指标和完整问卷调查信息的 80 岁及以上高龄老人中，427 名老人死亡，378 名老人存活，69 名老人失访。高龄老人三年死亡率为 48.9%。死亡老人的平均年龄为 97.0 岁，存活老人为 92.4 岁，失访老人为 92.1 岁，差异有统计学意义（$p<0.001$）。在三组不同结局的老人间，婚姻状况、TG 水平存在统计学差异，中心型肥胖、认知功能受损、ADL 受限、失明、贫血和慢性肾疾病的患病率等也存在统计学差异（表 21-1）。

表 21-1　不同生存结局高龄老人的基线特征

基线特征	死亡	存活	失访	统计值	p 值
样本量（占比/%）	427（48.9）	378（43.2）	69（7.9）		
性别 [1]				1.83	0.400
男性	116（27.2）	118（31.2）	22（31.9）		
女性	311（72.8）	260（68.8）	47（68.1）		

续表

基线特征	死亡	存活	失访	统计值	p 值
年龄/岁 [2]	97.0±7.2	92.4±7.5	92.1±7.9	42.29	<0.001
婚姻状况 [1]				24.04	<0.001
在婚	41（9.6）	82（21.7）	15（21.7）		
独身	386（90.4）	296（78.3）	54（78.3）		
现在吸烟 [1]	62（14.5）	59（15.6）	13（18.8）	0.89	0.640
现在饮酒 [1]	64（15.0）	69（18.3）	6（8.7）	3.00	0.223
现在饮茶 [1]	93（21.8）	100（26.4）	16（23.1）	0.37	0.832
中心型肥胖 [1]	120（28.1）	146（38.6）	25（36.2）	10.28	0.006
认知功能受损 [1]	261（61.1）	166（43.9）	23（33.3）	54.41	<0.001
ADL 受限 [1]	144（33.7）	56（14.8）	14（20.3）	39.49	<0.001
失明 [1]	69（16.2）	38（10.1）	4（5.8）	9.96	0.007
贫血 [1]	240（56.2）	156（41.3）	35（50.7）	17.96	<0.001
高血压 [1]	248（58.1）	238（63.0）	35（50.7）	4.44	0.108
糖尿病 [1]	36（8.4）	35（9.3）	11（15.9）	3.95	0.139
慢性肾疾病 [1]	243（56.9）	165（43.7）	30（43.5）	15.41	<0.001
TC/（毫摩尔/升） [2]	3.75±1.06	3.82±1.16	3.82±0.97	0.35	0.712
TG/（毫摩尔/升） [2]	1.14±0.59	1.27±0.79	1.44±1.01	6.91	0.001
LDL-C/（毫摩尔/升） [2]	2.00±0.74	2.10±0.80	2.12±0.82	1.98	0.139
HDL-C/（毫摩尔/升） [2]	1.24±0.26	1.23±0.32	1.19±0.32	1.19	0.303
LDL-C/HDL-C [3]	1.68（0.64）	1.85（1.04）	1.78（0.70）	3.69	0.025
TG/HDL-C [3]	1.00（0.67）	1.20（1.17）	1.23（0.90）	4.85	0.008
AI [3]	2.12（0.75）	2.27（0.99）	2.13（0.73）	3.22	0.041

1）n（%），采用 χ^2 检验

2）$\bar{x} \pm s$，采用方差分析，检验值为 F 值

3）中位值（第 25～75 百分位），采用 Kruskal-Wallis H 检验，检验值为 H 值

注：AI，动脉粥样硬化指数

资料来源：施小明等（2016）

21.3　高龄人群死亡风险的生物医学指标研究

21.3.1　贫血或低血红蛋白水平会增加高龄人群的死亡风险

研究发现，高龄人群贫血患病率为 49.6%，贫血的主要类型为正常细胞

性贫血，其次是大细胞性贫血和单纯小细胞性贫血，最低的为小细胞低色素性贫血。除正常细胞性贫血外，在男性中罹患大细胞性贫血的相对较高（9.0%），女性中罹患单纯小细胞性贫血的相对较高（5.9%）。经过 3 年随访，贫血组老人的死亡率为 56.0%，高于非贫血组老人的 43.3%（p<0.01）。贫血组老人和非贫血组老人的 3 年死亡率均随年龄而上升，80 岁组、90 岁组和 100 岁组贫血组老人的死亡率分别为 35.5%、53.3%、71.0%，均高于非贫血组老人的 28.9%、45.2%、60.4%（图 21-1）。

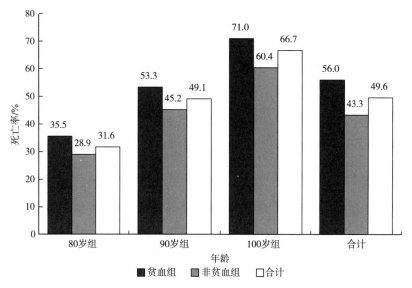

图 21-1　不同年龄段贫血组与非贫血组老人的死亡率

资料来源：吕跃斌等（2015）

贫血组老人的 3 年死亡风险比非贫血组老人高 25%（风险比=1.25，95%置信区间：1.03~1.52），见图 21-2 和表 21-2。除正常细胞性贫血与老人死亡风险无显著性意义外，大细胞性贫血、单纯小细胞性贫血和小细胞低色素性贫血均会增加高龄老人的死亡风险，并且不同性别影响高龄老人死亡风险的贫血类型不同，在男性中为单纯小细胞性贫血和小细胞低色素性贫血，在女性中为大细胞性贫血和小细胞低色素性贫血，见表 21-2。与低血红蛋白水平的老人相比，高血红蛋白水平的老人死亡风险较低（风险比=0.87，95%置信区间：0.77~0.99），且这一现象在女性中更为显著，见表 21-3。

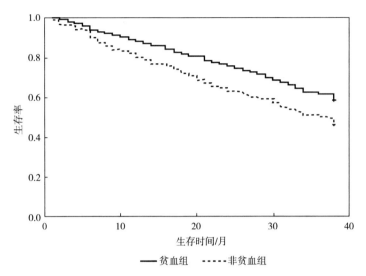

图 21-2 贫血组与非贫血组老人生存曲线图

资料来源：吕跃斌等（2015）

表 21-2 高龄人群不同贫血类型对死亡风险的影响

指标	死亡风险（95%置信区间）		
	男性（*n*=288）	女性（*n*=641）	总计（*n*=929）
调整前			
贫血	1.46（1.03~2.01）*	1.47（1.18~1.83）**	1.46（1.21~1.77）**
大细胞性贫血	1.25（0.67~2.34）	2.01（1.28~3.15）**	1.61（1.12~2.32）*
正常细胞性贫血	1.15（0.94~1.40）	1.18（1.04~1.34）**	1.17（1.06~1.30）**
单纯小细胞性贫血	1.28（1.05~1.56）*	1.13（0.96~1.32）	1.18（1.04~1.33）**
小细胞低色素性贫血	1.32（1.05~1.66）*	1.13（0.99~1.28）	1.16（1.04~1.31）**
调整后[1]			
贫血	1.31（0.90~1.89）	1.26（1.00~1.58）*	1.25（1.03~1.52）*
大细胞性贫血	1.08（0.56~2.10）	2.11（1.33~3.35）**	1.16（1.03~1.30）*
正常细胞性贫血	1.09（0.88~1.35）	1.09（0.97~1.24）	1.09（0.98~1.21）
单纯小细胞性贫血	1.28（1.03~1.58）*	1.07（0.91~1.26）	1.14（1.01~1.29）*
小细胞低色素性贫血	1.38（1.08~1.76）*	1.14（1.00~1.30）*	1.16（1.04~1.30）*

*$p<0.05$，**$p<0.01$

1）控制变量为年龄、性别、吸烟、饮酒、食物多样化评分、认知功能受损、ADL 受损、中心型肥胖、高血压、血脂异常、Ⅱ型糖尿病

资料来源：吕跃斌等（2015）

表 21-3 高龄人群不同血红蛋白水平对其死亡风险的影响

指标	死亡风险（95%置信区间）		
	男性（*n*=288）	女性（*n*=641）	总计（*n*=929）
调整前			
血红蛋白			
低水平	1.00	1.00	1.00
中等水平	0.78（0.52~1.18）	0.66（0.51~0.86）**	0.74（0.59~0.92）**
高水平	0.78（0.63~0.97）*	0.73（0.63~0.83）**	0.76（0.68~0.86）**
调整后[1]			
血红蛋白			
低水平	1.00	1.00	1.00
中等水平	0.85（0.55~1.30）	0.71（0.55~0.93）*	0.82（0.66~1.03）
高水平	0.80（0.64~1.02）	0.79（0.69~0.91）**	0.87（0.77~0.99）*

*$p<0.05$，**$p<0.01$

1）控制变量为年龄、性别、吸烟、饮酒、食物多样化评分、认知功能受损、ADL 受限、中心型肥胖、高血压、血脂异常、Ⅱ型糖尿病

资料来源：吕跃斌等（2015）

贫血在我国高龄人群中广泛流行，同时根据我们的研究及其他相关的研究，贫血或低血红蛋白水平会增加高龄人群的死亡风险，这提示在高龄人群中血红蛋白低于正常水平可能并不是人体正常的老化，妥善的预防和治疗老龄人群尤其是高龄人群贫血，可能对提高我国老龄人群的生活质量、降低死亡风险有着重要的意义。

21.3.2 高龄人群中高水平 LDL-C 会降低死亡风险

在中年人和低龄老人中 LDL-C 作为心脑血管疾病的一个重要危险因素，在一定程度上会增加死亡风险。但本章研究在高龄老人中发现相对高水平的 LDL-C 会降低其死亡风险（Lv et al.，2015），较高的 LDL-C（≥3.37毫摩尔/升）降低全死因死亡风险（图 21-3），LDL-C 水平每升高 1 毫摩尔，老年人 3 年内的死亡风险下降 19%，风险比为 0.81（0.71~0.92）。

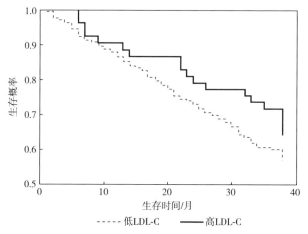

图 21-3 不同 LDL-C 水平的高龄老人生存曲线图

本章研究在高龄老人中发现相对高水平的 LDL-C 会降低其死亡风险，可能有如下原因：第一，LDL-C 可能并不仅仅是一种"坏胆固醇"，在机体的很多生理和生化作用中发挥着重要作用。有研究证实 LDL-C 会影响免疫功能，可提高机体对细菌和病毒的免疫应答作用和组织修复能力；LDL-C 在固醇类激素（雄激素、雌激素）的形成和转运、脂溶性维生素转运中发挥着积极作用。第二，低 LDL-C 可能会增加高龄老人非心脑血管的死亡，如低 LDL-C 与癌症、伤害、自杀、抑郁、肝脏疾病、慢性肾疾病密切相关。第三，生存偏倚。LDL-C 非常高的老人可能在 80 岁之前已经死亡，本章研究纳入的相对高 LDL-C 水平的高龄老人可能具有某些保护性因素（如基因等）能够避免高 LDL-C 的不利影响，而这些保护性因素可能在 80 岁以后对他们的生存产生有利影响。在我国高龄老人中，相对高水平的 LDL-C 和较低的死亡风险相关联，可能需要更多的前瞻性队列研究来证实血脂与高龄老人死亡风险的关系，而目前在高龄老人中广泛开展的降血脂治疗也可能需要更多的循证医学证据。

21.3.3 高龄人群 LDL-C/HDL-C、TG/HDL-C 和与 AI 比值较高时死亡风险较低

研究发现，低、中、高 LDL-C/HDL-C 水平的高龄老人死亡率分别为（53.1±2.9）%、（50.0±2.9）% 和（44.0±2.9）%，差异具有统计学意义

（p=0.024）。低、中、高 AI 水平高龄老人的死亡率分别为（54.8±2.9）%、（46.4±2.9）% 和（45.3±2.9）%，差异具有统计学意义（p=0.035）。单因素 Cox 比例风险模型中，LDL-C/HDL-C、TG/HDL-C 和 AI 每升高 1 个单位，高龄老人 3 年死亡的风险比分别为 0.80（0.69~0.93）、0.81（0.70~0.93）和 0.88（0.78~0.99），见表 21-4。在校正混杂因素后，高龄老人的 3 年死亡风险的风险比分别为 0.83（0.72~0.97）、0.85（0.74~0.99）和 0.87（0.76~0.99），见表 21-5。与低 LDL-C/HDL-C 水平的老人相比，高 LDL-C/HDL-C 水平的老人死亡风险相对较低；与 AI 水平较低的老人相比，中等水平和高水平的老人死亡风险相对较低，见表 21-6、图 21-4~图 21-6（施小明等，2016）。

表 21-4　血脂比值与高龄人群 3 年死亡风险单因素分析

血脂比值	β	标准差	Wald χ^2 值	p 值	风险比（95%置信区间）
LDL-C/HDL-C	−0.218	0.075	8.41	0.004	0.80（0.69~0.93）
TG/HDL–C	−0.212	0.071	9.28	0.002	0.81（0.70~0.93）
AI	−0.129	0.059	4.74	0.030	0.88（0.78~0.99）

资料来源：施小明等（2016）

表 21-5　调整混杂后血脂比值与高龄人群 3 年死亡风险关系

血脂比值	β	标准差	Wald χ^2 值	p 值	风险比（95%置信区间）
LDL-C/HDL-C	−0.183	0.077	5.66	0.017	0.83（0.72~0.97）
TG/HDL-C	−0.158	0.075	4.46	0.035	0.85（0.74~0.99）
AI	−0.143	0.065	4.84	0.028	0.87（0.76~0.99）

资料来源：施小明等（2016）

表 21-6　不同水平血脂比值与高龄人群 3 年死亡风险关系

血脂比值		β	标准差	Wald χ^2 值	p 值	风险比（95%置信区间）
LDL-C/HDL-C	低水平					1.00
	中等水平	−0.097	0.117	0.69	0.408	0.91（0.72~1.14）
	高水平	−0.131	0.061	4.59	0.032	0.88（0.78~0.99）
TG/HDL-C	低水平					1.00
	中等水平	−0.051	0.118	0.18	0.668	0.95（0.75~1.20）
	高水平	−0.106	0.062	2.91	0.088	0.90（0.80~1.02）
AI	低水平					1.00
	中等水平	−0.1733	0.079	4.84	0.028	0.84（0.72~0.98）
	高水平	−0.1361	0.060	5.19	0.023	0.87（0.78~0.98）

资料来源：施小明等（2016）

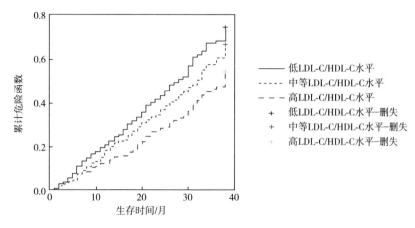

图 21-4 不同 LDL-C/HDL-C 水平与高龄老人 3 年生存曲线图

资料来源：施小明等（2016）

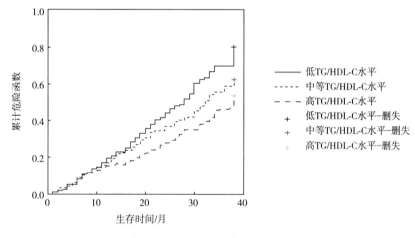

图 21-5 不同 TG/HDL-C 水平与高龄人群 3 年生存曲线图

资料来源：施小明等（2016）

目前已有大量研究证实，相对于单项血脂指标，血脂比值，如 TC/HDL-C、LDL-C/HDL-C 和 AI 对疾病和死亡的预测价值较高。不同于单项血脂指标，血脂比值反映了"胆固醇平衡"，在早期病理状态下，各项血脂指标尚未出现异常时，各血脂指标之间的比例可能已发生变化，因而在反映早期疾病变化上，血脂比值较单项血脂指标敏感性更高。长期以来，研究普遍关注高脂血症对机体的不良影响，而忽视了低脂血症对机体的危害。在高龄

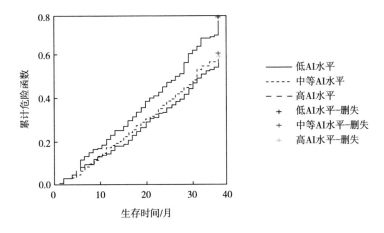

图 21-6　不同 AI 水平与高龄人群 3 年生存曲线图

资料来源：施小明等（2016）

老人中，有研究发现血脂与心脑血管疾病的死亡风险的关联消失，而低血脂水平可能会增加高龄老人非心脑血管疾病的死亡。本章研究提示，较高的 LDL-C/HDL-C、TG/HDL-C 和 AI 可能在不增加高龄老人心脑血管疾病死亡风险的同时，降低高龄老人非心脑血管疾病死亡风险，进而降低高龄老人的全死因死亡风险。

21.4　结　　语

影响高龄人群死亡的生物医学指标类型及含义不同于一般成人和低龄老年人群，呈现出独特的生理特征和代谢特点。目前，绝大部分生物医学指标的标准都是结合一般成人的生物医学指标水平而制定，对评估中年人群、低龄老年人群的健康结局和死亡风险有较好的适用性，但对高龄人群是否适用具有一定争议。一方面，高龄人群的生物医学指标水平不同于一般成年人群，如高龄人群中血脂水平下降、血红蛋白水平下降、氧化应激指标升高；另一方面，疾病和死亡的决定因素随着年龄而改变。例如，目前高龄老人的高血脂、高血压和甲状腺功能减退可能是机体在老龄化过程中做出的适应性改变，并不增加高龄老人的死亡风险，甚至会有利于其生存。不过，目前需要更多的前瞻性队列研究来证实这些生物医学指标与高龄人群健康结局和死亡风险的关系，为高龄人群疾病的预防与预警、临床诊断标准的修正提供参考。

第 22 章

硒与老龄健康①

22.1 引　　言

　　硒是人体必需微量元素之一，在人体内以多种含硒功能蛋白的形式存在，对于机体抗氧化、抗衰老、免疫等功能非常重要。近年来，硒与老年认知功能、心脑血管疾病等老年期疾病的关系，以及硒补充剂在防治上述老年病中的作用受到广泛关注。但由于相关人群研究较少，特别是缺乏基于自然观察的前瞻性队列研究，以致硒与老年期疾病之间的关系尚不明确。

　　2003 年 4 月至 2008 年 3 月，中国疾病预防控制中心与美国印第安纳大学合作，正式启动美国国立卫生研究署资助项目"硒及其他危险因素与中国农村老年人群认知能力研究"（R01AG019181），在山东、四川的 4 个农村地区建立了由 2 000 名 65 岁及以上老年人组成的前瞻性研究队列，通过基线调查和第一次随访调查，系统收集个体硒暴露、认知功能以及其他信息数据，初步验证了"长期低硒暴露与老年人认知能力有关"的研究假设。在此基础上，课题组成功获得美国国立卫生研究署的滚动资助，从 2010 年 4 月至 2016 年 3 月，课题组在基线原始研究队列的基础上增加 808 人的新增研究队

　　① 苏丽琴（中国疾病预防控制中心环境与健康相关产品安全所研究员）；程义斌（中国疾病预防控制中心环境与健康相关产品安全所研究员）；金银龙（中国疾病预防控制中心环境与健康相关产品安全所研究员）；高素娟（美国印第安纳大学教授）。本章受到国家自然科学基金项目资助（项目批准号：71233001，71490732）。

列，又开展两轮认知功能评估，结合抽样临床认知障碍诊断，评估研究对象认知能力的变化及认知障碍的状态，并在第一轮评估开始时采集血液和指甲样本，分析一系列生物指标，以进一步检验硒对认知能力下降的影响，论证其他潜在风险因子与硒暴露之间是否存在交互作用。

在前期研究发现硒与高血压、血脂异常、糖尿病风险可能存在相关性的基础上，课题组自 2015 年开始，与原研究现场和湖北恩施土家族苗族自治州（环境和人体硒水平分布梯度均较大）的疾病预防控制工作相结合，深入研究硒对认知功能影响的作用机制，进一步探讨硒对高血压、血脂异常、糖尿病风险的影响。截至 2016 年底，课题组已建立 3 280 名研究对象的研究信息数据库和 2 390 人份的血液和指甲样本库。十多年来，课题组在国内外核心期刊上发表科研论文近 40 篇，为硒与老年健康研究提供了翔实的基础数据，本章将介绍该研究的主要发现。

22.2　环境硒水平与老年人群体内硒水平

硒在自然界中主要存在于土壤，但地质环境中的含量比较稀少且地理分布不均匀，全世界有 40 多个国家存在环境缺硒问题。中国是严重缺硒的国家之一，中国农业科学院公布的《中国土壤硒元素含量分布图》显示，中国环境低硒带呈东北—西南走向，占全国面积的 72%。硒主要通过食物链进入人体，低硒地区食物中硒含量较低，长期暴露于低硒环境可导致人体硒营养缺乏。掌握环境硒水平和人群体内硒水平的动态变化趋势，可为客观评价硒对多种疾病风险的影响提供科学依据。

根据早期研究数据，本章研究选择环境硒水平存在梯度差异的山东高密和淄川、四川邛崃和剑阁四个地区作为研究现场，开展环境硒水平和人体硒水平调查。以行政村为基本单位，按东、西、南、北中不同方位采集环境和自产食物样本，在山区根据不同海拔高度增加采样。随机选择年龄在 65 岁及以上，且长期居住本地、以本地自产主粮、蔬菜为主要食物来源的常住居民作为研究对象，所有研究对象自愿参加调查并签署知情同意书。采集空腹静脉血样本 200 人份、手指指甲样本 2 000 人份。采用 2，3-二氨基萘荧光法测定上述环境和生物样本中硒的含量。

研究结果表明（曹静祥等，2007），不同研究地区环境样本、食物样本和人体生物样本中硒的含量差异显著，见表 22-1、表 22-2。土壤硒含量与白面、大米、玉米、黄豆中硒含量显著正向相关（r 值范围：0.62~0.93，p 均< 0.000 1）。200 名老年人指甲硒与全血硒含量存在显著正向相关（r=0.59，p<0.000 1），全血硒含量与所有环境和食物样本中硒含量均呈显著正向相关（r 值范围：0.39~0.77，p 均<0.001），指甲硒含量与所有环境和食物样本中硒含量也均呈显著正向相关（r 值范围：0.52~0.67，p 均<0.001）。

表 22-1 不同样本硒水平在各地区的调查结果（单位：毫克/千克）

| 样本 | 山东 | | | | 四川 | | | |
| | 高密 | | 淄川 | | 剑阁 | | 邛崃 | |
	平均值	标准差	平均值	标准差	平均值	标准差	平均值	标准差
土壤	0.042 3	0.012 7	0.451 2	0.022 4	0.100 9	0.010 7	0.275 2	0.048 1
饮水	0.001	0	0.000 2	0.000 1	0.000 025	0.000 021	0.000 4	0
白面	0.025 7	0.001 4	0.093 4	0.024	0.021 2	0.006 8	0.044	0.011 2
大米	0.028 3	0.001 1	0.035 3	0.002 8	0.017 6	0.005 2	0.033 8	0.002 2
玉米	0.024 6	0.003 6	0.088 6	0.022 5	—	—	—	—
黄豆	0.068 2	0.010 4	0.302 1	0.157 4	0.027 4	0.006 3	0.040 8	0.012 4
青菜	0.002 6	0.000 6	0.041 5	0.034 2	0.001 3	0.000 4	0.004 8	0.000 5
大蒜/萝卜[1]	0.006 1	0.003 3	0.068 5	0.018 7	0.000 8	0.000 7	0.003 9	0.000 3

1）山东样本为大蒜，四川样本为萝卜

资料来源：曹静祥等（2007）

表 22-2 指甲硒和全血硒在各地区的调查结果（单位：微克/克）

| 硒含量 | 山东高密 | | 山东淄川 | | 四川剑阁 | | 四川邛崃 | |
	平均值	标准差	平均值	标准差	平均值	标准差	平均值	标准差
指甲	0.405 0	0.09	0.604 8	0.16	0.210 6	0.06	0.433 5	0.14
男	0.391 2	0.09	0.586 0	0.18	0.209 1	0.05	0.415 1	0.13
女	0.419 4	0.08	0.617 6	0.15	0.212 1	0.06	0.448 8	0.14
全血	0.117 4	0.02	0.147 4	0.02	0.052 6	0.01	0.121 2	0.03
男	0.116 2	0.03	0.144 3	0.02	0.055 0	0.01	0.118 1	0.03
女	0.118 4	0.02	0.150 3	0.02	0.050 3	0.01	0.124 1	0.04

资料来源：曹静祥等（2007）

为了解 7 年后研究人群指甲硒水平的变化，以及指甲硒水平的影响因素，课题组对 2003~2005 年的基线调查数据和 2010~2012 年的随访调查数据进行了比较分析。结果显示，与基线调查相比，7 年后研究人群指甲硒水平略有上升，但两次调查一致显示，同省份低硒地区人群指甲硒水平均分别低于适宜硒地区人群，各地区间人群指甲硒水平的差异趋势保持不变（表 22-3）（苏丽琴等，2015）。多因素分析表明，性别、年龄和体质指数是指甲硒含量的主要影响因素，不同地区人群指甲硒含量的主要影响因素存在差异。

表 22-3　调查人群指甲硒水平（单位：微克/克）

样本	四川邛崃（适宜硒）	四川剑阁（低硒）	山东淄川（适宜硒）	山东高密（低硒）
基线调查	0.434±0.136	0.211±0.057	0.605±0.163	0.405±0.086
随访调查	0.463±0.109	0.240±0.068	0.629±0.156	0.519±0.114
t 值	−3.24	−6.58	−2.06	−15.63
p 值	0.001 2	<0.000 1	0 039 8	<0.000 1

资料来源：苏丽琴等（2015）

本章研究充分验证了人体硒水平与环境硒水平的高度相关性，证实了指甲硒含量作为人体硒营养水平生物标志的可行性。根据杨光圻等（1982）报道的我国人群全血硒含量数据，本章研究中邛崃、高密、淄川老年人群血硒在正常水平，剑阁则处于相对低水平。本章研究总人群指甲硒含量的分布范围具有较大宽度，为研究人体硒水平与老年人健康之间的关系提供了有利条件。

22.3　硒与老年认知功能

硒作为人体内重要的抗氧化剂，在维护中枢神经系统功能方面发挥不可替代的作用，大脑是人体低硒摄入状态下最后出现缺硒的器官。近年来，国内外学者在硒与阿尔茨海默病或认知功能损伤方面已经开展了一些人群研究，但目前的研究结论尚不一致。本课题组与美国印第安纳大学合作开展的"硒及其他危险因素与中国农村老年人群认知能力研究"始于 2003 年

（Gao et al.，2007），截至 2015 年底已先后开展四次认知功能评估，是目前世界上持续时间最长且仍在持续开展的、观察自然硒暴露与认知功能下降之间关系的大型前瞻性队列研究，研究结果可为客观评估硒暴露水平对老年认知功能的影响提供科学依据，同时为研究和制定老年认知损害防治措施及干预手段提供基础数据。

本章研究第 1 期采用 6 项认知测试评价研究对象的认知功能：①社区痴呆筛查量表（community screening instrument for dementia，CSID），评价语言表达、语言理解、记忆与计数、回忆、定时、定位与定向能力，记分值为 0~30 分。②印第安纳大学故事记忆测试，故事分为 14 个情节单元计分，每节 1 分，记分值为 0~14 分。③动物名称流利叙述测试（animal fluency test），要求研究对象在 60 秒内尽可能多地说出动物的名称。④美国阿尔茨海默病联合登记协作组织（The Consortium to Establish a Registry for Alzheimer's Disease，CERAD）单词组学习与单词组延时回忆测试，单词组由 10 个单词组成，分 3 次重复学习，但每次顺序排列不同，前 3 次单词组学习的总记分值为 0~30 分；后 2 次单词组延时回忆测试，每次记分值为 0~10 分。⑤印第安纳大学标志图测试，测试语言理解和动作记忆能力，记分值为 0~24 分。⑥印第安纳大学手指轻叩测试，记录 10 秒内手指叩击小键板的次数，检测手动速度。除统计每项测试实际得分之外，分析时对每项认知测试的得分进行标准化，根据 6 项认知测试的标准分计算综合反映认知能力的 $Z_{总}$。在第 2 期研究中，认知测试部分去除了手指轻叩测试，增加了波士顿命名测试（Boston naming，测量对 20 种常见事物的命名能力，记分值为 0~20 分）、火柴布图（stick design，用火柴拼出 4 种图形，考察视空间能力，记分值为 0~12 分）和火柴布图回忆（stick design recall）3 项测试。

通过标准化问卷，分别询问调查对象本人及其家属，全面收集影响认知能力的相关信息，包括性别、年龄、受教育程度、婚姻状况、家庭构成、出生地和迁移史、早期生活事件（挨饿）、饮酒量、吸烟史和疾病史（包括癌症、帕金森病、糖尿病、高血压、脑卒中、心脏病、头部损伤、骨折等）、近几年性格、记忆、行为等的变化。采用 1 年膳食摄入量调查表，对研究对象最近 1 年平均摄取不同种类粮食、蔬菜、肉、蛋、奶、水果、食用油、茶叶和饮水的量进行了询问调查，计算每日硒的总摄入量。问卷调查的同时进行人体测量（身高、体重、2 次血压等）和神经学检查。本章研究中还对所有调查对象的 *Apo E* 基因多态性进行了检测，以考虑遗传因素对认知功能的影响。

（1）指甲硒水平与认知能力相关性：除动物名称流利叙述测试外，其余各项测试计分在指甲硒水平不同的五组间均有显著差异，多因素方差分析结果显示（表 22-4），5 项独立测试的认知计分以及综合认知能力标准得分 $Z_{总}$ 与硒水平存在显著正相关（*p* 均<0.000 1）。协方差多因素模型分析表明，调整了年龄、性别、教育、吸烟、体质指数、癌症史和 *Apo E* 基因型等多因素后，除动物名称流利叙述测试外，所有认知计分均随着指甲硒水平的增加而增加，亦呈现剂量-反应关系；最高指甲硒组和最低指甲硒组受试者的 CSID 标准分差异为 0.535±0.062。在排除了 140 例有癌症、脑卒中和心脏病发作病史的受试者后，对其余 1 860 例老年人群进行相同分析，亦获得同样的指甲硒水平与认知能力的正相关结果，见表 22-4~表 22-6。

表 22-4　基线调查时指甲硒水平五分位数组人群间各项认知测试得分的比较

认知测试得分	指甲硒水平五分位数分组/（微克/克）					*p* 值
	第 1 五分位组（*n*=393）	第 2 五分位组（*n*=406）	第 3 五分位组（*n*=390）	第 4 五分位组（*n*=406）	第 5 五分位组（*n*=405）	
CSID 测试	23.96（3.47）	24.96（3.49）	25.81（3.44）	25.83（3.58）	26.15（3.35）	<0.001
印第安纳大学故事回忆测试	4.68（2.32）	4.86（2.72）	5.11（2.87）	5.67（3.03）	6.28（3.12）	<0.001
动物名称流利叙述测试	12.67（4.50）	12.84（4.99）	12.50（4.91）	12.90（5.24）	12.77（4.92）	0.806 3
CERAD 单词组学习测试	12.59（3.90）	12.68（3.90）	12.98（3.82）	13.16（3.96）	13.81（4.06）	<0.001
CERAD 单词组延时回忆测试	4.49（1.87）	4.35（1.84）	4.71（1.97）	4.74（1.92）	4.88（2.02）	<0.001
印第安纳大学标志图测试	14.32（5.47）	15.39（5.35）	16.22（5.07）	16.73（5.25）	17.35（4.88）	<0.001
认知综合评分	−0.19（0.72）	−0.10（0.72）	0.01（0.72）	0.08（0.78）	0.19（0.77）	<0.001

注：括号内数值为标准差

资料来源：Gao 等（2007）

表 22-5　调整其他混杂因素后指甲硒水平与 CSID 测试标准分及认知综合评分之间的关系

指甲硒水平五分位数分组/（微克/克）	CSID 测试标准得分				标准得分 $Z_{\text{总}}$			
	总样本（$n=1\,995$）[+]		子样本（$n=1\,860$）[§]		总样本（$n=1\,995$）[+]		子样本（$n=1\,860$）[§]	
	均值（标准差）	p 值	均值（标准差）	p 值	均值（标准差）	p 值	均值（标准差）	p 值
第 5 五分位组（≥0.553 微克/克）	0.535（0.062）	<0.001	0.523（0.064）	<0.001	0.276（0.046）	<0.001	0.268（0.047）	<0.001
第 4 五分位组（0.442~0.552 微克/克）	0.466（0.061）	<0.001	0.448（0.063）	<0.001	0.200（0.045）	<0.001	0.178（0.046）	<0.001
第 3 五分位组（0.362~0.441 微克/克）	0.420（0.061）	<0.001	0.411（0.062）	<0.001	0.106（0.045）	0.019	0.100（0.046）	0.029
第 2 五分位组（0.233~0.361 微克/克）	0.205（0.060）	<0.001	0.186（0.061）	0.002	0.024（0.045）	0.592	0.019（0.045）	0.680
第 1 五分位组（≤0.232 微克/克）	参照组得分		参照组得分		参照组得分		参照组得分	

注：[+]剔除了 5 名研究对象的总样本：1 名因缺失体质指数数据缺失，4 名因吸烟信息不完整；[§]剔除了有心脏病、脑卒中、肿瘤病史的子样本

资料来源：Gao 等（2007）

表 22-6　调整其他影响因素后指甲硒水平五组间各项认知测试标准分的差异

认知测试	指甲硒水平五分位数分组/（微克/克）					p 值
	第 1 五分位组	第 2 五分位组	第 3 五分位组	第 4 五分位组	第 5 五分位组	
CSID 测试	参照组得分	0.20（0.06）	0.42（0.06）	0.47（0.06）	0.54（0.06）	<0.000 1
印第安纳大学故事回忆测试	参照组得分	0.02（0.07）	0.06（0.07）	0.26（0.07）	0.44（0.07）	<0.000 1
动物名称流利叙述测试	参照组得分	−0.04（0.06）	−0.13（0.07）	−0.01（0.07）	−0.05（0.07）	0.288 0
CERAD 单词组学习测试	参照组得分	−0.04（0.07）	0.01（0.07）	0.08（0.07）	0.21（0.07）	0.002 9
CERAD 单词组延时回忆测试	参照组得分	−0.12（0.07）	0.04（0.07）	0.07（0.07）	0.11（0.07）	0.010 7
印第安纳大学标志图测试	参照组得分	0.13（0.06）	0.24（0.06）	0.35（0.06）	0.42（0.06）	<0.000 1
认知综合评分	参照组得分	0.02（0.04）	0.11（0.05）	0.20（0.05）	0.28（0.05）	<0.000 1

资料来源：Gao 等（2007）

（2）膳食硒摄入量、血硒含量与认知能力相关分析。调整了年龄、性

别、受教育程度、吸烟、体质指数、癌症和 *Apo E* 基因型后，老年人群的膳食硒摄入量与认知计分之间也呈现了显著正相关（所有测试 *p* 均小于 0.000 1）。此外，在有血硒测量值的 200 名老年人群中应用同一模型进行分析，发现低血硒水平明显与较低的 CSID 计分相关联（*p*<0.000 1），亦与低的印第安纳大学标志图测试计分存在显著相关性（Gao et al.，2007）。为避免影响因素之间可能存在的交互作用，课题组对所有可能影响认知能力的因素进行了综合分析（程义斌等，2010）。以认知综合评分 $Z_总$ 为因变量，多元线性逐步回归分析表明，血硒含量和膳食硒摄入量均与认知综合评分呈正相关，见表 22-7。

表 22-7　认知功能影响因素的多元线性逐步回归分析

模型		β	标准差	t 值	p 值	相关性	方差膨胀因子
血硒含量/（毫克/升）	常数项	3.587	0.819	4.380	0.000		
	X_2	−0.052	0.012	−4.552	0.000	0.983	1.017
	X_4	0.407	0.100	4.080	0.000	0.861	1.162
	X_6	0.234	0.097	2.406	0.017	0.902	1.109
	X_9	−0.275	0.124	−2.215	0.028	0.954	1.048
	X_{10}	2.799	1.114	2.513	0.013	0.989	1.011
膳食硒摄入量/（微克/天）	常数项	3.006	0.817	3.682	0.000		
	X_2	−0.047	0.012	−4.019	0.000	0.970	1.031
	X_4	0.437	0.099	4.432	0.000	0.887	1.128
	X_6	0.213	0.098	2.177	0.031	0.899	1.112
	X_{10}	0.007	0.002	3.035	0.003	0.955	1.047

注：X_2：年龄；X_4：是否上学；X_6：是否吸烟；X_9：*Apo E* 基因型；X_{10}：硒暴露水平
资料来源：程义斌等（2010）

（3）硒与老年认知能力下降的纵向分析。在基线调查基础上，课题组分别于 2005~2007 年、2010~2012 年、2013~2014 年三个时间段对原始研究队列进行了随访。考虑到因死亡、外出等造成的失访，于 2010~2012 第三次调查期间新纳入 808 名研究对象。随访数据分析显示，基线调查时的指甲硒水平与认知下降水平显著相关，指甲硒水平越高，认知下降幅度越小。4 次 CERAD 回忆测试评分纵向分析表明，硒水平与时间对认知下降存在交互作用，硒水平最高五分位组 CERAD 回忆测试评分下降的幅度最小，而且 3 次随访调查与基线调查的结果一致显示不同硒水平的五组间 CERAD 回忆测试评分存在显著差异，提示低硒对老年认知功能有显著影响，并且可能发生在更早的年龄段（结果尚未正式发表）。

22.4 硒与高血压

利用 2 000 人队列三次调查的数据，课题组对人体硒水平与老年人群高血压风险之间的相关性进行了纵向分析（Su et al., 2016a）。基线结果表明，高血压患者指甲硒水平显著高于血压正常者，分别为（0.442±0.181）微克/克和（0.364±0.175）微克/克。按指甲硒水平五分位数将研究人群分为硒水平从低到高的五组，除年龄之外，五组间性别、文化程度、吸烟、饮酒、体质指数、收缩压、舒张压和高血压患病率均存在显著差异。调整了年龄、性别、体质指数、文化程度、吸烟、饮酒之后，随着指甲硒水平升高，高血压患病率、收缩压和舒张压均呈上升趋势（p 均<0.000 1），见表22-8。

表 22-8 基线调查指甲硒五分位数组间收缩压、舒张压、高血压检出率的比较

类别	指甲硒水平五分位数分组/（微克/克）					p 值
	第1五分位组	第2五分位组	第3五分位组	第4五分位组	第5五分位组	
	协方差分析的参数估计[1]					
收缩压（mmHg）[1]	0.0（对照组）	10.87（7.58,14.16）	14.45（11.09,17.81）	15.26（11.86,18.66）	16.05（12.65,19.45）	<0.000 1
舒张压（mmHg）[1]	0.0（对照组）	3.91（2.17,5.64）	3.88（2.10,5.65）	3.48（1.68,5.27）	3.66（1.87,5.46）	<0.000 1
	logistic 回归分析风险比[2]					
高血压检出率[2]	1.00（对照组）	2.17（1.63,2.90）	2.46（1.83,3.23）	2.72（2.00,3.70）	3.55（2.59,4.87）	<0.000 1

1）协方差分析，调整了年龄、性别、体质指数、文化程度、吸烟、饮酒因素以后
2）logistic 回归分析，调整了年龄、性别、体质指数、文化程度、吸烟、饮酒因素以后
资料来源：Su 等（2016a）

纵向分析显示，基线调查时血压正常的 730 人中，7 年间有 95 人死亡，对存活的 635 名研究对象分别于 2005~2007 年、2010~2012 年两个时间段进

行随访，随访数据分析表明，7 年内有 360 人新发高血压，275 人血压维持正常，两组人群间年龄、性别、文化程度、吸烟、饮酒因素无显著差异。按照基线指甲硒水平五分位数分组分析发现，与第 1 五分位组相比，较高五分位组高血压的发病风险显著增加，五组人群高血压的发病率和风险比见表 22-9。

表 22-9　不同指甲硒水平五分位组间随访人群高血压发病风险的比较

指甲硒五分位数分组	发病率/%	风险比（参照值，95%置信区间）	p 值
第 1 五分位组（ n=192 ）	45.83	1.0（参照值）	—
第 2 五分位组（ n=132 ）	52.27	1.41（1.03,1.94）	0.033 1
第 3 五分位组（ n=120 ）	62.5	1.93（1.40,2.67）	<0.000 1
第 4 五分位组（ n=105 ）	70.48	2.35（1.69,3.26）	<0.000 1
第 5 五分位组（ n=86 ）	62.79	1.94（1.36,22.77）	0.000 2

注：Cox 比例风险模型分析，调整了年龄、性别、体质指数、文化程度、吸烟、饮酒和体力活动因素
资料来源：Su 等（2016a）

22.5　硒与血脂异常

在第三次调查（2010~2012 年）纳入新增对象的基础上，课题组对 1 859 名研究对象的指甲总硒含量和血清 TC、TG、HDL-C、LDL-C、*Apo A1*、*Apo B*、*Apo E* 7 项指标含量进行了检测（苏丽琴等，2014）。分析显示，4 个现场人群间血清 7 项血脂指标水平均存在统计学差异（ p 均<0.05），同省份适宜硒地区人群血清 *Apo B*、*Apo E*、TC、LDL-C 的含量均高于低硒地区人群，总人群指甲硒含量与血清 6 项指标 *Apo A1*、*Apo B*、*Apo E*、TC、HDL-C、LDL-C 含量均呈统计学正相关（ p<0.05 ），但按研究地区分别分析时结果有较大差异，调整性别、年龄、吸烟、饮酒、体质指数影响后的偏相关系数见表 22-10。根据指甲硒五分位数将研究人群分为 5 组后的相关分析显示，指甲硒与 *Apo A1*、*Apo B*、*Apo E*、TC、HDL-C、LDL-C 6 项血脂指标的正相关关系仅在低硒人群（指甲硒含量<0.427 微克/克）有显著统计学意义，在指甲硒含量为 0.506~0.596 微克/克的人群，指甲硒与 *Apo E*、TC、TG 均呈统计学负相关

（ $p<0.05$ ）。

表 22-10　不同地区人群指甲硒与血脂指标的偏相关系数

指标	总人群 （ $n=1\ 859$ ）	四川适宜硒地区 （ $n=450$ ）	四川低硒地区 （ $n=466$ ）	山东适宜硒地区 （ $n=476$ ）	山东低硒地区 （ $n=467$ ）
Apo A1	0.128 49**	0.185 99**	0.098 04*	−0.057 50	0.023 77
Apo B	0.182 47**	0.177 48**	0.034 16	−0.043 38	0.039 56
Apo E	0.135 78**	0.105 40*	0.016 33	−0.092 24*	0.037 54
TC	0.215 41**	0.197 61**	0.014 85	−0.031 02	0.124 65**
TG	−0.024 82	0.064 10	−0.006 77	−0.037 81	0.055 17
HDL-C	0.121 07**	0.126 47**	0.046 76	−0.033 86	0.048 30
LDL-C	0.256 26**	0.174 16**	0.012 48	−0.002 77	0.109 33*

$*p<0.05$，$**p<0.01$
资料来源：苏丽琴等（2014）

　　根据《中国成人血脂异常防治指南（2007）》中血脂异常的定义，课题组对第三次调查 1 859 名研究对象的指甲硒水平与血脂异常之间的关系以及老年人血脂异常的影响因素进行了分析（Su et al.，2015）。结果显示（表 22-11），随着指甲硒水平增加，人群高 TC、高 LDL-C、高 TG 检出率呈上升趋势，而低 HDL-C 检出率呈下降趋势。调整不同影响因素的 logistic 回归分析显示，指甲硒水平与高 TC、高 LDL-C 和 低 HDL-C 显著相关（表 22-12）。与第 1 四分位组相比，较高四分位组患高 TC 和高 LDL-C 的风险相对较高，而患低 HDL-C 的风险相对较低。

表 22-11　指甲硒四分位组人群间 4 种血脂异常检出率的比较

指甲硒 水平分组	*n*	指甲硒水平/ （微克/克）	高 TC/%	高 LDL-C/%	高 TG/%	低 HDL-C/%
第 1 四分位组	466	0.232±0.054	4.94	2.36	6.44	44.21
第 2 四分位组	468	0.408±0.040	20.30	13.25	16.03	30.34
第 3 四分位组	462	0.516±0.029	26.84	18.83	15.80	26.19
第 4 四分位组	463	0.705±0.268	20.52	18.57	10.58	30.24

资料来源：Su 等（2015）

表 22-12　调整其他影响因素后不同指甲硒四分位数组人群间 4 种血脂异常的比值比

血脂异常类型	第 1 四分位组 参照值	第 2 四分位组		第 3 四分位组		第 4 四分位组		p 值
		风险比	95%置信区间	风险比	95%置信区间	风险比	95%置信区间	
高 TC								
模型 1	1	4.70	（2.91,7.59）	6.52	（4.07,10.44）	4.31	（2.67,6.98）	<0.000 1
模型 2	1	4.51	（2.78,7.30）	6.13	（3.80,9.88）	4.02	（2.45,6.58）	<0.000 1
高 LDL-C								
模型 1	1	6.03	（3.13,11.65）	8.67	（4.55,16.52）	8.04	（4.21,15.34）	<0.000 1
模型 2	1	5.49	（2.83,10.63）	7.55	（3.93,14.48）	6.48	（3.35,12.51）	<0.000 1
高 TG								
模型 1	1	2.76	（1.76,4.32）	2.51	（1.60,3.94）	1.49	（0.92,2.41）	0.323 2
模型 2	1	2.48	（1.58,3.92）	2.05	（1.29,3.26）	1.12	（0.68,1.85）	0.495 6
低 HDL-C								
模型 1	1	0.55	（0.42,0.72）	0.45	（0.34,0.60）	0.56	（0.42,0.73）	<0.000 1
模型 2	1	0.48	（0.36,0.64）	0.35	（0.26,0.46）	0.38	（0.28,0.51）	<0.000 1

注：模型 1： 调整年龄、性别、Apo E 基因多态性；模型 2： 增加调整因素：体质指数、药物使用、体力活动

资料来源：Su 等（2015）

22.6　硒与糖尿病

在第三次调查中，课题组检测了 1 856 名有效样本的指甲硒含量、空腹血糖和胰岛素的含量，并计算稳态模型胰岛素抵抗指数（homeostasis model assessment for insulin resistance，HOMA-IR）。根据世界卫生组织定义，空腹血糖≥7.0 毫摩尔/升诊断为糖尿病。根据问卷中病史询问和空腹血糖测定的结果，本章研究中 163 名研究对象符合糖尿病诊断标准，糖尿病的患病率为 8.8%，糖尿病组指甲硒水平显著高于对照组（Su et al., 2016b）。指甲硒四分位数分组分析显示（表 22-13），较高四分位组血糖、胰岛素和 HOMA-IR 水平较高，呈正相关趋势。调整年龄、性别、体质指数、文化程度、吸烟、饮酒、体力活动因素后，不同硒水平四分位组间糖尿病患病率、血糖水平和 HOMA-IR 存在显著差异，但未见四组间胰岛素水平差异存在统计学意义

（表 22-14）。

表 22-13　不同指甲硒四分位组人群特征的比较

指标	指甲硒四分位数分组				*p* 值
	第 1 四分位组	第 2 四分位组	第 3 四分位组	第 4 四分位组	
空腹血糖/（毫摩尔/升）	4.07±1.20	4.95±2.02	4.94±1.41	5.11±1.79	<0.000 1
胰岛素/（微活性单位/毫升）	6.99±6.32	7.89±8.03	8.75±9.01	8.80±6.98	0.000 7
HOMA-IR	1.34±1.48	1.91±3.41	2.08±2.81	2.19±2.64	<0.000 1
指甲硒/（微克/克）	0.232±0.054	0.408±0.040	0.516±0.029	0.691±0.166	<0.000 1

资料来源：Su 等（2016b）

表 22-14　调整其他影响因素后不同指甲硒四分位组人群间糖尿病相关指标的比值比和差值

指标	指甲硒四分位数分组				*p* 值
	第 1 四分位组	第 2 四分位组	第 3 四分位组	第 4 四分位组	
糖尿病[1]	1.00（参照值）	2.65（1.48,4.73）	2.47（1.37,4.45）	3.30（1.85,5.88）	0.000 8
空腹血糖[2]	0.00（参照值）	0.72（0.54,0.91）	0.72（0.53,0.91）	0.73（0.54,0.93）	<0.000 1
胰岛素[2]	0.00（参照值）	0.52（−0.52,1.57）	0.68（−0.39,1.74）	0.35（−0.74,1.43）	0.626 6
HOMA-IR[2]	0.00（参照值）	0.41（0.07,0.76）	0.47（0.07,0.76）	0.34（0.08,0.80）	0.032 9

1）logistic 回归分析（*n*=1 856），调整年龄、性别、体质指数、文化程度、吸烟、饮酒和体力活动
2）协方差分析（*n*=1 784，剔除服用降糖药物者），调整年龄、性别、体质指数、文化程度、吸烟、饮酒和体力活动

资料来源：Su 等（2016b）

22.7　结　　语

　　本章研究分别以反映人体长期硒摄入和近期硒摄入的指甲硒及全血硒含量为生物标志，分析人体硒水平与环境硒水平之间的关系，结果显示二者之间呈显著正相关关系，表明环境硒水平为影响人体硒水平的主要因素。与文献报道的其他人群相比，我国农村老年人群指甲硒水平与同样存在环境低硒问题的芬兰 55~69 岁人群相近（Ovaskainen et al.，1993），但低于美国（Park et al.，2012）和意大利北部（Vinceti et al.，2012）人群的指甲硒水平。本章研究人群指甲硒水平具有较大的分布宽度，且研究对象的生活行为方式、饮食习惯、居住环境等几十年保持相对稳定，有利于反映较低硒水平人群体内硒水平与老年认知功能、高血压、糖尿病、血脂异常等健康效应之

间的关系。

本章研究表明，高硒可能是老年人认知功能的保护因素，这与国外已报道的几项研究结论一致（Gray et al., 2003；Berr et al., 2012；Olde et al., 2014；Cardoso et al., 2014），但也有一些研究得出相反或者二者不相关的结论。总的来说，目前硒与老年认知人群研究结论尚不一致。本章研究横断面分析同时发现，高硒可能与高血压、血脂异常、糖尿病有关，这与近年来美国、英国等高硒人群研究的结论一致，对早期提出的"高硒是心血管疾病保护因素"假设提出了质疑。受研究设计所限，本章研究人群局限于 65 岁及以上老年人群。在今后的工作中，如能在现有研究的基础上进一步优化研究设计，扩大年龄范围开展追踪调查，将可为客观评估硒暴露水平对老年健康的影响提供基础数据，并为研究和制定老年疾病防治措施及干预手段提供科学依据。

第四部分

健康老龄相关政策分析

    第四部分主要以大样本数据实证分析为依据,从政策设计和实施的层面讨论了当前中国应对人口老化严峻挑战的相关政策思考和建议。该部分的主要特点在于,将人口老化问题置于人口结构转型的大背景下进行分析,从"大人口大健康"战略出发提出切实可行的政策建议。

第 23 章

中国农村老人长期照料需求和供给现状分析及相关政策建议①

23.1 引　言

　　中国正经历着快速的人口老龄化，农村地区形势尤其严峻。第六次全国人口普查数据显示，2010 年底中国 65 岁及以上的老年人已达 1.19 亿，其中将近 60%居住在农村。伴随着年龄增长，老年人不可避免会出现健康状况的恶化，当其丧失吃饭、穿衣、洗澡等基本日常生活自理能力或遭遇认知功能障碍时，便会产生对长期照料②的需求。

　　相较于城镇，中国农村地区养老保障和照料体系极不完善、老年照料市场发展落后；而且，受大规模劳动力迁徙和家庭少子小型化等因素影响，农村老人空巢现象严重，传统的家庭照料功能削弱，老年照料匮乏问题日渐突出。在此情况下，要构建符合中国国情、行之有效并且长期可持续的农村老年照料体系，使广大农村老人能够"老有所养"和"老有所依"，就需要在科学调查基础上准确了解当前中国农村老年人长期照料的需

① 本章作者：程令国（南京大学经济学院副教授）。本章受到国家自然科学基金（项目批准号：71233001，71490732）以及联合国人口基金资助。

② 本章所说的"长期照料"是指对患有慢性病或失能的老人在较长时间内提供的持续性照料服务。

求和供给状况。

为此，本章将主要基于中国老年健康调查 2008 年数据，描述和分析当前中国农村老人长期照料的需求和供给现状，在此基础上发现和总结当前农村老年照料供给方面存在的问题，并提出相应的政策建议。

中国老年健康调查 2008 年度调查共包括 65 岁及以上的农村受访老人9 990 名，样本分布在北京、上海、河北等 23 个省（自治区、直辖市），涉及全国 85%的人口，样本具有广泛的全国代表性。因此，本章基于抽样权重调整基础上所得的统计量能够反映中国广大农村老人的普遍情况。

23.2　中国农村老人的长期照料需求

老年人对长期照料的需求与其健康状况息息相关。老年人要能够独立生活必须要具备必要的躯体健康（变量以 ADL 计），同时也要具有一定程度的认知功能。当老人躯体健康或认知功能状况恶化，无法完成基本日常行为活动时，就会产生对长期照料的需求。因此，作为分析的起点，我们首先来考察当前中国农村老年人的身心健康状况。

我们定义了两个健康指标，即 ADL 残障和认知功能残障，分别反映老年人的躯体健康和认知功能状况。

（1）ADL 残障。该指标是根据国际通用 Katz 指数 （Katz et al.，1963）构建并根据中国的社会文化背景对相关问题进行了重新设计、修订和严格测试（Zeng et al.，2002；Gu and Zeng，2004）。ADL 指数是对老人日常生活自理能力的衡量，包括吃饭、穿衣、洗澡、室内活动、上厕所、控制大小便等六项能力。如果老人至少一项活动需要依赖他人的帮助完成，定义为"ADL残障"（ADL=1）；如果老人能够自己独立完成这六项活动，则定义为"ADL完好"（ADL = 0）。

（2）认知功能残障。本指标基于 MMSE 量表计算。MMSE 量表包含 24个问题，涵盖了老人的定向能力，反应能力，注意力及计算能力，记忆力，语言、理解及自我协调能力等五方面的认知能力。该指标在国际通用的MMSE 量表基础上（Folstein et al.，1975；Deb and Braganza，1999）构建，并根据中国文化传统对量表进行适当修改（Zeng and Vaupel，2002）。MMSE分值为 0~30 分。在本章中我们采用国际上通常采用的 24 分阈值，把MMSE<24 分的老人视作认知功能残障。值得说明的是，认知功能对老年人的独立生活能力同样重要（Greiner et al.，1996），老年人要想能独立生活，必须要具备最起码的认知功能以进行穿衣、洗澡等日常行为活动；而想要处理个人财务、支付账单、安排自己的退休计划等比较复杂的事务则会对认知功能提出更高的要求。

当前中国农村老人的健康状况不容乐观。正如图 23-1 所示，2008 年中国农村 65 岁及以上的老人中发生 ADL 残障的约为 4.0%，而认知功能发生残障的老人高达 15.4%。如果同时考虑这两项指标，ADL 或者认知功能发生残障的老人则达到 16.8%。随着年龄的增长，中国农村老人的健康状况急剧恶化。80 岁及以上高龄老人中，ADL 残障的比例上升为 10.2%，认知功能残障的比例则急剧上升至 37.8%，ADL 或者认知功能残障的比例则高达40.8%。

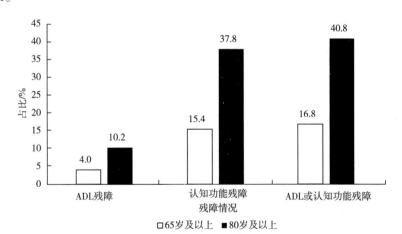

图 23-1 2008 年中国农村老人的 ADL 残障和认知功能残障情况

资料来源：基于中国老年健康调查 2008 年数据加权调整计算所得

由此可见，伴随着中国人口的迅速老龄化和老年人口高龄化，中国农村老人的健康状况不容乐观，由此对老年长期照料存在巨大需求。

23.3　中国农村老人长期照料的供给状况

长期照料的供给与老年人的居住安排密切相关。传统上，农村老人主要是通过与子女一起居住的方式来获取子女的经济支持和长期照料。然而，过去二三十年间，伴随着农村年轻劳动力向城市大规模流动以及家庭少子小型化等原因，老年人独立居住（独自或只与配偶一起居住）的比例不断上升（图 23-2），这在很大程度上削弱了老人从子女处获取长期照料的可能。

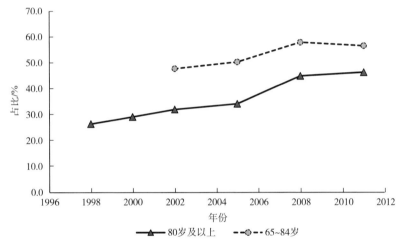

图 23-2　中国农村老人独立居住状况的变化趋势

资料来源：基于中国老年健康调查 1998 年、2000 年、2002 年、2005 年、2008 年、
2011 年数据计算所得（已调整抽样权重）

除了从子女处获得长期照料外，农村老人也可能从养老机构、集体（村庄或社区）、政府等方面获取长期照料。下面我们将对这几方面进行介绍。

23.3.1　家庭养老和照料服务

当前，家庭养老仍然是中国农村老人的主要养老模式。在受访的 9 990名农村老人中只有 77 名老人居住在养老机构，调整权数以后占全部受访者的比重仅为 0.25%（图 23-3）。这一养老模式也就决定了家庭照料是当前农村老人的主要照料模式。

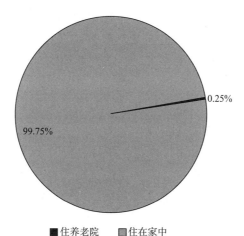

图 23-3　家庭养老还是机构养老

资料来源：基于中国老年健康调查 2008 年数据加权调整计算所得

对于家庭养老且发生 ADL 残障从而需要长期照料的老人，中国老年健康调查继续询问了其最主要的照料提供者，见图 23-4。由图 23-4 我们可以得到以下几点。

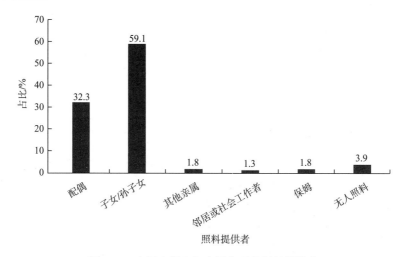

图 23-4　中国农村老年人最主要的照料提供者

由于舍入修约，占比之和可能不为 100%

资料来源：基于中国老年健康调查 2008 年数据加权调整计算所得

首先，子女（包括儿媳或女婿）/孙子女（包括孙子媳或孙女婿）仍然是农村老年人长期照料的主要提供者，在所有需要照料的老人中比例高居59.1%。换言之，"养儿防老"仍然是中国农村的主要养老和照料模式。配偶则是居于第二位的长期照料提供者，在需要照料的老人中由配偶提供照料的占32.3%。

其次，需要注意的是只有1.8%的老人回答由保姆来照料。这在很大程度上反映了农村照料市场发展的滞后。

最后，必须要看到将近4%的老人需要照料时无人照料，这不能不说是一个令人无法忽视的悲惨事实。这也说明当前农村地区的老年照料体系存在漏洞，作为农村最基层养老保障体系的"五保户"制度等不能为所有老人提供最基本的老年照料服务。

23.3.2　机构养老和照料服务

当前机构养老和照料在农村照料体系中发挥的作用极其有限。正如图23-3所示，居住在养老机构的受访老人只有0.25%。这一结果主要是因为农村地区机构养老产业发展的滞后；另外，在中国传统观念里送老年父母住养老院往往被认为是儿女不孝，无论是对父母还是子女都带来较大舆论和心理压力，这也是当前养老院入住率低的重要原因。

在为数极少的居住在养老机构的农村老人中，其中由集体付费的（可视作村集体兴办的公立养老机构）占62%，由子女或其他亲属付费的（可视为商业养老机构）占38%。

23.3.3　社区养老和照料服务

当前中国农村地区的社区养老服务发展极其落后，只有为数极少的村庄/社区提供了极其有限的老年照料服务。表23-1显示，与长期照料直接相关的起居照料和精神慰藉方面，均只有3.1%的受访老人回答自己所在社区可以提供这些服务。至于回答社区提供其他项目照料服务，如上门看病送药、日常购物、组织社会娱乐活动、提供保健知识等的老人比例均不超过10%。

表 23-1 受访老人中所在社区提供各类养老服务的占比

变量	观测值	均值/%	标准离差
起居照料	9 285	3.1	0.173
上门看病送药	9 286	6.8	0.252
精神慰藉	9 200	3.1	0.174
日常购物	9 195	4.4	0.206
组织社会娱乐活动	9 185	7.2	0.258
提供保健知识	9 114	4.5	0.207

23.4 社会养老保障体系建设对老年照料的影响：社会养老保险是否会挤出子女对老年人提供的照料

中国政府于 2009 年开始试点新农保，试图解决或缓解农村居民的养老问题。中央政府规定，年满 16 周岁、不是在校学生、未参加城镇职工基本养老保险的农村居民均可参加新农保。在制度设计上，新农保采取了个人缴费、集体补助、政府补贴相结合的筹资方式，为参保者提供财政补贴。2014年，国家进一步推进新农保与原来覆盖城镇居民的城居保①制度进行并轨，统一为"城乡居民基本养老保险"。

中国老年健康调查 2011 年的调查数据显示，65 岁及以上的农村老年居民中大约有 22%的老人参加了新农保，平均每月领取养老金约为 92 元。

从国际经验来看，任何正式的公共养老政策都可能改变或削弱已存在的私人养老安排。国外的已有研究文献（Ettner，1994；Stabile et al.，2006）发现社会养老金计划的实施有可能会挤出原有家庭内部已存在的私人照料安排，如减少子女对父母提供的非正式照料等，而且领取养老金或照料补贴后老年人有可能会转而从市场上购买正式照料服务。

对此，我们使用中国老年健康调查 2008 年和 2011 年两期调查合并成的

---

① 2011 年 7 月，中央政府正式启动城居保的试点工作，涵盖对象为不符合城镇职工基本养老保险的城镇非从业居民。2014 年 2 月，国务院决定将新农保和城居保两项制度进行合并，在全国范围内建立统一的"城乡居民基本养老保险"制度。

面板数据对这一问题进行了考察（程令国等，2013），结果发现参保老人显著减少了在照料方面对子女的依赖，更多地转向了配偶照料。同时，我们发现，参保老人雇佣保姆进行照料的可能性有所增加。但考虑到当前中国农村照料市场极其不发达，无论雇佣保姆到家里照料或居住到养老机构并不普遍，这一现象对当前农村里老年照料体系的作用和意义还极其有限，但这是一个值得未来持续关注的问题。

23.5　结语：相关政策建议

本章的发现具有重要的政策含义。首先，我们发现当前我国农村老人健康状况不容乐观，对老年照料存在较大需求。考虑到我国农村人口老龄化前所未有的速度和老年人群的巨大规模，必须要引起政策制定者的高度关注。

其次，研究发现目前我国农村地区老年照料市场发展极其滞后，一方面，机构养老和照料的覆盖人群比例过低，而在有限的养老机构中，商业性养老机构仅占少数；另一方面，家庭养老的老人中仅有极少数通过市场雇佣保姆进行居家照料。这就意味着即便是给农村老人提供直接转移支付或照料补贴，也很难通过照料市场购买到自己所需要的照料服务。考虑到机构照料或雇佣专业人员居家照料在国外尤其是 OECD 发达国家老年照料体系中的重要性（Norton，2000），未来我国农村相关老年照料政策制定必须要通过财政补贴或税收优惠等方式鼓励和引导专业老年照料机构的建立和发展，同时要组织和加强专业护理人员的培训。

再次，农村地区社区养老服务的发展同样落后，而且有部分需要照料老人无人照料，这也说明当下部分地区的农村集体养老保障功能极其弱化，不足以承担起农村无人照料老人最后照料保障线的功能。因此，如何发挥和加强集体组织在构建基层老年照料基本保障线中的核心作用应成为下一步研究的一个重点问题。

最后，我们发现社会养老保障计划的实施使得有条件的老人减少了对子女照料的需求并在一定程度上增加了对正式照料的需求。这一点对我们未来的政策制定也有很重要的启示。只要经济条件允许、外部条件具备，老人也可以尝试通过市场化的方式来解决其自身的照料问题。因此，在解决农村老年人的照料问题上，提供直接的经济转移或照料补贴必须与培养照料市场相结合。

第　24　章

儿童期社会经济地位对中国老年健康的影响分析及相关政策建议[①]

24.1　引　言

21 世纪以来，中国已进入了快速老龄化时期。国家统计局数据显示，2010 年中国 60 岁及以上老年人口占总人口的比重为 13.3%，高于世界平均水平（11%）；到 2014 年末，中国 60 岁及以上人口比例上升至 15.5%，老年人口总量超过 2 亿人。快速老龄化给老年人照料看护、医疗需求等带来了严峻的挑战，如何推动老年健康发展，实现健康老龄化成为应对诸多问题的关键。

健康不仅是生理机能上的问题，社会经济地位也会影响到老年人的健康状况。同时，社会经济地位对人健康的影响不仅是即时性的，还具有持久的积累效果。埃尔德（Glen Elder）在生命历程理论中强调了"累积"的作用，即人在生命历程中经历的事件及人们早期生命历程中的事件积累，会对后期的生命形态产生长期的延续性影响。已有的研究也发现，儿童期是个人生命

① 本章作者：夏翠翠（中国社会科学院人口与劳动经济研究所博士后）；李建新（北京大学社会学系教授）；陆杰华（北京大学社会学系教授）。本章受到国家自然科学基金资助（项目批准号：71233001，71490732）。

历程积累中的重要阶段，会对老年人健康产生重要的影响。

儿童期社会经济地位对老年健康的影响主要包括直接效应和通过影响行为方式、成年后的社会经济地位而产生的间接效应，这两种效应可以从以下三种理论中找到其依据。第一，健康与疾病的发育起源理论（developmental origins of health and disease，DOHD）认为人们早期发育的不利因素，包括在孕期营养的缺乏、婴儿和儿童期不利的生活环境提高了成年后心血管疾病、高血压等疾病的发病概率。第二，地位传递理论和生命历程理论（life course theory）强调在一定的社会背景下，儿童期的社会经济地位将影响到成年后的个人成就和发展，父母所提供的先赋性因素和父辈的社会经济地位影响个人成年后的地位，从而影响老年健康。第三，健康的行为方式理论（theory of health lifestyles）认为人们的生活方式并非是自由选择的结果，受到其所处的社会阶层的制约，儿童期经济地位较差的人更可能吸烟、酗酒，从而对老年健康产生不利影响。

本章将应用中国健康与养老追踪调查数据，揭示和分析儿童期社会经济地位对中国老年群体健康影响的直接效应和间接效应，并讨论其相应的政策含义。

24.2　文　献　综　述

已有大量的理论和实证研究将儿童期的社会经济地位和成年后的健康联结起来（Elo and Preston，1992；Hayward and Gorman，2004；O'Rand and Hamil-Luker，2005；Huang and Elo，2009；胡薇，2009）。

在理论研究方面，健康和疾病的起源假设（fetal-origins hypothesis）认为儿童期的成长环境对成年后的健康有直接的影响（Barker，1990），这一结论得到了诸多实证研究的证实（沈可，2008；Shen and Zeng，2014）。儿童期社会经济地位对老年健康影响的路径模型（pathways model）认为儿童期的成长环境对老年健康的影响通过成年后的社会经济地位发挥作用，而在加入了成年期社会经济地位以后，儿童期地位的影响变得不显著（Hayward and Gorman，2004；Zeng et al.，2007；Laaksonen et al.，2007）。而生命历程模型

（life course model）则认为儿童期的地位对成年后的成就及健康具有长远的影响，认为直接效应与间接效应同时存在（Kuh and Wadsworth，1993）。

在实证研究方面，已有的文献从健康的各个指标出发证实了儿童期社会经济地位与成年后健康状况的关系。大量研究发现了儿童期社会经济地位与其他各种疾病发病风险之间的关系的存在。有研究认为儿童期社会经济地位会影响到成年后患癌症和出血性脑卒中的风险（Galobardes et al.，2004）；那些在较差社会经济地位家庭中长大的人，心血管疾病发病率、牙齿疾病发病率均较高（Poulton et al.，2002）；儿童期成长的环境与中年期的健康和身体机能关系密切，会影响到生命过程中的老化和慢性病情况（Guralnik et al.，2006）。在儿童期社会经济地位与死亡风险方面，有研究认为儿童期社会经济地位较差者具有更高的死亡风险（Lynch et al.，1994；Mheen et al.，1999），针对中国老年人死亡风险的研究也得到了相似的结论（Zeng et al.，2007；沈可，2008）。在儿童期社会经济地位与自评健康的关系方面，有研究认为儿童期的社会地位和经济地位均对成年后的健康状况产生影响，并且后者的作用要大于前者（Rahkonen et al.，1997）；儿童时期生病能否得到充足的医疗服务、儿童期有没有遭遇重大疾病对老年日常活动能力、认知健康和自评健康有显著影响（Zeng et al.，2007）。

关于儿童期社会经济地位如何作用于当前的健康状况，以往的研究也做了诸多有益的探讨。儿童时期的各种不利因素，诸如有较多的兄弟姐妹和父亲失业（Burr and Sweetnam，1962）、有儿童期经常挨饿经历等不利条件（沈可，2008）、生病不能得到充足的医疗照顾（Zeng et al.，2007）等对成年后的健康状况或死亡风险产生不利影响。对于儿童期社会经济地位对当前健康状况影响的中介机制，以往研究主要从两个方面进行了论述。有研究认为儿童期的社会经济地位通过健康行为对成年健康产生影响，经济地位较差的儿童更容易产生吸烟、喝酒等对健康不利的行为（Mheen et al.，1999）。也有研究认为儿童期的社会经济地位会影响到成年以后的社会经济地位，由此对成年健康产生影响；然而儿童期社会经济地位对当前健康状况的影响并非完全是间接作用，其与成年社会经济地位对健康差异的影响作用是独立的（Hayward and Gorman，2004）。

已有理论和实证研究得到的结论并不一致。以往研究中的不同结论，一方面，归因于所用的数据不同，因为越是到高龄老年期，健康和死亡的选择性就越强，即那些本身身体素质好的老年人才能存活到高龄，将会影响儿童期地位与老年健康的估计；另一方面，所使用的不同健康指标也会有不一样的表现。本章将使用中国健康与养老追踪调查数据中的中年人与老年人数据，依据生命历程理论、健康与疾病的起源理论、地位代际传递理论和健康的行为方式理论，对儿童期社会经济地位与老年健康情况进行结构方程模型的建模，并进行不同年龄群组的比较。本章致力于回答以下几个问题：儿童时期的社会经济地位对中老年人的各个健康指标有没有影响作用？儿童期社会经济地位是通过成年后的健康行为、成年时期的社会经济地位对中老年人健康产生影响，还是具有单独的直接效应？儿童期社会经济地位的影响作用有多持久，会随着年龄的增长增加还是减少？

24.3　变量与研究方法

本章使用的数据为中国健康与养老追踪调查的 2011 年全国基线调查数据。中国健康与养老追踪调查数据采用概率比例规模（probability-proportional-to-size，PPS）抽样方法，在县（区）–村（居）两级中抽样，共覆盖了我国28 个省、150 个县/区的 450 个村，访问了 10 257 户家庭的 17 708 名 45 岁及以上个人，总体上代表我国中老年人群。样本的基本构成为：52.67%的人来自农村地区；52.1%为女性；40%年龄在 60 岁及以上。调查数据覆盖家户信息，个人基本信息，家庭信息和家庭交往状况，健康状况与功能，医疗保健与保险，工作、退休与养老金，收入、支出与资产，住房特征和访员观察等信息。

表 24-1 呈现了主要因变量的处理及分布。在 45 岁及以上中老年人中，有 23.70%的人自评健康状况较好。中老年人 IADL（衡量工具性日常生活自理能力）无困难的占 45.40%。在中老年人群体中，小部分的人有耳聋、失明等身体残障状况，占到 17.81%。此外，有一半以上（66.85%）的中老年人患有慢性病，有一半左右的人心理健康状况较差（42.11%）。总体上，在自评健康、IADL、患慢性病情况这几个指标上，大部分的中老年人处于不健康

的状态。

表 24-1 主要因变量的处理及分布

因变量	原始	处理	占比/%
自评健康	您认为身体健康状况如何 五分类：很好、好、一般、不好、很不好	二分类： 很好/好="较好=1" 一般/不好/很不好="较差=0"	23.70
IADL	以下问题：慢走 1 千米、爬几层楼、弯腰屈膝下蹲、伸展手臂、拎 5 千克沉东西、做家务、做饭、购物等有无困难	二分类： "无困难=1"、 "有困难=0"	45.40
残障	是否有以下残疾：躯体残疾、大脑智力受损、失明或半失明、耳聋或半耳聋、哑或严重口吃等	二分类： "无=1"、 "有=0"	82.19
慢性病[1]	是否有以下慢性病：高血压、血脂异常、血糖升高或糖尿病、癌症或恶性肿瘤、慢性肺部疾病、肝部疾病、心脏病、脑卒中、肾脏疾病、胃部疾病、关节炎、哮喘等	二分类： "无=1" "有=0"	33.15
关节炎风湿病 慢性肺部疾病 慢性胃部疾病[2]		二分类： "无=0" "有=1"	32.34 13.20 20.13
心理健康	以下问题：因为小事烦恼、情绪低落、感到害怕、觉得生活无法继续下去等 10 个问题	二分类： "较好=1" "较差=0"	57.89

1）中国健康与养老追踪调查数据中因变量

2）中国老年健康调查数据中因变量

表 24-2 呈现了主要自变量的处理及分布。根据研究假设，本章主要使用个人基本信息、儿童期社会经济地位、成年期社会经济地位和健康行为等几方面的信息作为自变量，重点关注儿童期社会经济地位对中老年人健康的影响作用。在 45 岁及以上的中老年人群体中，样本平均年龄为 61.24 岁，女性占 51.70%，当前有配偶者占 80.30%。由于数据的限制，本章中的社会经济地位主要由户口或居住地、教育两个指标来测量。在中国，户籍身份是衡量社会经济地位的一个重要维度，非农业户籍者拥有更好的工作机会、教育、住房和卫生服务情况。教育也是社会经济地位的主要测量指标之一，个体的受教育程度是影响其职业地位、社会阶层流动的重要因素（Treiman and Yip，1989）。表 24-2 显示，仅有 10.80%的中老年人在 16 岁以前居住在城镇，有 36.11%的中老年人父亲受过教育；有 22.04%的中老年人现在的户口

状态为非农，有 72.73%的人受过教育。此外，健康行为也是影响健康的重要因素之一，以往研究多将吸烟、饮酒状态划分为当前吸烟、饮酒与否，而人们的健康行为对健康的影响并不会在很短的时间内显现，而是需要经过一个积累的时期。本章更加关注的是以往的行为和事件是否会对当前的状态产生影响，因此将吸烟、饮酒状态划分为是否曾经吸烟或饮酒、从未吸烟或饮酒两种状态。描述统计显示有 37.46%的中老年人曾吸过烟，有 31.16%的中老年人曾饮过酒。

表 24-2　主要自变量的处理及分布

自变量	原始	处理	均值
个人基本信息	年龄	连续	61.24 岁
	性别	二分类： "女=1""男=0"	51.70%
	结婚状态？ 六分类：结婚且与配偶同住、结婚但不与配偶同住、分居、离婚、丧偶、未婚	二分类： "有配偶=1""无配偶=0"	80.30%
儿童期社会经济地位	16 岁以前主要居住地？	二分类： "城镇=1""乡村=0"	10.80%
	父亲教育水平？	二分类： "上过学=1" "没上过学=0"	36.11%
成年期社会经济地位	现在户口？	二分类： "非农=1""农=0"	22.04%
	最高教育水平？	二分类： "上过学=1" "没上过学=0"	72.73%
健康行为	以下问题：当前是否吸烟，以前是否吸烟	二分类： "未吸过=0""吸过烟=1"	37.46%
	以下问题：当前是否饮酒，以前是否饮酒	二分类： "未饮酒=0""饮过酒=1"	31.16%

　　本章的研究方法为二分类 Logit 模型和结构方程模型。使用 Logit 模型研究儿童期社会经济地位对中老年健康各项指标的影响；使用结构方程模型，研究儿童期社会经济地位通过何种方式影响到中老年健康，这里选取中老年人患慢性病的情况这一指标。

　　Logit 模型的构建方式为对于每一个健康因变量，均建立四个模型：模型1 为因变量与社会人口变量组、儿童社会经济地位变量组的回归；模型 2 和模型 3 分别在模型 1 的基础上加入成年期社会经济地位变量组和健康行为变量组；模型 4 为完整模型。

结构方程模型的构建方式如下：其中儿童期社会经济地位（Z4）变量是外生变量，行为方式（Z2）、成年期社会经济地位（Z3）、慢性病患病状况（Z1）为内生变量。式（24-1）展示了儿童期社会经济地位对行为方式的影响；式（24-2）显示了儿童期社会经济地位对成年期社会经济地位的影响；式（24-3）表示的是儿童期社会经济地位对慢性病患病状况的直接影响（P14），以及通过行为方式（P12×P24）和成年期社会经济地位（P13×P34）对慢性病患病状况的间接影响（图 24-1）。

$$X_i = \lambda_i \zeta_1 + \varepsilon_i \tag{24-1}$$

$$Y_i = \lambda_i \eta_1 + \varepsilon_i \tag{24-2}$$

$$Y_i = \lambda_i \eta_2 + \varepsilon_i \tag{24-3}$$

$$Y_i = \lambda_i \eta_3 + \varepsilon_i \tag{24-4}$$

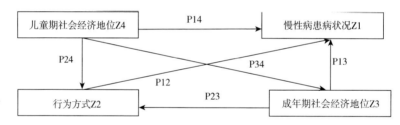

图 24-1　儿童期社会经济地位与慢性病患病关系的结构方程组和路径示意图

测量模型方程式（24-1）中的 X_i 表示潜变量儿童期社会经济地位的各个观测变量，包括 16 岁以前主要居住地类型、父亲的职业地位；ζ_1 表示潜变量儿童期社会经济地位；λ_i 表示观测变量在潜变量上的因子负载；ε_i 表示测量的残差。式（24-2）中的 Y_i 表示潜变量行为方式的各个观测变量，包括吸烟、饮酒的状况；式（24-3）中的 Y_i 表示潜变量成年期社会经济地位的各个观测变量；式（24-4）中的 Y_i 表示潜变量慢性病患病状况的各个观测变量，这里主要选取患有慢性呼吸系统疾病、慢性胃部疾病和关节炎风湿病的情况。

24.4 结 果 分 析

24.4.1 儿童期社会经济地位对中老年健康的影响

模型 1 显示了在仅控制年龄、婚姻和性别等基本人口变量的条件下，儿童期社会经济地位对各健康指标的影响作用。相对于 16 岁以前主要居住地为农村且父亲是文盲者，农村非文盲、城镇非文盲的中老年人有更高的可能性自评健康较好，自评健康较好的发生比分别比参照组高 14.7% 和 73.0%，并分别在 0.01 和 0.001 的显著性水平下显著。16 岁以前居住在城镇但父亲是文盲者自评健康较好的可能性相对于参照组更高，但不显著。在 IADL 方面，16 岁以前主要居住地为农村但父亲为非文盲、居住地为城镇父亲为文盲、居住在城镇父亲为非文盲的中老年人相对参照组有更高的可能性无 IADL 障碍，无 IADL 障碍的发生比分别比参照组高 20.0%、83.7% 和 107.5%，且均在 0.001 的显著性水平下显著。此外，相对于 16 岁以前主要居住地为农村且父亲为文盲者，其他群体有更高的可能性无残障状况、心理健康状况更好，并且显著。在慢性病方面，儿童期社会经济地位对中老年人是否患有慢性病无显著影响作用。

模型 2 中加入了成年期社会经济地位作为控制变量。在加入了成年期社会经济地位后，自评健康、IADL、残障情况和心理健康的系数仍然显著但影响变小。模型 3 在模型 1 的基础上加入了健康行为作为控制变量。与模型 1 的结果相比较，模型 3 在回归系数的显著性和系数数值上并没有较大的改动，基本结论与模型 1 较为一致。模型 4 是完整的模型，相当于在模型 2 的基础上加入了健康行为的两个变量，其基本结果与模型 2 出入不大。由此可见，加入了是否曾吸烟、饮酒这两个健康行为变量后，儿童期社会经济地位对各健康指标的影响作用并没有发生很大的变化。

儿童期社会经济地位对各健康指标的 Logit 回归结果如表 24-3 所示。表 24-3 仅显示了儿童期社会经济地位在不同的模型中，对各因变量指标的影响作用及变化情况。

表 24-3　儿童期社会经济地位对各健康指标的 Logit 回归结果

因变量	儿童期社会经济地位	模型 1	模型 2	模型 3	模型 4
自评健康	农村&非文盲	0.137**	0.101*	0.134**	0.098*
	城镇&文盲	0.168	−0.067	0.163	−0.068
	城镇&非文盲	0.548***	0.297**	0.541***	0.294**
	N	12 097	12 097	12 097	12 097
IADL	农村&非文盲	0.182***	0.122**	0.180***	0.120**
	城镇&文盲	0.608***	0.232*	0.600***	0.230*
	城镇&非文盲	0.730***	0.324***	0.723***	0.323***
	N	15 034	15 034	15 034	15 034
慢性病	农村&非文盲	0.018	0.047	0.016	0.045
	城镇&文盲	−0.004	0.151	−0.012	0.149
	城镇&非文盲	0.061	0.228*	0.055	0.228*
	N	14 850	14 850	14 850	14 850
残障情况	农村&非文盲	0.255***	0.158**	0.252***	0.156*
	城镇&文盲	0.508***	0.134	0.498***	0.129
	城镇&非文盲	0.825***	0.405*	0.817***	0.402*
	N	15 418	15 418	15 418	15 418
心理健康	农村&非文盲	0.109*	0.037	0.104*	0.033
	城镇&文盲	0.533***	−0.015	0.522***	−0.018
	城镇&非文盲	0.966***	0.381***	0.952***	0.375***
	N	14 113	14 113	14 113	14 113

*$p<0.05$，**$p<0.01$，***$p<0.001$

注：模型 1 的控制变量为年龄、婚姻、性别等基本人口信息；模型 2 的控制变量为基本人口信息和成年期社会经济地位；模型 3 的控制变量为基本人口信息和健康行为；模型 4 为完整的模型，自变量包括儿童期社会经济地位、基本人口信息、成年期社会经济地位和健康行为

24.4.2　儿童期社会经济地位对中老年健康影响的路径

在这一部分，本章使用慢性病这一健康指标来检验儿童期社会经济地位是否通过行为方式、成年期社会经济地位影响到中老年健康。在结构方程模型的构建中，选取的主要慢性病指标包括是否患慢性呼吸系统疾病、慢性胃部疾病和关节炎风湿病，这几种疾病是中老年群体中常见的慢性疾病。

表 24-4 是对模型的拟合评价。模型所涉及的变量中年龄、性别和儿童期

社会经济地位是外生变量，行为方式、成年期社会经济地位和慢性病患病状况是内生变量，模型为无变量残差相关的模型，并且拟合较好。在结构方程模型分析中，分了中年人和老年人两个群组进行研究。两个模型中的 CFI（comparative fit index，即比较拟合指数）值超过了 0.90；同时其 RMSEA（root mean square error of approximation，即近似误差均方根）值分别为 0.025 和 0.038，均小于较好的模型拟合度的临界值 0.05；其 SRMR（standard root mean square residual，即标准化残差均方根）值分别为 0.016 和 0.028，小于模型拟合的临界值 0.05；TLI（Tucker-Lewis index，即非规准拟合指数）值在 45~64 岁组模型中大于 0.90，在 65 岁及以上组中略微小于 0.90，模型整体拟合度较好。

表 24-4　模型拟合评价

模型拟合评价指标	RMSEA	90%置信区间	CFI	TLI	SRMR
临界值	0.05	—	0.90	0.90	0.05
45~64 岁组模型	0.025	0.022~0.028	0.977	0.964	0.016
65 岁及以上组模型	0.038	0.033~0.042	0.931	0.893	0.028

从表 24-5 中 45~64 岁组的模型结果来看，儿童期社会经济地位首先对是否患有慢性病具有显著的影响作用。儿童期地位较高的中老年人有更好的健康状况，这与通过 Logit 回归的结果一致。儿童期社会经济地位对慢性病具有直接影响作用，较高的儿童期社会经济地位的人有更高的可能性患有这几类慢性病。这可能由于死亡的选择性，即那些在儿童期地位较低的人不能存活到中老年期，因此儿童期的社会经济地位对中老年人进行了一个生存的选择。然而，儿童期的社会经济地位通过行为方式、成年期社会经济地位对患病具有显著的负向的间接影响效应。有较高的儿童期社会经济地位的群体显著地拥有较高的成年期社会经济地位，同时也有显著的较好的生活方式，即不吸烟、不饮酒。这一结果验证了社会经济地位代际传递理论和健康的行为方式理论，即儿童时期较为优越的条件长大后更容易获得较高的社会经济地位，儿童时期社会经济地位较高，不容易养成抽烟、酗酒的不良习惯。然而成年后的社会经济地位较高的人显著地有着较差的行为方式，行为方式对健康也有显著的正向影响作用，即那些不吸烟、不饮酒的人更加健康，不会患

有慢性病。成年后的社会经济地位对健康也有正向的影响，即成年期社会经济地位高的人，更少地患有慢性病。综合直接效应和间接效应，儿童期社会经济地位总的来说对当前的行为方式没有显著的影响，对当前的社会经济地位有正向的显著影响，同时儿童期社会经济地位较高的人健康状况显著较好，即更不会患有慢性病。

表 24-5　各主要影响变量对因变量的非标准化的直接、间接和总效应

因变量	影响变量	45~64 岁组中年人			65 岁及以上组老年人		
		总效应	直接效应	间接效应	总效应	直接效应	间接效应
患病	儿童期社会经济地位	-0.144^{***}	0.299^{***}	-0.443^{***}	-0.171^{***}	-0.112	-0.059
	成年期社会经济地位	-0.236^{***}	-0.272^{***}	0.04^{***}	-0.041	-0.033	-0.008^{***}
	生活方式	0.083^{***}	0.083^{***}	—	-0.026	-0.025	—
生活方式	儿童期社会经济地位	0.014	-0.694^{***}	0.708^{***}	-0.041	-0.590^{***}	0.549^{***}
	成年期社会经济地位	0.434^{***}	0.434^{***}	—	0.303^{***}	0.303^{***}	—
成年期社会经济地位	儿童期社会经济地位	1.63^{***}	1.63^{***}	—	1.809^{***}	1.809^{***}	—

***$p<0.001$

对 65 岁及以上老年人的分析结果显示，儿童期社会经济地位对当前慢性病患病情况没有显著的直接影响效应，但有显著的总影响效应，即儿童期地位越高的人，健康状况越好，越不会患有慢性病，这一结果与 45~64 岁中年人组的结论相同。儿童期地位影响的路径也与 45~64 岁中年人组大致相同。在 65 岁及以上的老年人群体中，儿童期社会经济地位较高的人，当前的社会经济地位也更高，这符合社会经济地位的代际传递理论和儿童期社会经济地位影响的路径假设。儿童期社会经济地位较高的人，更不会吸烟、饮酒，然而成年后社会经济地位较高的人则吸烟、饮酒较多，有更不良的生活方式，因此从总的影响效应上看，并未发现儿童期社会经济地位通过行为方式影响慢性病患病情况。

总的来看，对儿童期社会经济地位与慢性病患病的路径分析验证了儿童期社会经济地位对老年健康影响的路径模型，即通过成年后的社会经济

地位发生作用。也验证了健康的行为方式理论，即儿童期较好的社会经济地位，对个人养成不吸烟、不饮酒的较好生活方式有重要的作用。同时，研究拒绝了健康和疾病的起源假设，即儿童期的经历直接影响到老年后的健康。

24.5　结语：相关政策建议

本章主要研究了儿童期社会经济地位与中老年人各健康指标的关系及影响的路径，研究结果表明：儿童期社会经济地位对中老年期的健康状况产生影响，这种影响部分通过成年后的社会经济地位的中介作用表现出来，部分通过儿童期社会经济地位对行为方式的影响体现，即儿童期社会经济地位较高的群体有更好的生活方式；在控制了当前社会经济地位和健康行为后，儿童期社会经济地位对中老年人的健康各指标具有直接的显著影响作用。

首先，尽管目前的分析存在童年阶段社会经济地位详细信息匮乏、老年人回忆偏误及其他数据问题，但是我们仍然可以根据已取得的研究成果得出稳健的结论：儿童期社会经济地位对老年人健康产生显著的影响。投资于人的生命周期，对儿童贫困和健康问题予以政策上的关注，提高儿童健康医疗服务质量和儿童社会经济条件政策的有益作用，将持续到老年期。

其次，要确保基本卫生公共服务的公平性。加强农村地区社区卫生服务、建立健全农村医疗卫生设施、强化政府责任，提高新农合体系的保障水平，充分保证农村地区的基本医疗服务广覆盖、提高农村居民医疗可及性。同时，提高区域和不同省份间卫生资源的合理配置，以区域间人口结构和老龄化需求、老年人医疗卫生需求程度为基准制定相应财政政策，缩小区域间卫生服务公平性的差异。健全医疗救助体系，为贫困人口提供医疗服务支持。全方位推动各区域各收入层次的城乡人群在各个生命周期阶段享有公平的卫生政策。

最后，倡导促进健康的有益的生活方式。有益的生活方式不仅可以提高老年人健康水平，还可以缩小社会经济地位差异带来的健康差距。倡导积极锻炼的生活方式，合理控制烟草市场，增加老年人健康知识。同时，建立以预防和健康管理为目的的医疗模式，取代以疾病治疗为主的模式，防患于未然，切实提高全民健康水平，积极应对人口老龄化及主要疾病类型变迁带来的健康和医疗挑战。

第　25　章

农村老年人养老模式研究——来自村落调查的启示①

25.1　引　言

中国现阶段老龄化进程持续加速，老年人口规模不断增大，未来人口老龄化挑战日益严峻，由于历史和现实的种种原因，中国农村地区的人口老龄化给农村社会结构和农村老年人带来的影响较之城市更为深远。城乡经济差异下的农村青壮年劳动力大量外流与国家政策的引导，使得农村社区逐渐呈现出"空心化"的现象，而这一趋势的深入发展将会直接导致农村固有的家庭养老结构受到前所未有的威胁，加之农村养老机制以及配套医疗技术和服务的基础相对薄弱，农村老年人面临着与城市截然不同的养老照料问题，而这一问题会极大地影响到国民经济和社会的平稳发展与和谐。从根源上解决农村养老问题，一定程度上需要对农村老年人进行细致化的观察，其中对农村老年人的晚年生活研究尤为重要。根据以往研究，农村老年人晚年生活的自我满意度要高于城市老年人，农村老年人比城市老年人生活自理期长，而

① 本章作者：李庆（北京大学社会学系）；许传淇（北京大学社会学系）；周云（北京大学社会学系教授，博士生导师）。本章受到国家自然科学基金资助（项目批准号：71233001，71490732）。

去世过程较之要短，同时城乡老年人的晚年生活轨迹也有着有较大的差异。鉴于此，我们对农村老年人的晚年生活展开了参与性观察研究，期望发现和找到农村老年人在长期照料中所遇到的问题，并简述可能的解决途径。国外的长期照料经验显示，单纯或主要依靠医疗服务式长期照料体系的国家均已不堪重负，中国农村要建立可行且长久的长期照料体系应更多考虑居家和社区相结合的"就地养老"模式①。因此，我们在研究中更多关注农村现行养老模式的内容，并规避社会福利式论述，利用本地化视角，从现有资源的基础上出发寻找农村老年人安度晚年的最佳方式。

25.2　研究地点与对象

本章的研究在山东 F 村开展，F 村在山东省临沂市下属的莒南县辖内。莒南县位于鲁东南鲁苏交界，属于沂蒙革命老区，其历史有近 350 年。2014年末莒南县全县总人口为 834 592 人，总户数达 299 983 户，户均人口 2.78。人口出生率为 8.8‰，死亡率为 5.9‰，人口自然增长率为 2.9‰②。莒南县属于暖温带季风气候，四季分明，光照充足。境内为鲁东丘陵地区，地势起伏不大，庄稼每年两熟，以冬小麦和黄豆、玉米轮作为主。交通便利，社会经济条件在山东属于中等水平。语言为北方方言胶辽官话，与普通话类似，境内绝大多数为汉族，文化习俗与中原汉族地区基本相同。

研究所在村落 F 村远离县城东偏南，村域内地势平缓，与县城及临沂市均有公路直达。居民多为 F 姓（约占 85%），村里男性居民还有徐姓、孙姓和张姓。从男性姓氏可以看出来自哪里，如徐姓来自"上门女婿"，孙姓和张姓则是早先外地逃难而至的外地人。现在村庄的村落建设规划始于 1985年的村庄"十年规划"（1986~1995 年）。根据这一规划，旧有村庄得到统一丈量、统一设计、统一规划，每个核心家庭都因此获得一处南北长 19 米、东西宽 14 米的宅基地，原有的土泥式住宅逐渐被重新建成大小和风格统一

---

① Aging East Asians worried about future security. http://www.worldbank.org/en/news/feature/2015/12/03/aging-east-asians-worried-about-future-security，2015-12-03.

② 参见：《2014 年莒南县国民经济和社会发展统计公报》。

的砖瓦建筑取代。各家前后之间的距离按照 6 米统一丈量，户与户左右之间
有 10 米的距离，整个村庄建筑分布较为规整。截至 2014 年底（表 25-1），
全村共有 267 户常住居民，共 938 人，全部为汉族。其中女性村民有 493
人，男性村民为 445 人（性别比为 90.3）。60 岁及以上的老年人共有 312
人，女性老人 175 人，男性老人 137 人（性别比为 78.3）。

表 25-1　F 村常住居民户数分布

家庭规模/口	户数/户	姓氏	户数/户	按性别分（60 岁及以上）	人数/人
5 及以上	38	F 姓	238	男	137
4	79	非 F 姓	29	女	175
3	37				
2	91				
1	22				
总计	267	总计	267	总计	312

注：数据截至 2014 年底

25.3　数据与方法

课题组成员在 2014~2015 年曾五次前往田野地点，包括田野地点的选择
和基本状况考察、养老资料的收集、不足资料的补充等，深入研究了当地老
年人养老的现状及其存在的问题。研究资料的收集采用的是非结构式的深度
访谈。访谈对象主要为当地 60 岁及以上的村民，也包括部分中青年人和村
干部。具体被访老年人的基本特征见表 25-2。

表 25-2　被访老年人的基本特征

项目	人数/人
年龄/岁	
60~64	3
65~69	10
70~74	3
75~79	7
80 及以上	22

续表

项目	人数/人
性别	
男	20
女	25
经济来源（可多选）	
低保	10
养老金	28
子女	16
劳动所得	10
残疾补助	1
对目前生活现状的评价	
很满意	4
满意	36
基本满意	4
不满意	1
总计	45

注：部分被访者为老年夫妻，访谈涉及夫妻双方；45人中44人为独居，只有1人为轮养

研究主要采用分类和归纳的方法对研究资料加以分析与解释。

25.4　研究结果

25.4.1　村民对"老"的认同有别于统计口径且有性别差异

讨论养老，避不开对"老"的定义。国家和国际统计习惯将 60 岁和 65 岁作为人们被归类为老人的门槛年龄，虽然统计上存在合理性，但那是一种对群体年龄的一刀切规定，是一种"客位法"[①]。而村民百姓对老龄、老年却有自己的理解和定义，他们的定义多直接针对个体，以自己在家庭生活中所处的位置来判断。在 F 村，男性村民多用体能标准判断自己是否"老"了。如果自己平日还能劳作在田间地头、农闲时还能外出打工挣钱补贴家

---

① 主位法和客位法是人类学在田野研究的实践中总结出来的学科研究视角之一，主位法强调从被研究者的角度出发，对周遭事物及个人生活进行解释，而客位法则强调用世界上主流观点或者科学理论对研究对象进行解释。现阶段绝大多数人类学家认可主位法应成为研究中的主要方法。

用，那自己就不"老"，正值壮年。但如果在干农活的过程中，逐渐发现自己弯不下腰、搬不起东西，他们就会意识到在变老的现实，会感叹"哎呀，老了不行了"。女性村民则多以代际的增加作为自己年老的标准。一旦有了孙辈，自己就成了老人。当地文化中认为，"有了孩子才意味着长大成人"。从这一逻辑出发，有了孙辈，说明自己的子女真正成人，自己也就要退居二线，将操持家务的重任交给已经成人的子女。此外，由于姥姥、奶奶这些词语多是形容长辈、与年长相关，也由于孙辈出现时女性开始感到身体机能的日渐衰退，逐渐不能应付繁重的田间劳动，多退居于家庭副业（如喂养家畜、家禽、收黄烟、编柳条等），孙辈的出现及孙辈出现带来的家庭事务的重新分工促使女性认为自己已老。

因此，相比较人口统计中老年清晰的年龄边界，村民中老年的概念是自我认同之上形成的，没有一个标准的年龄起点。老人是通过个体能否胜任田间劳动对体力的要求，或者通过是否拥有孙辈而逐步确定的角色，这也是民间老年人观念的基础。但在本章中，我们仍把 60 岁作为进入老年的一个门槛年龄，一是 60 岁是国家人口结构与特征解释常用的指标，二是这一年龄是国家相关社会政策实施所界定的门槛年龄。此外，根据实地调查所观察到的 60 岁及以上老年人的身体和工作状况，我们又将他们分为"老当益壮型"（大多为 60~69 岁）、"过渡工作型"（大多为 70~79 岁）、"休养享受型"（大多为 80 岁及以上）老年人。"老当益壮型"的老年人多数身体硬朗、能够从事较为繁杂的田间劳动。"过渡工作型"是指身体上出现衰弱的迹象，难以承受重体力劳动，只能担负一些较为清闲的农活及副业活动。"休养享受型"是指老年人仅做一些基本食用蔬菜的种植活动，以照顾自己的饮食起居为主要日常活动。

25.4.2 "老年房"确保了老年村民晚年老有所居[①]

20 世纪 80 年代中期的村落建筑规划给村民的居住空间带来了新的变化，主要体现在各个独立家庭都在新宅基地上（19 米×14 米的宅基地）建盖

---

① "老年房"在中国很多农村地区都有分布，特别是平原地区，这一形态最早来自人民公社时期的社会试验，虽最终因为改革开放而被遗弃，但单独为老年人修建房屋这一想法作为理念保留了下来。"老年房"通常是老年人自发建造在自家的田地上，政府组织统一分配和进行主导的较为少见。

新住宅。新住宅一般是坐北朝南的"五间房"院落，基本由堂屋（家庭会客、喝茶用）、里间（与堂屋直接相连，家中主人或子女居住用）、西屋（多为家中的粮仓、储放收获的小麦、玉米和花生等）、东屋、院子、厕所构成。不同家庭会在这一区域内规划不同的连廊、菜园、棚屋等设施。东屋是独立于堂屋的建筑，一般高度略低于堂屋。东屋的宽度多为 2.8 米，是许多家庭做饭的地方，兼具吃饭、休闲、储物甚至是卧室的功能（因为其中的炕与厨房的土灶台相通，灶台的热气可传到炕头下面）。厕所一般位于整个建筑的西南方，废水废物可直接排到房屋外侧。这种建筑安排是当地常见、未分家的大家庭的居住形式，但老年群体有更为特殊的居住规划。

自 20 世纪 40 年代开始，无论其家庭结构如何或家庭是否富裕，当地的父母与子女分家之后都会拥有属于自己的独立住宅。20 世纪 80 年代，当时的村支书开始将这种老年人独自拥有的住宅称为"老年房"，指的是儿女分家或婚嫁后老年人单独居住的房子，归老人所有。当时设想，将两户已分家的老人分配在一块"五间房"的宅基地上，再从中间用院墙隔开，形成两个单独的"三间房"的老年父母的住地，总面积与"五间房"相近。由于当时规划时村里符合建造"老年房"的老年人不多，实际上并没有很多人采用三间"老年房"的居住方式。现在的老年人当时只是 40 多岁的中年人，也没有再按村落规划，没有重新盖修养老用的"三间房"，而是延续居住在现有的宽敞的"五间房"。"老年房"还存有其他一些形式，如动用关系在邻近村边处求得一处宅基地为家中老人单盖"老年房"，也有在外工作想回家盖房养老的本村原村民将流动耕地划拨成宅基地盖成"老年房"，以备将来养老等。因此，老年人晚年多居住在儿女婚嫁后专为老年人盖的"三间房"，或者居住在年轻时盖的"五间房"同时儿女搬至其他地方居住。尽管"老年房"的形式略有不同，但"老年房"的提法确定了老年人在房屋所有权方面的主动权。"老年房"是个人所建、产权归老年人所有的居所。

各种"老年房"出现的共性是：使用"老年房"的家庭中下一代有一个以上的男性子嗣。按照传统，父母辈必须为分家的儿子建设住宅。当自家的建筑资金不够宽裕时，家庭多会选择让儿子住在现在父母的家中（"五间房"），自己和老伴则会修建更为简单的房屋，多为"三间房"。只有女儿的家庭因为不必为女儿提供新的住宅，他们就不会再去考虑"三间房"，更多的是踏实地居住在自己的"五间房"中。

"老年房"保证了老年人与成年子女能够在同一个村庄内分开居住，独立生活，形成互助型的代际关系。这种生活方式照顾到两代人不同的想法、兴趣爱好和生活习惯。对于老年人而言，分开居住可以让老年人把自己的生活重点放在夫妻关系和个人生活上，减少对子女家庭的经济补贴，也降低了对子女生活的干预及代际冲突出现的可能。居住在子女所在村落、距离很近的地方保证了老年人在必要时可以得到子女的帮助。在现实社会情况下，老年人独自居住有利于自己控制经济大权，也有益于与子女保持良好的家庭关系[1]。对于子女来说，分开独立生活也有一些益处，它使得年轻人能够自己规划小家庭的生活，养成独立生活的好习惯，承担起更多的社会责任。

25.4.3　自我养老已成为 F 村的主流养老模式

老年人的养老方式有以家庭赡养为主、依托机构为主和自我供养的三种模式。一般认为，自我养老是指既不依靠子女和亲属，又不依靠社会机构的养老方式。老年人主要依靠自己一生的积蓄以及在老年期参与社会经济活动的报酬，维持自己老年时期的生活。F 村大多数老年人晚年大部分时光能够自理且相对独立地生活，多数情况下老年人的养老模式是自我供养为主，但不排除在不同生命阶段或多或少依靠子女或机构养老。纵观 F 村老年人的养老方式，我们认为多数人依靠的是自我养老方式[2]。他们自我养老有经济自立、生活自立、精神自强自立的基础。

1. 经济自立

2014 年莒南县全县城镇居民人均可支配收入为 24 995 元，农民人均纯收入为 11 610 元。其中全年城镇居民人均消费支出是 13 359 元，农民人均消费支出为 7 846 元。2014 年末城乡居民人均住房面积分别达到 32.9 平方米和 35.8 平方米[3]。F 村老年人的经济收入主要是国家补贴、劳动收入及子女补贴

---

[1]　在我国农村，特别是东部及中原农村地区，能够自食其力的老年人往往不会是家庭的负担，而且会帮助子女照看孩子，并能够给予子女一定的生活补贴。

[2]　调研过程中我们只发现一位老年人因病卧床不起，其余老年人均可自理、独立生活。

[3]　参见《2014 年莒南县国民经济和社会发展统计公报》。

三大类（表25-3）。

表25-3 F村老年人经济收入来源

收入来源	年龄起点	金额
国家补贴		
养老补贴	60岁	65元/月
土地补贴	无	140元/年左右
最低保障金	60岁，贫困 或孤寡老年人	一般性：80~100元/月 年底一次性节日补贴：200~400元/年
其他补贴	60岁	独生子女/双女户：600元/年
劳作收入		
种地收入	无	800~1 000元/年
蔬菜收入	无	不固定，属于间接收入
副业	无	金额不等
打工	无	金额不等
子女补贴	无	金额不等，按需提供

注：国家养老补贴随年龄增长而增加，根据是否缴纳养老保险也有少许区分；土地补贴并不是很固定，每年的都不尽相同，且土地补贴是根据占有土地量来分配的，最低保障金面向特困家庭或者"五保户"。劳作及子女补贴均无年龄上的要求，两者属于某种意义上的"自发行为"。种地收入为年均纯收入，但包含劳动成本，打工及副业包括但不限于建筑工50元/天，烟草工60元/天，虽然收入很高，但持续性不强且体力支出较多；子女补贴一般金额有限，只能满足最低标准的"需"，而且常常是年底一次性支付，一般农村地区60岁左右孙辈都已经很大，老人与子女住所相分离，也是子女给予补贴的条件之一

国家补贴又分四类，分别为养老补贴、土地补贴、最低保障金、其他补贴。

（1）养老补贴是针对60岁及以上老年人的补贴。凡到60岁的老年人都会从村委会领取到一个银行卡，每月可以得到至少65元的养老补贴。这笔钱老年人不必出村就可以查询和领取，因为在村内就有一个银行自动柜员机，人们可以到机器上查询补助是否到账，也可以取出补助金用于生活。

（2）土地补贴是对农村居民土地的补助。虽然一些老年人因为身体或其他原因不再种地，但他们名下还有属于自己的土地。国家自2011年起实行土地直补，每亩①地会根据耕种作物的不同而提供不同的补贴。每年玉米的补贴为每亩30多元，小麦为每亩100多元。但根据市场情况和基层政府

---

① 1亩≈666.7平方米。

财政略有起伏。在 F 村，农作物一年内可以轮流种植小麦和玉米，一年两熟。以人均耕地 0.9 亩计算，老年人每年可以得到至少 140 元的地补。如果老年人再帮助自己在外打工子女种地，其地补的收入会更多一些。

（3）最低保障金是为生活较贫困、身体残疾、生活不便的村民发放的。最低保障金分为三级，每一级别每月发放的金额分别为 100 元（一级）、90 元（二级）、80 元（三级）。超过 80 岁的老年人都会有这一补助。可以理解为养老补贴的升级版。每年底，村两委（村党支部委员会和村民委员会）还会给村中一定比例的孤寡老人提供 200~400 元的节日补贴，并送油和面之类的生活用品。

（4）其他补贴则包括独生子女或双女户的补贴。这是依据 1992 年 1 月民政部颁布的《县级农村社会养老保险基本方案（试行）》对独生子女家庭或双女户家庭给予的补偿，每年为 600 元。如果村民是 1949 年之前入党的，根据入党时间会有金额不等的补贴。

劳作收入是指老年人利用土地和其他劳动途径获得的收入，途径包括种地、蔬菜、副业和打工收入。

（1）种地收入。F 村的农耕作物主要有冬小麦、玉米、花生、红薯、大豆等。当地几乎家家耕种上述农作物，但 60 岁及以上老年人不会种植无法机械化种植和收割的红薯。一般情况是一亩地一年轮种两拨，冬小麦和玉米或冬小麦和花生。总收入减去浇水钱、种子钱、化肥钱等，不算人工费，一亩地一年纯收入在 800~1 000 元。

（2）蔬菜收入来自村民每人拥有的 8 厘①菜园，另外也有在居住的院子里开辟的小菜园或者家门口空地上的菜园。人们会在菜园中种植一些应季蔬菜，如菠菜、白菜、萝卜、香菜、辣椒、芸豆等。老年人自己种植的蔬菜是自己喜好的品种，种类虽多，但数量并不多。因此老年人并不出售这些蔬菜，而是留作自己食用。自种的蔬菜间接地给老年人省下了在市场上购买蔬菜的花费。

（3）副业主要是指在传统农业中，农户从事农业生产以外的其他生产类别。F 村的副业涉及很多种类，不仅有饲养猪羊牛等家畜、鸡鸭鹅等家

---

① 传统面积计量单位，1 亩=10 分=100 厘，8 厘约等于 53.3 平方米。

禽，还有从事养蚕、编柳条等活动；还有一些老年村民租用村中的流转地，用来发展茶园、种植果树等，从这些副业中老年人可以获得一些收入。

（4）打工是部分老年人的收入来源。F 村有 3 个建筑小分队，其中多是 50~70 岁身体健康且长期居住在村中的男性村民。因为他们精湛的手艺，时常会受到周边乡镇村庄的邀请为他人建设新房。一栋房屋一般会需要 2~3 个建筑小队，工作时长 15~30 天。每个建筑小分队由 7 人组成，4 人为大工、3 人为小工，大工负责砌墙体活、小工负责非技术性杂活。小工多是 60 岁及以上的老人，大工一天的工资为 80 元，小工为 50 元。因此作为一个小工的老年人，以上述天数来计算，每接一笔活可有 750~1 500 元的收入。女性村民（含老人）会帮助村中的黄烟大户砍黄烟、采摘烟叶，每天收入为 60 元。

老年人还有可能得到来自子女的补贴，但老年人的经济状况会决定子女补贴的多少。自己能够下地劳动、能干副业或外出打工的老年人较少让子女补贴自己。但不种地或外出打工的老年人则需要依靠子女提供粮食、面粉、花生油等必需的生活用品。

根据保守估计，F 村的老年人每年的纯收入能达到近 1 900 元。这对一个粮食、蔬菜和蛋类能够自给自足的老年人而言，加上拥有自己的房屋，基本能够满足他们的生活所需。

2. 生活自立

前面提到的"老年房"保证了老年人晚年有自己的居所。在与子女分家之后，老年人就与儿子分开，自己单独居住。"老年房"使得老年人有自我活动的空间，他们可以按照自己的方式来规划自己的生活，从分家开始就树立有自我养老的意识。身体健康时可自我照料，欠佳时则有子女到"老年房"中提供照顾，而不是到子女家中进行轮养。这些老年人在家中的生活包括看电视、听广播，与前来看望自己的其他老人聊天等。子女与老人、子女之间有协商，安排照顾年长父母的时间表。每人负责照顾父母一段时间的生活，包括提供饮食、衣物、打扫卫生等。但这与通常所说的轮养有本质的区别，老年人不需要到子女家中居住。

3.精神自强自立

在实地调查中我们也发现 F 村的老年人在经济自立、生活自理的基础上生活充实，精神状态也非常积极乐观。空闲时男性老人会聚在一起打牌、下棋；女性老人则更多是串门、聊天。晚上天气好时，村中老人及中年妇女会聚集在村小卖部门口处的空地处跳广场舞。

多数老人对常见病和劳作留下的身体劳损都抱有积极乐观的心态。"都活了这么大了，有个啥事都能挨过去。"如果真有了较为严重的疾病，老人们也会积极配合子女及医院的治疗，不讳疾忌医。"小打小闹的不碍的，现在日子过得好，多活都是赚的。"

老年人精神自强自立另外一方面的例子是丧葬。F 村的丧葬仪式分成三部分，即前期准备阶段、丧葬仪式和后续阶段。前期准备阶段是在大部分老年人都还健在的时候开展的。老年人会参与到自己寿衣的缝制、棺材的选择和坟地的选择等。例如，他们会为自己选择具有深刻寓意的寿衣，对其颜色、材质、数量和缝制时间等都有严格的要求。他们认为这些要求不仅使得自己过世后能够在另外一个世界安乐生活，还能够福佑子孙后代平安吉祥。在这一系列的活动中人们没有太多的忧虑和忌讳，反倒是害怕自己突然过世没有置办好这一切。这些信念带给老年人动力，使他们能够精神上充实、乐观地面对死亡、积极筹备未来的事情。

25.5　结语：相关政策建议

根据我们的研究，可以看出东部省份的相对落后地区与中国大多数乡村地区经济社会甚至文化条件类似的村落一样，老年人已经拥有较为坚实的养老物质基础。而自我养老加上家庭的物质支持和精神支持，农村老年人可以享受晚年幸福的时光。老年人在整个大家庭范围内成为"帮手"的角色，而不是子女的负担，这也比较契合中国传统意义上的老年人对家庭的期望和自我价值的实现。

F 村的例子给了自我养老一个很好的证据，当然这一养老方式有着它的基础，如老年人的自理能力、村委会规划的"老年房"、农村社区文化的配合等。

在现有农村社会条件下，存在着两个有趣的事情，一是这一代老人的满足感更容易获取，二是他们不会过多寻求政府的责任。而自我养老恰恰就在说明现在中国农村养老问题既是经济发展过程中遇到的迫在眉睫的社会问题，也是极具历史感的一幕，将来很难重复。F 村的村落规模、居民收入和整体社会经济情况，在中国农村地区具有相当的代表性。同时 F 村也深受中原文化，如对孝的提倡、善待老人的邻里和文化压力等各种因素的影响。

再看土地养老的问题，前文简略提到土地在养老中的作用。农村土地归集体所有的体制把农民捆绑在土地之上，甚至是涉及长时段基本生活问题的养老也难以把两者隔断。在中国农村地区，无论是哪一种养老政策抑或是模式的推行，其根源必然与土地建立联系，土地能够解决的问题只有生存，而一旦涉及更深层面的问题，就会危及农村土地制度。任何把土地分离于农村人口的视角都显得薄弱，中国农村与农民的乡土气息和对土地的深刻依赖，至少现在看尚无法大规模实施具有改革意味的措施。另外，基层民主自治在农村地区的推行，不应仅仅是政策强力支持下的一刀切，也应该在农村地区中青年劳动力严重外流的情况下，对农村常住人口——老人、妇女和儿童的关注，让这一政治民主在基层，特别是在赢弱的农村显得富于人情味。很多国内学者也谈论过中国农村养老资金管理的问题，第三方资本管理机构的介入和新的养老保险管理机制的建立已十分紧迫。

F 村与中国大多数乡村一样，一方面由于计划生育陷入老龄化社会之中，另一方面经济社会差异又使得村内多数青壮年外出打工。家庭养老所给予老人的精神关怀越来越少，老人与老人之间的交流成为双方最大的精神来源。很多青壮年，也是老人的子女和孙辈，每年只回家一次，而且是在非常繁忙的年关，绝少有机会畅叙心事。外出打工是主要经济来源，但后果是两代人之间的精神交流的减少和淡漠。农村合作医疗大规模展开也是在近些年，其保障水平和涵盖疾病范围均不足以保证农村老年人的医疗需要，更为重要的是合作医疗强调治疗多于检查，而老年人需要的则是检查。经济条件的逐年提高，使得原本罕见的心脑血管疾病在农村特别是农村老年人之中纷纷出现，这类疾病一般会造成死亡或者瘫痪，死亡代表着一个个体在村内的消失，瘫痪代表着家庭经济的沉重负担①。

基层村民组织和村委会是国家在基层社区的代表，也是国家政策与村民个体互动的意见集结地。在调查中发现基层村委会往往为上级政府任务投入大量精力，无暇顾及村内事务。农村养老问题的解决不仅是国家社会的责任，也需要家庭的努力，更需要在基层建立起一个联系两者的自治组织或者政府代表。基层村委会有很强的公益性质，为老年人提供相关非核心业务职位不失为一种选择，特别是在"养老时代"来临之前。

我们可以把当代中国农村这一代老年人称为"前职业养老"，长期城乡差异的现实使得这一代老人成为上文提及极易获取满足感和很少要求政府责任的一代。当然，这一代农民的后一代也即是"第二代农民工"，随着社会经济文化的变迁和对自身身份认同的逐步认识，"第二代农民工"养老问题的解决要更为棘手。也基于此，现有农村社会应该大力提倡老年人自我养老方式，推广老年人拥有自己独立生活空间的居住形式。通过这种居住方式，促使老年人和后代保持经济双向独立，也促使年轻人担当起自己应有的家庭和社会责任。政府除了提倡孝文化和推广自我养老形式，也应认识到自己的责任，完备养老保险和职业养老建设，并在适当时机下进行试点，在社会经济条件许可下推广。

首先，无论是自我养老还是其他形式的非政府主导养老，均需要建立基础性的农村养老体制机制。其次，面对农村青年人口的外流，在农村地区也应该逐步推行其他类别的养老形式，如村落内部的集中养老。建立在当地政府协调下，村落内或者跨村落的养老联盟形式的本地养老网络，可有效解决因年轻人外出带来的照料老年人人手缺少的现实。最后，地方政府应有一定的中长期规划，如同当年的"老年房"规划一样，利用市场机制，建立更多实用的养老机构，未雨绸缪，为将来的老年人社区养老做好准备。

---

① 调查期间 F 村内基本上没有心脑血管疾病，但在整个县域内这类疾病发生呈爆发式，如何做好前期检查成为农村地区的需要，也是农村合作医疗应当仔细考量的问题。

第 26 章

多代同堂模式的福利效应分析：
老人与子女的互利共赢[①]

26.1 引　言

自 20 世纪以来，全球以及中国的人口转变呈现两大特征：一是死亡率特别是婴幼儿死亡率快速下降，预期寿命显著延长；二是生育率持续降低，目前全球过半数的人口居住在生育率低于更替水平的国家。在预期寿命延长与生育率下滑的共同驱动下，人口老龄化已呈不可逆转之势，将成为未来社会的常态。

中国的人口老化亦具备鲜明的"中国特色"。一是老龄化步入快车道，后来居上已成定局：美国、英国与法国等将历经 90 余年实现 65 岁及以上老年人占总人口比重由 9% 上升至 25%，而中国完成这一过程将仅需 28 年（Wang，2011）。二是未富而先老：日本、韩国和中国台湾地区在 65 岁及以上老年人口占比达到 9% 时，人均 GDP 均超过 13 000 美元，而中国大陆在同等老龄化程度时人均 GDP 仅为 7 500 美元[②]；尽管伴随着新农保、城居保的

① 本章作者：沈可（复旦大学社会发展与公共政策学院人口研究所副教授）；鄢萍（北京大学国家发展研究院中国经济研究中心副教授）。本章受到国家自然科学基金资助（项目批准号：71233001，71490732）。

② 资料来源：Maddison Project Database。人均 GDP 数据以 1990 年美元的不变价格计价。

建立，养老保险近乎实现全覆盖，但保障水平依然不足，2010 年仅有不足四分之一的 65 岁及以上老年人以养老金为主要生活来源。

对于快速老化却依然处于发展中阶段的中国，在国家尚未建立完备的社会保障体制、尚未形成专业化的养老服务体系之时，传统的多代同堂居住模式便承载了重要的家庭养老功能。与西方发达国家横向比较，多代同堂家庭依然是中国老年人主流的居住模式。如表 26-1 所示，2000 年中国近三分之二的老年人选择与子女同住，而美国与欧洲国家的绝大多数老人选择独立居住。

表 26-1　各国老年人口居住模式分布（单位：%）

国家	年龄	年份	男性		女性	
			多代同堂比例	空巢比例	多代同堂比例	空巢比例
中国	65 岁及以上	2000	59.9	37.2	68.7	29.8
英国	60 岁及以上	1994	15.7	81.6	11.7	85.0
德国	60 岁及以上	1994	14.6	84.4	12.9	85.0
丹麦	60 岁及以上	1994	4.7	94.3	3.6	95.4
美国	60 岁及以上	2000	16.8	75.0	18.5	74.2

注：空巢指老年单独一人居住或者仅与配偶同住；多代同堂指与子女（孙子女）合住

资料来源：中国数据基于 2000 年全国人口普查数据估算（曾毅和王正联，2004）；英国、德国、丹麦数据基于 1994 年欧洲社区家庭户跟踪调查数据；美国数据基于美国 2000 年当前人口调查。英国、德国、丹麦、美国数据引自联合国经济和社会事务部人口司在 2005 年发布的 "Living Arrangements of Older Persons Around the World"

然而从纵向的时间维度看，中国家庭的养老功能遭遇社会、经济与人口转型的冲击，正逐渐趋于弱化。近二十年来，随着生育率走低、城市化加速以及观念的转变，家庭作为老年人基本依托的阵地经历了结构性的裂变：多代同堂家庭比例不断下降，家庭核心化趋势明显，老年空巢现象日渐突出。如图 26-1 所示，1990 年 65 岁及以上男性老人与子女同住的比例为 67.6%，2005 年下降至 57.1%；女性老人与子女同住的比例则从 1990 年的 74.0%下降至 2005 年的 66.0%。空巢老年家庭虽未燎原，但确已呈蔓延之势。

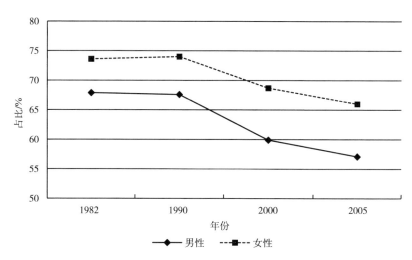

图 26-1　1982~2005 年中国 65 岁及以上老年人与子女同住的比例

资料来源：1982~2000 年数据引自曾毅和王正联（2004），2005 年数据由作者根据 2005 年 1%抽样调查估算而得

　　值得注意的是，多代同堂模式对老人而言并非稳态的居住模式。根据中国老年健康调查 2002 年、2005 年和 2008 年三期调查的合并样本可以发现，从居家养老转变为机构养老的可能性随着年龄增长呈上升趋势，但总体而言这一比例非常低，不超过 1%。然而从多代同堂模式转为空巢模式的案例并不罕见。在 70~79 岁与子女合住的老年人中，超过五分之一在未来三年内转为独立居住（图 26-2），这可能是因为这一年龄段老人在完成照看孙子女的使命后便退出子女家庭。家庭对这一部分老年人在高龄时期的保障功能岌岌可危。

　　银发浪潮中，中国家庭养老功能的削弱已引发政府与社会的广泛关注。2013 年 7 月 1 日起施行的《中华人民共和国老年人权益保障法》，首次将"常回家看看"写入法律，要求与老年人分开居住的家庭成员，应当经常看望或者问候老年人，不常看望老人属于违法。除了通过法律倡议"常回家看看"之外，同样重要的是让公众明晰多代同堂模式对老年人与同住子女福利的影响，从而让他们做出理性、自愿的决策。究竟多代同堂的居住安排对老人与子女而言是零和游戏还是共赢模式？这便是本章关注的重点所在。

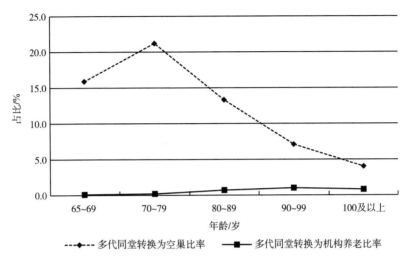

图 26-2　与子女同住老人在未来三年的居住模式转换概率

资料来源：由作者根据 2002 年、2005 年、2008 年中国老年健康调查估算而得

26.2　多代同堂模式对老年健康的影响：心理慰藉甚于生理照护

基于中国老年健康调查 2005 年的数据，本章研究探讨了与子女同住对老年人日常生活自理能力与认知能力的影响，以及针对不同老年人群影响的异质性。

26.2.1　多代同堂模式并没有显著改善老年人的躯体健康

实证研究发现，多代同堂家庭中的老人与空巢老人在生活自理能力方面并没有显著差异。这可能由两方面原因导致：一方面，与子女合住的老人更多享受子女提供的照料与看护，这对他们的躯体健康具有保护性效应。另一方面，在多代同堂家庭中老人更多地为子女分担家务、照料孙子女，老人易操劳过度（王德文，2008）；而且与子女合住的高龄老人易形成对他人的依赖性，日常活动能力反而衰退更快（Li L W et al.，2009）。正负两方面效应相互对冲抵消，致使居住模式对老年躯体健康的总体效应并不显著。

26.2.2　多代同堂模式明显提升老年人特别是弱势老年群体的认知能力

本章研究发现，与子女同住使老年人的认知能力得分显著提高 8.8 分，即改善了 40%（8.8/22[①]）。van Gelder 等（2006）对芬兰、意大利和荷兰老年人的研究亦有相似的发现。值得注意的是，与子女合住对老人认知功能的改善效应已超过婚姻对认知功能的保护效应，有偶老人比无偶老人的认知能力得分仅高 2.5 分。在多代同堂家庭中，子女与老人互动交流，为老人提供更多新鲜讯息，有效延缓老人记忆力、语言表达能力等诸方面的功能性衰退，缓解老人因孤独空虚引发的焦虑抑郁情绪。

多代同堂模式对老年人认知能力的影响存在明显的异质性。与子女合住对于弱势老年群体的认知能力具有更强的保护性效应，如女性、高龄、农村及丧偶老人；然而，多代同堂模式对男性、低龄、城镇及已婚老人认知功能的改善力度明显弱化甚至于不再显著。弱势老年群体可获得的社会资源或其他替代性资源相对稀缺，如缺乏配偶陪伴、社区活动、医疗照护等，因而子女陪伴给予他们的精神慰藉尤为关键。

26.3　多代同堂模式对女性劳动参与的影响：家有一老如有一宝

基于 2002 年中国老年健康调查以及 2002 年中国家庭动态社会调查老年人与其成年子女的配对数据，本章研究探讨了多代同堂模式对男女性劳动参与率与工作时长的影响，并进一步探究了影响的渠道与机制。

26.3.1　多代同堂模式有效改善女性劳动参与率与工作时长

本章实证研究发现，多代同堂模式显著改善了女性的劳动参与率。相对于核心家庭的女性，与父母亲同住的女性的就业率高出 24.3 个百分点。与父母住在同一村或同一小区亦能够显著提升女性的就业概率。这一结果与

---

① 样本中老人 MMSE 的均值为 22.0 分。

Sasaki（2002）以及 Oishi 和 Oshio（2006）对日本已婚妇女的研究结论相一致：多代同堂的家庭结构促使女性更多地参与劳动力市场。

本章研究进一步发现，与父母同住促使女性的每周工作时长显著增加了 18.7 个小时，即延长 58%（即 18.7/32.3，样本中女性平均每周工作 32.3 个小时）。与父母就近居住对女性的工作时间同样具有显著的激励作用。这一结果可以视作两个层面的叠加效应：一方面，多代同堂直接促使部分女性放弃家庭妇女身份投身于劳动力市场；另一方面，已就业女性在多代同堂家庭中可以将更多精力投入市场化劳动中，从而延长周工作小时数。

值得注意的是，与父母同住或者与父母就近居住对男性的就业率或周工作小时数均没有显著影响。这一结果可以部分解释 1990~2010 年黄金劳动年龄段（30~49 岁）女性劳动参与率相对于男性更快速的下降：多代同堂家庭比例的下降在一定程度上扩大了劳动参与的性别差异。

26.3.2 多代同堂家庭中父母亲的鼎力协助显著缓解女性的家务负担

为了进一步挖掘多代同堂模式对女性劳动参与的影响机制，本章研究检验了多代同堂模式对女性家务负担的影响。数据分析显示，女性每周用于家务劳动的时间达到 21 个小时，是男性承担家务时间的两倍，女性在家庭与工作之间需要更努力地寻求一种平衡。研究发现，在多代同堂家庭中，女性每周做家务的小时数相比与父母分开居住的女性明显减少 5.6 个小时；相对于与父母分隔较远居住的女性，与父母居住在同一小区的女性每周做家务的时间明显减少近 10 个小时。可见，多代同堂模式有效增强了父母对女性的家务协助、减轻女性的家务负担，从而促进女性的市场化劳动参与程度。

26.4 结语：关于"把家庭找回来"的政策建议

本章研究的实证发现多代同堂模式对老人与子女而言并非"甲之蜜糖，乙之砒霜"，而是互利共赢的选择。这得益于中国多代同堂家庭中父代与子代之间密切的代际互助。老人在多代同堂家庭中获得精神慰藉，与此同时他们积极帮助子女分摊家务负担，改善女性的市场化劳动参与。然而在过去二十多年社会与经济转型的过程中，传统的多代同堂模式正逐渐向核心化家庭转变，家庭养老功能频频遭遇冲击。如何将家庭找回来、如何应对常态化的老龄社会需要政府、社会的通力协作。

首先，通过经济激励、居住环境改善等一揽子措施鼓励多代同堂的居住模式。尽管国家已在宏观层面屡次强调重视巩固家庭养老的作用，鼓励子女就近居住照顾老人，但在政策干预方面，尚未有具体的方案措施出台。在种种措施拟定中，不可规避的关键因素是房屋，即多代同堂家庭需要具备适宜的居住环境。在房价攀升如此之快的当下，这个问题显得尤为严峻迫切。政府可以在立足本国国情的同时借鉴参照他国的经验，如开发适宜多代合住的户型，并为购买此类户型的家庭实施优惠或给予折扣。发达国家已经提供了类似先例：日本为老年人与子女同住的家庭提供住房贷款，意大利对适合多代同堂的住宅设计给予嘉奖。新加坡政府这方面的工作尤其出色，其建屋发展局在设计建造组屋（由新加坡政府投资建造，再低价出售的福利房屋）时，专门设计了适合几代同堂的户型，并在购房价格上给予优惠。该户型类似打通了的两套住宅，以客厅相连接，两户貌分神合，代际既有各自独立的空间，又有天伦共享的场所。另外，子女如果选择在父母居住的组屋区内申购另一套住房，将有权优先挑选楼层、户型等，价格方面也将获得一定幅度的优惠。在倾向性政策的引导下，新加坡已婚子女与父母合住同一组屋或同一小区的住户已达 41%左右（张洁，2009）。这一数字肯定了政府倾向性政策的成效。

其次，养老服务业应该更加关注空巢老人的心理健康与情感需求。尽管家庭养老功能不容忽视，但迁移频繁、隐私意识强化和偏好差异等主客观因素的存在也使得部分老年人无奈或主动选择独立居住。此时，社会或政府提供的养老服务应充分发挥其替代性功能。如前文所示，相对于和子女同住的老人，空巢老人在躯体健康方面虽无显著劣势，但在认知能力方面劣势明显。人民网等 10 多家网站 2010 年联合开展的一项关爱空巢老人的网上调查显示，空巢老人面临的最大困境是"心灵孤独"。另据 2013 年 7 月 5 日《南方周末》调查：老年人是中国两大自杀高峰人群之一。而目前的养老服务业仍主要侧重于老年人的生活照料，如开办老人饭桌、送餐上门、家庭病床以及急救铃等，但在精神服务领域的拓展迟缓滞后，如陪老人散步、聊天、倾听其心声，或者节假日送温暖等服务的受惠面很窄，服务人员也流动散漫。相对于日常照料，精神服务的价值在于帮助空巢老年人排遣日渐与社会剥离的孤独感，增加老年人与外界的沟通交流，增强他们对新信息的接收，以活跃思维，丰富情感，从而改善老年人的认知能力，提高他们的生活质量，这是单纯的物质服务所无法替代的。

第　27　章

"普遍允许二孩"政策大大有利于应对
人口老化严峻挑战[①]

27.1　引　言

我国人口快速和大规模老化主要有三方面原因：其一，20 世纪五六十年代生育高峰期出生的庞大人群正在步入老年。其二，随着社会经济发展、生活水平提高和医疗进步，人均期望寿命持续显著增长，越来越多的人存活到老年和高龄。其三，近二三十年来我国的生育率持续偏低，早已显著低于更替水平，与上述两个原因叠加在一起，导致我国老年人口比例快速提高。众所周知，生育高峰出生人群进入老年和人均寿命延长是不可改变的发展趋势。然而，偏低的生育水平是可以调控的。本章主要基于不同生育政策方案对未来人口结构影响的定量分析，论证为何众多学者（包括本章作者）努力呼吁建议已于 2015 年 10 月底宣布实施的"普遍允许二孩"政策大大有利于

① 本章作者：曾毅（北京大学国家发展研究院教授，北京大学瑞意高等研究所首席科学家和杜克大学医学院老龄与人类发展研究中心和老年医学部教授）。本章内容取自曾毅分别于 2012 年、2013 年和 2015 年递交党中央国务院的政策咨询报告。这些政策咨询报告分别得到习近平主席和李克强总理前后三次批示转相关部委领导阅研，两次被国家发改委主管的《改革内参·高层报告》选用为主报告。作者感谢王正联、李春华、熊婉茹的研究协助。

应对人口老化严峻挑战。

2013 年 11 月党的十八届三中全会宣布启动实施"单独二孩"政策之前，全国各地五十多篇生育意愿调查报告的综述分析（风笑天和张青松，2002）以及 1997 年、2001 年、2006 年全国生殖健康大规模调查数据分析（郑真真，2004）均表明，中国城镇育龄妇女理想子女数为 1 个与 2 个孩子的比例分别为 55%与 43%左右，农村育龄妇女理想子女数为 2 个孩子的比例在 70%左右。在生育意愿最高的西部农村地区，有多子女偏好的群众只占 13%左右。零点研究咨询集团 2010 年调查结果显示，如果可以自由选择，城市、小城镇和农村居民中有 36.0%、29.1%和 25.7%的人只想生一孩，有 56.0%、64.9%和 66.6%的人想生二孩。中国人口与发展研究中心在 2013 年组织的全国 6 万多户大样本调查表明，农村和城镇单独夫妇想要生育第二个孩子的比例分别为 66.0%和 55.8%；而 34.0%~44.2%的单独夫妇不想生二孩或还没想好，主要原因是成本太高，负担不起（庄亚儿等，2014）。2010 年全国人口普查等最新数据的分析令人信服地证明，十几年来，我国大多数人口学者估算的排除漏报后平均每个妇女生 1.5~1.6 个孩子的很低生育水平，是客观真实的（Zhang and Zhao，2006；郭志刚，2013；曾毅，2013c），我国低生育率社会经济环境在开放"单独二孩"政策之前已经形成（侯佳伟等，2014）。

2013 年 11 月"单独二孩"政策宣布以后，截至 2015 年 3 月底，全国提出再生育申请的双单独夫妇有 120 万~130 万对，占符合双单独政策条件夫妇总数比例为 11%~12%（国家卫计委，2015）。"单独二孩"申请在全国各省市遇冷，申请数远低于预期（乔晓春，2015；马小红和顾宝昌，2015）。例如，湖北省截止到 2015 年 6 月 30 日，申请二孩生育夫妇数占符合"单独二孩"条件总数的 9.44%，没有出现任何"抢生"态势（杨云彦等，2014）。北京市截至 2015 年 6 月底，申请生育二孩的单独夫妇只占"单独一孩"家庭总数的 8.2%[①]。由于符合"单独二孩"条件的夫妇绝大多数集中在城镇，这些数据进一步证明当前我国城镇居民很低的生育水平和意愿。

---

① 《北京青年报》，2015 年 7 月 18 日。

27.2　多维家庭人口预测方法及不同生育政策方案下相关参数的估计和假定

本章关于不同生育政策方案对人口老化影响的对比分析采用曾毅研究组的多维家庭人口预测模型。受曾毅等的国家自然科学基金重点项目支持的多维家庭人口预测模型及其应用成果，已在国际国内一流期刊发表（曾被国家自然科学基金 2009 年度报告介绍）。该模型克服了经典的户主率家庭户预测方法的一系列局限，用生育率、死亡率、迁移率、结婚率、离婚率和可从相邻两个人口普查数据估算的子女离家率等作为输入，在进行人口数量和年龄性别分布预测的同时，预测详细的家庭户类型和规模、老人以及其他家庭成员的婚姻、居住安排、是否与子女和父母同住等状况，并保证家庭结构、居住安排预测与人口数量结构预测的内部一致性（曾毅等，1998；Zeng et al.，2006，2013a，2014）。该成果已得到国内外学术界同行比较广泛的认可和应用（Prskawetz et al.，2004；Dalton et al.，2008；Smith et al.，2008，2012；Feng et al.，2012）。

参照其他同仁们的深入分析，并依据 2010 年全国人口普查数据分析，我们估计 2010 年时期总和生育率为 1.63，城镇和农村分别为 1.24 与 2.01（曾毅，2015a）。基于"出生人口数量与生育年龄此消彼长的人口规律"以及我国当前的客观现实，我们的"普遍允许二孩"方案假定由于社会经济发展的综合影响，我国妇女平均生育年龄继续逐渐上升而抑制时期生育水平，从而导致实施"普遍允许二孩"政策之后 2016~2030 年城镇和农村时期总和生育率分别为 1.67 和 2.15；2016 年和 2030 年城乡合一时期总和生育率分别为 1.88 和 1.81，其后基本保持不变（曾毅，2015a）。深入的人口科学研究和客观数据信息使我们有十分充分的理由认为，实施"普遍允许二孩"方案以后，我国城乡合一时期总和生育率不会显著超过 1.9，不太可能达到 2.1 的更替水平。

"只开放双单独"生二孩方案的预测取自"人口宏观管理与决策信息系统"技术总监史文钊等的研究成果。为了进行比较分析，我们也包括了"原

生育政策不变"方案的家庭人口预测。在"原生育政策不变"方案下，假定
农村、城镇时期总和生育率保持在 2010 年水平不变。但是由于人口城镇化
的结构性影响，城乡合一的总和生育率逐年有少许下降。用于比较分析的
"普遍允许二孩"、"只开放双单独"生二孩和"原生育政策不变"三个方案
的所有其他人口预测参数（死亡率、迁移率、城镇人口占总人口比例等）假
定完全相同（曾毅，2015a）。

27.3 "普遍允许二孩"在应对人口老化严峻挑战方面显著优于"只开放双单独"

图 27-1 和图 27-2 给出了不同生育政策方案下的 65 岁及以上老人及 80
岁及以上高龄老人占总人口百分比的比较。与"普遍允许二孩"相比较，
"只开放双单独"生二孩方案下，2050 年和 2080 年 65 岁及以上老人占总
人口比例分别相对高出 9.4%和 19.1%；80 岁及以上高龄老人占总人口比例
分别相对高出 9.8%和 14.4%。与"普遍允许二孩"方案相比较，"原生育政
策不变"方案下 2050 年和 2080 年的 65 岁及以上老人占总人口比例分别相对
高出 11.7%和 31.2%；80 岁及以上高龄老人占总人口的比例分别相对高出
11.8%和 34.4%；"只开放双单独"生二孩方案下，2050 年和 2080 年 65 岁及
以上老人占总人口比例高达 28.0%和 33.8%，2050 年和 2080 年 80 岁及以上
高龄老人占总人口比例高达 9.3%和 13.4%。在"原生育政策不变"方案下，
2050 年和 2080 年 65 岁及以上老人占总人口比例高达 28.6%和 37.2%，80 岁
及以上高龄老人占总人口比例高达 9.4%和 15.8%。如此之高的老年人口与高
龄老人比例是社会难以承受的。

无论全面实施"普遍允许二孩"还是"原生育政策不变"方案，我国空
巢老人（即不与子女一起居住的老人）占总人口的比例都将大幅度增加，但
后者显著高于前者。2030 年、2050 年和 2080 年 65 岁及以上空巢老人占总人
口比例分别等于 2010 年的 2.4 倍、4.3 倍与 5.5 倍（"原生育政策不变"方
案）以及 2.3 倍、3.8 倍与 4.2 倍（"普遍允许二孩"）（图 27-3）；2030 年、
2050 年和 2080 年 80 岁及以上高龄老人空巢比例则分别等于 2010 年的 2.3 倍、

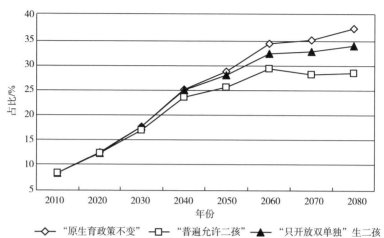

图 27-1　不同生育政策方案下 65 岁及以上老人占总人口百分比

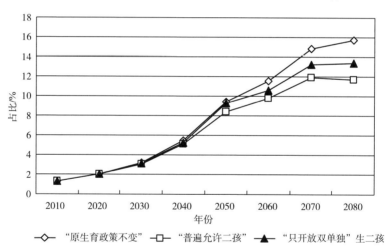

图 27-2　不同生育政策方案下 80 岁及以上高龄老人占总人口百分比

8.9 倍和 15.4 倍（"原生育政策不变"方案）以及 2.2 倍、8.0 倍与 11.5 倍（"普遍允许二孩"方案）（图 27-4）。"原生育政策不变"方案 2050 年和 2080 年 65 岁及以上空巢老人比例比"普遍允许二孩"方案分别相对高出 11.2%和 29.9%；2050 年和 2080 年这一相对差异百分比对于 80 岁及以上高龄空巢老人来说，是 11.4%和 33.0%。由于"普遍允许二孩"和原生育政策不变方案在关于因工作、迁移、观念变化等造成的子女不与老年父母一起居住

的比例,以及其他人口要素方面的假定完全相同,图 27-3 和图 27-4 所反映
的两个方案在空巢老人比例上的显著差异,完全是由生育水平(即子女数)
的差异造成的。这些模拟预测结果从照料老人的角度,充分说明全面实施
"普遍允许二孩"政策是非常必要的。

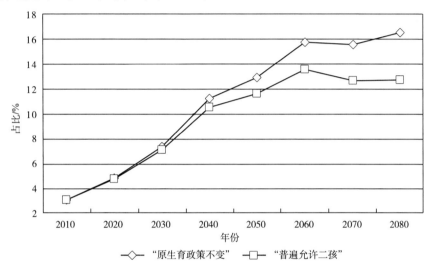

图 27-3 不同生育政策方案下 65 岁及以上空巢老人占总人口百分比

由史文钊等所做的"只开放双单独"生二孩政策模拟预测未包括空巢老人的测算,所以图 27-3 和图 27-4 只进行
"普遍允许二孩"和"原生育政策不变"两个政策方案的比较

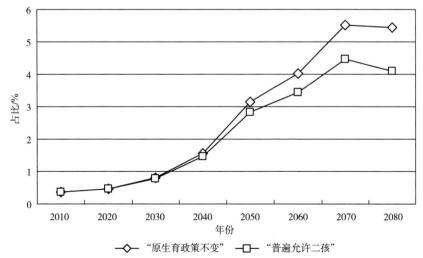

图 27-4 不同生育政策方案下 80 岁及以上空巢高龄老人占总人口百分比

另外，图 27-1~图 27-4 的预测结果还表明，在"普遍允许二孩"方案下，我国 65 岁及以上老人和空巢老人比例在 2060 年以后停止增长甚至稍有下降，80 岁及以上高龄老人和高龄空巢老人比例在 2070 年以后停止增长或稍有下降。然而，在"原生育政策不变"和"只开放双单独"生二孩方案下，老年人口和空巢老人比例在 2060~2080 年基本上继续保持增长势头。

由于 20 世纪五六十年代我国生育高峰期出生的人群正在进入老年，生育率早已快速降至显著低于更替水平，再加上不可改变的人均寿命不断延长，未来几十年老年人数大增及其增长速度等于发达国家的 2 倍以上已成定局。然而，如果老年人数与劳动年龄人数之比能保持在一个比较合理的范围，老年人数大增并不可怕。可怕的是，在老年人数大幅增加的同时，劳动年龄人口快速下降而老年人口占总人口比例快速上升。

预测结果表明，无论未来采取何种政策方案，我国劳动力资源在 2025 年以后都将快速萎缩，而"原生育政策不变"和"只开放双单独"生二孩方案下的劳动力资源萎缩速度大大快于"普遍允许二孩"。"原生育政策不变"方案下，18~64 岁劳动年龄人口从 2030 年的 9.14 亿快速萎缩到 2050 年的 7.34 亿，然后继续加速萎缩到 2080 年的 4.70 亿，2030 年以后平均每 10 年减少劳动力 0.90 亿。"只开放双单独"生二孩方案下，18~64 岁劳动年龄人口从 2010 年的 9.4 亿较快速萎缩到 2050 年的 7.6 亿，然后继续加速萎缩到 2080 年的 5.2 亿，2030 年以后平均每 10 年减少劳动力 0.77 亿。

"普遍允许二孩"方案的劳动年龄人口在 2030 年后下降速度比"原生育政策不变"和"只开放双单独"生二孩方案要减缓很多，在 2040 年、2050 年和 2080 年分别比"原生育政策不变"多出 0.34 亿、0.63 亿和 1.97 亿劳动力资源，分别比"只开放双单独"方案多出 0.19 亿、0.37 亿和 1.42 亿劳动资源（图 27-5）。

"原生育政策不变"方案下，老年抚养负担将从 2010 年平均每 8.0 个 18~64 岁劳动者供养一位 65 岁及以上老人，快速下降到 2030 年、2050 年、2080 年的平均每 3.5 个、2.0 个与 1.4 个劳动者供养一位 65 岁及以上老人，老年抚养负担分别等于 2010 年的 2.3 倍、4.1 倍和 5.8 倍。"只开放双单独"生二孩方案下，老年抚养负担将从 2010 年平均每 8.1 个劳动者供养一位 65

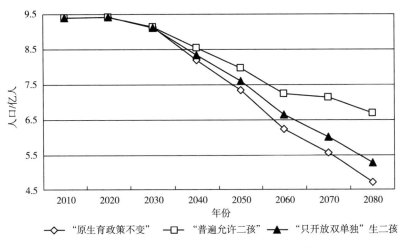

图 27-5　不同生育政策方案下的 18~64 岁劳动年龄人口

岁及以上老人，快速下降到 2030 年、2050 年、2080 年平均每 3.6 个、2.04 个和 1.5 个劳动者供养一位 65 岁及以上老人，老年抚养负担分别等于 2010 年的 2.3 倍、4.0 倍和 5.4 倍（图 27-6）。显然，在"原生育政策不变"和"只开放双单独"生二孩方案下如此之高的老年抚养负担将阻碍经济社会持续发展，并削弱我国保护环境资源和参与国际竞争的综合国力，从而严重影响中华民族福祉的改善。"普遍允许二孩"方案虽然也面临老年抚养比较快上升的严峻挑战，但相对"原生育政策不变"和"只开放双单独"生二孩方案要好得多。

　　我国的生育水平已比美国低 22.4%，与欧洲一些生育率很低的国家不相上下，而人口老龄化速度是美、欧的 2 倍以上。在这种新的人口与经济社会条件下，如果我们切实抓紧全面实施"普遍允许二孩"政策，将使我国未来劳动力资源保持适当水平，避免因生育率过低、人口过度老化和劳动力资源快速萎缩而严重危及我国经济可持续发展（林毅夫，2004，2010，2013；李宏彬等，2013；李建明，2015），并大大增强我国未来与美国、印度等大国竞争的国家实力（曾毅，2009c），从而实现人口经济社会均衡发展，助力中华民族复兴大业（梁建章，2013）。

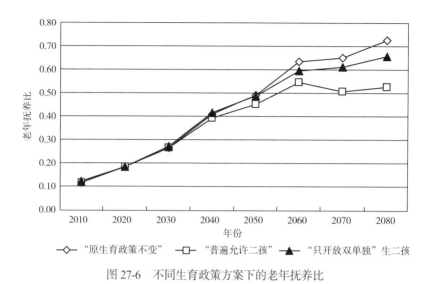

图 27-6　不同生育政策方案下的老年抚养比

27.4　"普遍允许二孩" 在其他许多方面优于 "只开放双单独"

在 "普遍允许二孩" 方案下，我国人口总数在 2029 年预计达到 14.45 亿峰值 (远远低于几年前提出的人口峰值 15 亿左右的国家人口战略目标)，然后平缓下降，在 2050 年和 2080 年分别为 14.20 亿和 12.43 亿 (曾毅，2015a)。毫无疑问，"普遍允许二孩" 绝不会造成人口失控，既兼顾了人口数量和结构的平衡，又满足了城乡所有希望生二孩家庭的愿望，实属国家与百姓 "双赢"。"只开放双单独" 方案下的人口峰值出现在 2027 年，为 14.22 亿，随后开始快速下降，2040~2050 年人口平均负增长率高达-4.6‰，2050~2080 年更高达-8.7‰ (曾毅，2015a)。显然，如此快的人口下降将造成人口加速老龄化、劳动力严重短缺、社会保障与退休基金入不敷出和经济萎缩等一系列严重问题。

2008 年我国人均水资源与人均耕地分别比 1979 年下降 30.0% 与 34.3%；同时，我国经济社会发展与人均收入取得了巨大进步，这当然是改革开放的伟大成果。在 "普遍允许二孩" 方案下，我国人均水资源与人均耕地将在 2029 年人口峰值前后达到最低值,但分别只比 2008 年下降 2%与6%左右,随后因人口总数平缓下降而逐渐上升。再加上科学技术发展以及相关政策的实施,完全可以实现人口经济社会和资源环境的均衡发展,绝无必要担心"普遍允许二孩"政策会对资源环境保护有负面影响(曾毅,2015a)。

在农村地区,不论是现在还是将来,双单独夫妇比例都很低,"只开放双单独"方案基本等于维持现行的一孩半政策,即允许双单独和独女非双单独夫妇生二孩,而不允许第一孩是男孩的非双单独夫妇生二孩。然而,一孩半政策实际上告诉老百姓:如果第一孩是男孩,够了,不要再生;如果第一孩是女孩,那还不够,可再生一个。这在客观上造成"一个男孩价值等于两个女孩"的心理暗示与舆论导向作用,显著助长了重男轻女、产前性别鉴定与流产女婴。另外,一孩半政策不允许第一孩是男孩而不会流产女婴的夫妇生二孩,只允许第一孩是女孩而可能流产女婴的夫妇生二孩,也导致结构性的女孩数减少与男孩数增加。这些都助长出生性别比超常偏高。上述论断早已被许多学者通过对全国人口普查调查数据反映的一孩半政策地区出生性别比远远高于二孩政策地区的实证分析充分证实(郭志刚,2005;顾宝昌等,2008;曾毅,2009c)。

按年龄别死亡率估算,在一般正常情况下,我国只生一孩的 45 岁、80岁、85 岁、90 岁及以上妇女中,唯一的孩子先于父母死亡的平均概率分别为 4.0%、11.6%、15.5%与 21.4%。而在地震和其他灾害性突发事件中,中老年夫妇独生子女死亡比例则要高得多。丧失再生育能力的中老年母亲失去独生子女后则形成失独家庭。例如,汶川地震中死亡的青少年中很大比例是独生子女,其中很多人的母亲已丧失生育能力,这些失独家庭是何等悲惨。唯一孩子死亡的老年夫妇其中一方死后,另一方则成为孤寡老人,漫漫余生何其难。"只开放双单独"生二孩政策将继续产生较多的失独家庭和失独孤寡老人,他们失独以后难以弥补的忧伤怨恨情绪,将严重危及社会和谐稳定。例如,基层调研发现,各地失独家庭数量显著增加,很多失独家庭"抱团取暖",通过互联网串联,且有愈演愈烈之势(黄豁等,2012)。

曾毅(2015a)第 2.6 节对独生子女和非独生子女军人较大样本对比分

析的 10 项有代表性文献综述结果表明，许多心理学家和社会学家的研究证实，越来越多的独生子女在家庭中的"唯一性"和"小皇帝"地位造成的心理缺陷等弊端，将严重危及军人心理素质与国防实力。与"只开放双单独"政策相比，"普遍允许二孩"将避免生育政策本身造成的独生子女高风险家庭，并消除独生子女生育政策对国防安全的负面影响。

只允许部分人而不允许另一部分人生二孩的生育指标审批（包括"只开放双单独"生二孩）和超生罚款政策，将继续滋生民众超生造假、"走后门"和"行贿受贿"，一些政府部门编假数据和通过超生罚款敛财等诸多腐败现象。与贪污盗窃、买官卖官、侵占国有和集体资产等腐败遭民众深恶痛绝截然不同，超生二孩产生的腐败治理难度特别大，很多干部和民众对它有同情姑息心态。而"普遍允许二孩"不存在上述问题，大大有利于遏制腐败。

"只开放双单独"夫妇生二孩政策将导致双独夫妇抚养对象为 6 个（4 个老人与 2 个小孩），单独夫妇抚养对象为 5 个（3 个老人与 2 个小孩），而非双单独夫妇抚养抚养对象为 3 个（2 个老人与 1 个小孩）。如果双单独夫妇群起质问政府：当国家需要控制人口过速增长时，我们的父母只生一孩，是奉献的一代。现在国家因劳动力资源萎缩和人口老化需要提高生育数量，而放宽生育政策。但是，我们这些奉献一代的子女（即双单独夫妇）的老少抚养负荷等于那些父母没有为国家奉献的非双单独夫妇的 2（=6/3）倍或 1.67（=5/3）倍，这对我们与我们的父母都是很不公平的。因此，政府必须予以补偿。对此呼声，政府如何回答？

同时，只被允许生一孩的非双单独夫妇可能对政府更不满意，将导致政府站到几乎所有夫妇（包括双单独和非双单独）以及他们的家庭的对立面。再加上限制生育二孩造成大量从小因父母"非法生育"而遭受心灵创伤的孩子，其中很多孩子因其父母躲避罚款而未被登记、被视为"黑孩子"，可能一辈子留下对政府不满的心理阴影，以及前面提到的越来越多积怨甚深的失独家庭和失独孤寡老人。这一切必将恶化党群关系，大大增加计划生育的政治代价。"普遍允许二孩"将避免上述新的社会不公和严重问题，降低计生工作难度与政治代价。

27.5 结语：抓紧全面实施"普遍允许二孩"与其他两项应对人口老化挑战重大战略

人口结构问题的改善离生育政策调整实施有一个 20 年左右的滞后期，即今天出生的婴儿要到 20 年后才能成为劳动力资源。现在全面实施"普遍允许二孩"，当这些孩子进入劳动年龄时，正好可以大大减轻 2035 年前后开始的劳动力资源快速萎缩与老年比例及照料成本迅速增加的"人口负债"压力，显著减轻平均每位劳动者的老年照料负担，促进经济社会持续发展（曾毅等，2012）。在当前由于生育成本太高，民众（尤其是城镇育龄夫妇）生育意愿很低的新形势下，如实施"普遍允许二孩"效率低下或失败，则将导致未来劳动力人口占总人口比例的快速降低，而且新增婴儿在 2035 年后相当一段时期内仍是被抚养者，与那时"人口负债"期的老年人口迅速增加、老年照料需求成本大幅提高和劳力资源迅速减少压力叠加在一起，可谓雪上加霜。因此，我们建议切实抓紧抓实全面实施城乡"普遍允许二孩"，或通过一些有效的社会经济激励机制，鼓励城乡育龄夫妇生育二孩。今后可以逐步淡化生育政策限制，条件成熟时无须生育政策限制，由个人与家庭自由选择，将是水到渠成、顺理成章的事情。

除了全面实施"普遍允许二孩"政策外，还有两项于应对人口老化严峻挑战至关重要的重大战略应该得到高度重视和实施。第一，尽快逐步提高退休年龄，这既大大有利于解决退休金缺口问题，又可以使很多 55~64 岁的年富力强中年人继续为经济社会发展作贡献，以免被强迫戴上"老人"帽子。同时，建议积极引导可产生更多就业机遇的第三产业（尤其是人口大规模老化催生的老年服务产业）的发展，实行鼓励支持个体私营小企业发展等政策，创造更多工作岗位，避免因适当延迟退休年龄而影响年轻人就业的问题（Zeng，2011）。第二，从国家经济发展与社会长治久安的战略高度，继续下大决心、花大力气，全面深入发展新农保，尽快实现社会养老保险的城乡一体化，使广大农民从年轻时即承担相应的参保缴费义务，年老时享受与城镇居民同样的个人账户加政府补贴的社会养老保障待遇，消除养儿防老后顾之忧，为铲除重男轻女传统陋习奠定经济社会基础（曾毅，2001b）。发展农村养老保险在筹集大量参保者缴费资金的同时，应大力提高养老基金管理水平，最大限度地增加养老基金的投资效益与降低其投资风险，使新筹集的大量资金充分发挥促进经济增长的效益。

我们认为，中国与日本、西欧债权危机国完全不同，它们已经没有生育水平提升空间，退休年龄提升空间很小，而且没有通过发展农村养老保险筹集大量建设资金的可能，而中国在这三方面发展空间很大；中国全面实施"普遍允许二孩"政策，逐步提高退休年龄，大力发展农村养老保险并改善其投资效益，完全有可能胜利应对人口老化严峻挑战，变挑战为机遇，实现人口经济社会的均衡发展。

第 28 章

整合卫生计生服务与老龄工作，
促进亿万家庭福祉①

28.1　引　　言

我国面临着危及社会和谐与长治久安的两大密切相关的人口安全问题：一是人口（尤其是农村人口）快速老化，然而基本养老保障薄弱；二是出生性别比大幅度偏高。

我国 65 岁及以上老人将从 2010 年的 1.19 亿（占总人口的 8.87%）增加到 2050 年的 3.6 亿（占总人口的 25.6%），最需照料的 80 岁及以上高龄老人将从 2010 年的 2 000 万迅猛增加到 2050 年的 1.2 亿（曾毅，2015a，2015b）。我国老年人口年均增长速度是西方发达国家的 2 倍以上。而且，先进医疗科技的不断发展与推广将使更多患病老人被"救"，继续生存而延长寿命。但是，如果增速迅猛、规模庞大的老年人群基本养老保障和老龄健康问题得不到解决，将导致他们及其家庭成员生活质量下降和社会不稳定性上

① 本章作者：曾毅（北京大学国家发展研究院教授，北京大学瑞意高等研究所首席科学家和杜克大学医学院老龄与人类发展研究中心和老年医学部教授）和胡鞍钢（清华大学公共管理学院教授）。本章内容取自曾毅于 2016 年 8 月上交党中央、国务院的政策咨询报告。这一政策咨询报告得到李克强总理批示转相关部委领导阅研。本章受到国家自然科学基金项目资助（项目批准号：71233001，71490732）。

升。由于快速的人口转型，我国在经济发展水平尚不算高的情况下，已提前进入老龄社会，2035 年后甚至面临比有的发达国家（如美国）更为严重的人口老化问题（图 28-1）。

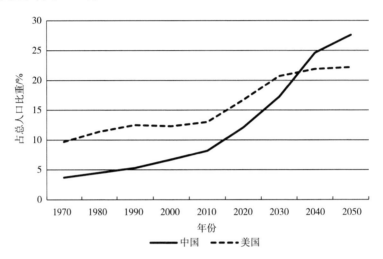

图 28-1　中国和美国 65 岁及以上老年人口占总人口比例

资料来源：United Nations DESA/Population Division（2015）

由于大量的年轻人从农村迁移流向城镇，现在与今后几十年农村人口老化程度大大高于城镇。2010 年农村与城镇 65 岁及以上老人占总人口的比例分别为 10.1%与 6.7%。在中死亡率和中生育率预测方案下，如果假定 2010 年全国人口普查得到的农村向城镇迁移人口绝大部分是年轻人的年龄结构分布不变，2050 年农村 65 岁及以上老人占总人口的比例将高达 46.4%，等于城镇的 2.1 倍（Zeng and Wang，2014）。我们的家庭人口预测还表明，如果假定当前的农村人口迁移年龄结构保持不变，2050 年我国农村 65 岁及以上空巢老人占农村总人口比例将高达 26.1%，等于城镇的 2.9 倍（Zeng and Wang，2014）。

自 20 世纪 90 年代初开始，民政部在全国各地陆续开展储备积累式社会养老保障试点，发展势头本来很不错，但是 20 世纪末和 21 世纪前期农村基本社会养老保障处于停顿、倒退，除了当时领导不重视与管理上的问题外，另一主要原因是民政部负责农村社会养老保障工作的司处于 1998 年并入劳动和社会保障部（2008 年与人事部合并为人力资源和社会保障部），而劳动和社会保障部没有与计生、民政系统类似的农村基层工作网络，致使农村社会养老保障的组织发动工作面临较大困难。

2009年9月，国务院发布新农保试点和实施条例草案，要求当年在10%的农村地区开展由国家保底、地方政府和个人共同缴费参保的新农保试点，2012年底已基本实现全面覆盖。然而，负责组织动员新农保参保工作的人力资源和社会保障部缺乏农村基层工作网络，致使农村养老保障工作面临较大困难的状况仍然存在。

除了人口快速老化外，我国面临的另一个人口安全问题是"出生性别比大幅度偏高"。全世界科学家公认的在没有婴儿性别选择情况下的正常出生性别比是105~106。根据国家统计局公布的数字，我国20世纪50~70年代的出生性别比属正常范围，80年代初开始偏高，且持续快速上升，从1981年的108.5上升到1989年的113.8、2000年的120.0、2010年的117.7与2015年的113.5。我国2015年出生性别比有所下降，但仍然比正常水平高出9个百分点（国家卫计委，2015），仍然是全世界出生性别比最高的国家（United Nations DESA/Population Division，2015）。相关研究一致认为性别选择性流引产是我国20世纪90年代后半期出生性别比大幅度升高的最主要原因（曾毅等，1993；Chu，2001；乔晓春，2004）。

值得注意的是，北京大学国家发展研究院健康老龄与发展研究中心组织的中国老年健康调查发现，养育女儿在老年得到的回报比养儿子要高得多，主要表现为：与成年儿子相比，女儿孝敬父母的指数高18%、与老年父母情感关系好的比例高44%。儿女双全但生活不能自理老年父母对于女儿/女婿照料的满意度要比儿子/儿媳高67%（Zeng et al.，2016b）；平时与女儿/女婿交谈最多的老人三年后认知功能显著下降风险比平时与儿子/儿媳交谈最多老人低16%，死亡率低7%（Zeng et al.，2016c）。以上养育女儿在老年得到的回报优于儿子的差异在统计上显著，而且养育女儿回报率更高这一现象，在农村比在城镇更明显，在高龄老人人群比低龄老人人群更明显（Zeng et al.，2016b，2016c）。

如何解释这些与农村重男轻女仍然流行（不少人非法性别鉴定流产女婴导致出生性别比严重偏高）似乎矛盾的研究结果？我们的调查数据分析提供了答案：农村老年父母从儿子处获得经济支持的可能性显著比从女儿处大得

多，而农民没有完善的基本社会养老保障，使得他们养儿防老现实需求很高，以及所谓儿子才能传宗接代和"女儿外嫁"封建习俗，导致农民重男轻女并流女保男，导致了出生性别比超常偏高。

28.2　家庭户小型化与结构变化趋势

我国生育率大幅下降，离婚率快速上升，结婚率却呈下降趋势，经济发展带来人口大量迁移，许多年轻人远离父母异地就业，传统的三代同堂模式随着人们观念的改变而逐渐削弱。这些人口要素变动导致了在人口增长大大减缓的同时，家庭户平均规模持续减小而家庭户数量迅速上升的发展趋势。如图 28-2 所示，我国在 1990~2010 年和 2010~2030 年人口增长幅度分别为17.9%和 7.9%。但是，这两个时期家户数的增长幅度分别为 45.1%和 27.7%。2050 年我国总人口比 2030 年减少 4.4%，但是家户数继续增长 7.7%。

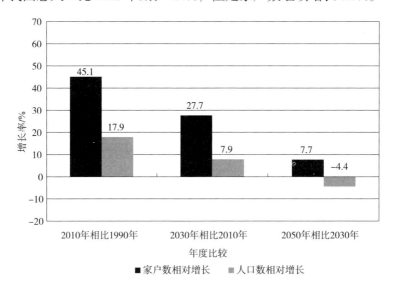

图 28-2　1990~2050 年我国家户数增长与人口规模增长的比较
资料来源：1990 年和 2010 年数据取自第四次和第六次全国人口普查
2030 年和 2050 年家庭人口预测数据来源请参阅本书第 27 章

在人口增长大大减缓，甚至在 2029 年逆转为负增长后，为何我国家庭户数继续较快增长？原因在于家庭户的小型化，即传统的三代家庭分化，而一人户、一对夫妇户、三人户等小家庭快速增长。如图 28-3 所示，我国的一人户从 1990 年占家庭户总数的 6.5%迅速增长到 2010 年的 14.5%，翻了一番；而按中方案预测，2050 年我国一人户占家庭户总数比例将高达 24.0%。从 2030 年左右开始，一人户家庭将取代一对夫妇户而成为仅次于二代户的第二大家庭户类型。同时，我国三代户比例在 1982~2000 年基本持平（19%~20%），而 2000 年以后萎缩，从 2000 年的 20.9%下降到 2010 年的 17.7%，随后持续大幅度下降到 2050 年的 7.6%。

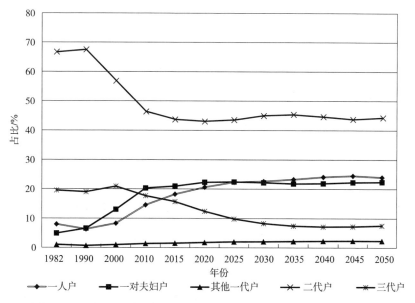

图 28-3　1982~2050 年我国不同家户类型占家庭户总数百分比分布变化

资料来源：1990 年和 2010 年数据取自第四次和第六次全国人口普查

2030 年和 2050 年家庭人口预测数据来源请参阅本书第 27 章

图 28-4 进一步揭示了 1990~2050 年一人户数及其年龄构成变化。2025 年以前，65 岁及以上一人户将从 2010 年大约 0.15 亿户迅速增长到 2025 年的 0.28 亿，而 15~64 岁一人户增速显著快于 65 岁及以上老年一人户，由 2010 年的 0.44 亿户增长到 2025 年的 0.92 亿户。2025 年以后，15~64 岁一人户数基本保持在 0.9 亿户左右，但是 2050 年我国老年独居一人户群体将持续快速增长到 0.46 亿户，等于 2010 年的 3.1 倍。

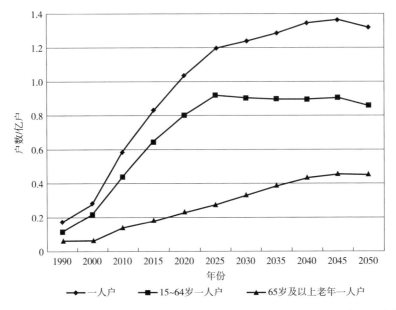

图 28-4   1990~2050 年我国一人户总数、15~64 岁一人户数和 65 岁及以上老年一人户数变化

资料来源: 1990 年和 2010 年数据取自第四次和第六次全国人口普查

2030 年和 2050 年家庭人口预测数据来源请参阅本书第 27 章

28.3   家庭户小型化对人口老化、能源消费
及可持续发展的影响

图 28-2~图 28-4 和上面概述的我国未来几十年家庭户小型化和结构变化趋势将对我国人口老化、能源消费和可持续发展带来什么影响? 我们认为, 至少以下几方面的重要影响必须引起各级政府和社会的高度关注, 并需要深入研究对策, 弃弊扬利, 科学应对挑战。

家庭户小型化和结构的变化与人口老化密切相关。独居及其他情况下的缺乏家庭成员照料的老人, 其健康状况恶化可能性显著增大, 而与子女同住或近邻居住的老人更有可能保持和改善健康状况。例如, 北京大学国家发展研究院健康老龄与发展研究中心和中国疾病预防控制中心合作组织的中国老年健康调查大样本数据的实证研究发现, 控制相关协变量后, 与空巢老人相比，和子女同住或近邻居住的老人认知功能显著改善 40%，自评健康良好可能性明显升高 32.4%，生活满意的可能性大幅提高 54.8%。其解释是：在多代同堂家庭中，子女与老人互动交流，为老人提供更多新鲜讯息，有效延缓老人记忆力、语言表达能力等方面的功能性衰退，并避免老人因孤独空虚引发的焦虑抑郁情绪进而显著改善心理和生理健康（沈可和程令国，2012）。国外学者对芬兰、意大利和荷兰老年人的研究亦有相似的发现（van Gelder et al.，2006）。中国老年健康调查数据分析还表明，不与子女一起居住的残障老人的居家人均照料现金支出比与子女一起居住的残障老人显著高出 67.8%〔本书第 6 章及曾毅等（2012b）〕。当家庭成员提供的照料下降或不存在时，养老托老公寓机构及其他各种形式的社会保健服务需求则大大上升。在早已步入老龄社会而传统家庭养老功能非常薄弱的西方发达国家用于老年人的医疗、社会服务等开支已超过 GDP 的 10%，而我国的老年社会照料开支占GDP 比例也将随着人口老龄化及家庭户小型化而快速大幅增加。

中国老年健康调查数据分析还发现，相对于与父母分隔较远居住的女性，与父母一起居住或近邻居住女性的家务时间每周明显减少近 10 个小时，就业可能性增加 23.1%，女性就业者每周工作时间增加 9.4 小时，男性就业者每周工作时间增加 6.2 小时；与父母同住（或近邻）女性自评健康良好可能性上升 19.8%（沈可等，2012）。显然，三代同堂或近邻居住模式有效增强了父母对子女的家务协助，从而促进子女的就业和工作时数，可实现老年父母与儿女互助"双赢"（沈可等，2012）。而恰恰相反，西方"个人独立至上"思潮导致的中华尊老爱幼的三代同堂或近邻居住模式的持续弱化将带来老年父母与儿女"双损"。显然，家庭户小型化和结构变化带来的家庭养老功能削弱使人口老化挑战更加严峻。

众所周知，能源（如水、电、做饭取暖燃料）和家用汽车等是以家庭户（而非个人）为单位进行购买和消费的（Gu et al.，2015）。小规模家庭数的快速增加导致家用能源消费显著增多。例如，如果一个三代户分化为 2~3 个1、2、3 人的小家庭，厨房、取暖空调等耗能设施将由 1 个增加为 2~3个，虽然平均每户能耗可能有所降低，但是作为能源消费单元的家庭户数快速增长，即使人口增长大大减缓甚至转变为负增长，也将导致能源消费总量大幅增加（Keilman，2003），同时生物多样性保护工作也将面临更大的挑战

（Liu et al.，2003）。欧盟国家虽然自 20 世纪 80 年代中期以来人口增长大幅降低，但是家庭户能源消费总量却不断显著上升（Lapillonne et al.，2015）。在 1999~2007 年，我国家庭能源消耗和碳排放年均增长率达到 22%（王勤花等，2013）。其原因除了人口城镇化与人们生活水平提高及生活方式改变外，家庭户数快速增加也是主因之一。

我国家庭户能源消耗主要基于电力和煤炭，而这两者都是碳排放的主要来源（冯玲等，2011）。1992~2007 年，我国来自家庭的直接和间接碳排放占基本能源碳排放的 40%以上；家庭能源消耗将成为我国碳排放的主要来源，尤其是城市家庭能源消耗将占未来我国碳排放的至少一半（Liu et al.，2011）。由此可见，家庭能源消耗的增加将直接产生环境污染影响。因此，虽然我国人口增长率已大大降低，十多年后将成为负增长，但家庭小型化导致的家庭户数快速增加将使能源消费显著增多，不利于资源环境保护和可持续发展。

28.4　结语：关于尽快整合卫生、计划生育与老龄工作的政策建议

前面阐述的我国人口（尤其是农村人口）快速老化和出生性别比大幅偏高的两大人口安全问题密切相关。然而，目前这两大问题却由国家卫生和计划生育委员会与全国老龄工作委员会分而治之，与科学发展观理念相背离。例如，我们曾到山东、四川、海南、江苏、江西、河北、湖南、广西等地调查农村社会养老保障问题，切身体会到国家卫生和计划生育委员会与全国老龄工作委员会完全分离使得两个部门很难相互配合，形成了两驾马车分道而驰的局面。更为严重的是，全国老龄工作委员会并非具有行政权力的政府职能部门，这极不利于老龄工作的有效开展。目前这种管理体制无法有效发动群众、整合资源，对提供基本的养老公共服务，扭转出生性别比偏高危险趋势，实现亿万家庭幸福和社会长治久安非常不利。因此，国家卫生和计划生育委员会与全国老龄工作委员会的整合迫在眉睫，势在必行。

我们建议：采取"大人口大健康"战略来应对相互密切关联的两大人口安全严峻挑战，尽快将老龄工作纳入国家卫生和计划生育委员会的职能，并将老龄工作系统并入国家卫生和计划生育委员会系统，承担农村和城镇养老保障组织动员工作，全面组织发动并帮助所有农民和城镇居民从年轻时就积极参加由政府配套支持保底的新型城乡一体化社会养老保险。当然，养老保障基金的管理与保值增值仍由人力资源和社会保障部交有关金融机构承担。我们建议在国家卫生和计划生育委员会基础上，尽快组建"国家健康与家庭福祉委员会"，全面负责抓好全民健康、计划生育、医疗康复养老结合的老龄服务和促进家庭福祉等直接关系到广大人民群众切身利益的工作①。这一机构改革将使广大人民群众感觉到国家为他们从出生、成年到老年整个生命周期的健康与家庭幸福提供服务和政策导向，在生育率很低和人口老化压力加剧的新形势下，实现亿万家庭的和谐发展和福祉改善（胡鞍钢等，2016）。另外，实行"普遍允许二孩"政策以后，原来计划生育系统承担的管控二孩生育指标分配、申请、审批，对一孩夫妇避孕监控，对违规怀孕二孩动员人工流产，对违规生育二孩夫妇收取罚款与处分等大量日常工作不复存在，而国家卫生和计划生育委员会扩展为"国家健康与家庭福祉委员会"正可以使以前负责这些不复存在日常工作的计生干部们为我国应对人口老化严峻挑战与幸福家庭发展的新的重任大展身手。

国家卫生和计划生育委员会与全国老龄工作委员会系统整合为"国家健康与家庭福祉委员会"，在继续全面负责抓好全民健康和计划生育工作同时，将大大有利于发展与健全包括农民在内的城乡一体化全民养老保障制度，既能有效应对人口老龄化严峻挑战，又能够通过解除养儿防老后顾之忧，逐步铲除重男轻女传统陋习，扭转出生性别比不断上升的危险倾向，从而一揽子解决两大人口安全问题，以实现亿万家庭的福祉改善，一举多得。

---

① 其实，建议将国家卫生和计划生育委员会改名为"国家健康与家庭福祉委员会"并不是一项开先河之举。例如，印度和孟加拉国中央政府设有"健康与家庭福祉部"（Ministry of Health and Family Welfare）；世界上还有不少国家（德国、奥地利、罗马尼亚、马耳他等）中央政府设有以家庭福祉和老龄服务为主要职能的部，如德国设有"家庭福祉、老年人、妇女和儿童部"（Federal Ministry for Family Affairs，Senior Citizens，Women and Youth），罗马尼亚设有"劳工、家庭、社会保护和老年人部"（Minister of Labour，Family，Social Protection and Elderly）。

从应对人口老化严峻挑战、实现家庭幸福并减少家用能源消费降低资源环境压力的角度，我们建议，借鉴新加坡政府对三代同堂和近邻居住家庭给予适当经济补助，并在购买和租用政府补贴住房，适当减免个人所得税等方面给予照顾和优惠的成功经验（梁燕君，2014），在高度重视与大力发展社会养老的同时，继承发扬中华民族家庭养老优良传统，鼓励支持成年子女与老人同住或近邻居住（如复式单元公寓房），一方面老人与子女同住或近邻居住既有利于老人享受天伦之乐，在生病时得到适当家庭照料，还可以在不生病时向子女、孙子女提供帮助，促成老人和儿孙晚辈"双赢"。另外，为了充分发挥女儿照料老年父母的优势（Zeng et al.，2016b，2016c），并避免相对比较可能发生的婆媳矛盾，我们建议鼓励支持即使儿女双全的老年父母与女儿、女婿一起或近邻居住，逐步改变我国"外嫁女儿"的传统旧习。简而言之，鼓励支持成年子女与老人同住或近邻居住既有利于应对人口老化严峻挑战和改善家庭福祉，又可以减少小家庭户数大幅增加而导致的能源消费较快膨胀，有利于环境保护和可持续发展。

结束语：进一步深入研究的展望

　　如本书前言和各章节所示，在 1998~2009 年前五次跟踪调查基础上，我们团队成功实施中国老年健康调查 2011 年和 2014 年第六、七次调查，为全国老年健康研究提供了十分宝贵的共计 16 年跟踪观测数据；我们的交叉学科团队借鉴、吸收和拓展国际相关前沿研究方法，重点分析我国城乡老人生理、心理健康和社会参与状况、影响因素及近十年来的变化趋势，深入研究城乡统筹背景下新农保和新农合参保因素以及城镇居民养老和医疗保险制度对我国城乡老年人健康的影响，为改善老年人口健康的综合治理提供科学依据。

　　然而，我们的研究离深刻认识我国健康老龄发展趋势及其宏观、中观、微观作用机制，社会、行为、环境与遗传因素及其交互作用如何影响老年生理心理健康和社会参与，离我们研究为国为民造福的既定最终目标尚远，现有的研究仍存在许多不足与局限，有待进一步深化。

　　根据广泛细致的文献检索，美国跟踪观测期已超过 25 年的老龄健康调查有 9 项，其中 Framinghan 跟踪调查从 1948 年开始，至 2017 年已 69 年；Wisconsin 调查与 Baltimore 调查分别从 1957 年与 1958 年开始，至 2017 年已有 60 年与 59 年；美国全国性的"退休与健康调查"自 1990 年开始，至 2017 年已有 27 年。这些美国跟踪调查都仍在进行。丹麦自 1954 年开始，至今仍在每年对全国所有的双胞胎儿童和成年人健康进行跟踪观察，荷兰的全国老龄调查自 1992 年开始，德国全国老龄调查自 1996 年开始，这些国家的全国性老龄健康调查仍在进行。

　　我们的中国老年健康调查在 1998 年的基础调查和 2000 年随访只包括了80 岁及以上高龄老人，至 2014 年跟踪 16 年；我们从 2002 年开始包括了 65

岁及以上所有老人群体，至 2014 年跟踪 12 年，无法与发达国家的老龄健康长期跟踪调查数十年的时间跨度相比，离获得较好可信度的老龄健康随社会经济发展而变化的趋势、规律及其影响因素和作用机制进行深入研究的要求还差得很远；而中国老年健康调查的世界上高龄老人样本最大并有相应适当中低龄老人样本的独特研究潜力优势是任何其他项目所不可替代的。中国老年健康调查在 1998~2009 年既对存活老人调查对象进行随访，又对死亡和失访老人进行替补，因此可以利用 1998 年和 2008 年高龄老人调查数据进行 10 年区间的全国大样本纵向和横向比较分析。然而，我们的中国老年健康调查 2011 年和 2014 年调查除八个长寿地区典型调查点外，我国 22 省（自治区、直辖市）860 多个调查样本点只跟踪存活老人，而没有对死亡和失访老人进行替补，2011 年和 2014 年中国老年健康调查数据只能用于相同队列内部纵向研究，难以进行不同年龄组同一时点以及不同队列在不同时点处于相同年龄的全国大样本横向和纵向比较分析。因此，我们计划将只追踪不替补的 2011~2014 年调查扩展为 2017 年下半年和 2018 年上半年第八次中国老年健康调查既跟踪又新增被访老人（即递补死亡、失访老人），使其 65 岁及以上各年龄组老人样本规模与 2002~2008 年调查类似，具有完全可比性，以便进行 2002~2017/2018 年 65 岁及以上所有老年年龄组 2015/2016 年区间以及进行 1998~2017/2018 年 80 岁及以上高龄老人 20 年区间的全国大样本纵向和横向比较分析，具有重大科学和实际意义。

随着我国经济社会发展和人口家庭文化变迁，空巢老人越来越多，传统的家庭支持精神慰藉功能弱化，老年人在精神健康方面面临的问题日趋严重。例如，阿尔茨海默病发病率随年龄呈指数增长，年龄每增加 5.9 岁，发病率增加一倍，从 60~64 岁的 3.1‰大幅度增加到 95 岁以上的 175‰（World Health Organization，2012）。当前我国约有 950 万阿尔茨海默病患者，等于 1990 年的 3.58 倍。最新研究显示，与 1990 年相比，2013 年我国阿尔茨海默病死亡率上升 121%（GBD 2013 Mortality and Causes of Death Collaborators，2015），阿尔茨海默病已成为仅次于心血管病、癌症和脑卒中的第四大杀手（Alzheimer's Disease International，2015）。2009 年全国 29 个城市老人的调查研究表明，约 40%的老人存在明显的抑郁情绪（Yu et al.，2012）。最近一项对全国 2000~2012 年发表的 46 篇社区老年期抑郁研究进行的综合分析显示，60 岁及以上人群抑郁障碍率约为 22.4%，我国当前大约有 4 356 万名老年抑郁患者，高龄、独身以及农村老人抑郁障碍比例更高（聂晓璐等，2013）。Lei 等（2014）的研究发现，我国中老年人群抑郁症状的发生率远超过印度尼西亚等其他东亚国家。Zeng 等（2017）的研究表明，1998~2008 年，我国所有年龄组的男女高龄老人认知功能均显著下降。

认知功能和心理健康对生理健康、治疗、康复和社会参与都有至关重要的影响，许多研究发现"无心理健康、则无健康"，因为心理障碍会增加患病概率（Prince et al.，2007），负面情绪和抑郁往往是生理健康问题的前兆（Kahn et al.，2003）。老年人罹患认知功能损伤和心理障碍的风险较高，若不加以防范，则为家庭和社会带来巨大负担。研究显示，在控制慢性病影响后，老年抑郁症与医疗费用大幅度增长显著相关（Unützer et al.，1997）。显然，加强对老人认知功能与心理健康及其影响因素的数据收集和深入研究对于实现健康老龄化和改善亿万民众生活质量具有重大意义。

目前我国除中国老年健康调查以外，对高龄老人认知功能和心理健康的调查几乎没有，已有的相关调查多局限于某一地区。中国老年健康调查的1998~2014 年跟踪调查数据为各界学者研究我国老年人认知功能和心理健康影响因素提供了多项测量指标，包括国际通用的 MMSE 量表和情绪相关问题，来测量老年人的心理健康水平；这些数据已被学者们广泛应用，产生了丰硕成果，发表在国内外著名期刊上。然而，包括中国老年健康调查在内的我国老龄健康相关调查对于认知功能和心理健康数据的收集仍然难以满足当前和今后因老年心理障碍比例及人数快速增长产生的研究需求。因此，我们团队计划在中国老年健康调查 2017/2018 年和 2020 年调查中扩展认知功能和心理健康数据收集，以利于广大研究人员结合中国老年健康调查非常丰富的个体层面数据（包括生理心理健康、认知功能、社会经济行为和遗传基因）以及社区环境数据，进行更加深入的交叉学科研究，进一步厘清认知功能和心理健康的影响因素及其机理，为健康干预策略和措施的制定奠定科学基础。

同时，我们团队还希望与兄弟单位同仁们密切合作，在以下几方面开展深入的交叉学科研究：老年人死亡前生活质量和照料需求的影响因素及其性别差异分析；居住模式和家庭结构对老龄健康的影响及机制研究；城镇基本医疗保险和新农合对老龄健康的影响机制研究；空气等环境污染对老龄健康的影响实证分析；生物医学指标作为社会行为环境因素与老龄健康之间的中介变量的调节作用及其性别差异研究；我国不同年龄、性别的城乡老年人口 1998~2018 年死亡率、生理心理健康和社会参与变化趋势及其成因分析；综合分析社会行为环境与遗传基因交互作用对老龄健康影响及其性别差异；进一步扩展中国老年健康调查包括长期跟踪调查、遗传基因和生物医学指标数据库建设，及时实现全国科研资源共享。

　　总之，中国老年健康调查研究团队将一如既往、兢兢业业竭诚尽力，为国为民也为祖国的科学事业继续做出重要贡献。

参 考 文 献

白雪梅，于培红，殷召雪，等. 2016. 中国 8 个长寿地区 40 岁以上人群血清 SOD，MDA 和 hsCRP 水平与高血压、糖尿病的相关研究. 现代检验医学杂志，（1）：12-16.

北京大学国家发展研究院健康老龄与发展研究中心. 2017-11-08. 中国老年健康影响因素跟踪调查项目介绍. http://web5.pku.edu.cn/ageing/html/detail_project_1.html.

曹静祥，刘源，Shen J Z，等. 2007. 山东与四川省的四个地区硒水平的调查与分析. 中华预防医学杂志，41（5）：419-421.

陈华帅，曾毅. 2013. "新农保"使谁受益：老人还是子女？经济研究，（8）：55-67.

程令国，张晔. 2012. "新型农村合作医疗"：经济绩效还是健康绩效？经济研究，（1）：120-133.

程令国，张晔，刘志彪. 2013. 新农保改变了中国农村的养老模式吗？经济研究，（8）：42-54.

程义斌，金银龙，马凤，等. 2010. 硒暴露水平与农村老年人认知能力关系的研究. 卫生研究，39（4）：483-485.

崔红志. 2012. 对完善新型农村社会养老保险制度若干问题的探讨. 经济研究参考，（45）：3-11.

邓大松，刘国磊. 2013. 新型农村社会养老保险参保行为影响因素分析. 统计与决策，379（7）：90-92.

刁丽君，汤哲，孙菲. 2005. 北京市老年人照料需求调查. 中国老年学杂志，（8）：985-986.

丁志宏. 2011. 我国高龄老人照料资源分布及照料满足感研究. 人口研究，（5）：102-110.

杜鹏，武超. 2006. 中国老年人的生活自理能力状况与变化. 人口研究，30（1）：50-56.

范永茂. 2011. 新型农村养老保险财政管理问题研究——以某省会城市四个县区的改革试点为例. 中山大学学报（社会科学版），（4）：193-201.

方杏村，王晓玲. 2013. 黄石经济发展与环境污染关系的实证研究. 湖北师范学院学报（哲学社会科学版），（1）：97-100.

风笑天，张青松. 2002. 二十年城乡居民生育意愿变迁研究. 市场与人口分析，5：21-31.

封进. 2005. 人口转变与社会保障. 上海：上海人民出版社.

冯玲，齐涛，赵千钧. 2011. 城镇居民生活能耗与碳排放动态特征分析. 中国人口·资源与环境，21（5）：93-100.

傅崇辉，王文军. 2011. 多维视角下的老年人社会健康影响因素分析. 中国社会科学院研究生院学报，（5）：124-131.

高君. 2010. 浙江省建立新型农村社会养老保险制度研究. 学术论坛，（9）：120-123.

顾宝昌，宋健，刘爽，等. 2008. 人口与发展论坛：二孩生育政策地区的实践及启示. 人口研究，（4）：33-49.

顾大男. 2003. 婚姻对中国高龄老年人健康长寿影响的性别差异分析. 中国人口科学，（3）：32-40.

顾大男，仇莉. 2003. 中国高龄老人认知功能特征和影响因素分析. 南京人口管理干部学院学报，19（2）：3-9.

顾大男，曾毅. 2004. 中国老年健康长寿跟踪调查质量评估//曾毅，柳玉芝，张纯元，等. 健康长寿影响因素分析. 北京：北京大学出版社.

顾大男，柳玉芝. 2006. 我国机构养老老年人与居家养老老年人健康状况和死亡风险比较研究. 人口研究，（5）：49-56.

顾大男，曾毅. 2006. 1992—2002 年中国老年人生活自理能力的变化研究. 人口与经济，（4）：9-13.

顾大男，柳玉芝，章颖新，等. 2007. 我国老年人临终前需要完全照料的时间分析. 人口与经济，（6）：51-58.

郭申阳，弗雷泽 M W. 2012. 倾向值分析：统计方法与应用. 郭志刚，巫锡炜，等译. 重庆：重庆大学出版社.

郭志刚. 2000. 从近年来的时期生育行为看终身生育水平——中国生育数据的去进度效应总和生育率的研究. 人口研究，24（1）：7-18.

郭志刚. 2005. 2000 年人口普查按生育政策类型的人口分析. 国务院第五次全国人口普查办公室 2002 年重点研究课题最终研究报告.

郭志刚. 2008. 关于中国家庭户变化的探讨与分析. 中国人口科学，（3）：2-10.

郭志刚. 2013. 重新认识中国的人口形势//曾毅，顾宝昌，梁建章，等. 生育政策调整与中国发展. 北京：社会科学文献出版社.

国家统计局. 2003. 中国县级社会经济发展数据（CD-ROM）.

国家统计局. 2009. 中国统计年鉴：城乡居民家庭人均收入及恩格尔系数. 北京：中国统计出

版社.

国家统计局. 2016-02-29. 中华人民共和国 2015 年国民经济和社会发展统计公报. http://www. stats.gov.cn/tjsj/zxfb/201602/t20160229_1323991.html.

国家卫生计委. 2015-02-04. 我国出生人口性别比实现"六连降". http://education.news.cn/2015-02/04/c_127455044.htm.

国家卫生计生委疾病预防控制局. 2015. 中国居民营养与慢性病状况报告（2015 年）. 北京：人民卫生出版社.

国务院. 2009. 国务院关于开展新型农村社会养老保险试点的指导意见（国发〔2009〕32 号）.

国务院第六次全国人口普查办公室，国家统计局人口和就业统计司. 2011. 2010 年第六次全国人口普查主要数据. 北京：中国统计出版社.

国务院人口普查办公室，国家统计局人口和就业统计司. 2012. 中国 2010 年人口普查资料. 北京：中国统计出版社.

海珊. 2009. 老年人轻度认知功能障碍的研究新进展. 实用老年医学，（1）：72-74.

韩利平. 2002. 环境与中老年人. 第二届世界养生大会，北京.

郝金磊，贾金荣. 2011. 西部地区农民新农保参与意愿研究. 西北人口，（2）：107-110.

洪文钊，殷召雪. 2012. 高龄老人血浆超氧化物和丙二醛与认知功能的关系. 中国卫生检验杂志，22（8）：1940-1943.

侯佳伟，黄四林，辛自强，等. 2014. 中国人口生育意愿变迁：1980~2011. 中国社会科学，4：78-97.

胡鞍钢，鄢一龙，等. 2016. 中国发展新理念：五大发展. 杭州：浙江人民出版社.

胡宏伟. 2011. 我国老年人自评健康状况及其影响因素研究——基于 ordered probit 模型的估计. 山西财经大学学报，（2）：1-8.

胡琳琳，胡鞍钢. 2003. 从不公平到更加公平的卫生发展：中国城乡疾病模式差距分析与建议. 管理世界，（1）：78-87.

胡汝泉. 1991. 中国城市老龄问题研究. 天津：天津教育出版社.

胡绍雨. 2013. 我国能源、经济与环境协调发展分析. 技术经济与管理研究，（4）：78-82.

胡薇. 2009. 累积的异质性：生命历程视角下的老年人分化. 社会，29（2）：112-130.

黄成礼. 2006. 中国老年人口的健康、负担及家庭照料. 中国卫生资源，9（5）：208-210.

黄枫，甘犁. 2010. 过度需求还是有效需求？——城镇老人健康与医疗保险的实证分析. 经济研究，（6）：105-119.

黄嚣，朱薇，谢樱，等. 2012. 失独家庭数量增加，群体诉求值得关注. 老龄参考（中国老年学学会主办）.

黄阳涛，李放，吕伟. 2011. 农民参加新农保影响因素的实证研究——基于对江苏省部分试点县的调查. 农村金融，（6）：58-62.

霍曼 N R，基亚克 H A. 1992. 社会老年学——多学科展望. 冯韵文，屠敏珠译. 北京：社会科学文献出版社.

吉黎. 2013. 城市化有利于健康吗？——基于个体微观迁移数据的实证研究. 世界经济文汇，（3）：18-28.

蒋承. 2008. 中国老年日常照料成本分析与预测. 北京大学博士学位论文.

蒋承，赵晓军. 2009. 中国老年照料的机会成本研究. 管理世界，（10）：80-86.

焦开山. 2009. 中国老人生活自理能力与死亡风险的关系研究. 医学社会学，（7）：33-35.

焦开山. 2011. 中国老年人的婚姻状况、居住方式与健康的关系研究——兼论社会科学研究中的未观测异质性问题. 北京大学博士学位论文.

李冬妍. 2011. "新农保"制度：现状评析与政策建议. 南京大学学报，（1）：30-39.

李宏彬，谢洁玉，李蕾. 2013. 人口转型与经济兴衰——发达国家经济危机对中国的启示//曾毅，顾宝昌，梁建章，等. 生育政策调整与中国发展. 北京：社会科学文献出版社.

李建民. 1998. 我国老年人口负担的经济分析. 人口研究，22（6）：5-10.

李建明. 2015. 中国的人口新常态和经济新常态. 人口研究，（1）：3-13.

李建新. 2007. 老年人口生活质量与社会支持的关系研究. 人口研究，（3）：50-60.

李建新，刘保中. 2015a. 健康变化对中国老年人自评生活质量的影响——基于 CLHLS 数据的固定效应模型分析. 人口与经济，（6）：1-11.

李建新，刘保中. 2015b. 城乡老年人口生活满意度差异及变化分析——基于 CLHLS 项目调查数据. 学海，（1）：101-110.

李小健. 2012-11-29. 日本：老年人与子女家庭同居养老. 老年日报.

李运明. 2011. 自评健康和健康风险评估方法的研究进展. 中国全科医学，（22）：2591-2592.

李志武，黄悦勤，柳玉芝. 2007. 中国 65 岁以上老年人认知功能及影响因素调查. 第四军医大学学报，（16）：1518-1522.

梁鸿. 1999. 农村老年人自给自理能力研究. 人口与经济，（4）：21-25.

梁建章. 2013. 现行生育政策负面影响中国经济活力//曾毅，顾宝昌，梁建章，等. 生育政策调整与中国发展. 北京：社会科学文献出版社.

梁燕君. 2014. 新加坡家庭养老模式对中国的启示. 同舟共进，（9）：36-37.

林毅夫. 2004. 制定"十一五"计划应考虑的十个战略问题. 宏观经济研究，（1）：11-14.

林毅夫. 2010. 经济发展战略、老龄化与人口政策//曾毅，等. 老年人口家庭、健康与照料需求成本研究. 北京：科学出版社.

林毅夫. 2013. 经济发展战略与现行生育政策调整//曾毅，顾宝昌，梁建章，等. 生育政策调整与中国发展. 北京：社会科学文献出版社.

刘冰，赵子乐，曾福生. 2012. "新农保"有利于计划生育政策的执行吗？——一个经济学解释. 南京农业大学学报（社会科学版），（1）：118-125.

刘超群，彭晓春，刘桢敏，等. 2013. 广州市水土流失特征分析. 人民珠江，（2）：23-27.

刘国恩，蔡春光，李林. 2011. 中国老人医疗保障与医疗服务需求的实证分析. 经济研究，（3）：95-107.

刘恒，巢健茜，杨迎春，等. 2009. 老年人自评健康影响因素分析及程度比较. 中国全科医学，12（13）：1161-1163.

刘宏，高松，王俊. 2011. 养老模式对健康的影响. 经济研究，（4）：80-93.

刘善槐，邬志辉，何圣财. 2011. 新型农村社会养老保险试点状况及对策——基于吉林省 5000 农户的调查研究. 调研世界，（2）：30-33.

柳玉芝，李强. 2004. 高龄老年人自评健康与死亡风险的关系研究. 中国人口科学，（4）：28-35.

鲁欢. 2012. 新农保最低缴费档次"受宠"原因及对策分析——基于对辽宁省阜新市彰武县 400 户农户调查的研究. 社会保障研究，（2）：20-28.

罗杰斯，殷召雪，吕跃斌，等. 2016. 中国长寿地区老年人超敏 C 反应蛋白与日常生活活动能力的关系. 中华预防医学杂志，50（7）：605-610.

吕跃斌，殷召雪，罗杰斯，等. 2015. 中国长寿地区高龄老年人贫血及其 3 年死亡风险关系的研究. 中华流行病学杂志，36（7）：682-686.

马默特 M. 2008. 地位决定你的健康. 冯星林，等译. 北京：中国人民大学出版社.

马小红，顾宝昌. 2015. 单独二孩申请遇冷分析. 华中师范大学学报（人文社会科学版），54（2）：20-26.

穆怀中，闫琳琳. 2012. 新型农村养老保险参保决策影响因素研究. 人口研究，（1）：73-82.

聂晓璐，王红英，孙凤，等. 2013. 2000-2012 年中国社区人群老年期抑郁情绪检出率——系统综述和更新的 meta 分析. 中国心理卫生杂志，（1）：805-814.

潘允康. 2002. 社会变迁中的家庭：家庭社会学. 天津：天津社会科学院出版社.

彭荣.2009.我国老年人健康状态转移概率的估计及应用.中国卫生统计,（5）：480-482.

齐良书,王诚炜.2010.健康状况与社会经济地位：基于多种指标的研究.中国卫生经济,29（8）：47-50.

乔晓春.2004.性别偏好、性别选择与出生性别比.中国人口科学,（1）：16-22.

乔晓春.2015.从"单独二孩"政策执行效果看未来生育政策的选择.中国人口科学,2：26-33.

曲嘉瑶,孙陆军.2011.中国老年人的居住安排与变化：2000~2006.人口学刊,（2）：40-45.

曲嘉瑶,伍小兰.2013.中国老年人的居住方式与居住意愿.老龄科学研究,（2）：46-54.

沈可.2008.儿童期的社会经济地位对中国高龄老人死亡风险的影响.中国人口科学,（3）：56-63.

沈可,程令国.2012.空巢是否损害了老年健康？世界经济文汇,（2）：89-103.

沈可,鄢萍,章元.2012.中国女性劳动参与率下降的新解释：家庭结构变迁的视角.人口研究,（5）：15-27.

沈可,程令国,魏星.2013.居住模式如何影响老年人的幸福感？世界经济文汇,（6）：89-100.

沈来凤.2010.老年痴呆症的研究进展.现代医药卫生,（4）：542-544.

施小明,曾毅.2010.加强老年健康研究积极应对人口老龄化.中华预防医学杂志,44（2）：94-96.

施小明,殷召雪,钱汉竹,等.2010.我国长寿地区百岁老人慢性病及有关健康指标研究.中华预防医学杂志,44（2）：101-107.

施小明,吕跃斌,殷召雪,等.2016.中国长寿地区80岁以上高龄老人血脂比值与死亡风险的关联研究.中华预防医学杂志,50（7）：594-599.

石人炳,宋涛.2013.应对农村老年照料危机——从"家庭支持"到"支持家庭".湖北大学学报,（4）：65-68.

石绍宾,樊丽明,王媛.2009.影响农民参加新型农村社会养老保险的因素——来自山东省入户调查的证据.财贸经济,（11）：42-48.

石文惠,何柳,翟屹,等.2013.386名百岁老年人睡眠质量调查分析.中国慢性病预防与控制,21（5）：593-594.

世界银行编写组.1996.防止老龄危机.北京：中国财政经济出版社.

世界卫生组织（WHO）.2000.世界卫生报告.北京：人民卫生出版社.

世界卫生组织（WHO）.2012.健康相伴,活力常在：2012年世界卫生日全球概要.

宋璐,李树茁.2010.照料留守孙子女对农村老年人养老支持的影响研究.人口学刊,（2）：35-42.

苏东海，周庆. 2010. 新农保试点中的问题及对策研究——基于宁夏新农保试点县的调查分析. 社会科学，（9）：74-80.

苏丽琴，程义斌，陈晨，等. 2014. 农村地区老年人群指甲硒水平与血脂水平的相关性研究. 环境卫生学杂志，4（1）：1-4.

苏丽琴，梁超轲，程义斌，等. 2015. 环境低硒和适宜硒地区农村老年人指甲硒水平随访观察. 中华地方病学杂志，34（6）：397-400.

苏丽琴，殷召雪，许宁，等. 2016. 中国长寿地区老年人血氧饱和度水平与认知功能的关系研究. 中华预防医学杂志，50（7）：600-604.

汤哲，方向华，项曼君，等. 2004. 北京市老年人卫生服务需求研究. 中华医院管理杂志，20（8）：464-469.

陶涛. 2011. 农村儿子、女儿对父母的经济支持差异研究. 南方人口，（1）：41-47.

陶燕，羊德容，兰岚，等. 2013. 兰州市空气污染对呼吸系统疾病入院人数的影响. 中国环境科学，（1）：175-180.

田丰，郑真真. 2004. 高龄老人健康自我评价的变化及影响因素分析. 中国人口科学，（S1）：63-69，175.

王翠琴，薛惠元. 2012. 新型农村社会养老保险收入再分配效应研究. 中国人口·资源与环境，（8）：140-146.

王德文. 2008. 居住及日常照料方式对老年人躯体机能转归的统计分析. 统计研究，25（8）：69-73.

王德文，夏静文，李延凯. 2013. 空巢老人健康及照料性别差异之启示. 中共福建省党委学报，（1）：80-86.

王甫勤. 2012. 社会经济地位、生活方式与健康不平等. 社会，32（2）：125-143.

王火根，滕玉华. 2013. 经济发展与环境污染空间面板数据分析. 技术经济与管理研究，（2）：85-89.

王家宝. 2003. 吸烟史与高龄老年人死亡分析初步. 市场与人口分析，（2）：44-50.

王金玉，李盛，王式功，等. 2013. 沙尘污染对人体健康的影响及其机制研究进展. 中国沙漠，（4）：1160-1165.

王林辉. 2013. 浅谈中国的水土流失及治理. 经济研究导刊，（15）：220，231.

王勤花，张志强，曲建升. 2013. 家庭生活碳排放研究进展分析. 地球科学进展，28（12）：1305-1312.

王跃生. 2014. 中国城乡老年人居住的家庭类型研究——基于第六次人口普查数据的分析. 中国人口科学,（1）: 20-32.

王莹, 傅崇辉, 李玉柱. 2004. 老年人的心理特征因素对生活满意度的影响. 中国人口科学,（S1）: 75-80, 175.

王智强, 刘超. 2011. 中国农村劳动力迁移影响因素研究——基于 Probit 模型的实证分析. 当代经济科学,（1）: 56-61.

卫生部信息统计中心. 2009. 第四次中国卫生服务调查研究报告. 北京: 中国协和医科大学出版社.

吴玉锋. 2011. 新型农村社会养老保险参与行为实证分析——以村域社会资本为视角. 中国农村经济,（10）: 64-76.

肖群忠. 2002. 中国孝文化研究. 台北: 中华发展基金管理委员会, 五南图书出版公司.

肖应钊, 李登旺, 李茜茜, 等. 2011. 农村居民参加新型农村社会养老保险意愿影响因素的实证分析——以山东省试点为例. 社会保障研究,（5）: 40-50.

谢宇, 张晓波, 李建新, 等. 2013. 中国民生发展报告 2013. 北京: 北京大学出版社.

徐建伟, 施小明, 殷召雪, 等. 2010. 我国长寿地区高龄老人血浆微量元素水平调查分析. 中华预防医学杂志, 44（2）: 119-122.

徐建伟, 施小明, 陈亮, 等. 2011a. 我国长寿地区百岁老人慢性肾脏病的流行病学调查. 中国老年学杂志, 31（13）: 2530-2533.

徐建伟, 翟屹, 殷召雪, 等. 2011b. 我国长寿地区中老龄人群高尿酸血症患病及影响因素分析. 中华风湿病学杂志, 15（3）: 155-158.

徐建伟, 陈亮, 施小明, 等. 2011c. 长寿地区中老龄人群心血管危险因素与慢性肾脏病的关联研究. 中华疾病控制杂志, 15（12）: 1011-1013.

徐建伟, 殷召雪, 施小明, 等. 2011d. 中老龄人群血尿酸水平与甘油三酯关系的研究. 山西医科大学学报, 42（7）: 562-565.

徐建伟, 施小明, 翟屹, 等. 2012. 长寿地区中老龄人群血尿酸水平和早期肾损害的关系. 现代预防医学, 39（18）: 4643-4645.

薛惠元. 2012. 新农保能否满足农民的基本生活需要. 中国人口·资源与环境,（10）: 170-176.

鄂盛明, 陈皆明, 杨善华. 2001. 居住安排对子女赡养行为的影响. 中国社会科学,（1）: 130-140.

杨光圻, 周瑞华, 孙淑庄, 等. 1982. 人的地方性硒中毒和环境及人体硒水平. 营养学报, 4:

81-89.

杨云彦，向华丽，黄瑞芹. 2014. "单独二孩"政策的人口红利效应分析——以湖北省为例. 中南财经政法大学学报，5：3-25.

姚远. 2001. 中国家庭养老研究. 北京：中国人口出版社.

殷召雪，施小明，徐建伟，等. 2010. 我国长寿地区 90 岁以上老人血浆超氧化物歧化酶和丙二醛含量及影响因素. 中华预防医学杂志，44（2）：123-127.

殷召雪，施小明，徐建伟，等. 2012a. 高龄老人高敏 C 反应蛋白与糖尿病的关系. 中国糖尿病杂志，20（5）：332-335.

殷召雪，施小明，徐建伟，等. 2012b. 长寿地区百岁老人生活方式和生物指标研究. 中华疾病控制杂志，16（6）：490-494.

殷召雪，施小明，曾毅，等. 2012c. 高龄老人日常生活活动能力多维度影响因素研究. 老年医学与保健，18（2）：87-90.

殷召雪，王静雷，吕跃斌，等. 2016. 中国 8 个长寿地区 65 岁及以上老龄人群血浆白蛋白水平与认知功能关系的研究. 中华流行病学杂志，37（10）：1323-1326.

尹尚菁，杜鹏. 2012. 老年人长期照护需求现状及趋势研究. 人口学刊，（2）：49-56.

于大川，丁建定. 2016. 社会医疗保险对老年人健康的影响——基于倾向得分匹配方法的反事实评估. 华中科技大学学报（社会科学版），30（2）：107-115.

于学军，杜鹏. 2007. 人口老龄化专业委员会报告. 中国人口老龄化前沿问题学术研讨会.

曾宪新. 2007. 社会经济地位对我国老年人死亡风险的影响. 人口与经济，（5）：50-55.

曾毅. 2001a. 中国人口老龄化的"二高三大"特征及对策探讨. 人口与经济，5（1）：3-9.

曾毅. 2001b. 农村社会养老保险与计划生育综合改革一体工程——计生系统面临的历史性机遇. 人口研究，25（6）：75-77.

曾毅. 2004. 邦戈茨-菲尼新方法的评述、检验与灵敏度分析. 中国人口科学，1：68-73.

曾毅. 2005. 中国人口老化、退休金缺口与农村养老保障. 经济学（季刊），3：1043-1066.

曾毅. 2006. 论二孩晚育政策软着陆的必要性与可行性. 中国社会科学，（2）：311-340.

曾毅. 2009a. 二孩晚育软着陆方案有利于解决我国出生性别比偏高问题. 社会科学，（8）：54-59.

曾毅. 2009b. 生育政策亟待软着陆. 社会科学报，1 月 15 日和 1 月 22 日（连载）.

曾毅. 2009c-06-17. 从国际视野看我国生育政策的平稳过渡. 经济参考报.

曾毅. 2011. 老龄健康影响因素跨学科研究国际动态综述. 科学通报，56（35）：2929-2940.

曾毅. 2012a. 力推"二孩晚育软着陆". 新领军决策参考，（17）：32-33.

曾毅. 2012b. 老龄健康的跨学科研究：社会、行为、环境、遗传因素及其交互作用. 中国卫生政策研究，（2）：5-11.

曾毅. 2013a. 中国老年健康影响因素跟踪调查（1998-2012）及相关政策研究综述（上）. 老龄科学研究，1（1）：65-72.

曾毅. 2013b. 中国老年健康影响因素跟踪调查（1998-2012）及相关政策研究综述（下）. 老龄科学研究，1（2）：63-71.

曾毅. 2013c. 建议尽快实行"普遍允许二孩与提倡适当晚育"政策//曾毅，顾宝昌，梁建章，等. 生育政策调整与中国发展. 北京：社会科学文献出版社.

曾毅. 2015a. 尽快启动普遍二孩软着陆，实现人口经济社会均衡发展//中国社会科学院人口与劳动经济研究所. 中国人口年鉴（2014）. 北京：中国社会科学出版社.

曾毅. 2015b. 尽快实施城乡"普遍允许二孩"政策既利国又惠民. 人口与经济，36（5）：115-126.

曾毅，王正联. 2004. 中国家庭与老年人居住安排的变化. 中国人口科学，（5）：2-8.

曾毅，沈可. 2010. 中国老年人口多维度健康状况分析. 中国预防医学杂志，（2）：108-114.

曾毅，金沃泊，王正联. 1998. 多维家庭人口预测模型的建立与应用. 中国人口科学，10（5）：1-17.

曾毅，陈华帅，王正联. 2012. 21 世纪上半叶老年家庭照料需求成本变动趋势分析. 经济研究，（10）：134-149.

曾毅，顾宝昌，涂平，等. 1993. 我国近年来出生性别比升高的成因及后果分析. 人口与经济，（1）：3-12.

曾毅，张震，顾大男，等. 2011. 人口分析方法与应用. 第二版. 北京：北京大学出版社.

曾毅，顾大男，Purser J，等. 2014a. 社会、经济和环境因素对老年健康和死亡的影响——基于中国 22 省份的抽样调查. 中国卫生政策研究，7（6）：53-62.

曾毅，程令国，阮荣平，等. 2014b. 环境与遗传因素交互作用对老龄健康的影响——相关前期研究综述. 医学与哲学，9A：1-6, 25.

翟屹，殷召雪，徐建伟，等. 2010. 我国长寿地区 80 岁以上老年人贫血患病情况及影响因素. 中华预防医学杂志，44（2）：115-118.

翟屹，施小明，钱汉竹，等. 2011. 贫血对高龄女性认知功能的影响. 中华预防医学杂志，45（9）：802-805.

战捷. 2004. 高龄老人临终前完全需要他人照料状况研究. 中国人口科学，（S1）：121-123.

张慧芳, 殷召雪, 施小明. 2012. 不同年龄段老龄人群高血压影响因素的差异研究. 中华疾病控制杂志, 16（9）: 735-738.

张洁. 2009-10-13. 新加坡老人住得真舒服. http://www.jiaodong.net/travel/system/2009/10/13/010654927_01.shtml.

张丽. 2012-10-09. 失智老人, 渴望精神呵护. http://news.ifeng.com/gundong/detail_2012_10/09/-18104275_0.shtml.

张丽萍. 2012. 老年人口居住安排与居住意愿研究. 人口学刊, （6）: 25-33.

张岭泉. 2012. 农村代际关系与家庭养老. 保定: 河北大学出版社.

张文娟. 2006a. 儿子和女儿对高龄老人日常照料的比较分析. 人口与经济, （6）: 9-13.

张文娟. 2006b. 2005 中国老年人健康长寿调查数据质量分析. 中国老年人健康长寿调查课题组技术报告, 北京大学老龄健康与家庭研究中心.

张雯莉. 2011. "独居"还是"同住"? ——也谈中国居家养老的新走向. 学理论, （10）: 69-71.

张翼. 2013. 中国老年人口的家庭居住、健康与照料安排——第六次人口普查数据分析. 江苏社会科学, （1）: 57-65.

张震. 2002. 家庭代际支持对中国高龄老年人死亡率的影响研究. 人口研究, （5）: 55-62.

郑秉文. 2012. 中国养老金发展报告（2012）. 北京: 经济管理出版社.

郑真真. 2004. 中国育龄妇女的生育意愿研究. 中国人口科学, 5: 73-78.

"中国高龄老人健康长寿研究"课题组. 2000. 中国高龄老人健康长寿调查数据集（1998）. 北京: 北京大学出版社.

钟涨宝, 李飞. 2012. 动员效力与经济理性: 农户参与新农保的行为逻辑研究——基于武汉市新洲区双柳街的调查. 社会学研究, （3）: 139-156.

钟紫凤, 叶锋, 邵乐文. 2009. 不同日常生活自理能力分级护理成本核算的研究. 中华护理杂志, （3）: 215-217.

周建芳, 薛志强, 方芳, 等. 2008. 独居老人抑郁症状和抑郁症的调查. 上海精神医学, （3）: 136-138.

周长洪. 2013. 中国家庭结构变化的几个特征及其思考——基于"五普"和"六普"数据的比较. 南京人口管理干部学院学报, （4）: 3-8.

朱荟, 陆杰华. 2012. 宗教参与对我国高龄老年人死亡风险的影响分析. 人口研究, （1）: 83-92.

庄亚儿, 姜玉, 王志理, 等. 2014. 当前我国城乡居民的生育意愿——基于 2013 年全国生育意愿调查. 人口研究, 3: 3-13.

Agüero-Torres H，Fratiglioni L，Guo Z，et al. 1999. Mortality from dementia in advanced age：a 5-year follow-up study of incident dementia cases. Journal of Clinical Epidemiology，52（8）：737-743.

Aksenow M Y，Tucker H M，Nair P，et al. 1998. The expression of key oxidative stress-handling genes in different brain regions in Alzheimer's disease. Journal of Molecular Neuroscience，11（2）：151-164.

Albert S M，Gurland B，Maestre G，et al. 1995. APOE genotype influences functional status among elderly without dementia. American Journal of Medical Genetics，60（6）：583-587.

Alderman H，Behrman J，Kohler H-P，et al. 2001. Attrition in longitudinal household survey data：some tests for three developing country samples. Demographic Research，5：78-124.

Altonji J，Hayashi F，Kotlikoff L. 1997. The effect of income and wealth on time and money transfers between parents and children. NBER Working Paper.

Alzheimer's Disease International. 2015. World Alzheimer Report 2015：The Global Impact of Dementia. London：Alzheimer's Disease International（ADL）.

Anme T，Shinohara R，Sugisawa Y，et al. 2007. Social interaction and longevity：an eleven-year longitudinal study of older persons in a Japanese village. Hallym International Journal of Aging，（2）：20-34.

Anselmi C V，Malovini A，Roncarati R，et al. 2009. Association of the FOXO3A locus with extreme longevity in a Southern Italian centenarian study. Rejuvenation Research，12：95-104.

Arab L，Liu W，Elashoff D. 2009. Green and black tea consumption and risk of stroke：a meta-analysis. Stroke，40：1786-1792.

Arno P S，Levine C，Memmott M M. 1999. The economic value of informal caregiving. Health Affairs，2：182-188.

Austrom M G，Lu Y. 2009. Long term caregiving：helping families of persons with mild cognitive impairment cope. Current Alzheimer Research，6（4）：392-398.

Balfour J L，Kaplan G A. 2002. Neighborhood environment and loss of physical function in older adults：evidence from the Alameda County Study. American Journal of Epidemiology，155（6）：507-515.

Ballester F，Corella D，Perez-Hoyos S，et al. 1997. Mortality as a function of temperature. A study in Valencia，Spain，1991-1993. International Journal of Epidemiology，26（3）：551-561.

Barker D. 1990. Fetal and placental size and risk of hypertension in adult life. BMJ Clinical Research, 301（6746）: 259-262.

Barro R J. 1974. Are government bonds net wealth. Journal of Political Economy, 82（6）: 1095-1117.

Basset S S, Magaziner J. 1988. The use of proxy responses on mental health measures for aged, community-dwelling women. The 41st Annual Scientific Meeting of the Gerontological Society of America, San Francisco.

Baum A, Garofalo J P, Yali A M. 1999. Socioeconomic status and chronic stress: does stress account for SES effects on health? Annals of the New York Academy of Sciences, 896: 131-144.

Becker G S. 1974. A theory of social interactions. Journal of Political Economy, 82（6）: 1063-1093.

Becker G S. 1981. A Treatise on the Family. Cambridge: Harvard University Press.

Beland F, Zunzunegui M V, Alvarado B, et al. 2005. Trajectories of cognitive decline and social relations. The Journals of Gerontology: Series B, 60（6）: 320-330.

Belguise K, Guo S, Sonenshein G E. 2007. Activation of FOXO3a by the green tea polyphenol epigallocatechin-3-gallate induces estrogen receptor alpha expression reversing invasive phenotype of breast cancer cells. Cancer Research, 67（12）: 5763-5770.

Bell M L, Dominici F. 2008. Effect modification by community characteristics on the short-term effects of ozone exposure and mortality in 98 US communities. American Journal of Epidemiology, 167（8）: 986-997.

Belle D. 1983. Poverty and women's mental health. American Psychologist, 45: 385.

Benyamini Y, Leventhal E A, Leventhal H. 2000. Gender differences in processing information for making self-assessments of health. Psychosomatic Medicine, 62（3）: 354-364.

Bernheim B D, Shleifer A, Summers L H. 1985. The strategic bequest motive. Journal of Political Economy, 93（6）: 1045-1076.

Berr C, Arnaud J, Akbaraly T N. 2012. Selenium and cognitive impairment: a brief-review based on results from the EVA study. Biofactors, 38（2）: 139-144.

Blazer D G, Fillenbaum G, Burchett B. 2001. The APOE-E4 allele and the risk of functional decline in a community sample of African American and white older adults. The Journals of Gerontology: Series A, 56（12）: M785-M789.

Boada M, Ortiz P, Anaya F, et al. 2009. Amyloid-targeted therapeutics in Alzheimer disease: use of human albumin in plasma exchange as a novel approach for Abeta mobilization. Drug News

Perspect，22：325-339.

Bongaarts J. 2009. Book review on "Zeng Yi，D. L. Poston，D. A. Vlosky，and Danan Gu（eds.），Healthy Longevity in China：Demographic，Socioeconomic，and Psychological Dimensions". Population and Development Review，35：452-453.

Bongaarts J，Feeney G. 1998. On the quantum and tempo of fertility. Population and Development Review，24（2）：271-291.

Bonsang E. 2009. Does informal care from children to their elderly parents substitute for formal care in Europe? Journal of Health Economics，28（1）：143-154.

Bowblis J R，Yun M S. 2010. Racial and ethnic disparities in the use of drug therapy. Social Science Research，39（4）：674-684.

Box-Steffensmeier J M，Jones B S，Janet M. 2004. Event History Modeling：A Guide for Social Scientists. Cambridge：Cambridge University Press.

Burr M L，Sweetnam P M. 1962. Family size and paternal unemployment in relation to myocardial infarction. Journal of Epidemiology & Community Health，34（2）：93-95.

Caeron A R，Anton S，Melville L，et al. 2008. Black tea polyphenols mimic insulin/insulin-like growth factor-1 signalling to the longevity factor FOXO1a. Aging Cell，7（1）：69-77.

Cai F，Giles J，Meng X. 2006. How well do children insure parents against low retirement income? An analysis using survey data from urban China. Journal of Public Economics，90（12）：2229-2255.

Cann C W，Cann M C，Gao S. 2005. China's road to sustainable development//Day K A. China's Environment and the Challenge of Sustainable Development. New York：M. E. Sharpe，Inc.

Cardoso B，Bandeira V，Jacob-Filho W，et al. 2014. Selenium status in elderly：relation to cognitive decline. Journal of Trace Elements in Medicine and Biology，28（4）：422-426.

Chan K Y，Wang W，Wu J J，et al. 2013. Epidemiology of Alzheimer's disease and other forms of dementia in China，1990-2010：a systematic review and analysis. Lancet，381（9882）：2016-2023.

Chandola T. 2001. The fear of crime and area differences in health. Health and Place，7：105-116.

Chang L，Villacorta L，Zhang J，et al. 2009. Vascular smooth muscle cell-selective peroxisome proliferator-activated receptor-gamma deletion leads to hypotension. Circulation，119（16）：2161-2169.

Chei C L, Raman P, Ching C K, et al. 2015. Prevalence and risk factors of atrial fibrillation in chinese elderly: results from the Chinese longitudinal healthy longevity survey. Chinese Medical Journal, 128 (18): 2426-2432.

Chen A J, Jones G. 1989. Aging in ASEAN: its socioeconomic consequences. Singapore, Institute of Southeast Asian Studies.

Chen X, Silverstein M. 2000. Intergenerational social support and the psychological well-being of older parents in China. Research on Aging, 22: 43-65.

Cheng G, Huang C, Deng H, et al. 2012. Diabetes as a risk factor for dementia and mild cognitive impairment: a meta-analysis of longitudinal studies. International Journal of Geriatric Psychiatry, 42 (5): 484-491.

Chousa J P, Tamazian A, Vadlamannati K C. 2008. Rapid economic growth at the cost of environment degradation? Panel data evidence from BRIC economies. William Davidson Institute Working Paper Number 908, Ann Arbor, University of Michigan.

Chow N. 2000. Social welfare with Chinese characteristics: the reform of the social security system in China. Centre of Asian Studies, University of Hong Kong.

Christensen K, Doblhammer G, Rau R, et al. 2009. Ageing populations: the challenges ahead. Lancet, 374 (9696): 1196-1208.

Christensen K, Thinggaard M, Oksuzyan A, et al. 2013. Physical and cognitive functioning of people older than 90 years: a comparison of two Danish cohorts born 10 years apart. Lancet, 382 (9903): 1507-1513.

Christoph H L, Heike K, Thomas M. 2001. Depressed mood, physician-rated prognosis, and comorbidity as independent predictors of 1-year mortality in consecutive medical inpatients medical inpatients. Journal of Psychosomatic Research, 50: 295-301.

Chu J. 2001. Prenatal sex determination and sex-selective abortion in rural center China. Population and Development Review, 27 (2): 259-281.

CMMS (Center for Medicare and Medicaid Services). 2004. Projections of National Health Expenditures: methodology and model specification. http://www.cms.hhs.gov/statistics/nhe/projections-2004/proj2004.pdf.

Coale A J. 1985. An extension and simplification of a new synthesis of age structure and growth. Asian and Pacific Forum, 12: 5-8.

Coale A J，Li S. 1991. The effect of age misreporting in China on the calculation of mortality rates at very high ages. Demography，28（2）：293-301.

Cockerham W C. 1997. The social determinants of the decline of life expectancy in Russia and Eastern Europe：a lifestyle explanation. Journal of Health and Social Behavior，（2）：117-130.

Cong Z，Silverstein M. 2008. Intergenerational time-for-money exchanges in rural China：does reciprocity reduce depressive symptoms of older grandparents？Research in Human Development，5：6-25.

Corder E H，Saunders A M，Strittmatter W J，et al. 1993. Gene dose of apolipoprotein E type 4 allele and the risk of Alzheimer's disease in late onset families. Science，261（5123）：921-923.

Costa D L. 1997. Displacing the family：union army pensions and elderly living arrangements. Journal of Political Economy，105（6）：1269-1292.

Costa D L. 1999. A house of her own：old age assistance and living arrangements of older nonmarried women. Journal of Public Economics，72（1）：39-60.

Cox D. 1987. Motives for private income transfer. Journal of Political Economy，95（3）：509-546.

Cox D，Rank M. 1992. Inter-vivos transfers and intergenerational exchange. Review of Economics and Statistics，74（2）：305-314.

Cox D，Jakubson G. 1995. The connection between public transfers and private interfamily transfers. Journal of Public Economics，57（1）：129-167.

Cox D，Hansen B，Jimenez E. 2004. How responsive are private transfers to income？Evidence from a laissez-faire economy. Journal of Public Economics，88（9~10）：2193-2219.

Crimmins E M，Kim J K，Sole-Auro A. 2011. Gender differences in health：results from SHARE，ELSA and HRS. European Journal of Public Health，21（1）：81-91.

Cronbach L J. 1951. Coefficient alpha and the internal structure of tests. Psychometrika，16：297-334.

Dahl E. 1996. Social mobility and health：cause or effect? British Medical Journal，313：435.

Dalton M，O'Neill B，Prskawetz A，et al. 2008. Population aging and future carbon emissions in the United States. Energy Economics，30：642-675.

Davidson Y，Gibbons L，Pritchard A，et al. 2007. Apolipoprotein E epsilon4 allele frequency and age at onset of Alzheimer's disease. Dementia & Geriatric Cognitive Disorders，23（1）：60-66.

Deb S，Braganza J. 1999. Comparison of rating scales for the diagnosis of dementia in adults with Down's syndrome. Journal of Intellectual Disability Research，43（5）：400-407.

Delustig E, Serra J, Kohan S, et al. 1993. Copper-zinc superoxide-dismutase activity in red-blood-cells and serum in demented patients and in aging. Journal of the Neurological Sciences, 115: 18-25.

Diatchenko L, Anderson A D, Slade G D, et al. 2006. Three major haplotypes of the β 2 adrenergic receptor define psychological profile, blood pressure, and the risk for development of a common musculoskeletal pain disorder. American Journal of Medical Genetics Part B: Neuropsychiatric Genetics, 141 (5): 449-462.

Dimsdale J E, Mills P, Patterson T, et al. 1994. Effects of chronic stress on beta-adrenergic receptors in the homeless. Psychosomatic Medicine, 56 (4): 290-295.

Dodge H H, Buracchio T J, Gwenith G F, et al. 2012-05-23. Trends in the prevalence of dementia in Japan. http://dx. doi.org/10.1155/2012/956354.

Donaldson G C, Kovats R S, Keatinge W R, et al. 2001. Heat-and cold-related mortality and morbidity and climate change//Expert Group on Climate Change and Health in the UK. Health Effects of Climate Change in the UK. London: Department of Health: 71-80.

Eagles J M, Beattie J A, Restall D B, et al. 1990. Relation between cognitive impairment and early death in the elderly. BMJ Clinical Research, 300: 239-240.

Easterlin R A, Macunovich D J, Eileen M C. 2003. Economic status of the young and old in the working age population, 1964 and 1987//Bengtson V L, Achenbaum W A. The Changing Contract Across Generations. New York: A. de Gruyter.

Edmonds E, Mammen K, Miller D L. 2005. Rearranging the family? Income support and elderly living arrangements in a low income country. The Journal of Human Resources, 40 (1): 186-207.

Elo I T, Preston S H. 1992. Effects of early-life conditions on adult mortality: a review. Population Index, 58 (2): 186-212.

Engberg H, Jeune B, Andersen-Ranberg K, et al. 2013. Optimism and survival: does an optimistic outlook predict better survival at advanced ages? A twelve-year follow-up of Danish nonagenarians. Aging Clinical and Experimental Research, 25 (5): 517-525.

Engelhardt G V, Gruber J, Perry C D. 2005. Social security and elderly living arrangements: evidence from the social security notch. The Journal of Human Resources, 40 (2): 354-372.

Ermisch J F. 1981. An economic theory of household formation: theory and evidence from the general household survey. Scottish Journal of Political Economy, 28（1）: 1-19.

Ettner S L. 1994. The effect of the medicaid home care benefit on long-term care choices of the elderly. Economic Inquiry, 32（1）: 103-127.

Fairlie R W. 2005. An extension of the Blinder-Oaxaca decomposition technique to logit and probit models. Journal of Economic and Social Measurement, 30（4）: 305-316.

Fan E. 2010. Who benefits from public old age pensions? Evidence from a targeted program. Economic Development and Cultural Change, 58（2）: 297-322.

Fan E, Liu J T. 2012. Revisiting public income replacing private transfers: a regression discontinuity design with specification errors. Working Paper.

Feng J, He L, Sato H. 2011. Pension reform and household saving: evidence from urban China. Journal of Comparative Economics, 39（4）: 470-485.

Feng L, Gwee X, Kua E H, et al. 2010. Cognitive function and tea consumption in community dwelling older Chinese in Singapore. Journal of Nutrition Health & Aging, 14: 433-438.

Feng L, Li J, Ng T P, et al. 2012. Tea drinking and cognitive function in oldest-old Chinese. Journal of Nutrition Health & Aging, 16: 754-758.

Feng L, Yan Z, Sun B, et al. 2013. Tea consumption and depressive symptoms in older people in rural China. Journal of the American Geriatrics Society, 61（11）: 1943-1947.

Feng Q, Hoenig H M, Gu D, et al. 2010. Impact of new disability subtypes on three-year mortality in Chinese older adults. Journal of the American Geriatrics Society, 58（10）: 1952-1958.

Feng Q, Wang Z, Gu D, et al. 2012. Household vehicle consumption forecasts in the United States, 2000 to 2025. International Journal of Market Research, 53（5）: 593-618.

Fernandez-Ballesteros R, Zamarron M D, Diez-Nicolas J, et al. 2011. Productivity in old age. Research on Aging, 2: 205-226.

Ferraro K F, Farmer M M, Wybraniec J A. 1997. Health trajectories: long-term dynamics among black and white adults. Journal of Health & Social Behavior, 38（1）: 38-54.

Fillenbaum G G. 1988. Multidimensional Functional Assessment of Older Adults: The Duke Older Americans Resources and Services Procedures. Hillsdale: Erlbaum Associates.

Filleul L, Rondeau V, Cantagrel A, et al. 2004. Do subject characteristics modify the effects of particulate air pollution on daily mortality among the elderly? Journal of Occupational & Environmental Medicine, 46: 1115-1122.

Finch C E. 2010. The Biology of Human Longevity: Inflammation, Nutrition, and Aging in the Evolution of Lifespans. Burlington: Academic Press.

Flachsbart F, Caliebe A, Kleindorp R, et al. 2009. Association of FOXO3A variation with human longevity confirmed in German centenarians. Proceedings of the National Academy of Sciences of the United States of America, 106: 2700-2705.

Fletcher J M, Lehrer S F. 2009. The effects of adolescent health on educational outcomes: causal evidence using genetic lotteries between siblings. Forum for Health Economics & Policy, 12 (2): 1-33.

Folstein M F, Folstein S E, McHugh P R. 1975. "Mini-mental state": a practical method for grading the cognitive state of patients for the clinician. Journal of Psychiatric Research, 12 (3): 189-198.

Francis J D, Busch L. 1975. What we know about "i don't know". Public Opinion Quarterly, 39: 207-218.

Freedman V A, Martin L G, Schoeni R F. 2002. Recent trends in disability and functioning among older adults in the United States: a systematic review. The Journal of the American Medical Association, 288 (24): 3137-3146.

Fries J F. 1980. Aging, natural death, and the compression of morbidity. New England Journal of Medicine, 303: 130-135.

Galioto A, Dominguez L J, Pineo A, et al. 2008. Cardiovascular risk factors in centenarians. Experimental Gerontology, 43 (2): 106-113.

Gallagher-Thompson D, O'Hara R, Simmons A, et al. 2001. Apolipoprotein E epsilon4 allele affects the relationship between stress and depression in caregivers of patients with Alzheimer's disease. Journal of Geriatric Psychiatry & Neurology, 14 (3): 115-119.

Galobardes B, Lynch J, Smith G. 2004. Childhood socioeconomic circumstances and cause-specific mortality in adulthood: systematic review and interpretation. Epidemiologic Reviews, 26 (1): 7-21.

Gao S, Jin Y, Hall K S, et al. 2007. Selenium level and cognitive function in rural elderly Chinese. American Journal of Epidemiology, 165 (8): 955-965.

GBD 2013 Mortality and Causes of Death Collaborators. 2015. Global, regional, and national age-sex specific all-cause and cause-specific mortality for 240 causes of death, 1990-2013: a systematic analysis for the global burden of disease study 2013. Lancet, 385 (9963): 117.

Geerings M I，Deeg D J，Schmand B，et al. 1997. Increased risk of mortality in Alzheimer's disease patients with more advanced education: a replication study. Neurology，49（3）：798-802.

Ghebremedhin E，del Tredici K，Vuksic M，et al. 2006. Relationship of apo-lipoprotein E and age at onset to Parkinson disease neuropathology. Journal of Neuropathology Experimental Neurology，65（2）：116-123.

Giles J，Wang D，Zhao C. 2010. Can China's rural elderly count on support from adult children? Implications of rural-to-urban migration. Journal of Population Ageing，3（3~4）：183-204.

Goodkind D. 2009. Review on the book "Healthy Longevity in China: Demographic, Socioeconomic, and Psychological Dimensions", Edited by Zeng Yi, D. L. Poston, D. A. Vlosky, and Danan Gu. Dordrecht: Springer. Pp. xv_435. t134. 95. ISBN: 978-1-4020-6751-8. Population Studies，63：312.

Gray S L，Hanlon J T，Landerman L R，et al. 2003. Is antioxidant use protective of cognitive function in the community-dwelling elderly? American Journal of Geriatric Pharmacotherapy，1：3-10.

Greiner P A，Snowdon D A，Schmitt F A. 1996. The loss of independence in activities of daily living: the role of low normal cognitive function in elderly nuns. American Journal of Public Health，86（1）：62-66.

Gruenberg E M. 1977. The failures of success. Milbank Quarterly，55（1）：3-24.

Grundy E. 2001. Living arrangements and the health of older persons in developed countries. United Nations Population Bulletin，Special Issue Nos. 42/43.

Gu D. 2008. General data quality assessment of the CLHLS//Zeng Y，Poston D L，Vlosky D A，et al. Healthy Longevity in China: Demographic, Socioeconomic and Psychological Dimensions. Dordrecht: Springer Publisher.

Gu D，Zeng Y. 2004. Data assessment of the Chinese Longitudinal Healthy Longevity Survey. Determinants of Healthy Longevity of the Oldest-old in China. Beijing: Peking University Press.

Gu D，Dupre M E，Liu G. 2007. Characteristics of the institutionalized and community-residing oldest-old in China. Social Science and Medicine，64：871-883.

Gu D，Feng Q，Wang Z，et al. 2015. Recommendation to consider the crucial impacts of trends in smaller household size on sustainable development goals. United Nations Sustainable Development Knowledge Platform，Scientific Briefs.

Guralnik J M，Butterworth S，Wadsworth M E，et al. 2006. Childhood socioeconomic status predicts physical functioning a half century later. The Journals of Gerontology: Series A, 61 (7): 694-701.

Harhangi B S, de Rijk M C, van Duijn C M, et al. 2000. APOE and the risk of PD with or without dementia in a population-based study. Neurology, 54 (6): 1272-1276.

Harrow B S, Tennstedt S L, McKinlay J B. 1995. How costly is it to care for disabled elders in a community setting? The Gerontologist, 6: 803-813.

Hayward M D, Gorman B K. 2004. The long arm of childhood: the influence of early-life social conditions on men's mortality. Demography, 41 (1): 87-107.

Heckman J J. 1978. Dummy endogenous variables in a simultaneous equations system. Economerica, 46: 931-960.

Heckman J J, Ichimura H, Todd P. 1998. Matching as an econometric evaluation estimator. Review of Economic Studies, 65 (223): 261-294.

Herzog A R, Rodgers W L. 1981. Age and satisfaction—data from several large surveys. Research on Aging, 3 (2): 142-165.

Hoerger T J, Picone G A, Sloan F A. 1996. Public subsidies, private provision of care and living arrangements of the elderly. The Review of Economics and Statistics, 78 (3): 428-440.

House J S, Robbins C. 1983. Age, psychosocial stress, and health. Aging in Society: Selected Reviews of Recent Research, 175-197.

House J S, Kessler R C, Herzog A R. 1990. Age, socioeconomic status, and health. Milbank Quarterly, 68: 383-411.

Huang C, Elo I T. 2009. Mortality of the oldest old Chinese: the role of early-life nutritional status, socio-economic conditions, and sibling sex-composition. Population Studies, 63 (1): 7-20.

Huang J, Meyer J S, Zhang Z, et al. 2005. Progression of mild cognitive impairment to Alzheimer's or vascular dementia versus normative aging among elderly Chinese. Current Alzheimer Research, 2 (5): 571-578.

Huang W, Zhou Y. 2013. Effects of education on cognition at older ages: evidence from China's great famine. Social Science & Medicine, 98: 54-62.

Hughes M E, Waite L J. 2002. Health in household context: living arrangements and health in late middle age. Journal of Health and Social Behavior, 43: 1-21.

Ikeda A, Iso H, Kawachi I, et al. 2009. Living arrangement and coronary heart diseases: the JPHC study. Heart, 95: 577-583.

International Monetary Fund. 2007. World economic and financial surveys. World Economic Outlook Database.

Ioannides Y, Kan K. 2000. The nature of two-directional intergenerational transfers of money and time: an empirical analysis//Gerard-Varet L A, Kolm S C, Mercier Y J. The Economics of Reciprocity, Giving and Altruism. New York: St. Martin's Press.

IOM. 2001. Exploring the biological contributions to human health: does sex matter? Journal of Women's Health & Gender-Based Medicine, 10 (5): 433.

IOM. 2006. Genes, behavior, and the social environment: moving beyond the nature/nurture debate//Hernandez L M, Blazer D G. Committee on Assessing Interactions Among Social, Behavioral, and Genetic Factors in Health. Washington D. C.: National Academies Press.

Jay G M, Liang J, Liu X, et al. 1993. Patterns of nonresponse in a national survey of elderly Japanese. The Journals of Gerontology: Series B, 48: S143-S152.

Jensen R T. 2003. Do private transfers "displace" the benefits of public transfers? Evidence from South Africa. Journal of Public Economics, 88 (1~2): 89-112.

Jiska C M. 2013. Smoking and mortality among persons aged 75-94. Preventive Medicine, 56: 185-189.

Juarez L. 2009. Crowding out of private support to the elderly: evidence from a demogrant in Mexico. Journal of Public Economics, 93 (3~4): 454-463.

Jylhä M. 2009. What is self-rated health and why does it predict mortality? Towards a unified conceptual model. Social Science & Medicine, 69: 307-316.

Kahn J H, Hessling R M, Russell D W. 2003. Social support, health, and well-being among the elderly: what is the role of negative affectivity? Personality and Individual Differences, 35 (1): 5-17.

Kalton G, Kasprzyk D. 1986. The treatment of missing survey data. Survey Methodology, 12: 1-16.

Kan H, Chen B. 2003. Air pollution and daily mortality in Shanghai: a time-series study. Arch Environ Health, 58 (6): 360-367.

Katz S, Ford A B, Moskowitz R W, et al. 1963. Studies of illness in the aged, the index of ADL: a standardized measure of biological and psychological function. Journal of American Medical Association, 185 (12): 914-919.

Kawachi I, Berkman L F. 2003. Neighborhoods and Health. New York: Oxford University Press.

Kazianga H. 2006. Motives for household private transfers in Burkina Faso. Journal of Development

Economics, 79（1）: 73-117.

Keatinge W R, Donaldson G C. 2004. The impact of global warming on health and mortality. Southern Medical Journal, 91（11）: 1093-1099.

Keilman N. 2003. Biodiversity: the threat of small households. Nature, 421（6922）: 489-490.

Keller S. 2004. Household formation, poverty and unemployment—the case of rural households in South Africa. South African Journal of Economics, 72（3）: 437-483.

Kelman H R, Thomas C, Kennedy G J, et al. 1994. Cognitive impairment and mortality in older community residents. American Journal of Public Health, 84（8）: 1255-1260.

Kempen G I J M, van Sonderen E. 2002. Psychological attributes and changes in disability among low-functioning older persons: does attrition affect the outcomes? Journal of Clinical Epidemiology, 55: 224-229.

Keysor J J. 2003. Does late-life physical activity or exercise prevent or minimize disablement? A critical review of the scientific evidence. American Journal of Preventive Medicine, 25（3）: 129-136.

Kharicha K, Iliffe S, Harari D, et al. 2007. Health risk appraisal in older people: are older people living alone an "at-risk" group? The British Journal of General Practice, 57（537）: 271-276.

Kim J M, Stewart R, Shin I S, et al. 2003. Limb length and dementia in an older Korean population. Journal of Neurology Neurosurgery & Psychiatry, 74（4）: 427-432.

King W C, Belle S H, Brach J S, et al. 2005. Objective measures of neighborhood environment and physical activity in older women. American Journal of Preventive Medicine, 28（5）: 461-469.

Klinkenberg M, Smit J H, Willems D L, et al. 2003. Proxy reporting in after-death interviews: the use of proxy respondents in retrospective assessment of chronic diseases and symptom burden in the terminal phage of life. Palliative Medicine, 17: 191-201.

Koening H G, Hays J C, Larson D B, et al. 1999. Does religious attendance prolong survival? A six-year follow-up study of 3, 968 older adults. The Journals of Gerontology: Series A, 54（7）: M370-M376.

Kohli M. 1999. Private and public transfers between generations: linking the family and the state. European Societies, 1（1）: 81-104.

Kohli M, Künemund H, Vogel C. 2005. Intergenerational family transfers in Europe-acomparative analysis. The Research Network on Ageing at the 7th European Sociological Association（ESA）Conference, Torun, Poland.

Kuh D J, Wadsworth M E. 1993. Physical health status at 36 years in a British national birth cohort. Social Science & Medicine, 37（7）: 905-916.

Kulminski A M, Ukraintseva S V, Kulminskaya I V, et al. 2008. Cumulative deficits better characterize susceptibility to death in the elderly than phenotypic frailty: lessons from the Cardiovascular Health Study. Journal of the American Geriatrics Society, 56: 898-903.

Kulminski A M, Culminskaya I, Ukraintseva S V, et al. 2010. Beta2-adrenergic receptor gene polymorphisms as systemic determinants of healthy aging in an evolutionary context. Mechanisms of Ageing and Development, 131（5）: 338-345.

Künemund H, Rein M. 1999. There is more to receiving than needing: theoretical arguments and empirical explorations of crowding in and crowding out. Ageing and Society, 19（1）: 93-121.

Laaksonen M, Silventoinen K, Martikainen P, et al. 2007. The effects of childhood circumstances, adult socioeconomic status, and material circumstances on physical and mental functioning: a structural equation modelling approach. Annals of Epidemiology, 17（6）: 431-439.

Lai D W. 2012. Effect of financial costs on caregiving burden of family caregivers of older adults. SAGE Open, 2（4）: 1-14.

Laitner J. 1997. Intergenerational and interhousehold economic links. Handbook of Population and Family Economics.

Lakdawalla D, Goldman D P, Bhattacharya J, et al. 2003. Forecasting the nursing home population. Medical Care, 41: 8-20.

Lamb V L. 1999. Active life expectancy of the elderly in selected Asian countries. Nihon University, Population Research Institute Research Paper Series.

Landerman L R, Land K C, Pieper C F. 1997. An empirical evaluation of the predictive mean matching method for imputing missing values. Sociological Methods and Research, 26（1）: 3-33.

Lapillonne B, Pollier K, Sebi C. 2015-01-08. Energy efficiency trends in the EU: lessons from the ODYSSEE MURE project. http://www.odyssee-mure.eu/publications/br/energy-efficiency- trends-in-Europe. html.

Lee R D, Tuljapurkar S. 2001. Population forecasting for fiscal planning: issues and innovation// Auerbach A J, Lee R D. Demographic Changes and Fiscal Policy. Cambridge: Cambridge University Press.

Lee Y, Xiao Z. 1998. Children's support for elderly parents in urban and rural China: results from a national survey. Journal of Cross-Cultural Gerontology, 13: 39-62.

Lei X, Lin G. 2009. The new cooperative medical scheme in rural China: does more coverage mean more service and better health? Health Economics, 18: S25-S46.

Lei X, Sun X, Strauss J, et al. 2014. Depressive symptoms and SES among the mid-aged and elderly in China: evidence from the China health and retirement longitudinal study national baseline. Social Science & Medicine, 120: 224-232.

Lepeule J, Rondeau V, Filleul L, et al. 2006. Survival analysis to estimate association between short-term mortality and air pollution. Environ Health Perspect, 114: 242-244.

Li L, Wu X. 2011. Gender of children, bargaining power and intrahousehold resource allocation in China. Journal of Human Resources, 46 (2): 295-316.

Li L W, Zhang J, Liang J. 2009. Health among the oldest-old in China: which living arrangements make a difference? Social Science & Medicine, 68: 220-227.

Li Y, Wang W J, Cao H, et al. 2009. Genetic association of FOXO1A and FOXO3A with longevity trait in Han Chinese populations. Human Molecular Genetics, 18: 4897-4904.

Liang Y, Song A, Du S, et al. 2015. Trends in disability in activities of daily living among Chinese older adults, 1997-2006: the China health and nutrition survey. The Journals of Gerontology: Series A, 70 (6): 739-745.

Lin W, Liu G, Chen G. 2009. The urban resident basic medical insurance: a landmark reform towards universal coverage in China. Health Economics, 18 (S2): S83-S96.

Lindi V I, Uusitupa M I, Lindstrom J, et al. 2002. Association of the Pro12Ala polymorphism in the PPAR-gamma 2 gene with 3-year incidence of type 2 diabetes and bodyweight change in the Finnish Diabetes Prevention Study. Diabetes, 51: 2581-2586.

Link B G, Phelan J. 1995. Social conditions as fundamental causes of disease. Journal of Health and Social Behavior, 35: 80-94.

Liu J G, Daily G C, Ehrlich P R, et al. 2003. Effects of household dynamics on resource consumption and biodiversity. Nature, 421 (6922): 530-533.

Liu K, Manton K G, Liu B M. 1985. Home care expenses for the disabled elderly. Health Care Financing Review, 7 (2): 51-58.

Liu L C, Wu G, Wang J N, et al. 2011. China's carbon emissions from urban and rural households during 1992-2007. Journal of Cleaner Production，19：1754-1176.

Liu Y，Rao K. 2006. Providing health insurance in rural China：from research to policy. Journal of Health Politics，Policy and Law，31（1）：71-92.

Lobell D B，Burke M B，Tebaldi C，et al. 2008. Prioritizing climate change adaptation needs for food security in 2030. Science，319（5863）：607-610.

Lowenstein A，Katz R，Mehlhausen-Hassoen D，et al. 2001. The Research Instruments in the OASIS Project. Haifa，Israel，Center for Research and Study of Aging，Faculty of Welfare and Health Studies，University of Haifa.

Lowry D，Xie Y. 2009. Socioeconomic status and health differentials in China：convergence or divergence at older ages? Population Studies Center Research Report No. 09-690，University of Michigan.

Lundberg O，Manderbacka K. 1996. Assessing reliability of a measure of self-rated health. Scandinavian Journal of Social Medicine，24（3）：218-224.

Lv Y B，Yin Z X，Chei C L，et al. 2015. Low-density lipoprotein cholesterol was inversely associated with 3-year all-cause mortality among Chinese oldest old：data from the Chinese Longitudinal Healthy Longevity Survey. Atherosclerosis，239（1）：137-142.

Lv Y B，Yin Z X，Chei C L，et al. 2016. Serum cholesterol levels within the high normal range are associated with better cognitive performance among chinese elderly. Journal of Nutrition Health & Aging，20（3）：280-287.

Lv Y B，Zhu P，Yin Z X，et al. 2017. A u-shaped association between blood pressure and cognitive impairment in Chinese elderly. Journal of the American Medical Directors Association，18（2）：193.e7-193.e13.

Lynch J W，Kaplan G A，Cohen R D，et al. 1994. Childhood and adult socioeconomic status as predictors of mortality in Finland. Lancet，343（8896）：524-527.

Maddock R J，Carter C S，Magliozzi J R. 1993. Gietzen D：evidence that decreased function of lymphocyte beta adrenoreceptors reflects regulatory and adaptive processes in panic disorder with agoraphobia. The American Journal of Psychiatry，150（8）：1219.

Magliozzi J R，Gietzen D，Maddock R J，et al. 1989. Lymphocyte beta-adrenoreceptor density in patients with unipolar depression and normal controls. Biological Psychiatry，26（1）：15-25.

Mann J J，Brown R P，Halper J P，et al. 1985. Reduced sensitivity of lymphocyte beta-adrenergic receptors in patients with endogenous depression and psychomotor agitation. New England Journal of Medicine, 313（12）: 715-720.

Manning W G, Newhouse J P, Duan N, et al. 1987. Health insurance and the demand for medical care: evidence from a randomized experiment. American Economic Review, 77（3）: 251-277.

Manton K G. 1982. Changing concepts of morbidity and mortality in the elderly population. Milbank Quarterly, 60（2）: 183-244.

Manton K G, Singer B H, Suzman R M. 1993. Forecasting the Health of the Elderly Population. New York: Springer-Verlag.

Marilyn S A, Deborah B. 2006. Mild cognitive impairment and dementia. Annual Review of Clinical Psychology, 2: 379-388.

Martelin T, Koskinen S, Valkonen T. 1998. Sociodemographic mortality differences among the oldest old in Finland. The Journals of Gerontology: Series B, 53B（2）: S83-S90.

Martin L, Feng Q, Scheoni B, et al. 2014. Trends in function and activity limitations among Chinese oldest-old, 1998 to 2008. Population and Development Review, 40（3）: 475-495.

Matchar D B, Chei C L, Yin Z X, et al. 2016. Vitamin D levels and the risk of cognitive decline in Chinese elderly people: the Chinese Longitudinal Healthy Longevity Survey. The Journals of Gerontology: Series A, 10: 1363-1368.

Matthews F E, Stephan B C M, Robinson L, et al. 2016. A two-decade dementia incidence comparison from the cognitive function and ageing studies Ⅰ and Ⅱ. Nature Communications, 7, 11398, doi: 10.1038/ncomms11398.

Mayhew L. 2000. Health and Elderly Care Expenditure in an Aging World. Laxenburg: IIASA.

McCullough M E, Laurenceau J P. 2004. Gender and the natural history of self-rated health: a 59-year longitudinal study. Health Psychol, 23（6）: 651-655.

McGarry K. 1999. Inter-vivos transfers and intended bequests. Journal of Public Economics, 73（3）: 321-325.

McGarry K, Schoeni R F. 1995. Transfer behavior in the health and retirement study: measurement and the redistribution of resources within the family. Journal of Human Resources, 30: S184-S226.

McGarry K, Schoeni R F. 2000. Social security, economic growth, and the rise in elderly widows' independence in the twentieth century. Demography, 37（2）: 221-236.

Mecocci P，Polidori M C，Troiano L，et al. 2000. Plasma antioxidants and longevity：a study on healthy centenarians. Free Radical Biology and Medicine，28（8）：1243-1248.

Menzel H J，Kladetzky R G，Assmann G. 1983. Apolipoprotein E polymerphism and coronary artery disease. Arteriosclerosis，3（4）：310-315.

Mheen M V D，Smith G D，Hart C L. 1999. The health impact of smoking in manual and non-manual social class men and women：a test of the Blaxter hypothesis. Social Science & Medicine，48（12）：1851-1856.

Mihelic A H，Crimmins E M. 1997. Loss to follow-up in a sample of Americans 70 years of age and older：the LSOA 1984-1990. The Journals of Gerontology：Series B，52B（1）：S37-S48.

Minihane A M，Jofre-Monseny L，Olano-Martin E，et al. 2007. ApoE genotype，cardiovascular risk and responsiveness to dietary fat manipulation. Proceedings of the Nutrition Society，66（2）：183-197.

Molarius A，Berglund K，Eriksson C，et al. 2007. Socioeconomic conditions，lifestyle factors，and self-rated health among men and women in Sweden. European Journal of Public Health，17（2）：125-133.

Nakata A，Takahashi M，Otsuka Y，et al. 2010. Is self-rated health associated with blood immune markers in healthy individuals? International Journal of Behavioral Medicine，17（3）：234-242.

Nguyen H T，Black S A，Ray L A，et al. 2003. Cognitive impairment and mortality in older Mexican Americans. Journal of the American Geriatrics Society，51（2）：178-183.

Nizamuddin M，Ahmad J S，Maqsood F. 2008. Demography of aging，a review chapter//Zeng Y. "Demography" volume of the Encyclopedia of Life Support Systems（EOLSS）. Oxford：EOLSS Publishers Co. Ltd.

Noeon A，Pearson M. 2000. The roles of friends and neighbors in providing support for older people. Ageing and Security，20（3）：341-367.

Nordstrom C K，Diez Roux A V，Jackson S A，et al. 2004. The association of personal and neighborhood socioeconomic indicators with subclinical cardiovascular disease in an elderly cohort：the Cardiovascular health study. Social Science & Medicine，59：2139-2147.

Norris F H，Goudy W J. 1986. Characteristics of older nonrespondents over five waves of a panel study：comments. The Journals of Gerontology：Series B，41：806-807.

Norton E C. 2000. Long-term care. Handbook of Health Economics，1：955-994.

Nunnally J C. 1994. Psychological Theory. 3rd ed. New York: McGrawhill.

Oishi A S, Oshio T. 2006. Coresidence with parents and a wife's decision to work in Japan. The Japanese Journal of Social Security Policy, 5 (1): 35-48.

Olde Rikkert M G, Verhey F R, Sijben J W, et al. 2014. Differences in nutritional status between very mild Alzheimer's disease patients and healthy controls. Journal of Alzheimer's Disease, 41 (1): 261-271.

Olshansky S J, Rudberg M A, Carnes B A, et al. 1991. Trading off longer life for worsening health: the expansion of morbidity hypothesis. Journal of Aging & Health, 3: 194-216.

O'Rand A M, Hamil-Luker J. 2005. Processes of cumulative adversity: childhood disadvantage and increased risk of heart attack across the life course. The Journals of Gerontology: Series B, 60 (2): 117-124.

Ovaskainen M L, Virtamo J, Alfthan G, et al. 1993. Toenail selenium as an indicator of selenium intake among middle-aged men in an area with low soil selenium. American Journal of Clinical Nutrition, 57 (5): 662-665.

Park K, Rimm E B, Siscovick D S, et al. 2012. Toenail selenium and incidence of type 2 diabetes in U. S. men and women. Diabetes Care, 35 (7): 1544-1951.

Parker M G, Thorslund M. 2007. Health trends in the elderly population: getting better and getting worse. The Gerontologist, 47 (2): 150-158.

Parker M G, Ahacic K, Thorslund M. 2005. Health changes among Swedish oldest old: prevalence rates from 1992 and 2002 show increasing health problems. The Journals of Gerontology: Series A, 60 (10): 1351-1355.

Pawlikowska L, Hu D, Huntsman S, et al. 2009. Association of common genetic variation in the insulin/IGF1 signaling pathway with human longevity. Aging Cell, 8: 460-472.

Penning M J, Strain L A. 1994. Gender differences in disability, assistance and subjective well-being in later life. The Journals of Gerontology Series B, 49B: S202-S208.

Pezzin L E, Kemper P, Reschovsky J. 1996. Does publicly provided home care substitute for family care? Experimental evidence with endogenous living arrangements. The Journal of Human Resources, 31 (3): 650-676.

Poudel-Tandukar K, Nanri A, Mizoue T, et al. 2011. Differences in suicide risk according to living arrangements in Japanese men and women-the Japan Public Health Center-based (JPHC) prospective study. Journal of Affective Disorders，（1）：113-119.

Poulton R，Caspi A，Milne B J，et al. 2002. Association between children's experience of socioeconomic disadvantage and adult health：a life-course study. Lancet，360（9346）：1640-1645.

Powell D A，Furchtgott E，Henderson M，et al. 1990. Some determinants of attrition in prospective studies on aging. Experimental Aging Research，16：17-24.

Powers A D，Yoshioka H，Yun M S. 2011. Multivariate decomposition for nonlinear response models. Stata Journal，11（4）：21.

Prince M，Patel V，Saxena S，et al. 2007. No health without mental health. Lancet，370（9590）：859-877.

Prince M，Bryce R，Albanese E，et al. 2013. The global prevalence of dementia：a systematic review and meta analysis. Alzheimers Dement，9（1）：63-75.

Pritchett J B，Yun M S. 2009. The in-hospital mortality rates of slaves and freemen：evidence from Touro Infirmary，New Orleans，Louisiana，1855-1860. Explorations in Economic History，46（2）：241-252.

Prskawetz A，Jiang L，O'Neill B. 2004. Demographic composition and projections of car use in Austria//Fent T，Prakawetz A. Vienna Yearbook of Population Research 2004. Vienna：Austrian Academy of Sciences Press.

Prus S G. 2007. Age，SES，and health：a population level analysis of health inequalities over the lifecourse. Sociology of Health & Illness，29：275-296.

Prüss-Ustün A，Bonjour S，Corvalán C. 2008. The impact of the environment on health by country：a meta-synthesis. Environmental Health，7：7.

Rahkonen O，Lahelma E，Huuhka M. 1997. Past or present? Childhood living conditions and current socioeconomic status as determinants of adult health. Social Science & Medicine，44（3）：327-336.

Rahman M O. 1999. Age and gender variation in the impact of household structure on elderly mortality. International Journal of Epidemiology，28（3）：485-491.

Rasmus H. 2011. Socioeconomic inequalities in old-age mortality：a comparison of Denmark and the USA. Social Science & Medicine，72：1986-1992.

Raudenbush S，Bryk A，Cheong Y E，et al. 2004. HLM：Hierarchical Linear and Nonlinear Modeling.

Lincolnwood：Scientific Software International，Inc.

Rayner C M. 2006. The ways in which symptoms of dementia change intimacy between couples in long term relationships. Dissertation Abstracts International：Section B：The Sciences and Engineering, 67：2240.

Revel F，Gilbert T，Roche S，et al. 2015. Influence of oxidative stress biomarkers on cognitive decline. Journal of Alzheimers Disease，45（2）：553-560.

Robert S，House J S. 1996. SES differentials in health by age and alternative indicators of SES. Journal of Aging and Health，8：359-388.

Robine J M，Michel J P. 2004. Looking forward to a general theory on population aging. The Journals of Gerontology：Series A，59：M590-M597.

Robitaille J，Despres J P，Perusse L，et al. 2003. The PPAR-gamma P12A polymorphism modulates the relationship between dietary fat intake and components of themetabolic syndrome：results from the Quebec Family Study. Clinical Genetics，63：109-116.

Rodgers W L. 1988. Epidemiological survey of older adults：response rate，data quality and the use of proxies. The 41st Annual Scientific Meeting of the Gerontological Society of American，San Francisco.

Rodgers W L，Herzog A R. 1992. Collecting data about the oldest：problems and procedures// Suzman R M，Willis D P，Manton K G. The Oldest Old. New York：Oxford University：135-156.

Romeis J C，Scherrer J F，Xian H，et al. 2000. Heritability of self-reported health. Health Services Research，35（1）：995-1010.

Rosenbaum P R，Rubin D B. 1983. The central role of the propensity score in observational studies for causal effects. Biometrika，70（1）：41-55.

Rosenbaum P R，Rubin D B. 1985. Constructing a control group using multivariate matched sampling methods that incorporate the propensity score. The American Statistician，39（1）：33-38.

Rosett R R，Huang L. 1973. The effect of health insurance on the demand for medical care. Journal of Political Economy，81（2）：281-305.

Ross C E，Wu C. 1996. Education，age，and the cumulative advantage in health. Journal of Health and Social Behavior，37：104-120.

Ross C E，Mirowsky J. 2010. Why education is the key to socioeconomic differentials in health//Bird C，Conrad P，Fremont A. Handbook of Medical Sociology. 5th ed. Upper Saddle River：Prentice

Hall.

Sandstrom T，Fre A J，Svartengren M，et al. 2003. The need for a focus on air pollution research in the elderly. The European Respiratory Journal，40：92s-95s.

Sarwari A R，Fredman L P，Langenberg，et al. 1998. Prospective study on the relation between living arrangement and change in functional health status of elderly women. American Journal of Epidemiology，147（4）：370-378.

Sasaki M. 2002. The causal effect of family structure on labor force participation among Japanese married women. The Journal of Human Resources，37（2）：429-440.

Satizabal C L，Beiser A S，Chouraki V，et al. 2016. Incidence of dementia over three decades in the Framingham Heart Study. New England Journal of Medicine，374（6）：523-532.

Saunder P，Shang X，Zhang K. 2003. The structure and impact of formal and informal social support mechanism for older people in China. Social Policy Research Centre，University of New South Wales.

Sauro M D，Jorgensen R S，Pillow C T. 2003. Stress，glucocorticoids，and memory：a meta-analytic review. Stress，6（4）：235-245.

Seeman T E，Singer B H，Rowe J W，et al. 1997. Price of adaptation—allostatic load and its health consequences：MacArthur studies of successful aging. Archives of Internal Medicine，157（19）：2259.

Serup-Hansen N，Wickstrøm J，Kristiansen I S. 2002. Future health care costs—do health care costs during the last year of life matter? Health Policy，62：161-172.

Shang X. 1999. The political origins of China's social security system：from a premature social insurance program to a segmented welfare regime. New Zealand Journal of Asian Studies，1（2）：48-70.

Shen C，Williamson J B. 2010. China's new rural pension scheme：can it be improved? International Journal of Sociology and Social Policy，30（5~6）：239-250.

Shen K，Zeng Y. 2014. Direct and indirect effects of childhood conditions on survival and health among male and female elderly in China. Social Science & Medicine，119（1982）：207-214.

Sherman S E，D'Agostino R B，Cobb J L，et al. 1994. Does exercise reduce mortality rates in the elderly? Experience from the Framingham Heart Study. American Heart Journal，5：965-972.

Shin H Y，Shin M H，Rhee J A. 2012. Gender differences in the association between self-rated health and hypertension in a Korean adult population. BMC Public Health, 12: 135.

Sibai A M, Yount K M, Fletcher A. 2007. Marital status, intergenerational co-residence and cardiovascular and all-cause mortality among middle-aged and older men and women during wartime in Beirut: gains and liabilities. Social Science and Medicine, 64 (1): 64-76.

Sibley A, MacKnight C, Rockwood K, et al. 2002. The effect of the living situation on the severity of dementia at diagnosis. Dementia and Geriatric Cognitive Disorders, 13 (1): 40-45.

Silverstein M, Cong Z, Li S. 2006. Intergenerational transfers and living arrangements of older people in rural China: consequences for psychological well-being. The Journals of Gerontology: Series B, 61 (5): S256-S266.

Singh M, Roginskaya M, Dalal S, et al. 2010. Extracellular ubiquitin inhibits beta-AR-stimulated apoptosis in cardiac myocytes: role of GSK-3beta and mitochondrial pathways. Cardiovascular Research, (1): 20-28.

Sint T, Donohue J F, Ghio A J. 2008. Ambient air pollution particles and the acute exacerbation of chronic obstructive pulmonary disease. Inhalation Toxicology, 20 (1): 25-29.

Slymen D J, Drew J A, Elder J P, et al. 1996. Determinants of non-compliance and attrition in the elderly. International Journal of Epidemiology, 25: 411-419.

Smith S K, Tayman J, Swanson D A. 2001. State and Local Population Projections: Methodology and Analysis. New York: Kluwer Academic/Plenum Publishers.

Smith S K, Stefan R, Eleanor S. 2008. Aging and disability: implications for the housing industry and housing policy in the United States. Journal of the American Planning Association, 74 (3): 289-306.

Smith S K, Stefan R, Eleanor S, et al. 2012. Population aging, disability and housing accessibility: implications for sub-national areas in the United States. Housing Studies, 27 (2): 252-266.

Soldo B J, Wolf D A, Agree E M. 1990. Family, households, and care arrangements of frail older women: a structural analysis. Journal of Gerontology, 45 (6): S238-S249.

Stabile M, Laporte A, Coyte P C. 2006. Household responses to public home care programs. Journal of Health Economics, 25 (4): 674-701.

Staiger D, Stock J H. 1997. Instrumental variables regression with weak instruments. Econometrica, 65: 557-586.

Stanyon H F, Viles J H. 2012. Human serum albumin can regulate amyloid-β peptide fiber growth in the brain interstitium: implications for Alzheimer disease. Journal of Biological Chemistry, 287（33）: 28163-28168.

Stengard J H, Zerba K E, Pekkanen J, et al. 1995. Apolipoprotein E polymorphism predicts death from coronary heart disease in a longitudinal study of elderly finnishmen. Circulation, 91（2）: 265-269.

Stessman J, Hammerman-Rozenberg R, Cohen A, et al. 2009. Physical activity, function, and longevity among the very old. Archives of Internal Medicine, 16: 1476-1483.

Stewart A L, Hays R D, Ware J E. 1992. Methods of constructing health measure//Stewart A L, Ware J E. Measuring Function and Well-being—The Medical Outcome Study Approach. Durham: Duke University Press.

Stige L C, Stave J, Chan K S, et al. 2006. The effect of climate variation on agro-pastoral production in Africa. Proceedings of the National Academy of Sciences of The United States of American, 103（9）: 3049-3053.

Strawbridge W J, Cohen R D, Shema S J, et al. 1997. Frequent attendance at religious services and mortality over 28 years. American Journal of Public Health, 87: 957-961.

Stuck A E, Walthert J M, Nikolaus T, et al. 1999. Risk factors for functional status decline in community-living elderly people: a systematic literature review. Social Science & Medicine, 48: 445-469.

Stupp P W. 1988. A general procedure for estimating intercensal age schedules. Population Index, 54: 209-234.

Su L Q, Gao S, Unverzagt F W, et al. 2015. Selenium level and dyslipidemia in rural elderly Chinese. PLoS One, 10（9）: e0136706.

Su L Q, Jin Y, Unverzagt F W, et al. 2016a. Longitudinal association between selenium levels and hypertension in a rural elderly Chinese cohort. Journal of Nutrition Health & Aging, 20（10）: 983-988.

Su L Q, Jin Y L, Frederick W U, et al. 2016b. Nail selenium level and diabetes in older people in rural China. Biomedical and Environmental Sciences, 29（11）: 818-824.

Suarez E C, Shiller A D, Kuhn C M, et al. 1997. The relationship between hostility and beta-adrenergic receptor physiology in health young males. Psychosomatic Medicine, 59（5）: 481-487.

Sugisawa H, Kishino H, Sugihara Y, et al. 1999. Comparison of characteristics between respondents and nonrespondents in a national survey of Japanese elderly using six year follow-up study. Nippon Koshu Eisei Zasshi，46（7）：551-562.

Suzman R M，Manton K G，Willis D P. 1992. Introducing the oldest old//Suzman R M，Willis D P，Manton K G. The Oldest Old. New York：Oxford University Press.

Tan Q，de Benedictis G，Yashin A I，et al. 2001. Measuring the genetic influence in modulating human lifespan：gene-environment and gene-sex interactions. Biogerontology，2（3）：141-153.

Theou O，O'Connell M D，King-Kallimanis B L，et al. 2015. Measuring frailty using self-report and test-based health measures. Age and Ageing，44（3）：471-477.

Tigani X，Artemiadis A K，Alexopoulos E C，et al. 2012. Self-rated health in centenarians：a nationwide cross-sectional Greek study. Archives of Gerontology and Geriatrics，54（3）：E342-E348.

Treiman D J，Yip K B. 1989. Educational and occupational attainment in 21st countries//Kohn M L. Cross-national Research in Sociology. London：Sage Publications.

Umegaki H. 2014. Type 2 diabetes as a risk factor for cognitive impairment：current insights. Clinical Interventions in Aging，9：1011-1019.

United Nations DESA/Population Division. 2009. World population prospects：the 2008 revision. New York：United Nations.

United Nations DESA/Population Division. 2011. World population prospects：the 2005 revision Volume Ⅱ：Sex and Age. New York：United Nations.

United Nations DESA/Population Division. 2014. The 2014 revision of world population prospects. New York：United Nations.

United Nations DESA/Population Division. 2015. World population prospects：the 2015 revision，key findings and advance tables. Working Paper No.ESA/P/WP.241.

Unützer J，Patrick D L，Simon G，et al. 1997. Depressive symptoms and the cost of health services in HMO patients aged 65 years and older：a 4-year prospective study. JAMA，277（20）：1618-1623.

van Gelder B M，Tijhuis M，Kalmijn S，et al. 2006. Marital status and living situation during a 5-year period are associated with a subsequent 10-year cognitive decline in older men：the fine study. The Journals of Gerontology：Series B，61（4）：213-219.

Vaupel J W. 2010. Biodemography of human ageing. Nature，464（7288）：536-542.

Vaupel J W，Manton K G，Stallard E. 1979. The impact of heterogeneity in individual frailty on the dynamics of mortality. Demography，16：439-454.

Vellas B J，Wayne S S，Garry P J，et al. 1998. A two-year longitudinal of falls in 482 community-dwelling elderly adults. The Journals of Gerontology：Series A，53A（4）：M264-M274.

Verbrugge L M，Brown D C，Zajacova A. 2016. Disability rises gradually for a cohort of older Americans. The Journal of Gerontology：Series B，72（1）：151-161.

Vestergaard S，Thinggaard M，Jeune B，et al. 2015. Physical and mental decline and yet rather happy? A study of Danes aged 45 and older. Aging & Mental Health，19（5）：400-408.

Vianna H R，Soares C M，Tavares M S，et al. 2011. Inflammation in chronic kidney disease：the role of cytokines. Journal Brasileiro de Nefrologia，33：351-364.

Vinceti M，Crespi C M，Malagoli C，et al. 2012. A case-control study of the risk of cutaneous melanoma associated with three selenium exposure indicators. Tumori，98（3）：287-295.

Wagstaff A，Lindelow M，Gao J，et al. 2009. Extending health insurance to the rural population：an impact evaluation of China's new co-operative medical scheme. Journal of Health Economics，（28）：1-19.

Wahl H W，Schilling O，Oswald F，et al. 1999. Psychosocial consequences of age-related visual impairment：comparison with morbidity-impaired older adults and long-term outcome. The Journals of Gerontology：Series B，54B（5）：P304-P316.

Waidmann T，Bound J，Schoenbaum M. 1995. The illusion of failure：trends in the self-reported health of the US elderly. Milbank Quarterly，73（2）：253-287.

Waite L J，Hughes M E. 1999. At risk on the cusp of old age：living arrangements and functional status among Black，White and Hispanic adults. The Journals of Gerontology：Series A，54B（3）：S136-S144.

Wallance R B，Kohout F J，Colsher P L. 1992. Observations on interview survey of the oldest old //Suzman R M，Willis D P，Manton K G. The Oldest Old. New York：Oxford University.

Wang F. 2011. The future of a demographic overachiever：long-term implications of the demographic transition in China. Population and Development Review，S37：173-190.

Wang Y. 2004. Environmental degradation and environmental threats in China. Environmental Monitoring & Assessment，90：161-169.

Wang Z，Zeng Y，Jeune B，et al. 1998. Age validation of Han Chinese centenarians. Genus，54（1~2）：123-141.

Wen M, Gu D. 2011. The effects of childhood, adult, and community socioeconomic conditions on health and mortality among older adults in China. Demography, 48: 153-181.

West P. 1991. Rethinking the health selection explanation for health inequalities. Social Science & Medicine, 32: 373-384.

White G. 1998. Social security reforms in China: towards an East Asian Model? //Goodman R, White G, Kwon H J. The East Asian Welfare Model: Welfare Orientalism and the State. London: Routledge.

Wienke A. 2010. Frailty Models in Survival Analysis. Boca Raton: Taylor & Francis Group.

Willcox B J, Donlon T A, He Q, et al. 2008. FOXO3A genotype is strongly associated with human longevity. Proceedings of the National Academy of Sciences of the United States of America, 105: 13987-13992.

Williams D R. 1990. Socioeconomic differentials in health: a review and redirection. Social Psychology Quarterly, 53: 81-99.

Wilson V L, Jones P A. 1983. DNA methylation decreases in aging but not in immortal cells. Science, 220: 1055-1057.

Winkleby M A, Fortmann S P, Barrett D C. 1990. Social class disparities in risk factors for disease: eight-year prevalence patterns by level of education. Preventive Medicine, 19: 1-12.

Winship C, Radbill L. 1994. Sampling weights and regression analysis. Sociological Methods & Research, 23: 230-257.

Wooldridge J M. 2002. Econometric Analysis of Cross Section and Panel Data. London: The MIT Press.

Wooldridge J M. 2009. Introductory Econometrics: A Modern Approach. 4th ed. New York: Thomson South-Western.

World Health Organization. 1947. Constitution of the World Health Organization: Signed at the International Health Conference. New York, Geneva: United Nations, World Health Organization, Interim Commission.

World Health Organization. 2012. Dementia: A Public Health Priority. Geneva: World Health Organization.

Woszczek G, Borowiec M, Ptasinska A, et al. 2005. β2-ADR haplotypes/polymorphisms associate with bronchodilator response and total IgE in grass allergy. Allergy, 60 (11): 1412-1417.

Wu C Y, Chou Y C, Hung N, et al. 2014. Cognitive impairment assessed at annual geriatric health examinations predicts mortality among the elderly. Preventive Medicine，67：28-34.

Wu X，Li L. 2014. The motives of intergenerational transfer to the elderly parents in China：consequences of high medical expenditure. Health Economics，23：631-652.

Wu Y T，Lee H，Norton S，et al. 2014. Period，birth cohort and prevalence of dementia in Mainland China，Hong Kong and Taiwan：a meta-analysis. International Journal of Geriatric Psychiatry，29（12）：1212-1220.

Yaffe K，Kurella-Tamura M，Ackerson L，et al. 2014. Higher levels of cystatin C are associated with worse cognitive function in older adults with chronic kidney disease：the Chronic Renal Insufficiency Cohort Cognitive Study. Journal of the American Geriatrics Society，62（9）：1623-1629.

Yan L，Vatner D E，O'Connor J P，et al. 2007. Type 5 adenylyl cyclase disruption increases longevity and protects against stress. Cell，130（2）：247-258.

Yang Y C，McClintock M K，Kozloski M，et al. 2013. Social isolation and adult mortality：the role of chronic inflammation and sex differences. Journal of Health & Social Behavior，54（2）：183-203.

Yin Z X，Shi X M，Kraus V B，et al. 2012. High normal plasma triglycerides are associated with preserved cognitive function in Chinese oldest-old. Age Ageing，41（5）：600-606.

Yin Z X，Shi X M，Kraus V B，et al. 2014. Gender-dependent association of body mass index and waist circumference with disability in the Chinese oldest old. Obesity，22（8）：1918-1925.

Yin Z X，Yan Z，Liang Y，et al. 2016. Interactive effects of diabetes and impaired kidney function on cognitive performance in old age：a population-based study. BMC Geriatrics，16（1）：7.

Yu B H，Dimsdale J E，Mills P J. 1999. Psychological states and lymphocyte β-adrenergic receptor responsiveness. Neuropsychopharmacology，21（1）：147-152.

Yu J，Li J，Cuijpers P，et al. 2012. Prevalence and correlates of depressive symptoms in Chinese older adults：a population-based study. International Journal of Geriatric Psychiatry，27：305-312.

Zee R Y，Cook N R，Cheng S，et al. 2006. Polymorphism in the beta2-adrenergic receptor and lipoprotein lipase genes as risk determinants for idiopathic venous thromboembolism：a multilocus，population-based，prospective genetic analysis. Circulation，113（18）：2193-2200.

Zeng Y. 2010. Report to the 2nd Meeting on Policy Research and Data Needs to Meet the Challenges and Opportunities of Population Aging in Asia，Beijing.

Zeng Y. 2011. Effects of demographic and retirement-age policies on future pension deficits, with an application to China. Population and Development Review, 37（3）: 553-569.

Zeng Y. 2012. Towards deeper research and better policy for healthy aging—using the unique data of Chinese Longitudinal Healthy Longevity Survey. China Economic Journal, 5（2~3）: 131-149.

Zeng Y, Land K C. 2001. A sensitivity analysis of the bongaarts-feeney new method for adjusting bias in observed period total fertility rates. Demography, 38（1）: 17-28.

Zeng Y, Vaupel J W. 2002. Functional capacity and self-evaluation of health and life of the oldest-old in China. Journal of Social Issues, 58: 733-748.

Zeng Y, Gu D. 2006. Reliability of age reporting among the Chinese oldest-old in the CLHLS datasets// Zeng Y, Poston D L, Smith J. Healthy Longevity in China: Demographic, Socioeconomic, and Psychological Dimensions. New York: Springer Publisher.

Zeng Y, George L K. 2010. Population aging and old-age insurance in China//Dannefer D, Phillipson C. Sage Handbook of Social Gerontology. London: Sage Publisher.

Zeng Y, Wang Z. 2014. A policy analysis on challenges and opportunities of population/household aging in China. Journal of Population Aging, 7（4）: 255-228.

Zeng Y, Gu D, Kenneth C L. 2007. The association of childhood socioeconomic conditions with healthy longevity at the oldest-old ages in China. Demography, 44（3）: 497-518.

Zeng Y, Vaupel J W, Xiao Z Y, et al. 2001. The Healthy Longevity Survey and the active life expectancy of the oldest old in China. Population: An English Selection, 13（1）: 95-116.

Zeng Y, Vaupel J W, Xiao Z Y, et al. 2002. Sociodemographic and health profiles of the oldest old in China. Population and Development Review, 28（2）: 251-273.

Zeng Y, Kenneth C L, Wang Z L, et al. 2006. U.S. family household momentum and dynamics—extension of ProFamy method and application. Population Research and Policy Review, 25（1）: 1-41.

Zeng Y, Dudley P, Denese L V, et al. 2008. Healthy Longevity in China: Demographic, Socioeconomic, and Psychological Dimensions. Dordrecht: Springer Publisher.

Zeng Y, Gu D, Purser J, et al. 2010a. Associations of environmental factors with elderly health and mortality in China. American Journal of Public Health, 100（2）: 298-305.

Zeng Y, Cheng L, Chen H, et al. 2010b. Effects of FOXO genotypes on longevity: a bio-demographic analysis. The Journals of Gerontology: Series A, 65: 1285-1299.

Zeng Y，Hughes C L，Lewis M A，et al. 2011. Interactions between life stress factors and carrying the APOE4 allele adversely impact self-reported health in old adults. The Journals of Gerontology：Series A，66A（10）：1054-1061.

Zeng Y，Land K C，Wang Z，et al. 2013a. Household and living arrangements projections at the sub-national level：an extended cohort-component approach. Demography，50（3）：827-852.

Zeng Y，Cheng L，Zhao L，et al. 2013b. Interactions between social/behavioral factors and ADRB2 genotypes may be associated with health at advanced ages in China. BMC Geriatrics，3（1）：1-13.

Zeng Y，Land K C，Gu D N，et al. 2014. Household and Living Arrangement Projections：The Extended Cohort-Component Method and Applications to the U.S. and China. New York：Springer Publisher.

Zeng Y，Chen H，Ni T，et al. 2015. GxE interactions between Foxo genotypes and tea drinking significantly affect cognitive disability at advanced ages in China. The Journals of Gerontology：Series A，70（4）：426-433.

Zeng Y，Chen H，Ni T，et al. 2016a. Interaction between FOXO1A-209 genotype and tea drinking is significantly associated with reduced mortality at advanced ages. Rejuvenation Research，19（3）：195-203.

Zeng Y，George L，Sereny M，et al. 2016b. Older parents enjoy better filial piety and care from daughters than sons in China. American Journal of Medical Research，3（1）：244-272.

Zeng Y，Brasher M S，Gu D，et al. 2016c. Older parents benefit more in health outcome from daughters' than sons' emotional care in China. Online Published：Journal of Aging and Health，28：1426-1447.

Zeng Y，Feng Q，Hesketh T，et al. 2017-03-09. Survival，disabilities in activities of daily living，and physical and cognitive functioning among the oldest-old in China：a cohort study. Lancet，Published Online，http://dx. doi. org/10. 1016/S0140-6736（17）30548-2.

Zhai Y，Shi X M，Fitzgerald S M，et al. 2012. High sensitivity C-reactive protein associated with different health predictors in middle-aged and oldest old Chinese. Biomedical and Environmental Sciences，25（3）：257-266.

Zhang F，Lewis M，Yang G，et al. 2008. Apolipo protein E polymorphism，life stress，and self-reported health among older adults. Journal of Epidemiology & Community Health，62（4）：e3.

Zhang G，Zhao Z. 2006. Reexamining China's fertility puzzle：data collection and quality over the last two decades. Population and Development Review，32（2）：293-321.

Zhao L，Yang F，Xu K，et al. 2012. Common genetic variants of the β2-adrenergic receptor affect its translational efficiency and are associated with human longevity. Aging Cell，11（6）：1094-1101.

Zhao Y，Strauss J，Park A，et al. 2009. China health and retirement longitudinal study，pilot，user's guide. National School of Development，Peking University.

Zhong H. 2011. Effect of patient reimbursement method on health-care utilization：evidence from China. Health Economics，20：1312-1329.

Zhu H，Xie Y. 2007. Socioeconomic differentials in mortality among the oldest old in China. Research on Aging，29：125-143.

附录1 中国老年健康调查第六、七次调查
数据质量评估[①]

继 1998 年、2000 年、2002 年、2005 年与 2008 年的中国老年健康调查之后，北京大学国家发展研究院健康老龄与发展研究中心和中国疾病预防控制中心合作开展了 2011 年和 2014 年第六、七次跟踪调查。第六次调查于 2011 年 7~11 月进行在除 8 个健康长寿典型调研地区以外的我国 22 个省（自治区、直辖市）800 多个县、县级市和市辖区调查点的入户访问，以及 2012 年 5~7 月进行在 8 个健康长寿典型调研地区的入户访问和健康体检。2011 年及 2014 年这两期老龄跟踪调查的地域与前五期一致，覆盖了北京、天津、河北、山西、辽宁、吉林、黑龙江、上海、江苏、浙江、安徽、福建、江西、山东、河南、湖北、湖南、广东、广西、重庆、四川和陕西共 22 省（自治区、直辖市），另外，还包括自 2009 年起增加的海南澄迈县健康长寿典型调查点。

除 8 个健康长寿典型调研地区既随访又新增替补死亡和失访老人调查对象以外，2011 年和 2014 年的第六、七次全国其他调查点的调查是在前期调查的基础上进行跟踪随访，未新增替补样本。2011 年第六次调查共访问了 9 765 名存活调查对象，其中包括百岁老人 1 457 名，90~99 岁老人 2 433 名，80~89 岁老人 2 640 名，65~79 岁老人 3 149 名，35~64 岁中年人 86 名。2014 年第七次调查共访问了 7 192 名存活调查对象，其中包括百岁老人 877

① 本附录作者：陈华帅（杜克大学医学院老龄与人类发展研究中心研究员，湘潭大学商学院副教授）。本文受到国家自然科学基金资助（项目批准号：71233001，71490732）。

名，90~99 岁老人 1 654 名，80~89 岁老人 2 207 名，65~79 岁老人 2 369 名，35~64 岁中年人 85 名。

较高质量的数据是从事科学研究的基本前提。对于中国老年健康调查这样一个大型的、具有重大国际影响的项目，其数据质量高低是许多研究者和政策制定者关心的问题之一。本附录着重就 2011 年及 2014 年这两期跟踪调查中高龄老人年龄申报的正确性和有效性，主要健康变量的可信度和效度，代答、不应答和失访状况等方面进行剖析。

A1.1 年 龄 申 报

Coale 和 Li（1991）在对中国人口普查数据进行深入分析并对比研究其他一些国家的老龄人口数据质量评估指标后指出，中国的汉族人口是既有巨大高龄老人数量、年龄申报质量又大体与西方发达国家相当的发展中国家人口。中国老年健康调查项目立项之前的一个前期研究课题亦得到了与 Coale 和 Li 类似的结论（Wang et al.，1998）。这一前期课题与 Coale 和 Li 等前人研究不同之处在于它不仅专门对中国百岁老人年龄申报质量进行了严格的人口学验证，而且将一系列量测汉族百岁老人年龄申报质量的指标的估算值与被公认为人口数据质量很好的瑞典、日本、法国、意大利的百岁老人进行对比。顾大男和曾毅（2004）对中国老年健康调查 1998 年基期调查中的年龄申报质量进行了更为系统的剖析。他们的研究结果表明中国老年健康调查项目中中国老年人特别是汉族老人的年龄申报质量虽比瑞典、日本和英国差，但比较接近于澳大利亚和加拿大，比美国白人和黑人合一的年龄申报好一些，比智利显著好。

在 2011 年 22 个省（自治区、直辖市）老龄跟踪调查中，汉族、壮族、回族、瑶族、满族、朝鲜族与蒙古族老人分别占总样本的 94.13%、3.26%、0.76%、0.36%、0.45%、0.02% 与 0.06%，总计为 99.04%；在 2014 年老龄跟踪调查中，汉族、壮族、回族、瑶族、满族、朝鲜族与蒙古族老人分别占总样本的 92.54%、2.94%、0.62%、0.33%、0.32%、0.02% 与 0.03%，总计为 96.80%，即其他少数民族在样本中可忽略不计。汉族、壮族、回族、瑶族、满族、朝鲜族与蒙古族按 2000 年和 2010 年人口普查数据计算的量测年龄申报质量的韦伯指数及玛叶指数列在表 A1 中，结果均表明汉族和这六个少数民族的年龄申报质量属于"很好"。

表 A1　2011 年及 2014 年中国老年健康调查的民族构成以及有关年份普查年龄申报指数

民族	占 2011 年全部样本百分比/%	占 2014 年全部样本百分比/%	韦伯指数		玛叶指数	
			2000 年普查	2010 年普查	2000 年普查	2010 年普查
汉族	94.13	92.54	101.1	98.6	2.04	1.36
壮族	3.26	2.94	104.3	102.0	2.88	1.98
回族	0.76	0.62	105.8	101.3	2.69	1.73
瑶族	0.36	0.33	102.8	99.8	2.50	1.54
满族	0.45	0.32	102.9	100.7	1.50	1.66
朝鲜族	0.02	0.02	104.0	103.2	1.96	2.08
蒙古族	0.06	0.03	102.8	101.2	2.31	2.00

注：韦伯指数：<105 很好；105~110 好；110~125 一般；>125 不好；玛叶指数：<10 好；10~20 一般；>20 不好

表 A2 给出了 2011 年及 2014 年跟踪调查中汉族和六个少数民族百岁老人与瑞典百岁老人的年龄别性别比的比较[①]。汉族与瑞典百岁老人的年龄别性别比相当吻合，而壮族、回族、瑶族、满族、朝鲜族、蒙古族等六个少数民族中百岁老人性别比与瑞典百岁老人的吻合度相对略差一些，这可能与少数民族百岁老人样本规模偏小有关。

表 A2　2011 年及 2014 年中国老年健康调查汉族和少数民族
百岁老人与瑞典百岁老人年龄别性别比的比较

项目	年龄区间	2011 年调查		2014 年调查		瑞典
		汉族	少数民族	汉族	少数民族	
性别比	100~104 岁	23.06	20.00	25.94	24.49	26.52
	105~109 岁	13.33	21.43	16.77	42.86	15.41
合计人数/人	100~109 岁	1 219	88	693	81	799

---

　① 此次跟踪随访调查未新增样本，由于样本死亡和失访的原因，与瑞典同一时点所有百岁老人的年龄分布不可比，但年龄别存活百岁老人的性别比是可比的。

A1.2　主要健康变量的可信度和效度

A1.2.1　可信度

以往研究揭示统计分析时进行组间比较，内部一致性程度或可信度至少应大于 0.7（Stewart et al., 1992；Nunnally，1994）。内部一致性程度或可信度通常用 Cronbach's α 系数来反映（Cronbach，1951）[①]。表 A3 显示生活自理能力量表（Katz et al., 1963）和认知能力量表（Folstein et al., 1975）的内部一致性系数 α 均达到了进行组间比较的最低标准。这些结果与国外许多调查的结果非常接近（Penning and Strain，1994；Fillenbaum，1988；Wahl et al., 1999），充分说明在 2011 年及 2014 年这两期跟踪调查中，中国老年人口健康状况的这些变量的质量与国外同类调查接近。

表 A3　2011 年及 2014 年中国老年健康调查主要健康变量的可信度系数

量表和测量	Cronbach's α 系数		Cronbach's α 系数	
指标	2011 年（65~79 岁）	2014 年（65~79 岁）	2011 年（80~105 岁）	2014 年（80~105 岁）
上肢活动能力（3）	0.91	0.86	0.90	0.89
躯体活动能力（2）	0.66	0.77	0.77	0.77
负向性格变量（5）#	0.64	0.65	0.62	0.67
正向性格变量（4）#	0.42	0.46	0.46	0.47
负向性格变量（5）	0.68	0.74	0.87	0.88
正向性格变量（4）	0.65	0.71	0.90	0.89
ADL（6）	0.83	0.87	0.89	0.89
IADL（8）	0.92	0.93	0.94	0.94

---

① 本附录可信度系数的计算公式为 $\alpha = \dfrac{K(\bar{r})}{1+(K-1)\bar{r}}$。其中，$\bar{r} = \dfrac{K}{K-1}\left(1 - \dfrac{\sum\limits_{k=1}^{K} S_k^2}{S_{\text{sum}}^2}\right)$；$K$ 为总的问题个数；

S_k^2 为第 k 个问题的方差；S_{sum}^2 为量表的总方差（参见 http://www.spss.com/tech/stat/Algorithms/11.5/reliability.pdf）。

续表

量表和测量	Cronbach's α 系数		Cronbach's α 系数	
指标	2011 年 （65~79 岁）	2014 年 （65~79 岁）	2011 年 （80~105 岁）	2014 年 （80~105 岁）
认知能力（23）	0.94	0.95	0.98	0.98
左右手使用习惯（3）[#]	0.81	0.81	0.82	0.88
被动吸烟情况（3）	0.74	0.80	0.80	0.85
ADL（美国）			0.84	0.84
ADL（加拿大）			0.89	0.89
ADL（德国）			0.91	0.91

不包括选择"无法回答"或"不适用"的人

注：中国老年健康调查问卷中某些健康测量问题只设计了反映同一维度的几个不同问题，并没有按量表标准设计。本表的目的之一是检验这些有关问题能否生成量表的可行性

资料来源：美国数据参见 Fillenbaum（1988）；加拿大数据参见 Penning 和 Strain（1994）；德国数据参见 Wahl 等（1999）

A1.2.2 效度

效度在数据质量评估中的作用也是举足轻重的（顾大男和曾毅，2004）。它的核心是建构效度，即趋同效度（convergent validity）和鉴别效度（Stewart et al.，1992）。它们一般由相关系数来度测。表 A4 与表 A5 分别给出了 2011 年与 2014 年调查中各类测量变量内部以及与其他类测量变量之间的相关系数的范围。不难看出，所有反映同一个维度或类似维度上变量之间的相关性均比不同维度上变量间的相关性高。这充分表明 2011 年及 2014 年中国老年健康调查中这些变量的趋同效度和鉴别效度是较高的。

检验数据效度的另一个方法是通过因子分析查看被访者对同类变量回答的记录是否基本一致（Stewart et al.，1992）。如果效度较高，因子分析的结果将使同类问题的答案被分类到同一因子，而且它们的系数估计值比较接近。我们对日常生活自理能力和认知能力所做的因子分析结果清楚地表明 2011 年及 2014 年这两期跟踪调查中这些变量的效度较好（表 A6）。

表A4　2011年中国老年健康调查中主要健康变量的趋同效度和鉴别效度

量表和测量	上肢活动能力	躯体活动能力	负向性格变量#	正向性格变量#	ADL	IADL	认知能力#	左右手使用习惯（3）#	被动吸烟情况（3）
2011年（65~79岁）									
上肢活动能力（3）	0.73~0.77		0.02~0.06	-0.07~-0.02	-0.17~-0.04	-0.14~-0.03	-0.14~-0.07	0.00~-0.04	0.00~-0.03
躯体活动能力（2）	-0.15~-0.07	0.45	-0.14~-0.09	0.03~0.11	0.16~0.48	0.36~0.48	0.03~-0.32	0.07~-0.11	0.01~-0.05
负向性格变量（3）#	0.02~0.06	-0.14~-0.09	0.29~0.47	-0.31~-0.09	-0.14~-0.00	-0.23~-0.07	-0.12~-0.01	-0.17~-0.01	-0.06~-0.00
正向性格变量（4）#	-0.07~-0.02	0.03~0.11	-0.31~-0.09	0.09~0.25	0.02~0.14	0.02~0.18	0.00~-0.13	0.00~-0.15	0.02~0.12
ADL（6）	-0.17~-0.04	0.16~0.48	-0.14~-0.00	0.02~0.14	0.16~0.69	0.15~0.61	0.03~-0.40	0.03~-0.21	-0.01~-0.08
IADL（8）	-0.14~-0.03	0.36~0.48	-0.23~-0.07	0.02~0.18	0.15~0.61	0.45~0.75	0.05~-0.37	0.06~-0.22	0.00~-0.08
认知能力（23）#	-0.14~-0.07	0.03~-0.32	-0.12~-0.01	0.00~-0.13	0.03~-0.40	0.05~-0.37	0.05~-0.94	0.00~-0.21	0.01~-0.15
左右手使用习惯（3）#	0.00~-0.04	0.07~-0.11	-0.17~-0.01	0.00~-0.15	0.03~-0.21	0.06~-0.22	0.00~-0.21	0.14~-0.24	0.02~-0.12
被动吸烟情况（3）	0.00~-0.03	0.01~-0.05	-0.06~-0.00	0.02~0.12	-0.01~-0.08	0.00~-0.08	0.01~-0.15	0.02~-0.12	0.41~0.58
2011年（80~105岁）									
上肢活动能力（3）	0.63~0.68		-0.03~-0.00	-0.04~-0.03	-0.03~-0.07	-0.01~-0.04	0.02~-0.11	0.00~-0.05	0.00~-0.03
躯体活动能力（2）	0.00~-0.11	0.57	-0.12~-0.14	0.09~0.19	0.23~0.53	0.42~0.51	0.14~-0.37	0.08~-0.12	0.10~0.14
负向性格变量（3）#	-0.03~-0.00	-0.12~-0.14	0.24~0.48	-0.27~-0.13	-0.14~-0.07	-0.20~-0.08	-0.13~-0.01	-0.12~-0.00	-0.10~-0.02
正向性格变量（4）#	-0.04~-0.03	0.09~0.19	-0.27~-0.13	0.18~0.27	0.06~0.16	0.07~0.23	0.05~-0.19	0.03~-0.12	0.07~0.15
ADL（6）	-0.03~-0.07	0.23~0.53	-0.14~-0.07	0.06~0.16	0.28~0.80	0.17~0.59	0.06~-0.38	0.03~-0.18	0.07~0.14
IADL（8）	-0.01~-0.04	0.42~0.51	-0.20~-0.08	0.07~0.23	0.17~0.59	0.49~0.79	0.11~-0.38	0.04~-0.23	0.10~0.16
认知能力（23）#	0.02~-0.11	0.14~-0.37	-0.13~-0.01	0.05~-0.19	0.17~-0.59	0.11~-0.38	0.13~-0.97	0.00~-0.35	0.08~-0.20
左右手使用习惯（3）#	0.00~-0.05	0.08~-0.12	-0.12~-0.00	0.03~-0.12	0.03~-0.18	0.04~-0.23	0.00~-0.35	0.13~-0.34	0.04~-0.11
被动吸烟情况（3）	0.00~-0.03	0.10~0.14	-0.10~-0.02	0.07~0.15	0.07~0.14	0.10~0.16	0.08~-0.20	0.04~-0.11	0.46~0.62

#不包括选择"无法回答"的人

注：本表数据为各个变量之间相关系数绝对值的范围

表 A5　2014 年中国老年健康调查中主要健康变量的趋同效度和鉴别效度

量表和测量*	上肢活动能力	躯体活动能力	负向性格变量[#]	正向性格变量[#]	ADL[#]	IADL	认知能力[#]	左右手使用习惯（3）[#]	被动吸烟情况（3）
2014 年调查（65~79 岁）									
上肢活动能力（3）	0.49~0.59	-0.06~-0.02	-0.03~-0.02	-0.07~-0.03	-0.07~-0.04	-0.13~-0.01	-0.12~-0.06	-0.15~-0.01	-0.07~-0.01
躯体活动能力（2）	-0.06~-0.02	0.33	-0.11~-0.06	0.07~0.14	0.11~0.54	0.34~0.49	0.07~0.33	-0.01~0.11	-0.03~-0.08
负向性格变量（3）[#]	-0.03~-0.02	-0.11~-0.06	0.36~0.50	-0.31~-0.02	-0.14~-0.01	-0.21~-0.04	-0.15~-0.03	-0.13~-0.06	-0.15~-0.01
正向性格变量（4）[#]	-0.07~-0.03	0.07~0.14	-0.31~-0.02	0.16~0.25	-0.01~-0.23	0.07~0.23	-0.05~-0.17	-0.03~-0.09	0.03~0.16
ADL（6）[#]	-0.07~-0.04	0.11~0.54	-0.14~0.01	-0.01~0.23	0.10~0.90	0.16~0.64	-0.06~-0.45	0.00~0.16	-0.04~-0.11
IADL（8）	-0.13~-0.01	0.34~0.49	-0.21~-0.04	0.07~0.23	0.16~0.64	0.35~0.85	0.04~0.43	0.01~0.23	-0.06~-0.05
认知能力（23）[#]	-0.12~-0.06	0.07~0.33	-0.15~-0.03	-0.05~-0.17	-0.06~-0.45	0.04~0.43	-0.04~-0.99	-0.03~-0.36	-0.02~-0.16
左右手使用习惯（3）[#]	-0.15~-0.01	-0.01~-0.11	-0.13~-0.06	-0.03~-0.09	0.00~-0.16	0.01~-0.23	-0.03~-0.25	0.03~0.25	-0.05~-0.07
被动吸烟情况（3）	-0.07~-0.01	-0.03~-0.08	-0.15~-0.01	0.03~0.16	-0.04~-0.11	-0.06~-0.05	-0.02~-0.16	-0.05~-0.07	0.49~0.66
2014 年调查（80~105 岁）									
上肢活动能力（3）	0.67~0.72	-0.06~-0.11	-0.05~-0.06	-0.02~-0.06	-0.03~-0.10	-0.04~-0.03	-0.08~-0.13	-0.08~-0.02	-0.01~-0.05
躯体活动能力（2）	-0.06~-0.11	0.55	-0.14~-0.07	0.08~0.20	0.21~0.54	0.40~0.54	0.07~0.37	0.03~0.14	0.11~0.16
负向性格变量（3）[#]	-0.05~-0.06	-0.14~-0.07	0.32~0.50	-0.31~-0.08	-0.13~-0.01	-0.23~-0.04	-0.18~-0.01	-0.16~-0.02	-0.10~-0.04
正向性格变量（4）[#]	-0.02~-0.06	0.08~0.20	-0.31~-0.08	0.14~0.34	0.03~0.14	0.08~0.21	0.05~0.22	-0.07~-0.14	0.07~0.14
ADL（6）[#]	-0.03~-0.10	0.21~0.54	-0.13~-0.14	0.03~0.14	0.22~0.87	0.18~0.57	0.06~0.33	-0.01~-0.13	-0.02~-0.09
IADL（8）	-0.04~-0.03	0.40~0.54	-0.23~-0.04	0.18~0.57	0.18~0.57	0.46~0.83	0.11~0.35	0.00~0.23	0.09~0.18
认知能力（23）[#]	-0.08~-0.13	0.07~0.37	-0.18~-0.01	0.05~0.22	0.06~0.33	0.11~0.35	0.16~0.99	-0.04~-0.36	0.05~0.18
左右手使用习惯（3）[#]	-0.08~-0.02	0.03~0.14	-0.16~-0.02	-0.07~-0.14	-0.01~-0.13	0.00~-0.23	-0.04~-0.36	0.06~0.26	-0.06~-0.18
被动吸烟情况（3）	-0.01~-0.05	0.11~0.16	-0.10~-0.04	0.07~0.14	-0.02~-0.09	0.09~0.18	0.05~0.18	-0.06~-0.18	0.54~0.77

[#]不包括选择"无法回答"的人

注：本表数据为各个变量之间相关系数绝对值的范围

表 A6　因子分析——因子模式矩阵

指标	2011 年调查：因子					2014 年调查：因子				
	1	2	3	4	5	1	2	3	4	5
ADL										
洗澡能力	0.762	−0.337	0.512	0.161	0.127	0.733	−0.455	0.482	0.135	0.066
穿衣能力	0.882	−0.178	0.005	−0.097	−0.419	0.894	−0.157	−0.086	−0.125	−0.384
上厕所能力	0.926	−0.076	−0.100	−0.176	0.071	0.935	−0.078	−0.176	−0.133	0.075
室内活动能力	0.893	−0.078	−0.220	−0.213	0.237	0.908	−0.078	−0.207	−0.159	0.261
控制大小便能力	0.648	0.715	0.257	−0.052	−0.011	0.687	0.621	0.356	−0.128	−0.002
吃饭能力	0.845	0.107	−0.322	0.414	0.003	0.849	0.226	−0.199	0.435	−0.013
一般能力										
1	0.924	−0.028	−0.175	−0.246	−0.021	0.924	−0.028	−0.232	−0.165	−0.175
2	0.906	−0.135	0.269	−0.156	0.230	0.913	−0.104	0.209	−0.300	0.108
3	0.903	−0.153	0.272	0.183	−0.195	0.909	−0.124	0.301	0.202	−0.073
4	0.925	−0.105	−0.158	−0.062	−0.206	0.933	−0.084	−0.097	0.128	−0.167
5	0.909	−0.094	−0.227	0.272	0.197	0.920	−0.076	−0.189	0.129	0.306
6	0.573	0.818	0.043	0.023	−0.003	0.422	0.906	0.033	0.011	0.007
反应能力										
1	0.971	−0.159	−0.176	0.042	0.000	0.973	−0.155	−0.158	0.060	0.000
2	0.973	−0.175	0.043	−0.145	0.000	0.975	−0.173	0.015	−0.141	0.000
3	0.971	−0.173	0.130	0.105	0.000	0.971	−0.173	0.141	0.082	0.000
4	0.764	0.646	0.003	−0.001	0.000	0.782	0.623	0.004	−0.001	0.000
计算能力										
1	0.963	0.244	0.101	−0.048	0.001	0.961	0.245	0.121	−0.047	0.007
2	0.982	0.116	−0.097	0.114	−0.016	0.979	0.131	−0.102	0.116	−0.026
3	0.987	−0.049	−0.100	−0.081	0.079	0.985	−0.031	−0.124	−0.094	0.063
4	0.985	−0.126	−0.012	−0.050	−0.108	0.982	−0.149	0.016	−0.044	−0.108
5	0.974	−0.180	0.110	0.065	0.045	0.972	−0.192	0.093	0.069	0.065
回忆能力										
1	0.978	0.194	0.071	0.000	0.000	0.977	0.214	0.006	0.000	0.000
2	0.982	−0.028	−0.184	0.000	0.000	0.980	−0.101	−0.171	0.000	0.000
3	0.980	−0.166	0.114	0.000	0.000	0.980	−0.113	0.165	0.000	0.000
语言能力										
c1	0.966	−0.236	0.111	0.000	0.000	0.967	−0.230	0.107	0.000	0.000
c2	0.967	−0.231	−0.111	0.000	0.000	0.969	−0.222	−0.108	0.000	0.000
c3	0.846	0.533	0.001	0.000	0.000	0.862	0.507	0.001	0.000	0.000

续表

指标	2011 年调查：因子					2014 年调查：因子				
	1	2	3	4	5	1	2	3	4	5
负向性格变量										
感到紧张害怕	0.839	-0.317	-0.284	-0.311	0.134	0.849	-0.291	-0.323	-0.284	0.101
觉得孤独	0.832	-0.369	-0.212	0.337	-0.118	0.844	-0.367	-0.171	0.337	-0.104
觉得越老越不中用	0.789	-0.302	0.532	-0.020	0.053	0.788	-0.366	0.489	-0.062	0.052
感到难过或压抑	0.806	0.466	0.020	-0.126	-0.342	0.793	0.509	0.038	-0.103	-0.317
对各活动丧失兴趣	0.739	0.589	-0.029	0.133	0.297	0.740	0.597	0.005	0.118	0.287
左右手使用习惯#										
吃饭	0.610	0.793	0.009	0.000	0.000	0.669	0.743	0.020	0.000	0.000
写字	0.776	-0.319	0.544	0.000	0.000	0.778	-0.336	0.531	0.000	0.000
刷牙	0.779	-0.303	-0.549	0.000	0.000	0.783	-0.301	-0.544	0.000	0.000

#不包括选择"无法回答"者

注：用 SPSS 软件作主成分分析。因子旋转方法用 Kaiser 正态分布作正交旋转

A1.2.3　内部逻辑性错误

内部逻辑性错误可能因调查员的粗心大意、疏忽和数据录入时的差错而引起。表 A7 比较了历次调查中内部逻辑性错误率相对较高的 4 类问项在 2011 年及 2014 年这两次跟踪调查中的内部逻辑性错误率情况。

表 A7　历次调查中内部逻辑性错误率较高的问项

某些问项之间存在内部逻辑性差错		1. 生活完全不能自理，但能站着从地上捡起书	2. 生活完全自理但不能从椅子上站起来	3. 不能从椅子上站起来但每天都从事田间活动	4. 某些问题上标记有代答，但调查员却回答没有代答
2002 年调查	80~105 岁 #	108	230	117	248
	%	0.99	2.11	1.07	2.27
	65~79 岁 #	0	96	66	86
	%	0	1.98	1.36	1.78
2005 年调查	80~105 岁 #	14	258	12	772
	%	0.14	2.49	0.12	7.45
	65~79 岁 #	1	94	8	266
	%	0.02	1.86	0.16	5.27
2008 年调查	80~105 岁 #	4	281	96	290
	%	0.91	3.37	6.97	2.98
	65~79 岁 #	0	64	41	88
	%	0.00	1.59	1.15	2.52

续表

某些问项之间存在内部 逻辑性差错			1. 生活完全不能 自理，但能站着 从地上捡起书	2. 生活完全自理 但不能从椅子上 站起来	3. 不能从椅子上 站起来但每天都 从事田间活动	4. 某些问题上标记 有代答，但调查员 却回答没有代答
2011 年调查	80~105 岁	#	6	82	43	903
		%	0.1	1.3	0.7	14.6
	65~79 岁	#	0	32	17	368
		%	0.0	1.0	0.5	11.8
2014 年调查	80~105 岁	#	6	60	0	316
		%	0.1	1.4	0.0	7.2
	65~79 岁	#	0	19	12	185
		%	0.0	0.8	0.5	8.1

注："#"表示存在内部逻辑性错误的样本数；"%"表示其在总样本中所占比例（%）

在 2011 年调查中，内部逻辑性错误率出现过超过 1%的问项一共只有 5 项，而且错误率不高。在 2014 年调查中，前三类问项的内部逻辑性错误率均处于很低水平，而第 4 类问项"某些问题上标记有代答，但调查员却回答没有代答"的内部逻辑性错误率情况达 7.2%~8.1%，与 2011 年调查相比虽然错误率有所下降，但仍然偏高，意即某些问题实际上有代答并在调研数据中做了标示，而调查员在访谈结束时填写调查员问卷时没有记录这一代答情况。调查员问卷中的这一问项属于辅助信息，并不影响数据本身的使用。

A1.3 代答、不应答和信息缺失

A1.3.1 代答

研究显示，代答被用做减少老年健康状况调查中不应答或缺失的一种可行备选方法，特别是在高龄老人调查中由于高龄老人健康、认知能力和听觉视觉能力的下降，这种方法更为普遍甚至必须使用（Rodgers and Herzog，1992）。代答对事实性问题可以起到较好的效果（Basset and Magaziner，1988；Rodgers，1988），特别是当所回答的信息比较具体和可观察时，偏差更小（Klinkenberg et al.，2003）。当然，对于被访者个人感受、满意度、抑郁和认知等类的问题，代答存在较大偏差。

表 A8 和表 A9 显示，在 2011 年及 2014 年这两期中国老年健康调查中，所有问题都由代答者代答的比例为零，且代答者 90% 左右是被访老人配偶或其子女和孙子女，说明代答的偏差不会很大。但必须注意代答比例随年龄增加而上升趋势明显。

表 A8　历年中国老年健康调查代答状况（单位：%）

指标	年龄			
	65~79 岁	80~89 岁	90~99 岁	100~105 岁
1998 年调查				
无代答	NA	61.50	36.57	16.43
部分代答	NA	38.02	62.23	81.18
所有问题都是代答[1]	NA	0.48	1.19	2.39
2000 年调查				
无代答	NA	62.05	37.41	15.92
部分代答	NA	37.39	61.07	80.64
所有问题都是代答[1]	NA	0.57	1.52	3.43
2002 年调查				
无代答	88.4	64.35	36.91	19.04
部分代答	11.39	35.43	61.57	76.41
所有问题都是代答[1]	0.21	0.21	1.52	4.55
2005 年调查				
无代答	82.74	54.75	33.84	16.29
部分代答	17.22	45.22	65.6	82.31
所有问题都是代答[1]	0.04	0.03	0.56	1.40
2008 年调查				
无代答	87.15	62.49	35.99	14.88
部分代答	12.74	36.94	62.88	81.86
所有问题都是代答[1]	0.11	0.57	1.13	3.26
2011 年调查				
无代答	88.22	67.72	39.64	22.91
部分代答	11.78	32.28	60.36	77.09
所有问题都是代答[1]	0.00	0.00	0.00	0.00
2014 年调查				
无代答	88.21	70.69	44.21	27.13
部分代答	11.79	29.31	55.79	72.87
所有问题都是代答[1]	0.00	0.00	0.00	0.00

1）不包括那些必须由被访老人本人回答的问项

注：NA，不适用

表 A9 历年中国老年健康调查代答者分布（单位：%）

年份	年龄	配偶	子女及其配偶	孙子女及其配偶	曾孙子女及其配偶	兄弟姐妹	护理人员	其他	合计
1998	80~105 岁	5.55	74.01	12.37	0.28	0.24	2.76	4.79	100
2000	80~105 岁	5.18	67.41	16.56	0.81	0.18	4.34	5.54	100
2002	80~105 岁	5.02	67.68	15.92	0.95	0.20	5.27	4.97	100
2002	65~79 岁	32.00	50.53	8.00	0.00	0.84	2.11	6.53	100
2005	80~105 岁	4.69	71.94	13.66	0.58	0.31	3.73	5.10	100
	65~79 岁	28.86	53.20	7.33	0.00	1.25	1.56	7.80	100
2008	80~105 岁	5.03	71.05	13.92	1.24	0.43	2.19	6.15	100
	65~79 岁	29.46	56.92	6.25	0.00	0.89	0.45	6.03	100
2011	80~105 岁	6.43	73.78	11.08	0.37	0.31	3.60	4.43	100
	65~79 岁	38.40	48.34	5.52	0.28	1.10	1.38	4.97	100
2014	80~105 岁	6.68	76.92	8.25	0.29	0.29	3.73	3.83	100
	65~79 岁	32.62	47.87	3.19	0.71	0.00	8.87	6.74	100

注：以上数据基于由调查员回答的两个问题"有人替被访老人回答了任何问题吗"和"主要由谁替老人回答了这些问题"；由于舍入修约，部分数据和不为 100%

A1.3.2 不应答或信息缺失

不应答比例的高低直接影响着调查估计（Jay et al.，1993）。与 1998~2008 年的前五次调查相比，2011 年第六次跟踪调查中不应答比例与 2008 年调查相近，为 6.92%，仍旧在可接受的范围内，其中女性平均不应答比例为 8.20%，高于男性的 5.64%。在 2014 年第七次跟踪调查中，不应答比例由 2011 年调查时的 6.74%下降至 2.92%，下降较明显，其中女性平均不应答比例为 3.16%，高于男性的 2.65%。同时，随着年龄的增加这一比例也在上升，健康状况的恶化可能导致老人回答问题的能力和意愿降低。

虽然中国老年健康调查中的不应答比例较低，但每一个应答的被访老人在某些问题上存在着问项不应答从而导致数据的不完整性。问项不应答也可进一步细分为"不知道"和"缺失"。当涉及态度、感受和期望等类问题时，高龄老人回答"不知道"的比例相对较高（Francis and Busch，1975；Herzog and Rodgers，1981）。

表 A10 揭示，2011 年调查中问项不完整性的比例小于 10%，2014 年调查中问项不完整性的比例小于 5%，均大大低于国外同类调查（Wallance et al.，1992）。

表 A10　2011 年及 2014 年平均问项不完整应答比例（单位：%）

年龄	男性			女性		
	不知道	缺失	合计	不知道	缺失	合计
2011 年调查						
65~79 岁	1.36	1.65	3.01	2.97	3.36	6.33
80~89 岁	2.37	2.72	5.09	3.65	3.91	7.56
90~99 岁	3.63	4.48	8.11	4.27	4.46	8.73
100~105 岁	5.03	5.94	10.97	3.52	3.81	7.33
加权平均	2.43	3.49	5.92	3.52	3.89	7.41
2014 年调查						
65~79 岁	1.41	2.58	3.99	1.46	2.65	4.11
80~89 岁	2.40	2.73	5.13	2.58	2.86	5.44
90~99 岁	3.84	3.51	7.35	4.58	3.63	8.21
100~105 岁	5.07	2.81	7.88	6.65	2.51	9.16
加权平均	2.45	2.85	5.30	3.36	2.95	6.31

注：问项不完整比例（包括回答不知道和拒绝回答）是基于每一问题应回答的人数和实际回答的人数计算而得的。不知道的问题数包括问卷中 B 和 C 部分中的"无法回答"数

表 A11 则列出了在这两次调查中的那些不完整应答比例大于 2% 的问项。其中，高龄老人的不完整应答比例高于低龄老人，在 2011 年及 2014 年调查中，高龄老人认知功能的应答不完整比例分别为 25.08%、19.02%，高龄老人回答主动及被动吸烟情况的应答不完整比例分别为 20.78%、17.89%，高龄老人过去两年患重病及住院情况的未应答比例为 8.44% 和 5.29%。因此，当用这些变量进行分析时要特别谨慎。如果这种缺失完全随机，偏差不会很大。但若这些缺失并不是完全随机的，那么，在分析中忽视它们就会产生一定偏差。这种情况下，应对其进行检验，判断与缺失相关的因素。

表 A11　2011 年及 2014 年调查中问项不完整应答比例高于 2% 的问项（单位：%）

问项	2011 年调查		2014 年调查	
	65~79 岁	80~105 岁	65~79 岁	80~105 岁
与老人同住成员平均每天吸烟量	3.11	3.22	8.67	33.74
对现状的评价（生活满意度、自评健康）	0.82	9.95	20.67	29.92
正向及负向性格测试	4.29	17.75	22.00	23.44
认知功能测试	5.97	25.08	3.87	19.02
主动及被动吸烟情况	14.04	20.78	8.80	17.89
ADL 残障持续天数及照料情况	8.41	4.24	16.30	17.68
子女探望父母及通讯联系情况	9.04	16.90	4.02	15.52
精神慰藉情况（聊天、倾诉心事、寻求帮助）	11.89	16.22	7.98	12.98
家庭代际经济支持情况	2.83	3.71	10.00	12.93
家庭生活来源及收入情况	22.27	22.71	8.42	9.46
医疗费用支出情况	2.91	4.23	1.24	8.75
兄弟姐妹信息	5.22	10.35	10.50	8.10
自报及测量身高、腰围、体重	1.60	4.16	2.94	7.64
自转一圈共走多少步？	7.12	34.79	4.69	5.38
过去两年患重病及住院情况	6.78	8.44	1.28	5.29
刷牙频率及牙疼、面颊疼痛情况	3.18	10.51	2.47	4.17
目前患慢性病情况	11.01	12.74	2.52	3.28

以往研究显示，问项不应答与年龄、性别、受教育程度、地理环境、城乡居住地等有关（Jay et al., 1993）。我们的多变量 logistic 回归分析表明调查问项不应答与民族、婚姻状况、城乡居住地、认知功能、健康自评等有关。那些年龄较高、女性、城镇、少数民族、无配偶、健康状况较差的高龄老人不完整问项的比例较高。有些研究认为问项不完整对结果的影响并不取决于回答了该问题的人与没有回答这一问题的人之间的差异，而是取决于回答了这一问题的人与所有应回答这一问题的人之间的差异（Norris and Goudy，1986；Kempen and van Sonderen，2002）。也就是说，当不应答比例较低时，即使不应答与某些特征有关，也不会对研究结果产生较大影响。

有两个办法处理不应答误差。一是加权，二是缺失值替代。前者主要用于调查不应答，后者主要用于问项不应答（Kalton and Kasprzyk, 1986）。中国老年健康调查每一期均根据实际应答人数的年龄、性别和城乡分布与所调查的 22 省（自治区、直辖市）全体老年人的年龄、性别与城乡设计权数（详见《中国高龄老人健康长寿调查数据集（1998）》，第 12~13 页）。针对问项不应答，Landerman 等（1997）建议当缺失比例小于 2%时，用均数替代；当缺失比例在 2%~5%时，用最大似然估计替代；而当缺失比例大于 5%时，用多项回归（multiple imputation）替代。

A1.4 样 本 失 访

样本失访是跟踪调查的严重问题之一。与调查不应答类似，若样本失访是完全随机的，那么对结果不会有较大影响。但若样本失访不是完全随机的，那么，它就会影响结果。2008 年调查的被访的老人中有 1 690 人在 2011 年调查中失访，占 2008 年被访人群的 11.53%；2011 年调查的被访老人中有 818 人在 2014 年调查中失访，占 2011 年被访人群的 8.38%，与 2011 年调查时的样本失访率相比有所降低。这一失访比例与国外一些老年人调查的失访比例相似，而比另一些老人调查显著要低。例如，美国每隔两年举行一次的老龄跟踪调查，在第二至四期调查中的失访比例分别为 7.6%、12.1%、16.0%（Mihelic and Crimmins，1997）。墨西哥每隔两年举行一次的老年人跟踪调查的失访比例为 17.8%（Vellas et al.，1998）。中国老年健康调查 2011 年及 2014 年调查的拒访率分别为 2.40%、1.54%，属于很低的范围。

多变量 logistic 回归表明，女性、躯体健康和认知功能较差、社会交往和接触少的高龄老人失访的可能性大。这与前人的研究结果相符（Powell et al.，1990）。同时，非文盲高龄老人失访的可能性比文盲老人大，这也与日本的一个研究类似（Sugisawa et al.，1999）。城镇高龄老人比农村高龄老人更易失访，部分原因可能是城市搬迁率较农村高。汉族高龄老人比少数民族高龄老人的失访可能性高。

Kempen 和 van Sonderen（2002）认为当失访比例并不很高时，对研究的影响不会很大。Alderman 等（2001）发现尽管有些变量与失访有关，但他们的研究并没有因失访受到很大影响。我们相信，中国老年健康调查中的失访比例和失访模式并不会对研究产生较大偏差。

所有用来处理校正不应答偏差的方法同样适用于样本失访。

A1.5　结　　语

本附录就 2011 年及 2014 年这两期中国老年健康调查的数据质量从年龄申报，主要健康变量的可信度和效度，代答、不应答和信息缺失，样本失访等角度进行了初步考证。结果显示，2011 年及 2014 年中国老年健康调查的总体质量是较高的，达到了国际同类调查的质量水准。但是，由于某些问项上的不知道或缺失比例较高，如在 2014 年调查中，被访老年人的家庭生活来源及收入情况的缺失率达 23.4%，父母去世年龄及去世时样本老人年龄信息的缺失比例达 17.9%。因此，应用这些变量时必须谨慎为妥。

附录 2　我们团队 2012~2017 年组织的四次国内学术研讨会和培训

A2.1　成功主办"新时期中国人口与经济发展战略"论坛

作为我们团队重要的研究与政策咨询活动之一，项目负责人曾毅作为主要学术组织者，于 2012 年 6 月 16 日在北京大学成功举办集中讨论"新时期中国人口与经济发展战略"的论坛，正式注册参会代表 105 人，包括学者 79 人（不含学生）和政府官员 26 人，大家进行面对面深入切磋交流。这次论坛有四个鲜明特色。

（1）这次论坛由北京大学国家发展研究院主办，国家统计局人口和就业统计司协办，而且人口与就业统计司为该次论坛论文所有发言者（由我们提供需要数据的学者名单）免费提供尚未公开发布的第六次全国人口普查数据。

（2）经济学家、人口学家、社会学家、自然科学家、人文科学家、企业家、法学家和政府官员与会，跨学科跨部门共同探讨人口、生育政策调整与发展重大战略问题。

（3）聚焦于当时尚有较大争议、与生育政策调整直接相关问题。与 2005 年人口与经济发展战略论坛后出版的专著只有一篇论文，以及 2008 年人口与经济发展战略论坛后出版的专著只有五篇论文和一篇评论直接探讨生育政策调整问题相比，已由社会科学文献出版社出版的本次论坛题为《生育政策调整与中国发展》的专著所有 17 篇论文和 4 篇评论，都从不同学科和不同视角，直接讨论为何必须尽快调整生育政策。

（4）本次论坛产生的专著一改以往类似学术专著难以为社会公众和政府官员等非专业人士看懂的状况，从一开始征稿选稿就特别强调通俗易懂，主编（曾毅、顾宝昌、郭志刚、梁建章）和出版社编辑们也都花大力气，使该书成为一本面向社会公众、政府官员和学界不同专业领域同仁们的深入浅出读物。

A2.2　成功主办"老年健康研讨暨数据分析培训会"

2013 年 12 月 2 日~4 日，作为我们团队和曾毅主持的国家自然科学基金项目 2013 年主要学术活动之一，北京大学国家发展研究院健康老龄与发展研究中心和中国疾病预防控制中心联合主办的"老年健康研讨暨数据分析培训会"在北京大学国家发展研究院举行。全国老龄工作委员会、中国疾病预防控制中心、北京大学的有关领导和联合国人口基金会驻华代表等出席了开幕式。来自中国疾病预防控制中心、23 个省级疾控中心、8 个县区疾控中心及相关地市疾病控制中心、北京大学的老年健康领域研究人员共计 110 人参加了会议。这次研讨会和培训非常成功。国家发展研究院发布了关于此次会议研讨政策相关要点的政策咨询"简报"3 期，每期 2 篇政策研究报告，合计 6 篇政策研究报告，已由国家发展研究院向各有关政府部门递交和寄送，并发布在国家发展研究院网站。这 6 篇政策研究报告题目为：①"应对人口老龄化挑战的成功与否取决于老龄人口的健康状况"。②"为祖国健康老龄化的科学与政策研究提供支持——中国老年健康影响因素跟踪调查（1998-2014）"。③"政府部门和公共卫生系统如何应对人口老龄化"。④"空巢老人保健服务政策的进展、挑战及未来框架"。⑤"社会地位对健康水平的影响——'收敛'还是'发散'"。⑥"中国老年人健康行为与口腔健康"。

A2.3 举办"老龄健康的环境–遗传交互作用与有效干预" 协同攻关研讨会

我们老龄健康交叉学科团队与北京大学医学部科研处合作，曾毅负责学术协调组织，于 2015 年 7 月 12 日在北京大学成功召开了全国性的"老龄健康的环境–遗传交互作用与有效干预"协同攻关研讨会，合计 42 位健康老龄领域知名学者与会，中国科学技术协会主席、第十二届全国政协副主席、著名健康科学家韩启德院士，中国科学院副院长、著名生物遗传学家张亚平院士，以及科学技术部社会发展科技司、国家卫生和计划生育委员会疾病预防控制局、全国老龄工作委员会、中国疾病预防控制中心的领导出席。有 19 位著名专家在此次会上用 PPT 简短发言（包括团队 3 位骨干成员）。7 月 12 日下午用 2.5 个小时深入讨论如何向科学技术部建议健康老龄化国家重点专项立项。会后经过与会专家们继续认真讨论，39 位知名专家联署于 7 月底向科学技术部递交了题为"促进老龄健康的遗传–环境交互作用及有效干预研究"国家重点专项立项建议书。

A2.4 举办"健康长寿前沿交叉学科研究"学术研讨会

我们团队于 2016 年 11 月 11 日~12 日举办"健康长寿前沿交叉学科研究"学术研讨会，围绕"健康长寿与对照组人群队列研究"、"健康长寿与老年疾病影响因素研究"、"健康长寿与衰老机制研究"、"环境–遗传交互作用研究"及"老年认知功能、心理健康与有效干预"五个专题展开。来自全国各地高校和科研机构 48 位专家学者参会，23 位专家学者用精心准备的 PPT 在大会上发言，展开了非常热烈深入的讨论，并就有关资源共享、跨学科协作等重要事项达成共识。

附录 3　我们团队 2012~2017 年组织的四次国际学术研讨会

A3.1　"人口研究方法与应用：健康老龄的人口生物学与多状态事件历史分析"国际研讨会

按原计划，围绕中国老龄健康重点研究的方法和内容，2012 年 10 月 15 日~18 日在北京和杭州成功组织"人口研究方法与应用：健康老龄的人口生物学与多状态事件历史分析"国际研讨会，75 位来自中国、美国、加拿大、德国、荷兰、丹麦、澳大利亚、新加坡等国学者与会。会后国内外代表一致反映这次会议十分成功，其有以下几个特色。

（1）与我们团队国际合作研究密切结合，中方和国际合作方成员们分别在会上报告了关于健康老龄化的论文，而且利用会前会后时间，展开面对面深入切磋交流，并为今后深入交流合作研究做好计划。

（2）此次会议是一次典型的跨社会科学和自然科学的学科交叉研讨会。

（3）此次会议收到了 65 篇论文，大部分质量较高，大大超出我们预期。由于三天会议不可能安排这么多论文宣读，我们还举办了壁报论文展示，收到良好的效果。

（4）为了鼓励和培养中国青年学子走向世界的国际学术交往能力，此次会议设立了"壁报展示最优论文奖"，经四位教授组成的评审委员会认真评审，授予五位青年学者（其中四位是来自北京大学、中国人民大学、浙江大学和西安交通大学的博士生）最优论文奖。

（5）由于与会者准备充分以及我们用软件严格控制每一位发言者的大会报告时间而保证足够时间自由讨论，此次会议的学术讨论异乎寻常地热烈。

（6）此次会议由北京大学国家发展研究院健康老龄与发展研究中心、中国人口与发展研究中心和浙江大学人口与发展研究所联合主办；由德国马普研究院人口研究所、荷兰国立跨学科人口研究所、美国杜克大学人口研究所和医学院老龄与人类发展研究中心协办。国内主办单位和国际协办单位密切配合，效率较高。

（7）由于此次会议论文质量较高，国际四大最著名人口研究英文学术刊物之一——德国的《人口学研究》（*Demographic Research*）（SSCI 期刊）已经为本次会议出版一期专刊。

A3.2 "长期照料和健康老龄交叉学科研究"国际研讨会

2014 年 4 月 28 日~29 日，作为我们团队和曾毅主持的国家自然科学基金委员会管理科学部项目 2014 年主要学术活动之一，北京大学国家发展研究院健康老龄与发展研究中心和杜克大学医学院老龄与人类发展研究中心、杜克大学护理学院在杜克大学联合主办"长期照料和健康老龄交叉学科研究"国际研讨会。一共有来自中国、美国、加拿大、荷兰、新加坡、日本等国家的 66 位正式注册的参会学者，其中有中国国内学者 22 人，包括中国全国老龄工作委员会办公室主任、副主任和两位处级干部，以及 15 位我们团队成员或其博士生、博士后。研讨会包括 4 场全体大会和 8 场分会（两个分会场同时进行，分别聚焦不同研讨专题），与会者一共用 PPT 宣读了 51 篇论文。在每论文报告之后，进行了十分热烈深入的讨论。所有与会者都反映收获很大，此次会议很成功。

A3.3 "老年健康影响因素和长期照料的跨学科研究"国际研讨会

我们团队执行的国家自然科学基金委员会管理科学部三个项目成员们

齐心协力于 2015 年 5 月 22 日~23 日在浙江大学成功举办 "老年健康影响因素和长期照料的跨学科研究" 国际研讨会。此次会议吸引了来自中国（包括香港和台湾）、美国、英国、德国、荷兰、丹麦、意大利、俄罗斯、澳大利亚、韩国、印度等国家和地区共计 95 位专家学者前来参会，其中包括国外学者 29 位。在两天的会议中，分别就 "基因组学和社会行为环境–遗传交互作用对老龄健康的影响分析""健康老龄化的跨学科研究""老年照料需求和劳动力供给""老年长期照料的国际比较""老年人的社会和家庭照护""社会心理因素对健康老龄化的影响""活力老龄化和成功老龄化" 等主题，举行了 4 个全体大会和 12 个分会，合计宣读了 64 篇论文，以及海报展示 8 篇。

A3.4　"健康老龄前沿交叉学科研究" 国际研讨会

我们团队于 2017 年 11 月 10 日~11 日在北京大学成功举办了 "健康老龄前沿交叉学科研究"（Interdisciplinary & Frontier Research on Healthy Aging）国际研讨会。此次会议不仅邀请了包括北京大学、复旦大学、浙江大学、中国科学院等 10 多所国内高校与科研院所共 52 位在不同学科领域从事健康老龄研究的国内知名专家学者，还有来自美国、德国、丹麦、日本、意大利、瑞典、瑞士、加拿大、韩国、新加坡等 10 多个国家共 19 位国际健康老龄领域知名学者，包括欧洲、美洲及亚洲健康老龄研究项目的主要负责人（或其代表）应邀参会。与会学者围绕以下 8 个相互联系的专题报告宣读了 41 篇研究成果论文：百岁老人研究，健康长寿的遗传相关性及其生物功能，老年认知、心理健康，健康老龄影响因素与应对策略，生物医学指标分析，健康老龄相关基因、性别差异与多组学研究，环境–基因交互作用分析，人口老化、死亡与医疗保险。大家就健康老龄前沿交叉学科问题展开了非常热烈而富有建设性的讨论，国内外与会者们一致反映收获很大，会议很成功。

索　引